U0038248

睡前捏一捏 寶寶百病消 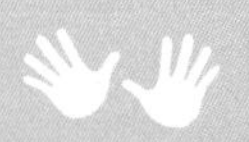

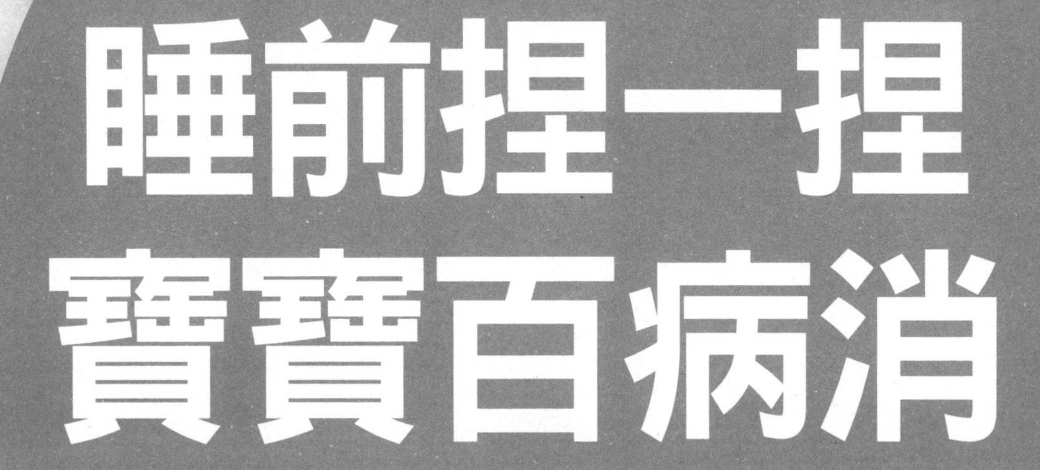
睡前捏一捏
寶寶百病消

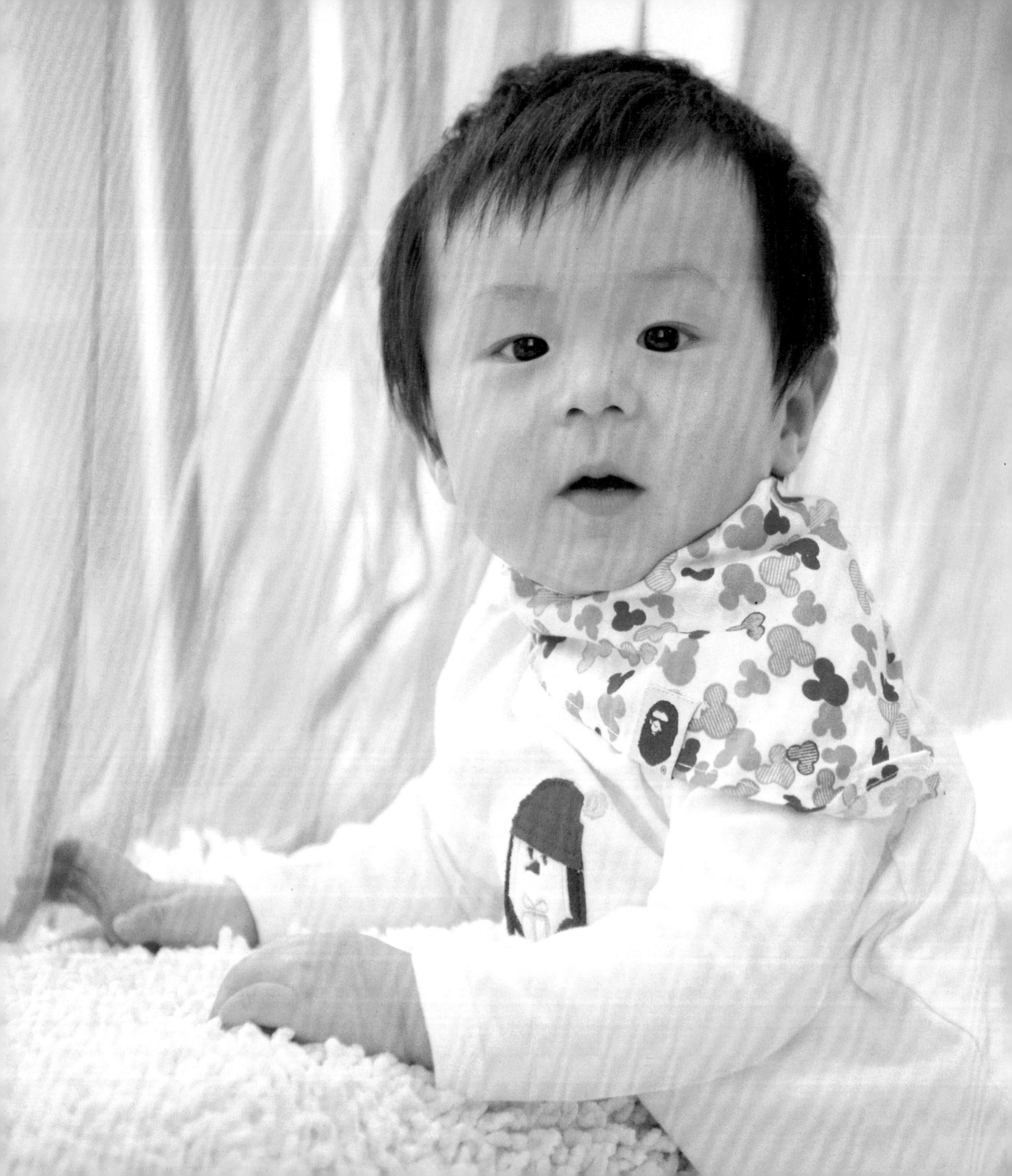

前言

零基礎也可以為寶寶按摩嗎？

寶寶生病了，可以只按摩不吃藥嗎？

平時也可以為寶寶按摩保健嗎？

對於按摩治療，很多爸爸媽媽都存在這樣或那樣的問題。因為大多數的爸爸媽媽沒有按摩方面的知識，所以擔心做不好。但寶寶生病，面對打針、吃藥總是抗拒，爸爸媽媽還要想盡辦法讓寶寶接受。看著寶寶難受的樣子，爸爸媽媽比誰都著急。而學會保健按摩方法，可以幫寶寶減輕痛苦，還能增強寶寶的體質，減少打針吃藥的次數。其實，穴位按摩並沒有那麼難，只要按照本書中的內容去做，即使是對穴位按摩一竅不通的零基礎爸爸媽媽，也能快速、準確地找到穴位，輕鬆掌握治療以及預防常見疾病的按摩手法，給寶寶健康的體魄。

書中開篇先為爸爸媽媽介紹了按摩的好處、如何為寶寶按摩以及注意事項，讓爸爸媽媽對按摩有個大概的瞭解。然後針對必學的按摩手法，從簡單到複雜，一一配圖講解，讓爸爸媽媽對按摩有進一步的瞭解。接著，針對穴位、取穴的問題，將兒童常用的82個特效穴位，以簡單易懂的文字、清晰的配圖，使穴位一目了然，讓爸爸媽媽用穴無憂。最後，針對小兒常見疾病以及保健按摩手法，以詳盡的圖解方式演示說明，層層深入，讓爸爸媽媽化身按摩師，每天在睡前為寶寶捏捏、按按，將健康通過指尖傳遞給寶寶！

撫觸，小寶寶的保健良方

撫觸是通過撫觸皮膚，使各種良性刺激傳到神經中樞，產生各種生理效應，達到祛病防病的保健效果。撫觸是父母與寶寶充滿愛的情感交流，可以刺激寶寶的淋巴系統，增強抵抗力，改善循環功能，提高睡眠品質，平復情緒，減少哭鬧，還能促進消化和吸收。

親子撫觸操

頭部：

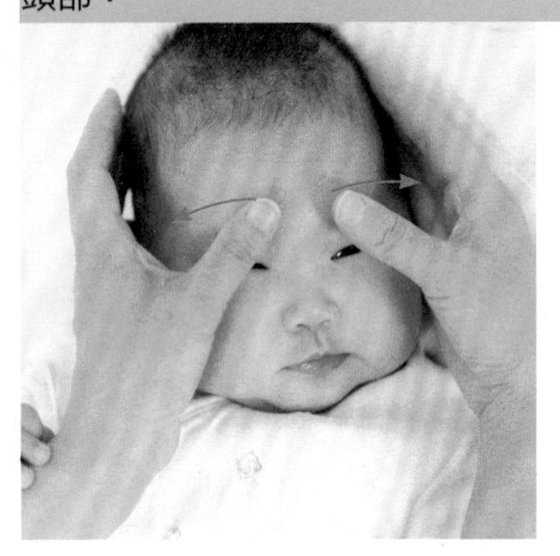

1 以雙手拇指從前額中央向兩側移動（沿眉骨）。

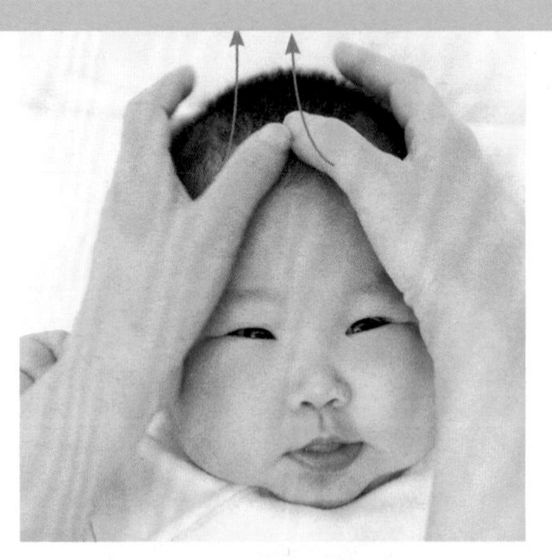

2 雙手掌面從前額髮際向上、向後滑動，至後下髮際，並停止於兩耳乳突（耳垂後）處，輕輕按壓。

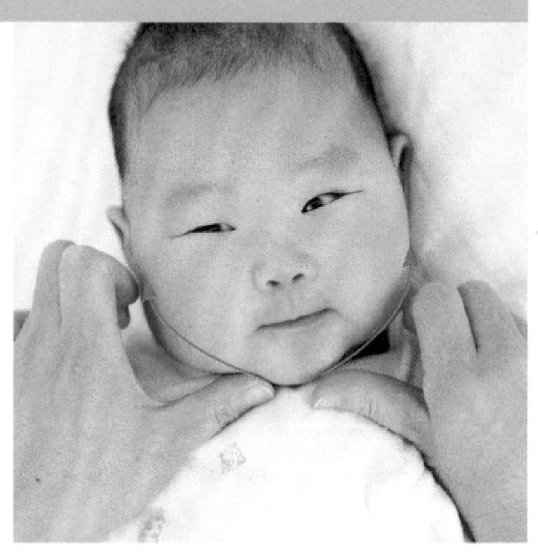

3 以雙手拇指從下頜中央向外、向上移動（似微笑狀）。

腹部：

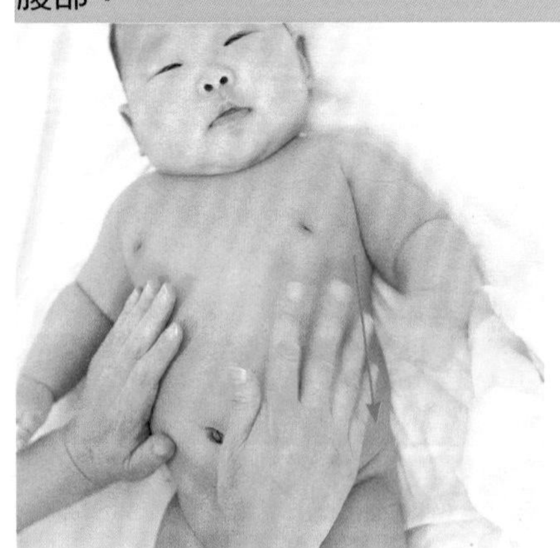

1 右手從寶寶腹部的左上側滑向左下腹（似 I 形）。

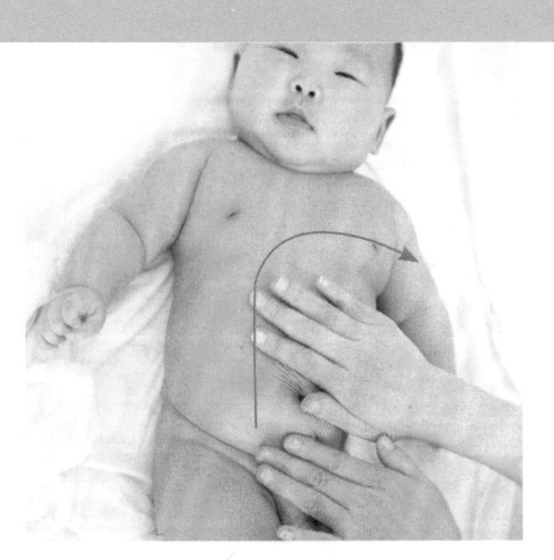

2 右手從寶寶腹部的右下側滑向右上腹，再滑向左上腹（似倒L形）。

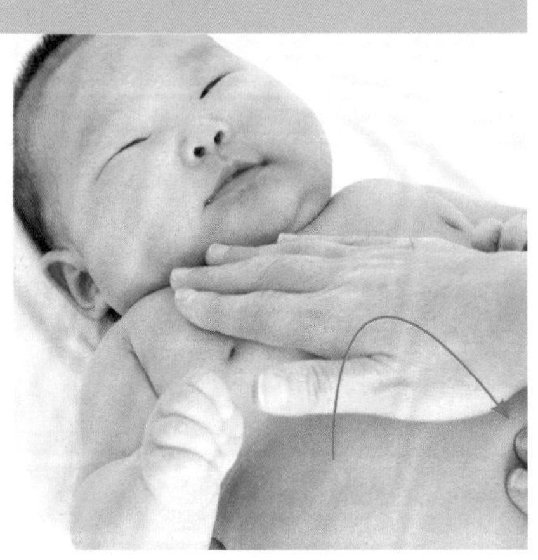

3 右手從寶寶腹部右下側滑向右上腹，再水平滑向左上腹，然後滑向左下腹（似倒U形）。

胸部：

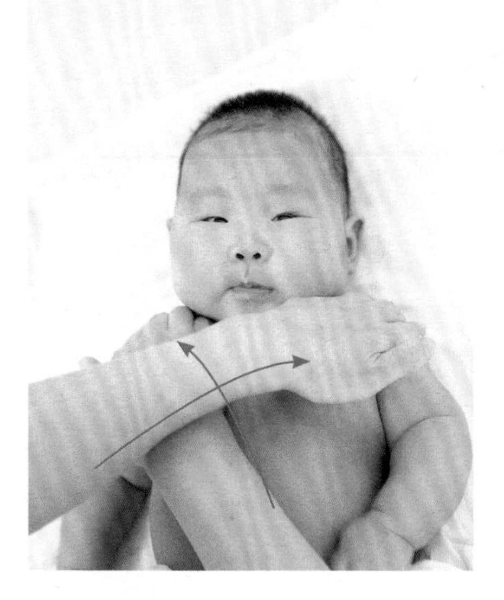

雙手分別從胸部的外下側向對側的外上側移動（似X形），止於肩部。

手臂和手掌：

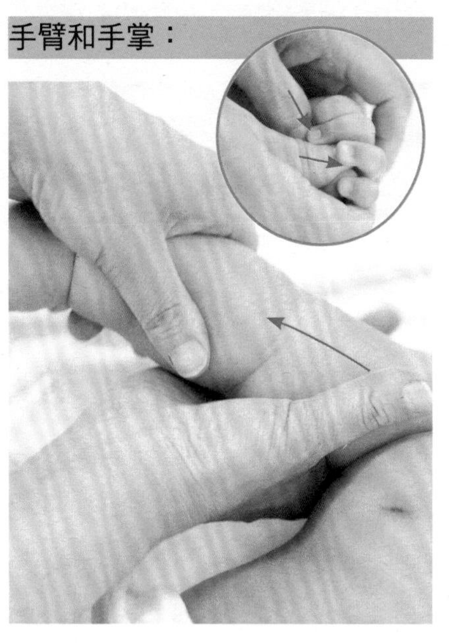

雙手抓住上肢近端（肩），邊擠邊滑向遠端（手腕），並搓揉大肌肉群及關節。按揉寶寶雙手掌心和手指。

雙腳：

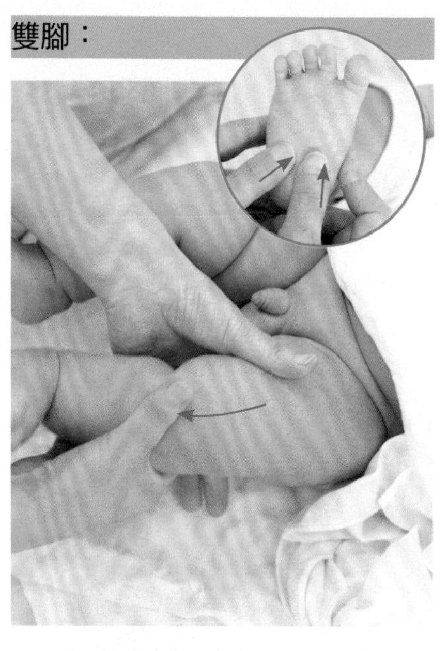

自大腿根部至足踝輕揉，然後至足底、足背及腳趾。

背部：

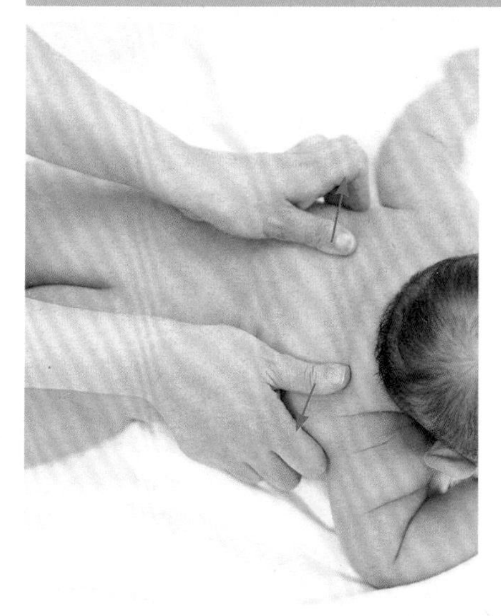

1 寶寶呈俯臥位，自頸部至骶尾部沿脊柱兩側做橫向撫觸。

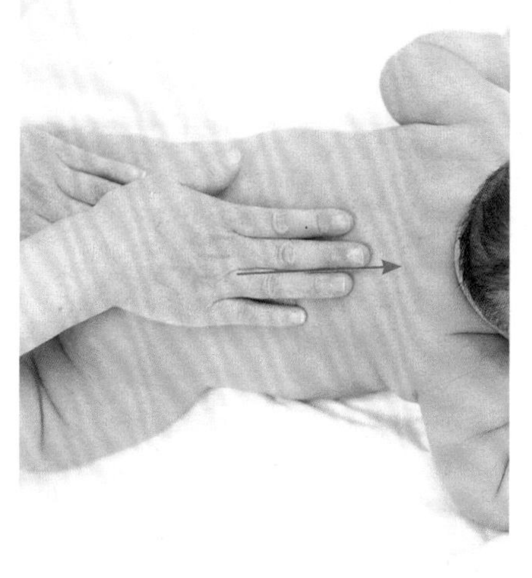

2 橫向撫觸之後，再做縱向撫觸。

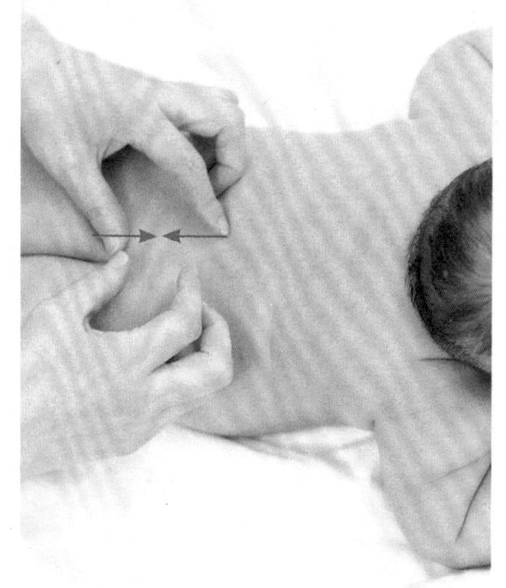

3 雙手縱向輕輕捏寶寶後背的肌膚（注意：半歲以內的寶寶不要做）。

每天捏捏脊，寶寶身體好

捏脊是中醫防治小兒疾病的按摩手法，距今已有一千七百多年的歷史。捏脊可以緩解厭食、消化不良、感冒等小兒常見疾病，一般寶寶從半歲到9歲左右，都可以做。捏脊的時間不宜太長，以3至5分鐘為宜。捏脊時室內溫度要適中，捏脊者的指甲要修整光滑，手部要溫暖。開始做時手法宜輕巧，以後逐漸加重，使寶寶慢慢適應。捏脊時要捏撚，不可擰轉。撚動推進時，要直線向前，不可歪斜。捏脊時最好不要中途停止。

捏脊的常用手法

捏脊其實很簡單，對場地和操作者並沒有特別高的要求，所以想為寶寶捏脊的爸爸媽媽不必擔憂，只要經過練習，就能達到滿意的保健、治療效果。

推法：以雙手食指第二、第三節的背側，緊貼著寶寶背部皮膚，自下而上，勻速地向前推。

捏法：在推法的基礎上，雙手拇指與食指合作，將寶寶背部的皮膚捏拿起來。

撚法：將寶寶皮膚捏拿起來時，拇指和食指合作，向前撚動寶寶的皮膚，一邊移動捏脊的部位，一邊左右雙手交替進行。向前撚動時，需沿背部正中操作。

提法：在捏脊的過程中，可捏住肌肉向上提，再稍稍放鬆，使肌肉自指間滑脫。每捏3次提1次，稱為「捏三提一法」；每捏5次提1次，稱為「捏五提一法」；也可只捏不提。

放法：在做完前幾種手法後，隨著捏拿部位的向前推進，皮膚自然恢復到原狀的一種必然結果。

按揉法：在捏脊結束後，以雙手拇指指腹在寶寶腰部的腎俞（第2腰椎棘突下，左右2横指處），揉動並適當地向下按。

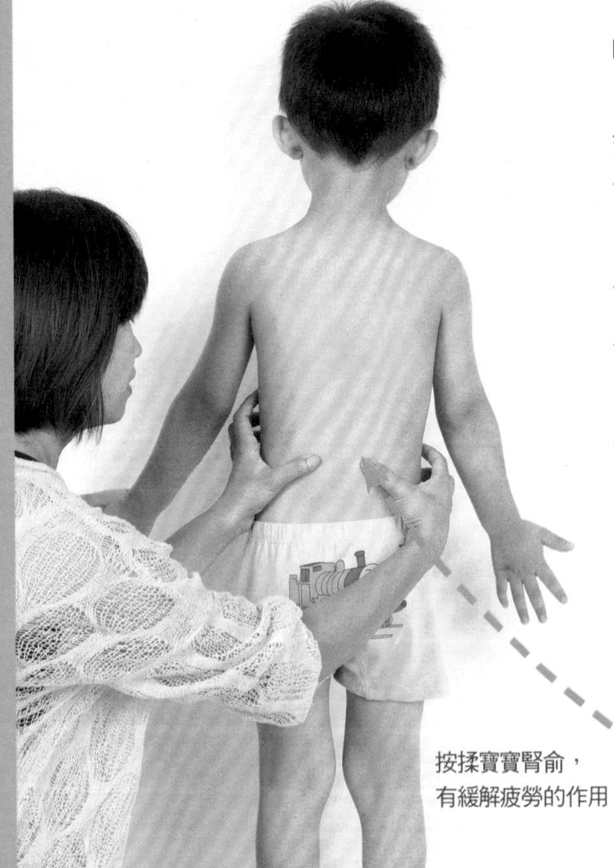

按揉寶寶腎俞，有緩解疲勞的作用。

捏脊的作用

1.腸胃疾病：能健脾和胃、行滯消積、促進消化吸收，防治厭食、積滯、腹瀉、便祕、腹痛、嘔吐等疾病。

2.流行疾病：能升發全身陽氣，提高免疫力，防治感冒、咳嗽以及其他流行疾病。

3.夜啼、睡眠不安：能調和陰陽，增強神經系統調節全身的功能，改善睡眠，健腦益智，防治夜啼、尿床、多汗、煩躁。

4.身體虛弱：能調理、增強五臟六腑的功能，促進生長發育，增強體質，防治營養不良、消瘦、貧血和各種虛寒性疾病。

5.糾正脊背：能暢通脊背經脈，放鬆脊背肌肉，調整脊柱平衡，糾正孩子脊背姿勢。

總之，捏脊是一種攻補兼施的手法，既可補虛強體，又可預防疾病。

如何為寶寶捏脊

一般來說，一套系統的捏脊需要在寶寶背部捏拿6遍。最好在早晨起床後或晚上臨睡前進行，療效較好。

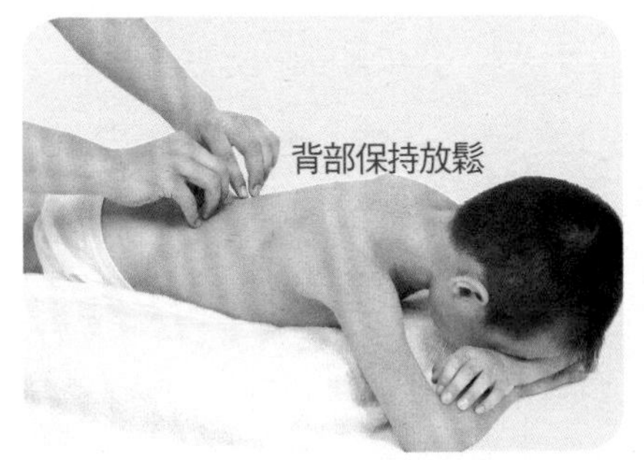

1 讓寶寶脫去上衣，俯臥在床上，背部保持平直、放鬆。父母站在寶寶後方，雙手中指、無名指和小指握成半拳狀。

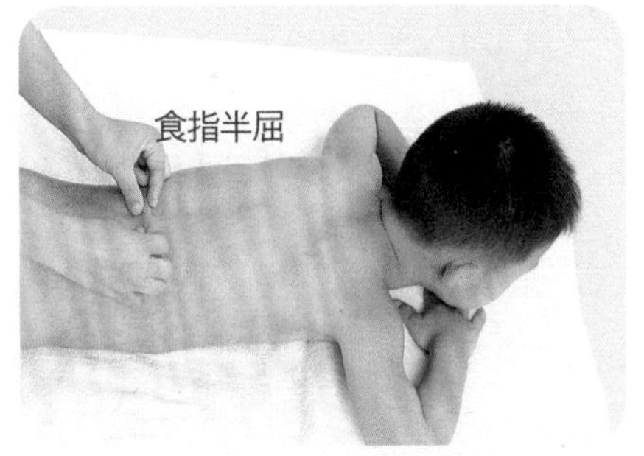

2 食指半屈，雙手食指與拇指對捏，提起寶寶的皮膚。

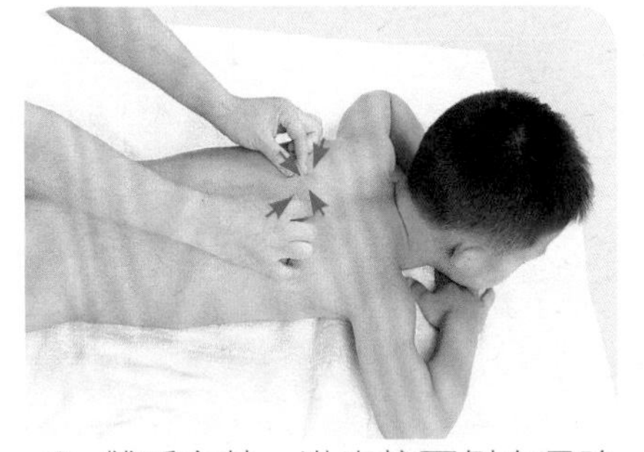

3 雙手交替，沿脊柱兩側自長強（尾骨端與肛門連線中點處）向上邊推邊捏邊放，一直推到大椎，為捏脊1遍。第2、3、4遍仍按前法捏脊，但每捏3下需將背部皮膚向上提1次。最後再重複2次第1遍的動作。

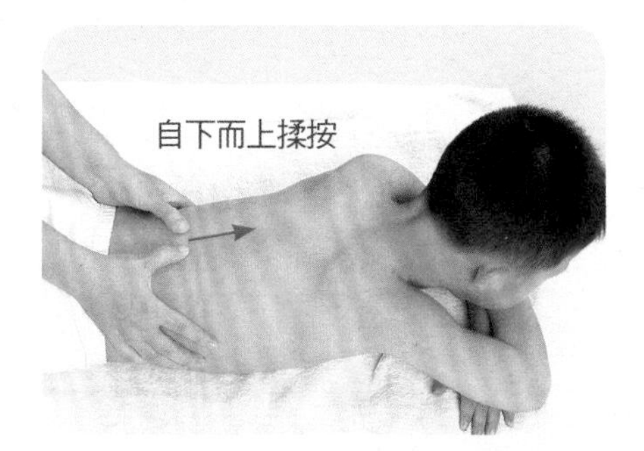

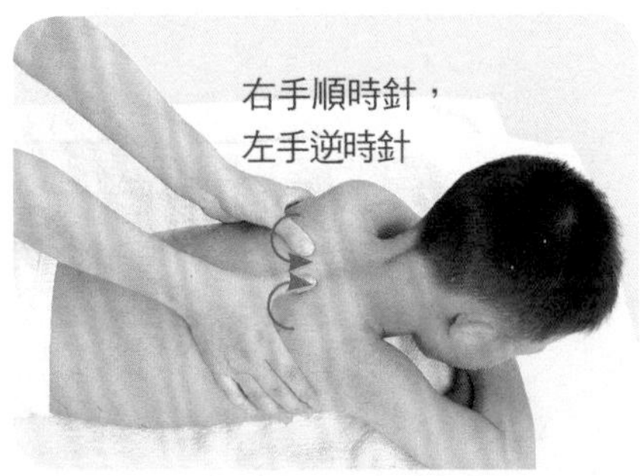

4 雙手拇指分別自下而上揉按脊柱兩側3至5次。再以雙手拇指，右手順時針，左手逆時針自上而下按揉3至5次。

緩解小病痛的手法

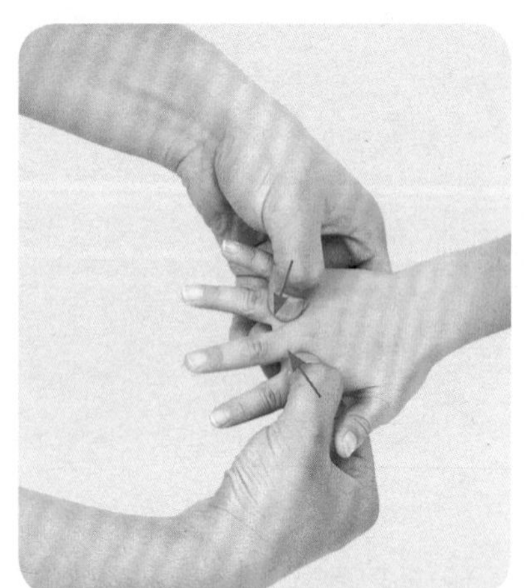

屢試不爽的天然退燒法——掐二扇門

很多人都知道，發燒的寶寶一旦出汗，就會自然退燒，但是有內火的寶寶身體也發燒，卻偏偏不出汗，自然不能退燒，於是各式各樣的退燒藥就派上了用場。其實，除非寶寶發燒到一定程度，否則一般不需要吃退燒藥，採取兒童按摩中的「掐二扇門」是安全有效的退燒方法之一。

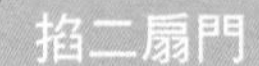

掐二扇門

快速取穴：雙手手背中指指根兩側凹陷處。

特效按摩：以拇指指端掐揉二扇門300 次。

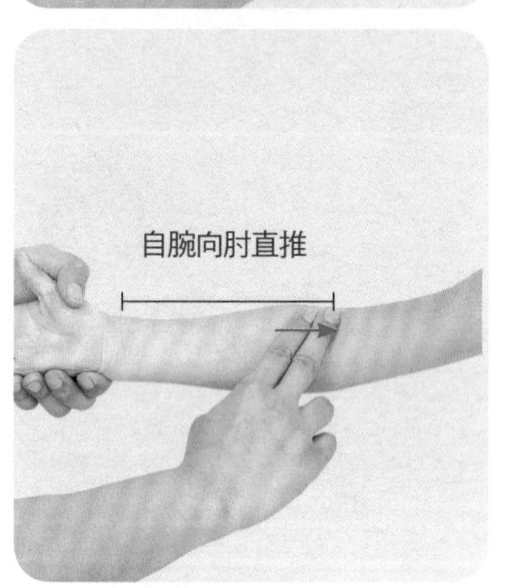

寶寶上火不用愁，速成去火祕笈——清天河水

如果寶寶經常面赤唇紅，煩躁易怒，大便祕結，愛喝涼水和吃冷飲，這說明寶寶體質偏熱，這類體質的寶寶動不動就愛上火，易患咽喉炎、口舌生瘡，外感後易高燒。寶寶那麼小，不可能總是吃去火的藥，這就用到了兒童按摩中的「清天河水」，天河水是寶寶的清涼之源，對所有的熱證都有效。

清天河水

快速取穴：前臂內側正中線，自腕至肘成一直線。

特效按摩：以食指、中指指腹，自腕向肘推天河水100至300次。

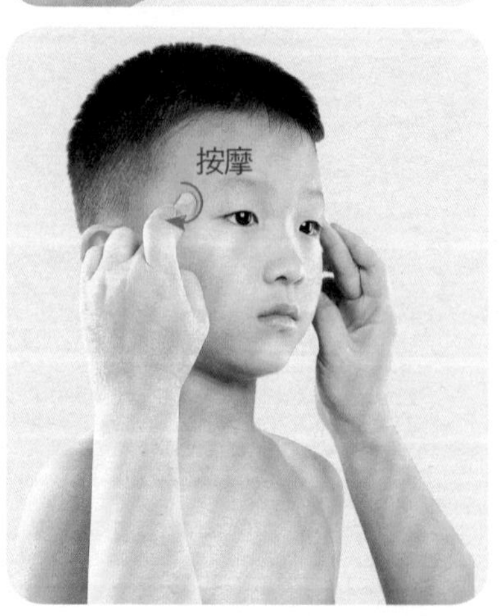

最快緩解感冒法——揉太陽

寶寶臟腑嬌嫩，免疫力低下，一不注意保暖就會感冒，看著寶寶鼻塞難受的樣子，很是心疼。趕緊給寶寶吃藥吧！但小傢伙說什麼也不吃，父母也不能硬灌。這時，不妨為寶寶按揉太陽穴，可快速緩解，還能有效預防感冒。

運太陽

快速取穴：眉梢後凹陷處，左右各一穴。

特效按摩：以中指指端揉太陽50 次，這叫揉太陽，也叫運太陽。

（注：按摩和撫觸都應以仰臥位或俯臥位進行，本書為使操作圖片更清晰，有些按摩或撫觸步驟採用坐、立位。）

治療消化不良——推胃經

寶寶的胃及腸道內黏膜柔嫩，消化功能比較弱，如果父母沒有正確地餵養，很容易引起寶寶胃腸功能紊亂，導致出現肚子脹、吐奶，便稀、有酸臭味，並有大量未消化的食物殘渣等消化不良的表現。此時，不妨試試天然的消化不良療法——推胃經。

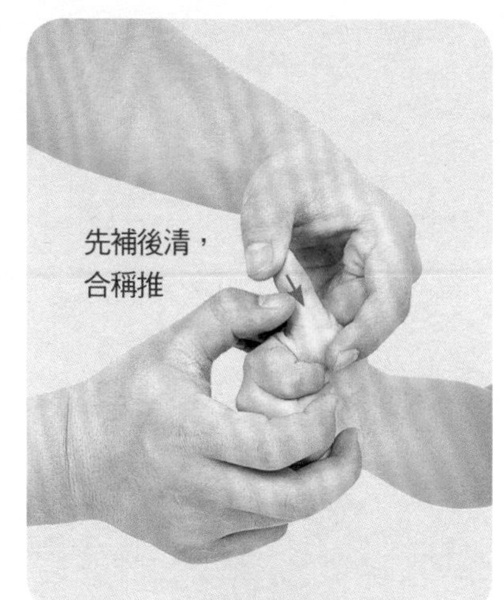

推胃經

快速取穴：雙手拇指掌面近掌端第1 節。

特效按摩：以拇指螺紋面向寶寶拇指指根方向直推胃經100至300次，叫做補胃經；以拇指螺紋面向指尖方向直推胃經100至300次，叫做清胃經。補胃經和清胃經，合稱推胃經。

寶寶拉肚子有奇招——摩丹田

腹瀉是寶寶常見的疾病之一。寶寶的消化系統發育還很不成熟，一旦餵養或護理不當，很容易使寶寶發生腹瀉。寶寶拉肚子，家長們都非常著急，想盡辦法給小寶寶打針吃藥。其實，在寶寶肚子不舒服時就為他按摩丹田，能迅速減少寶寶拉肚子的次數，讓寶寶盡快好起來。

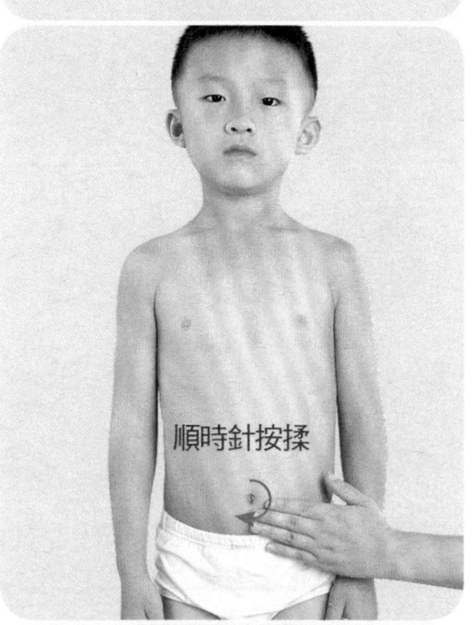

摩丹田

快速取穴：臍下小腹部。

特效按摩：以食指、中指和無名指末節螺紋面或掌心摩丹田5分鐘。

神奇的3分鐘止吐法——推天柱骨

寶寶胃的位置很淺，所以經常會嘔吐，尤其是1歲以內的寶寶，多半都會因此而吐奶。只要經常為寶寶推天柱骨，就能很好地解決這個問題。

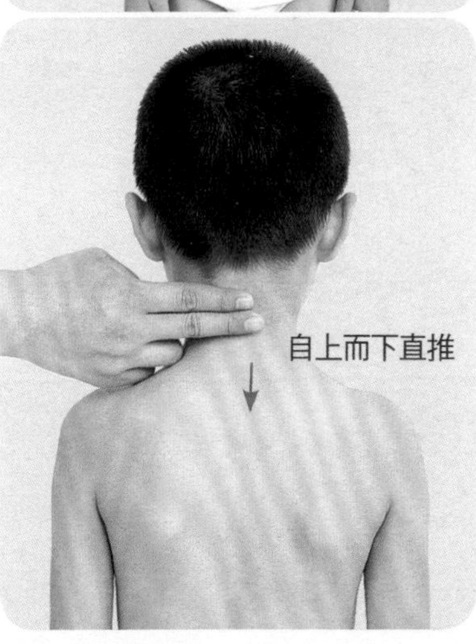

推天柱骨

快速取穴：頸後正中線從後髮際邊緣至大椎成一直線，也就是寶寶的頸椎骨。

特效按摩：以拇指，或食指與中指，自上向下直推天柱骨100至500次。

PART1

睡前5分鐘，捏捏按按百病消

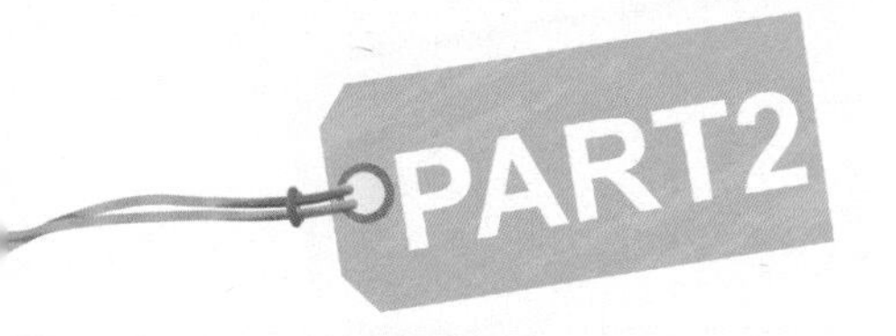

零基礎必學按摩手法

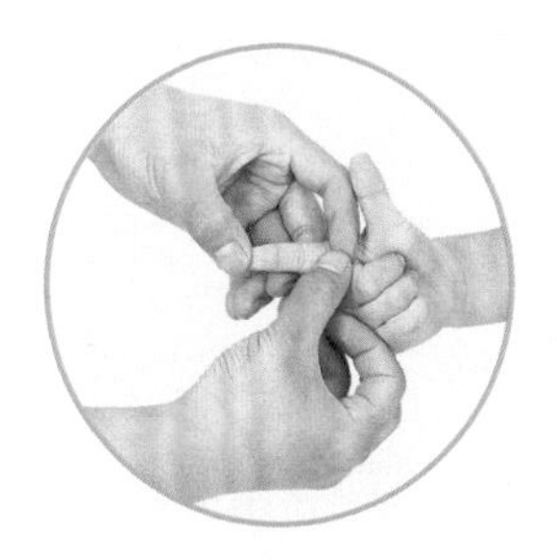
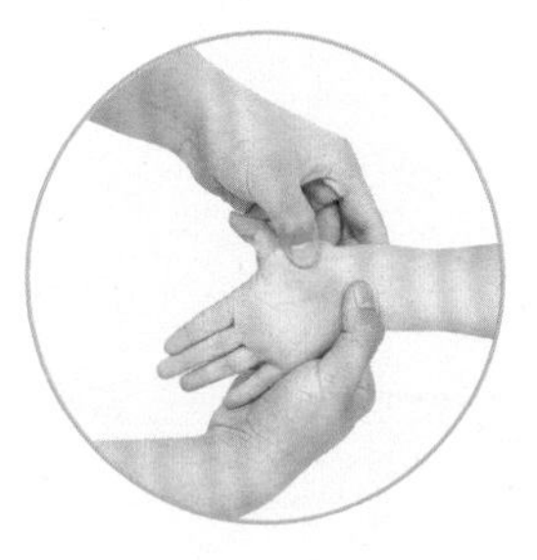
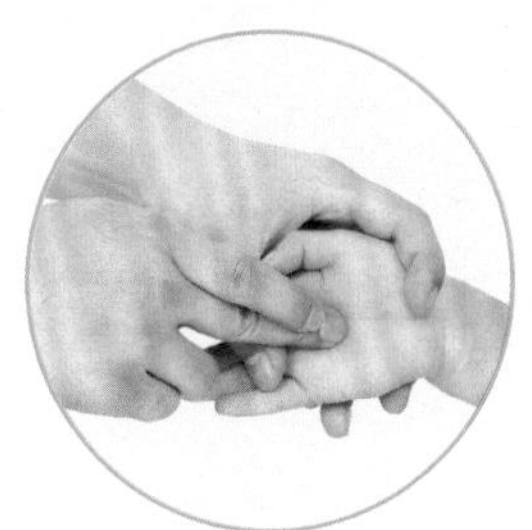
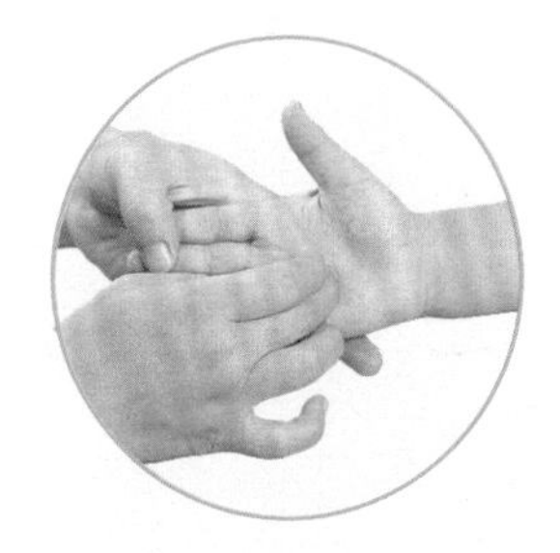

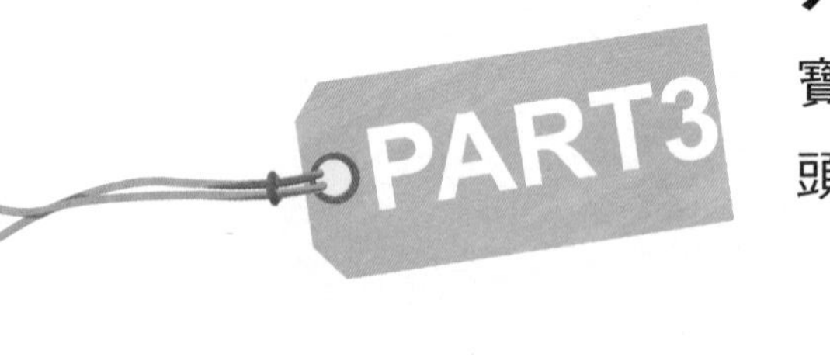

穴位一找就準

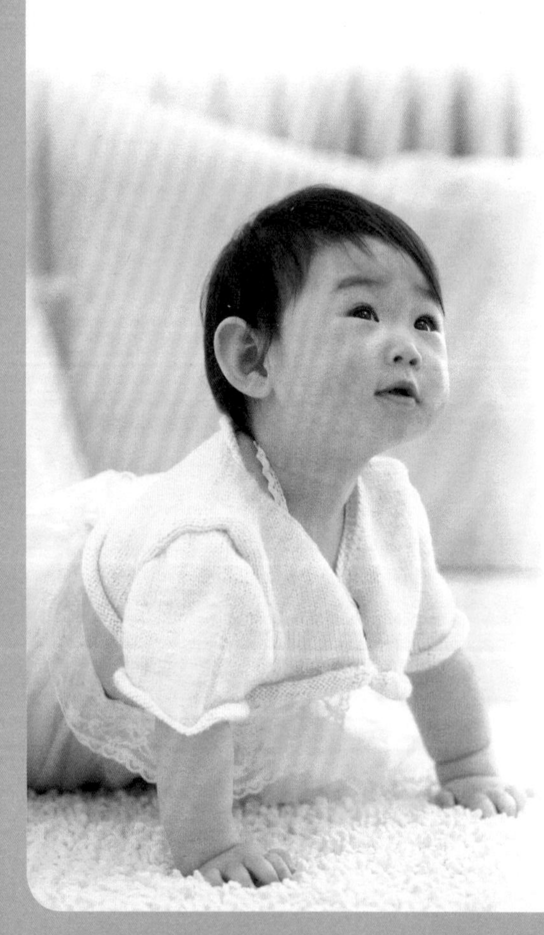

胸腹部......56

腰背部......60

上肢部......66

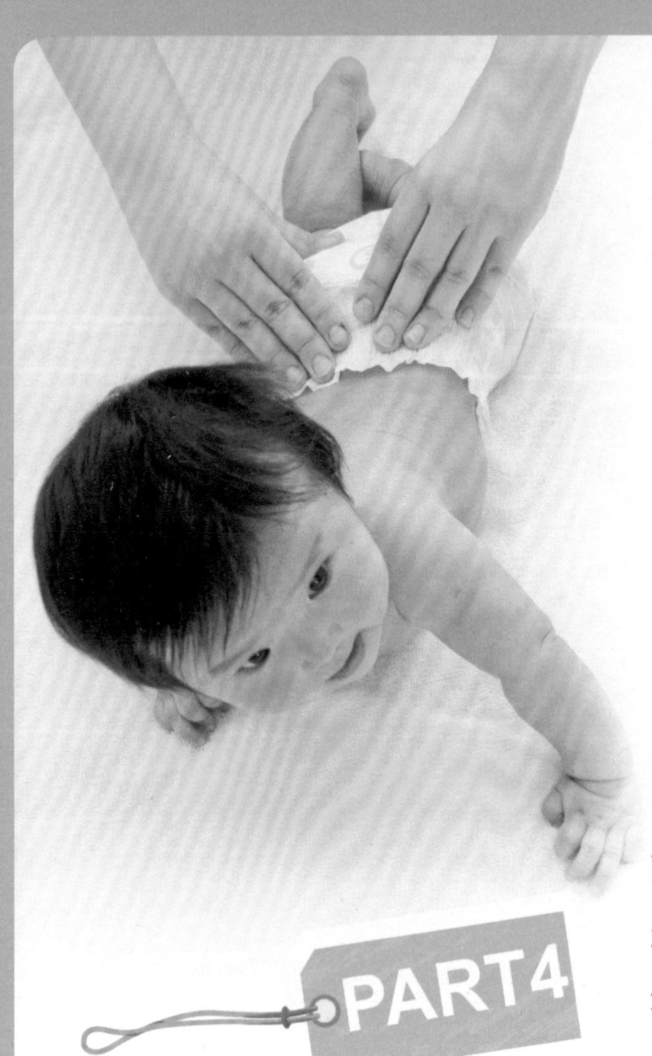

睡前捏一捏，吃得好睡得香

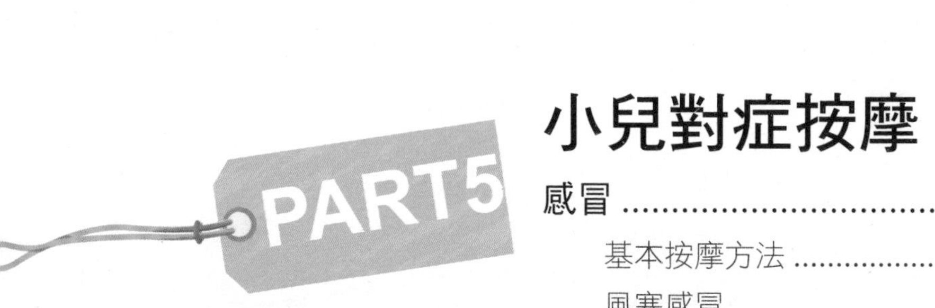

小兒對症按摩

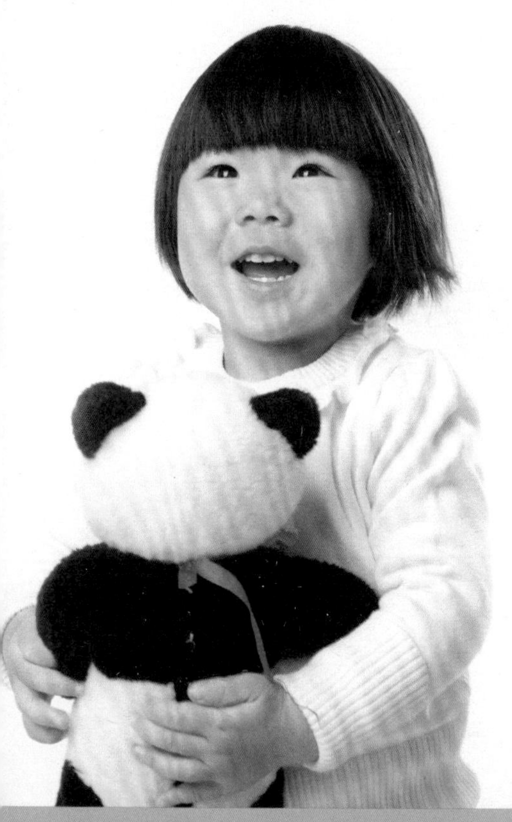

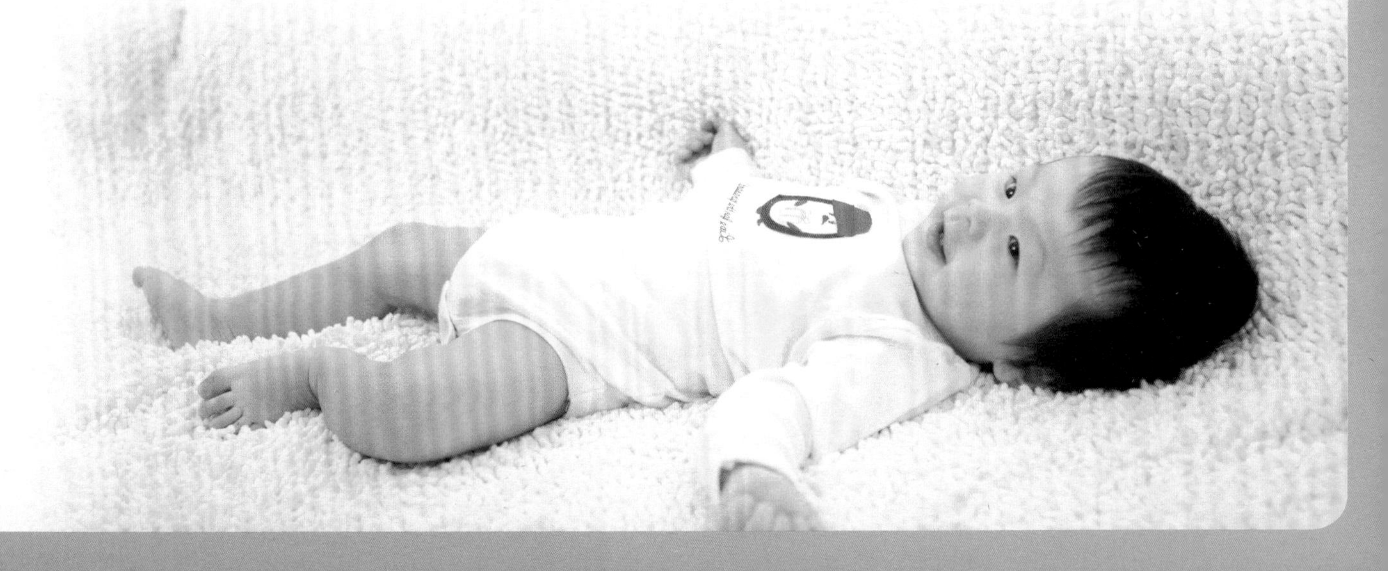

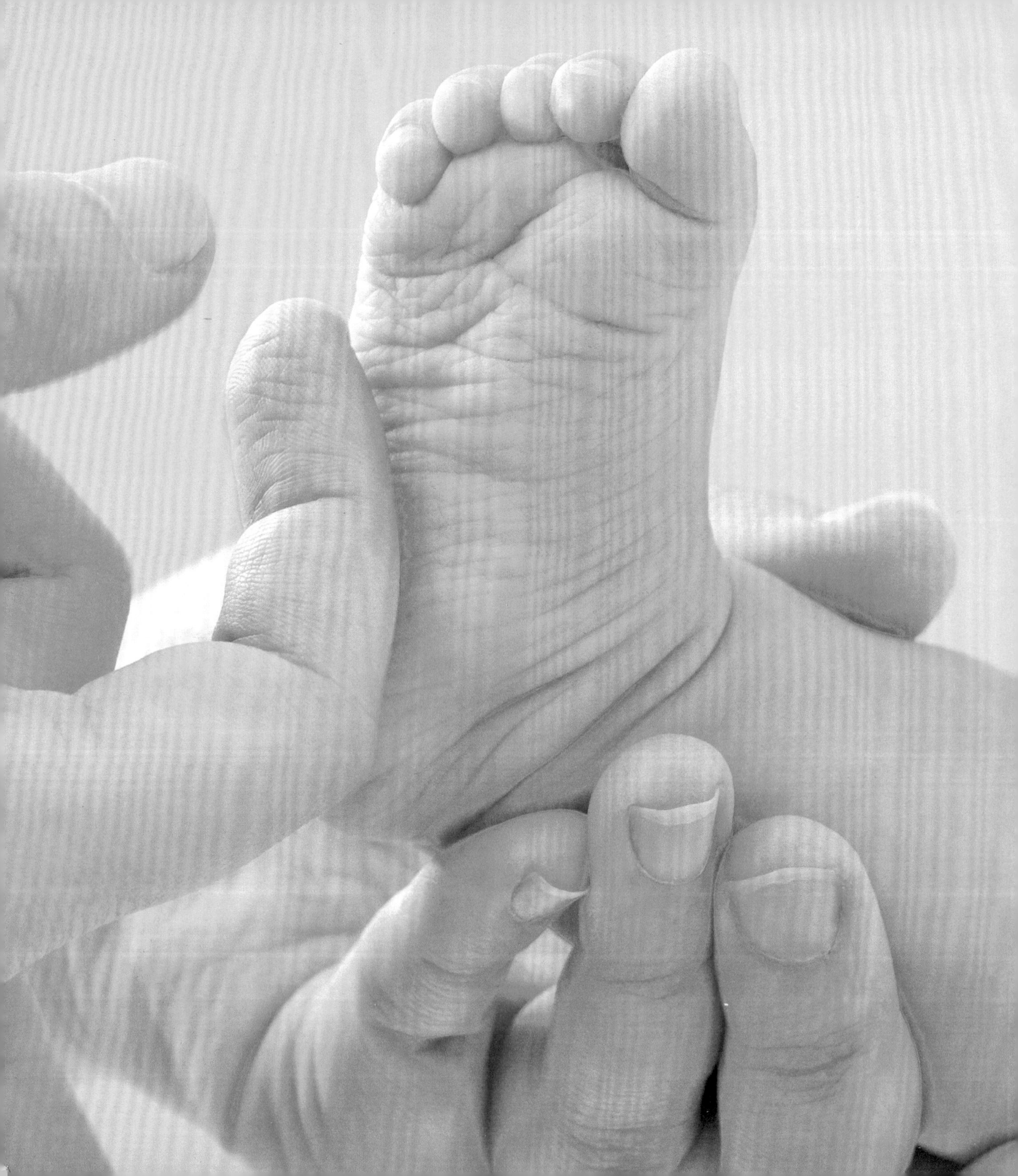

PART1

睡前5分鐘，捏捏按按百病消

不要小看為寶寶捏捏按按，這不僅是父母與寶寶情感溝通的橋梁，還是寶寶健康的守護神。每天睡前5分鐘，為寶寶捏捏按按，能幫助寶寶加快新陳代謝。經由對皮膚的刺激，使寶寶身體生長發育得更好，促進消化、吸收和排泄，加快身高、體重的增長，讓寶寶擁有頭好壯壯的身體！同時還能調理體質，增強抵抗力，抵禦傳染性疾病的侵襲，讓寶寶健健康康地成長！

兒童按摩，解決寶寶小病痛

作為父母，最頭疼的恐怕就是寶寶生病了。在寶寶生病時，父母最先想到的就是去醫院，看著寶寶吃藥時的不合作和打針時的「哇哇」大哭，父母的心裡既著急又難過。其實，適當的兒童按摩，就能很好地解決寶寶日常生活中的小病小痛。

按摩，讓寶寶更健康

寶寶出生後，就該給予他最溫柔、最體貼的按摩。每天只需幾分鐘，就能遠離同齡孩子易得的常見病症，而有些讓父母心急如焚的疾病，也可以透過兒童按摩來改善症狀，同時還能讓寶寶更健康。

兒童按摩是以中醫理論為指導，在兒童體表的適宜部位或者穴位處進行按摩，來防治兒童疾病的一種治療方法。它具有疏通經絡、行氣活血、調和營衛、平衡陰陽、調節臟腑功能、增強機體的抗病能力等作用。因此，兒童按摩既是適合兒童的良好治病方式，也是最好的預防保健方式。

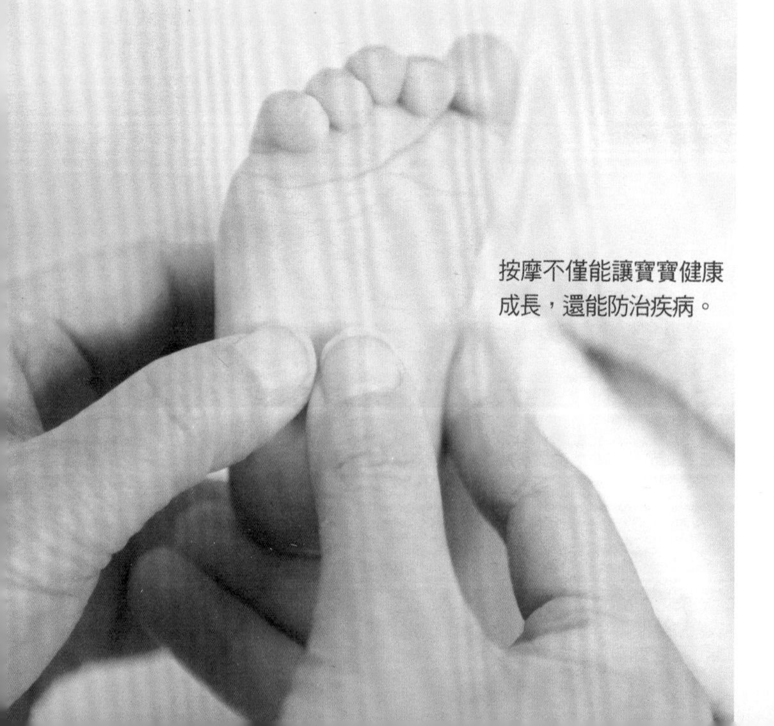

按摩不僅能讓寶寶健康成長，還能防治疾病。

簡便有效不疼痛的兒童按摩

兒童按摩是一種療效奇特、無痛苦、無副作用的綠色療法，具有簡、效、廉、易等特點。

簡，簡便易學。不需要任何藥品及醫療設備，依靠雙手在寶寶的小手、小腳、小肚子、背部、頭部等部位捏一捏、揉一揉，就可達到預防和治療疾病的目的。而且手法操作簡單，很容易入門，只要經過數次操作練習就可掌握常見的基本手法。

效，療效顯著。從古至今，人們單純藉由兒童按摩就治好了兒童的多種常見病及多發病，證實了經常做兒童按摩，不僅可增強寶寶體質，還可增強寶寶的抗病能力。

廉，價錢低廉。相較於高昂的醫藥費，兒童按摩付出的只是時間及手的操作。如果媽媽學會兒童按摩，在為寶寶保健、預防及治療疾病時幾乎沒有經濟成本。

易，易於接受。兒童按摩是一種純手法治療，避免了使用藥物引起的不良反應或毒性反應，是一種有利無害的「自然療法」，其對兒童常見病、多發病都有較好的療效，且有非常好的保健功能。相比其他療法，如西藥的不良反應、中藥的苦澀、針灸的疼痛等，兒童按摩無不良反應、無明顯痛苦、易於被寶寶和父母接受。

捏捏按按，防病又治病

寶寶的生理特點為：肌膚柔嫩、腸胃疲弱、筋骨不強、血脈不充、免疫力低、生長快、代謝快、吸收快。這些生理特點決定了寶寶易生病、病情變化多而又迅速。在外，易受風寒濕熱等外邪所侵，在內，又易被乳食不節所傷，從而易導致感冒、咳嗽、哮喘等肺系病症，以及厭食、便祕、泄瀉等脾胃系病症。根據寶寶的生理和病理特點，在其體表特定的穴位或部位捏捏按按，施以手法，以此來達到防病治病的目的，這就是兒童按摩的奇妙所在。

生活中寶寶常見的小病痛，如感冒、咳嗽、發燒、便祕、腹瀉、消化不良、夜啼等，藉由捏捏按按就能取得很好的治療效果。

比如寶寶出門吹風有點感冒了，打噴嚏、流鼻涕、喉嚨有點癢，給他開開天門（見52頁），推推坎宮（見50頁），揉揉太陽（見50頁），點按風池（見51頁），按揉喉嚨，揉擦肺俞（見61頁），第二天早上就會發現寶寶的那些症狀有所好轉了。

寶寶吃冷的東西後有點腹痛，給他按按外勞宮（見74頁）、一窩風（見75頁），揉按中脘（見57頁），可以起到止痛的作用。

按摩可培養寶寶優良的性格

按摩可以讓寶寶感受到父母的愛心與耐心，在充滿愛的呵護下，寶寶會覺得被重視，也能增加寶寶以後的自信心。大量臨床試驗證明，經常被按摩的寶寶不會感到孤單、寂寞，且按摩能夠增加寶寶的安全感，使他們心情舒暢、情緒穩定，避免出現緊張、恐懼的心理。與此同時，父母的良好性格也可以感染寶寶，長期堅持按摩可以讓寶寶性格開朗、勇敢自信、平易近人。

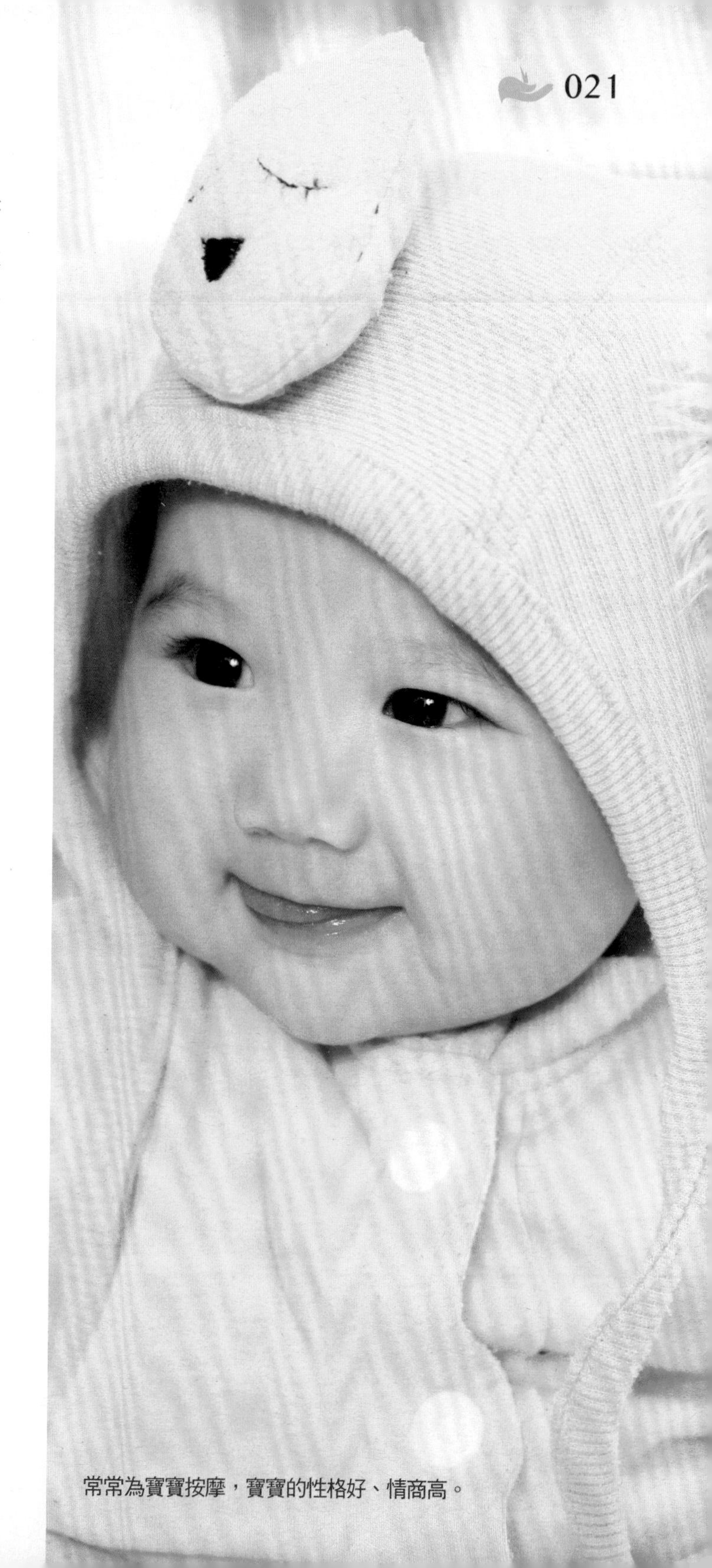

常常為寶寶按摩，寶寶的性格好、情商高。

睡前是寶寶按摩的最好時機

睡前是寶寶保健養生的最好時機！入睡前，寶寶洗完澡和爸媽在床上玩，這時候可以輕輕地握住寶寶的手，在寶寶手上捏捏揉揉，在肚子上推推摩摩，同時為寶寶講講故事，唱唱兒歌，逗寶寶開心地咯咯笑。在這個過程中，既能享受家庭的歡樂氣氛，又能提高寶寶的體質，緩解寶寶身體上的不適，真是一舉多得。

睡前捏一捏，寶寶睡得香

良好的睡眠是保證寶寶體格及神經發育的必要條件，特別是1歲以內的寶寶，其健康的情況皆取決於睡眠品質的好壞。

睡前為寶寶捏一捏，能更好地促進寶寶的血液循環，有效緩解寶寶活動一天後的疲勞，使寶寶全身放鬆。同時，也可達到安神定志、消食導滯的作用。在雙手的安撫下，寶寶能安心地睡著，夜間啼哭的現象也相對減少，讓寶寶睡得快、睡得香。

按摩很安全，父母不用擔心

有些爸媽認為寶寶皮膚嬌嫩，骨節柔軟，不敢捏，不敢做兒童按摩，就怕一捏一按會傷到寶寶。其實，按摩手法本身很安全。

兒童按摩是綠色自然療法，是一種單純的操作方法。手法本身就是一種安全的良性刺激，不會對寶寶的身體產生副作用。輕柔的手法操作只會促進寶寶神經系統的發育，因此輕柔的手法是一種有利無害的治療方法。爸媽在實際的操作過程中只要注意取穴準確，手法柔和，用力適中，就不會傷害到寶寶的身體。

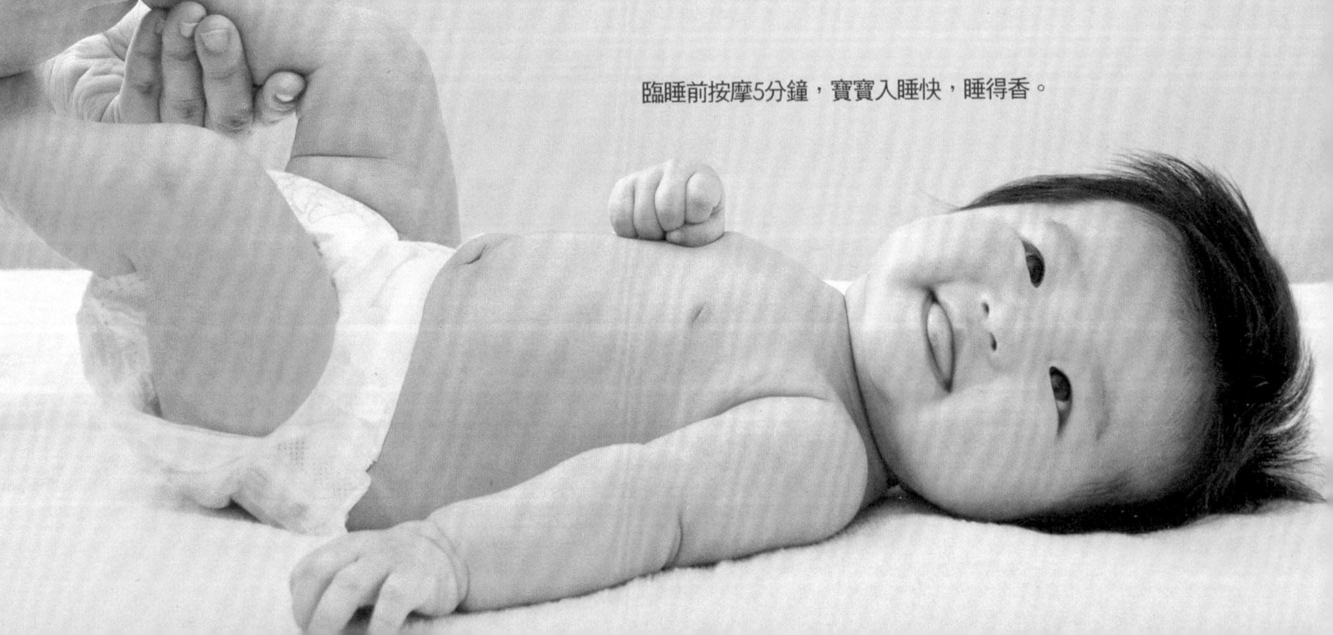

臨睡前按摩5分鐘，寶寶入睡快，睡得香。

睡前捏，增進親子感情

職場爸媽由於工作忙，時間緊，白天無法抽出時間來為寶寶做按摩，可以在晚上睡覺前為寶寶捏捏按按，不僅能幫助寶寶祛除疾病及增強抵抗力，同時也能增進爸媽與寶寶之間的感情，是一種非常好的親子互動。

兒童按摩是爸媽與寶寶間愛的傳遞，是肌膚間的資訊感應，同時也是給寶寶最好的禮物，寶寶能在捏按中感受爸媽溫柔的愛撫，同時也會把這份愛回饋給爸媽。

有一位媽媽曾經說，有一次她肚子痛躺在床上休息，她家的寶寶爬到身邊，小手在她的手指上推來推去，說：「媽媽，妳不舒服吧，我給妳推推，這樣妳就不痛了！」這位媽媽的痛苦瞬間就減輕了，被寶寶感動得熱淚盈眶。

好動不配合，可睡著後再捏

有些寶寶天性好動，不喜歡被固定，不喜歡在身上捏捏揉揉。還有一些寶寶生病身體不舒服，也比較排斥按摩。這時候不要氣餒，可以等寶寶睡著了再進行。有些爸媽會問：「睡著後按摩會不會沒有醒著時效果好？」其實不然，睡著後按摩的效果和醒著時是一樣的，不會出現「打折」的情況。

在寶寶睡著後按摩時，要注意以下幾點：

1.應在飯後或餵奶後30分鐘再進行。

2.按摩後30分鐘內不宜餵奶，以防溢奶。

3.按摩手法要輕柔，以不影響寶寶正常睡眠為佳。

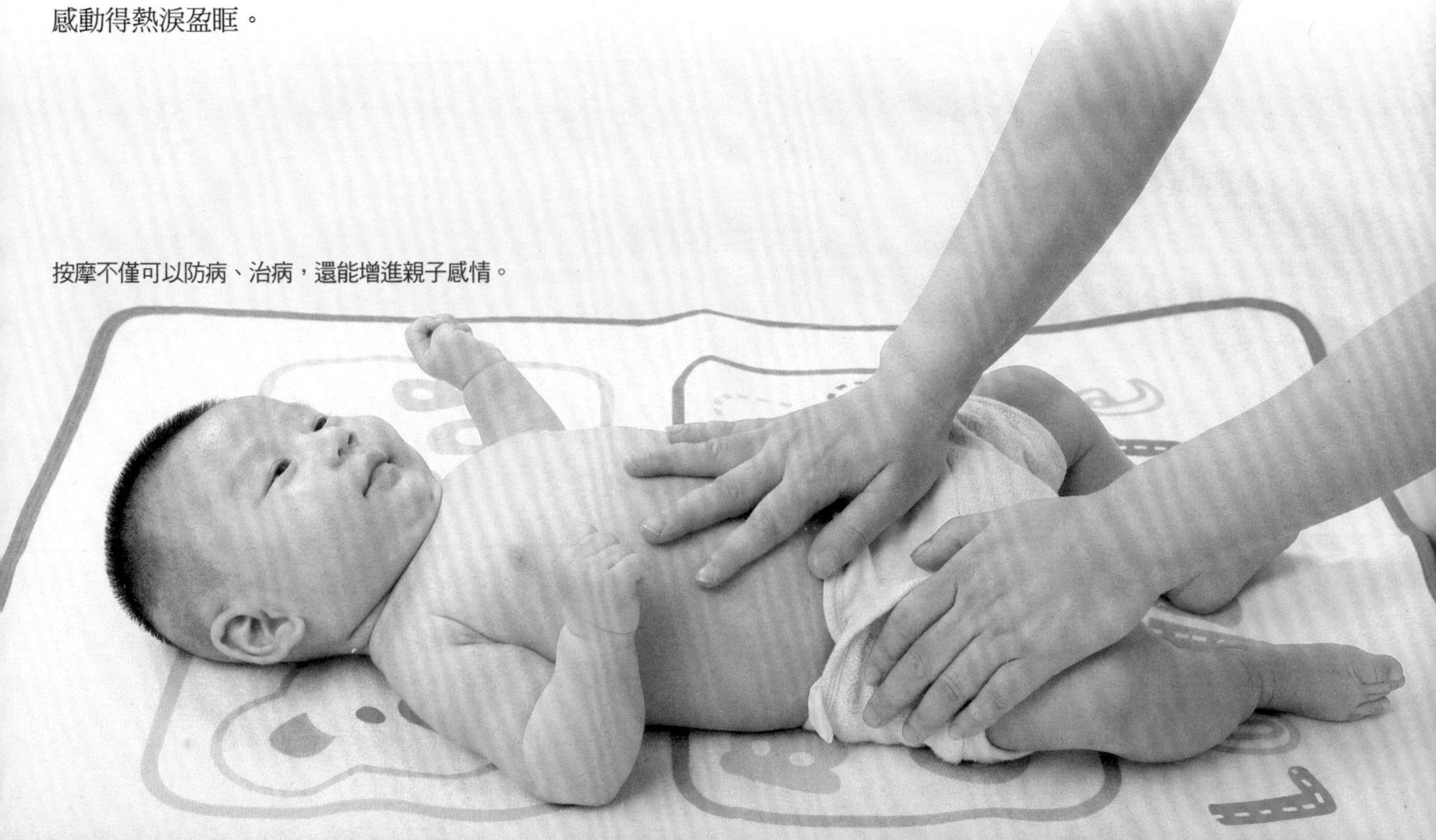

按摩不僅可以防病、治病，還能增進親子感情。

如何為寶寶按摩

既然為寶寶按摩有這麼多的好處，相信很多爸媽都躍躍欲試了。接下來，我們就一起來學習為寶寶按摩的注意事項吧！

寶寶的穴位和大人不同

兒童按摩的原理和成人按摩的原理雖然一樣，都是以刺激穴位和疏通經絡作為治療疾病、保護健康的基礎，藉由在不同穴位、經絡部位施行不同的按摩手法，調節臟腑、經絡、氣血的功能，來達到防病、治病、強身健體的目的。但是，兒童按摩還有它的特殊性，即有一些穴位是兒童所特有的。

成人按摩攢竹穴，兒童叫「推坎宮」

有些穴位在應用方面和成人按摩有相同之處，比如太陽、人中、關元、足三里等穴；也有與成人按摩截然不同的地方，比如攢竹穴，又稱為「坎宮」，在兒童按摩中以分推法推，稱為「推坎宮」。

兒童的五指分別對應五臟

兒童按摩中最重要的是五指，分別與脾、肝、心、肺、腎密切相連，按摩寶寶的五指就可以達到調理五臟的效果。五指對應順序分別是：拇指對應脾，食指對應肝，中指對應心，無名指對應肺，小指對應腎。

兒童穴位不光是點狀的，還有線狀、面狀的

兒童穴位不光是點狀的，還有線狀、面狀的。這些特定穴位分布在全身各處，既有穴位點，也有隨經絡走向呈現出線狀結構的，還有隨著身體區域性反應而呈現出面狀的。如小天心、一窩風、二扇門等都是點狀的，三關、天河水、六腑等是線狀的，腹部、板門、脅肋是面狀的。

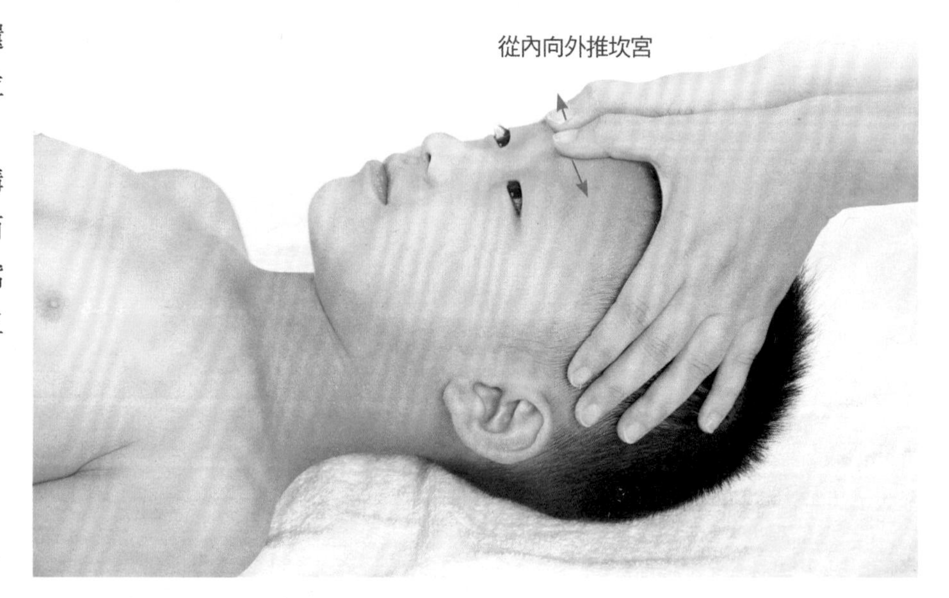

從內向外推坎宮

為寶寶按摩，別用大人手法

兒童按摩的手法跟成人按摩的手法不同。成人按摩要求有力，而兒童按摩則要求柔和輕快。成人按摩由於多數是點狀的穴位按摩，所以要求取穴精確。而兒童按摩大部分是點狀按摩、面狀撫摸和線狀推揉相結合的手法，一般只要使用手掌和拇指就可完成整個按摩過程，方便又簡單。

寶寶取穴的基本技巧

很多爸媽瞭解兒童按摩的好處，也對兒童按摩有一定的興趣和認識，但總是感覺找不準穴位而難以真正應用。

兒童按摩的取穴方法與成人按摩中的取穴方法類似，分為體表標誌、折量分寸、指量法3種。一般來說，給寶寶取穴常用體表標誌和折量分寸兩種方法。

體表標誌

利用五官、毛髮、乳頭、肚臍眼、骨節或肌肉的凹陷或凸起等作為取穴標誌。例如兩乳中間取膻中穴，臍下取關元穴，或兩眉中間取印堂穴等。

折量分寸

折量分寸法是將人體不同的部位，規定成一定的長度，折成若干等份，稱為1寸。舉個簡單的例子來說，不管是大人還是寶寶，將手腕橫紋到手肘橫紋這段距離規定成12寸，把這段距離劃分成12等份，每份就是取穴中的1寸。這種方法用來對照穴位圖時具有精確性與方便性的特點。

指量法

（小兒之指，非成人之指）

1.拇指同身寸：取拇指指關節橫量作為1寸。

2.中指同身寸：以中指中節內側兩端橫紋間作為1寸。

此外，取穴有一個重要的原則，所謂「穴者，陷也」。很顯然，大多數穴位不是鼓起來的，而是凹陷下去的，這是取穴的關鍵所在。

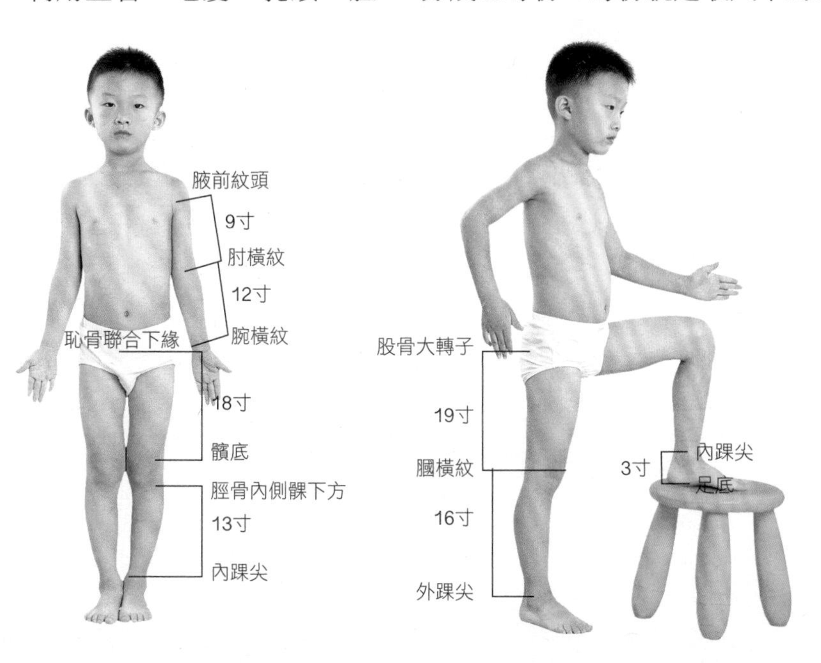

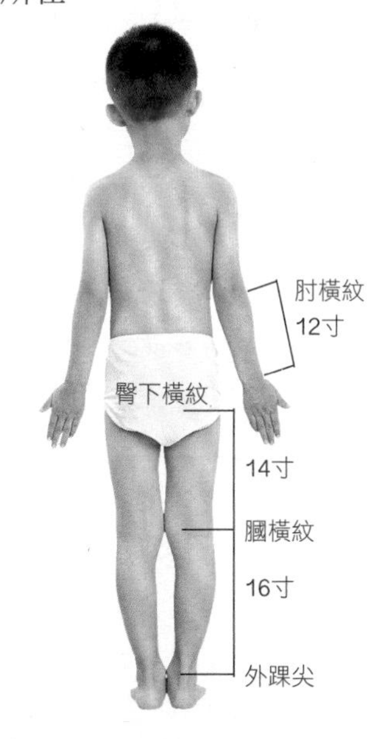

按摩前的準備

正確為寶寶按摩，有提高免疫力的作用。按摩不當不僅起不到任何作用，甚至會傷害寶寶。因此，父母要學會一些按摩常識，在為寶寶按摩前，需要注意以下事項：

室溫要恰當

室溫最好在25至28℃之間，室溫過高，寶寶的治療部位和大人的手部易出汗，會影響操作；室溫過低，則易使寶寶受到寒涼的刺激，還會引起寶寶緊張。

按摩高度要適中

可以在較硬的床上、桌面上按摩，注意高度要調好，以免按摩完了寶寶，自己卻落下腰痛的毛病。

桌上要鋪毛巾

為寶寶按摩前，先在桌上或床上鋪上柔軟的毛巾，再讓寶寶躺著按摩。特別提醒，2歲以下寶寶要在毛巾下再鋪一層防水墊，以免按摩途中寶寶突然尿尿或便便。

挑選最佳按摩時機

按摩前一定要注意觀察寶寶的表情和情緒，如果寶寶眼睛看起來又亮又有神，逗弄他會笑，一般就是按摩的好時機。可以邊按摩邊和他玩，也可以放些輕柔的音樂穩定寶寶的情緒。

光線不要直射

按摩時的光線不要太亮，盡量不要直射寶寶眼部，最好是反射光線，這樣會讓寶寶有安全感，按摩時舒服又開心。

按摩中不可忽視的細節

在為寶寶按摩的過程中，也有一些需要注意的小細節，請費心瞭解。

大人的手要清潔溫暖

大人必須勤修剪指甲，以免劃傷寶寶的皮膚，影響操作。按摩中要用柔軟的毛巾覆蓋操作部位，並要經常換洗。

手法要適度

按摩時，大人的手法要適度，開始手法不宜過重，應輕快柔和，平穩著實，由淺入深，以便使寶寶逐步適應。

保持溫和的態度

按摩中，大人的態度要始終保持溫和，爭取寶寶的積極配合，以防產生恐懼心理，影響下一步操作。

按摩時，手法要輕柔，態度要溫和，將良好的情緒傳遞給寶寶。

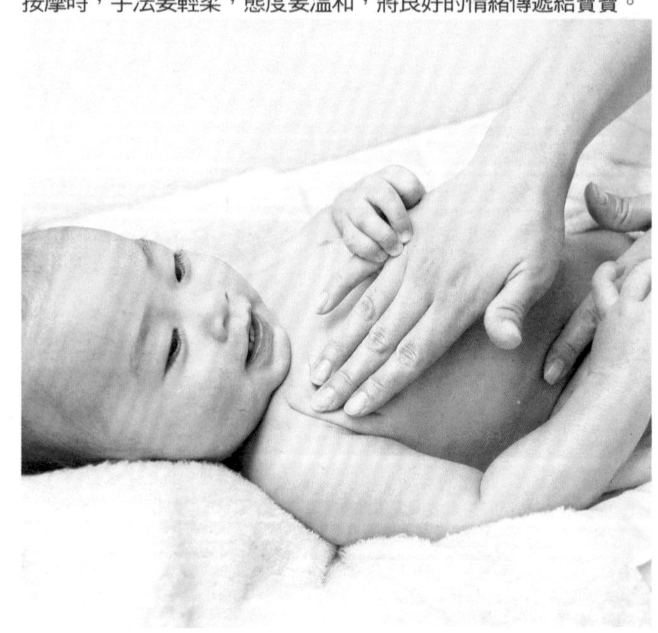

為寶寶按摩千萬要注意

為寶寶按摩時，得讓寶寶平躺著放鬆身體，動作要柔和，不然寶寶哭鬧不配合，非但沒有保健效果，反而傷身。還有一些父母必須知道的特別注意事項，現列舉如下。

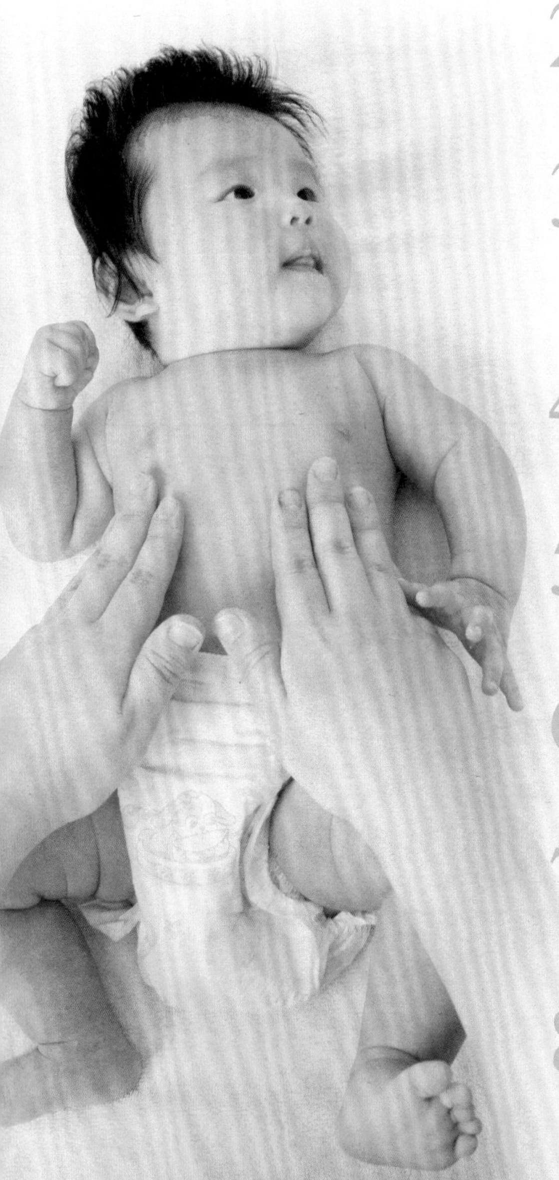

飯後2小時是為寶寶按摩的最佳時間。

1 按摩時一般先按摩頭面，然後是上肢，其次是胸腹腰背，最後是下肢。也可先重點，後一般；或先主穴，後配穴。拿、掐、捏、搗等強刺激手法，除了急救之外，一般放在最後操作。

2 每天按摩1次，急症、重症也可每天兩三次，慢性疾病可隔天1次，如進行兩三個療程，未見一點效果者，應到醫院就診，以免貽誤治療時機。

3 一般來說，順、上、輕、緩為補，逆、下、重、急為瀉。如順經操作為補，逆經操作為瀉；穴位按摩多以旋推為補，向指根方向直推為瀉；輕刺激為補，重刺激為瀉；緩摩為補，急摩為瀉。然而多有例外，請務必仔細辨證。

4 飯後半小時內不宜按摩，以免寶寶發生嘔吐、胸悶等不良反應。空腹也不是按摩的時機，容易引發寶寶頭暈。最適合按摩的時間是飯後2小時。

5 以便於手法操作和使寶寶舒適為原則，選擇仰臥位或俯臥位，一般3歲以下寶寶可由別人抱著按摩，3歲以上的寶寶可單獨採取仰臥位或俯臥位。

6 兒童按摩療法主要適用於6歲以內的小兒，3歲內尤佳。其主要適應症有：腹瀉、疳積、便祕、呃逆、脫肛、遺尿、驚風、夜啼、咳嗽、佝僂病、斜頸、小兒麻痺後遺症、腦癱等。

7 按摩治療寶寶疾病，必須嚴格按照中醫辨證施治原則來運用手法和選取穴位，不能認為寶寶按摩只要一些簡單的操作方法和古人的操作成方就可以了。

8 小兒按摩的禁忌症有：骨折、皮膚破損、潰瘍、皮膚病、出血、結核病、傳染性疾病、癌症及危重症候等。

不同體質的寶寶有不同的按摩方法

大人有不同體質的區分，寶寶也不例外，為寶寶按摩要根據寶寶的體質選取不同的穴位和按摩手法。一般來說，中醫把寶寶的體質分為健康、寒、熱、虛、濕五種類型。根據寶寶體質偏向不同，可採用按摩進行調理。總之必須講究辨證論治，即分別採用不同的按摩方法，使寶寶的體質逐漸恢復正常。

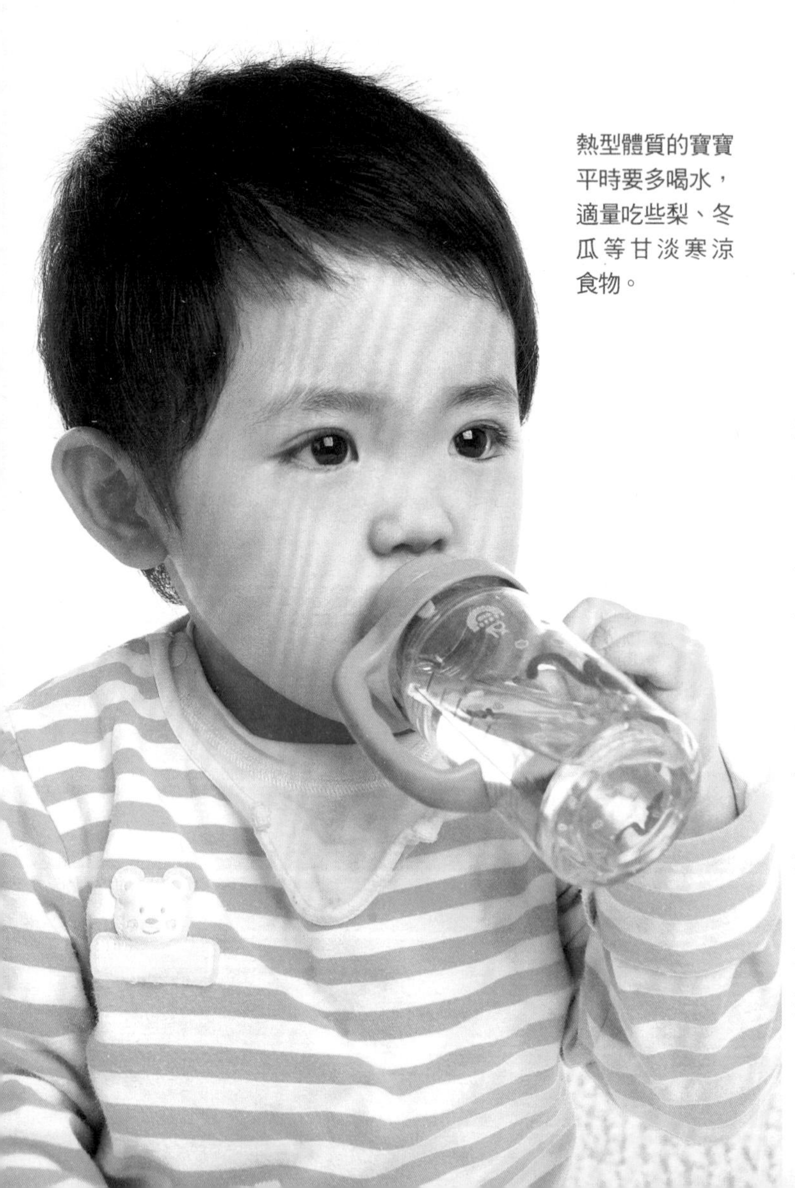

熱型體質的寶寶平時要多喝水，適量吃些梨、冬瓜等甘淡寒涼食物。

健康型寶寶

常見表現：健康型的寶寶體質平和，不寒不熱，大多身體壯實、面色紅潤、精力充沛、精神飽滿、食欲好、不偏食、不挑食、大小便正常。

按摩方法：平時主要進行普通的保健按摩，以起到預防疾病的作用，並加深親子感情。

飲食原則：在飲食方面要堅持平補陰陽的原則，廣泛攝食各類食物，營養均衡。

熱型體質寶寶

常見表現：熱分實熱和虛熱。實熱寶寶大多面紅目赤、大便硬、小便黃、口氣重、愛喝涼水、愛吃冷飲、脾氣急躁、口舌易潰瘍等。虛熱寶寶大多面色潮紅、睡覺時多汗、口乾、大便乾硬、小便偏黃、手足心熱、體形瘦小、食欲不好、少舌苔或無舌苔、舌頭較紅。

按摩方法：熱型體質的寶寶適合推天河水，天河水是人體的清涼之源。天河水在寶寶前臂內側正中線，自腕部至肘部成一條直線。父母以食指和中指沿這條直線從寶寶的手腕推向肘部，每回推200次。

飲食原則：以清熱為主，平時適量吃些甘淡寒涼的食物，如苦瓜、冬瓜、蘿蔔、綠豆、芹菜、梨、西瓜等。

寒型體質寶寶

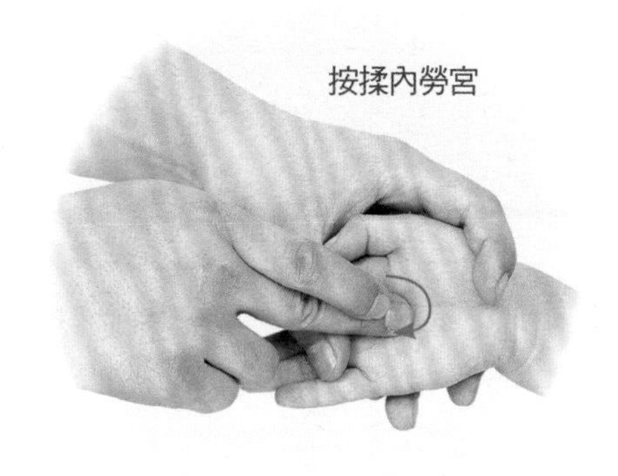

常見表現：體寒的寶寶身體和手腳較冰涼，面色較白、舌質色淡、不愛活動、食欲不振、大便溏稀、食生冷食物易腹瀉、感冒時流清鼻涕。

按摩方法：寒型體質的寶寶適合按揉內勞宮。寶寶自然握拳，中指尖貼著的位置就是內勞宮。按揉內勞宮100次，可慢慢改善寶寶的寒性體質。

飲食原則：要堅持溫養胃脾的原則，平時適量吃些辛甘微溫之品，如羊肉、牛肉、雞肉、核桃、桂圓等，盡量不吃寒涼的東西，如冰凍飲料、西瓜等。

虛型體質寶寶

常見表現：虛型體質的寶寶大多面色萎黃、身體瘦弱、少氣懶言、精神不振、不愛活動、易出汗、飯量小、大便溏軟、易患貧血和呼吸道感染。

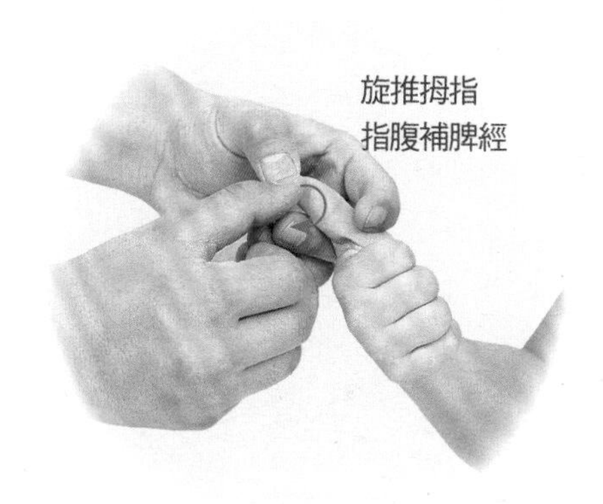

按摩方法：因為寶寶的五指分別對應脾經、肝經、心經、肺經、腎經，所以可經常在寶寶的五指指腹分別按順時針旋轉推動，每個手指指腹各推動100次，平時可多推肺、脾、腎三經。

飲食原則：應該堅持氣血雙補的原則，平時多吃些羊肉、雞肉、牛肉、海參、蝦蟹、木耳、核桃、桂圓等，盡量少吃或不吃苦寒生冷食品，如苦瓜、綠豆等。

濕型體質寶寶

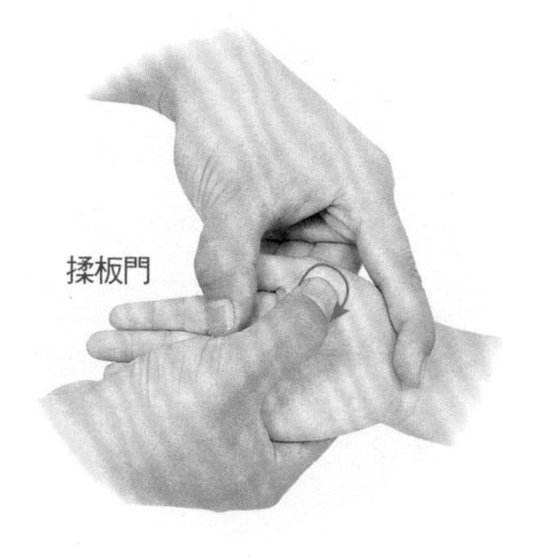

常見表現：濕型體質的寶寶一般喜歡吃油膩的食物和甜食，形體大多肥胖、動作緩慢、大便不成形。

按摩方法：常揉板門，能讓肥胖寶寶的體重保持正常。揉板門就是揉擦大魚際（掌心拇指指根部，伸開手掌時明顯突起的部位），揉擦200次。

飲食原則：應以健脾祛濕化痰為主，可適量吃扁豆、高粱、海帶、白蘿蔔、鯽魚、冬瓜、柳丁等食物，盡量少吃甜、膩、酸、澀的食物，如蜂蜜、石榴、糯米、紅棗等。

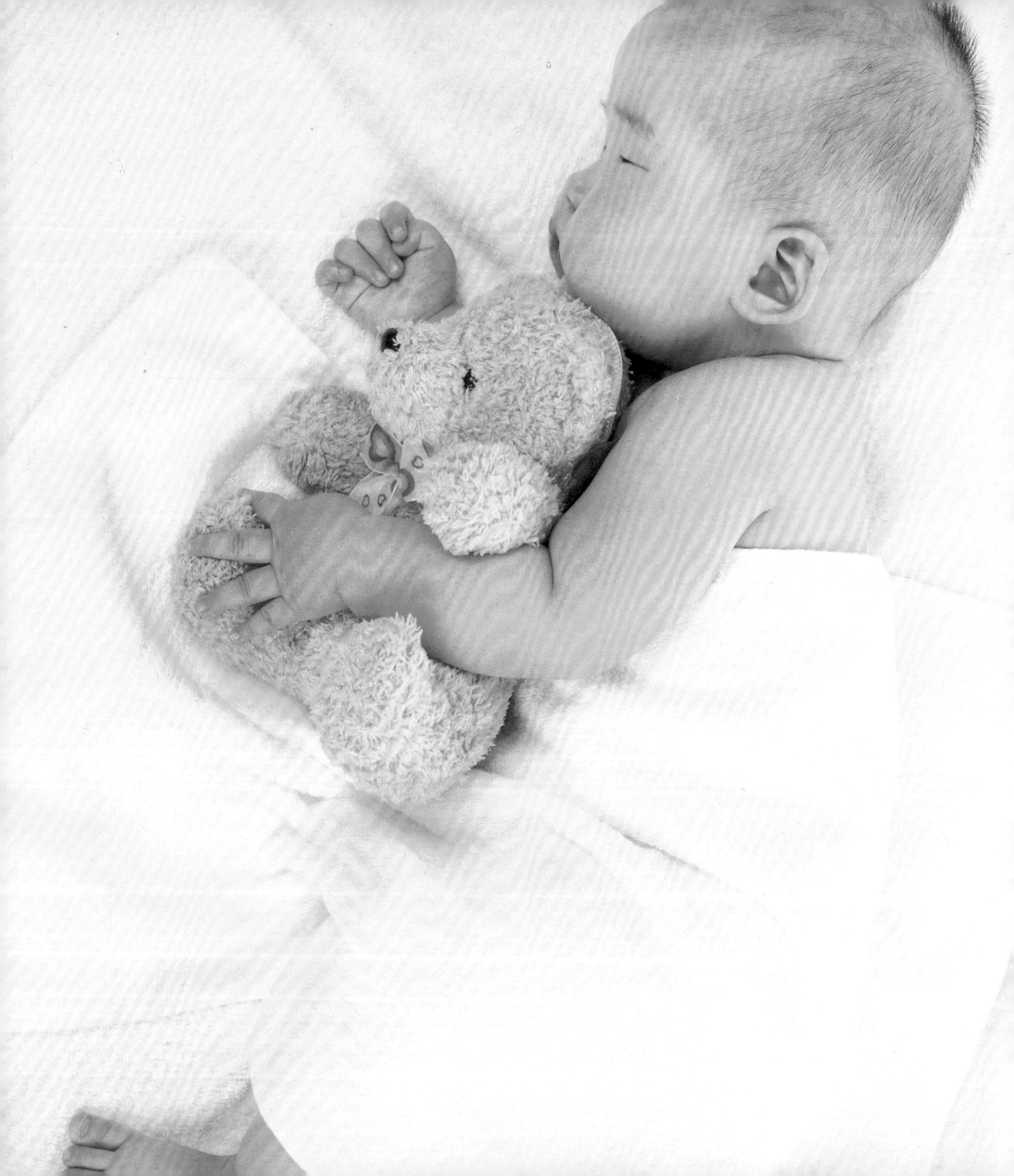

PART2

零基礎必學按摩手法

兒童按摩的手法是一種特殊的技巧和運動形式，需要經過一定練習才能熟能生巧。其實，兒童按摩的手法並不難，只要掌握按摩手法的基本要求，零基礎的爸媽也能成為寶寶的私人「按摩師」。兒童按摩手法的基本要求是「輕快、和緩、連貫」，寶寶皮膚柔嫩，不耐重手法，只能輕快，但要求輕而不浮，要招招著實，還要平穩、柔和。本單元就按單式和複式的手法分別進行詳細的介紹。

單式按摩手法

單式按摩手法一般指的是手法單一的按摩方法，相對於複式按摩來說，手法較簡單，適合初學的父母練習。

推法

推法通常分為直推法、分推法、合推法和旋推法。

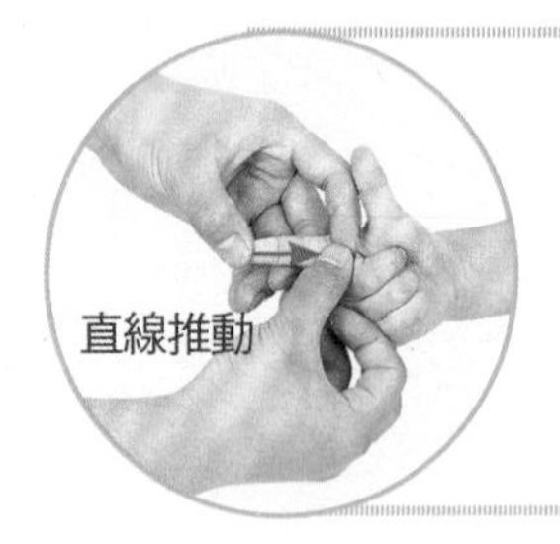

直推法

操作方法：為單方向直線運動，即從一個點推向另一點。具體手法是以拇指橈側①緣或指腹，或食、中指指腹從穴位上做單方向的直線推動，稱為直推法。

操作要訣：此法是兒童按摩常用的手法，常用於線狀穴位，如開天門、推天柱骨、推大腸、推三關等。

分推法

操作方法：以雙手拇指橈側緣或指腹自穴位中間向兩旁做分向推動，稱分推法。

操作要訣：分推法輕快柔和，能分利氣血、消積導滯、化痰行氣、消脹止痛。適用於坎宮、大橫紋、腹部。

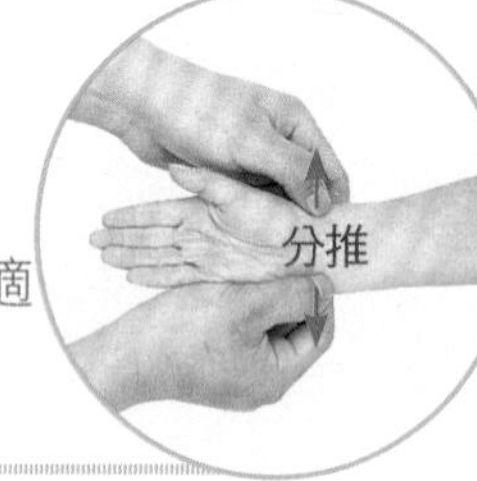

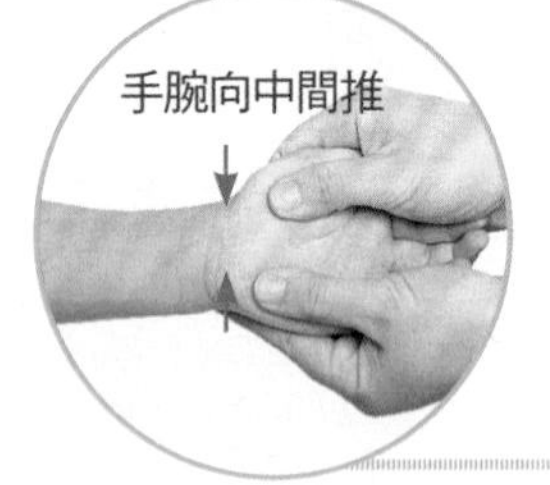

合推法

操作方法：以雙手拇指指腹自線狀穴的兩端向穴中推動合攏，稱為合推法。

操作要訣：合推法能和陰陽、和氣血，適用於大橫紋、腕背橫紋等線狀穴。

旋推法

操作方法：以拇指指腹在穴位上做順時針的旋轉推摩，稱旋推法。

操作要訣：推時僅靠拇指小幅度運動，主要用於手部面狀穴位，如旋推脾經、肺經、腎經等。

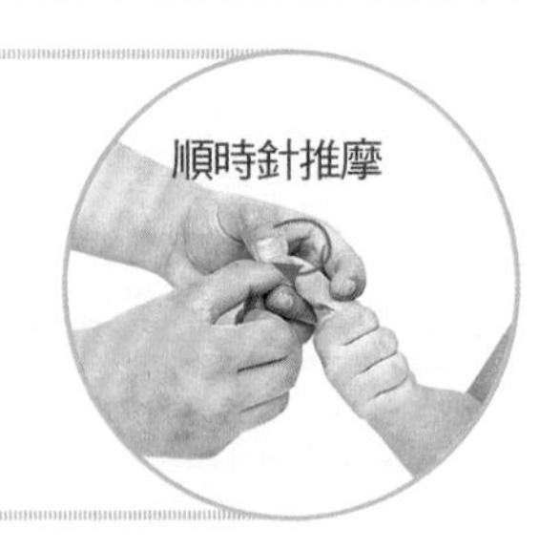

注①：醫學上的方位詞，以手掌為例，靠拇指一側為橈側，靠小指一側稱為尺側。

揉法

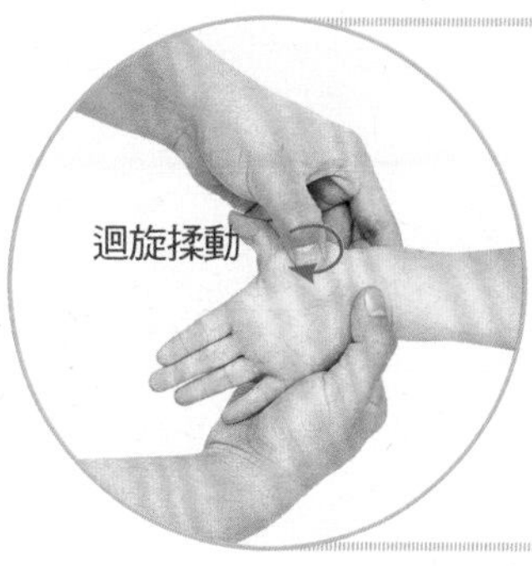

操作方法：以手掌大魚際、掌根部分或手指指腹，在某個部位或穴位上輕柔迴旋揉動，稱為揉法。

操作要訣：此法輕柔緩和，刺激量小，適用於全身各部位。常用於脘腹脹痛、胸悶脅痛、便祕及腹瀉等腸胃疾病，以及因外傷引起的紅腫疼痛等症。具有寬胸理氣、消積導滯、活血祛瘀、消腫止痛的作用。

運法

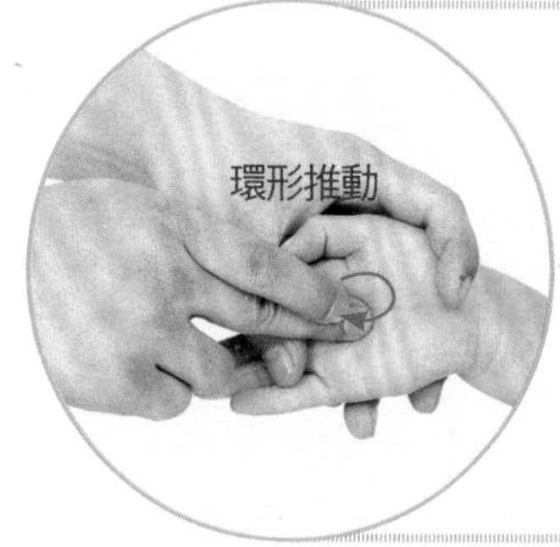

操作方法：以拇指螺紋面或中指螺紋面，由此穴向彼穴或在穴周圍做弧形或環形推動，因常用手指進行推動，所以又稱運法。

操作要訣：運法宜輕不宜重、宜緩不宜急，以指端在體表操作，不要帶動皮下組織，並保持每分鐘80至120次的頻率即可。

搗法

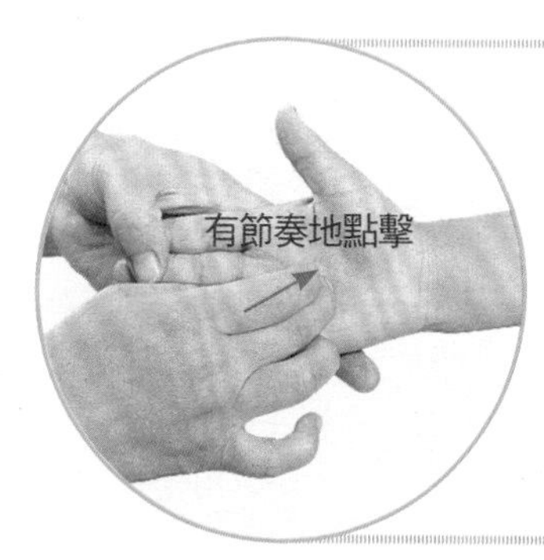

操作方法：以中指指端或食指、中指屈曲後的近側指尖關節突起部分為著力點，在一定的穴位或部位上有節奏地點擊。操作時，要以腕關節為活動中心，點擊要有彈性。

操作要訣：搗法適用於全身各部位的穴位，以手掌、脊背部為多，如搗小天心。有開導閉塞、祛寒止痛、鎮驚安神的作用，常用於治療驚風、發燒、驚悸不安等。

按法

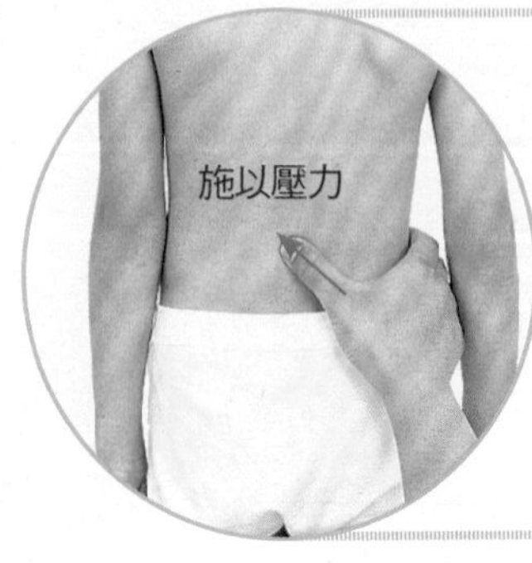

操作方法：按法分為指按和掌按，即分別以拇指指端、指腹或掌心按壓在穴位上，並施以適當的壓力。著力部位要緊貼體表，不可移動，施力要由輕而重。

操作要訣：按法具有放鬆肌肉、開通閉塞、活血止痛的作用。適用於腹瀉、便祕、頭痛、肢體痠痛麻木等病症。按法分指按法和掌按法。指按法接觸面小，刺激較強，適用於全身各穴位及痛點；掌按法接觸面大，適用於腰背、脊柱和腹部。

摩法

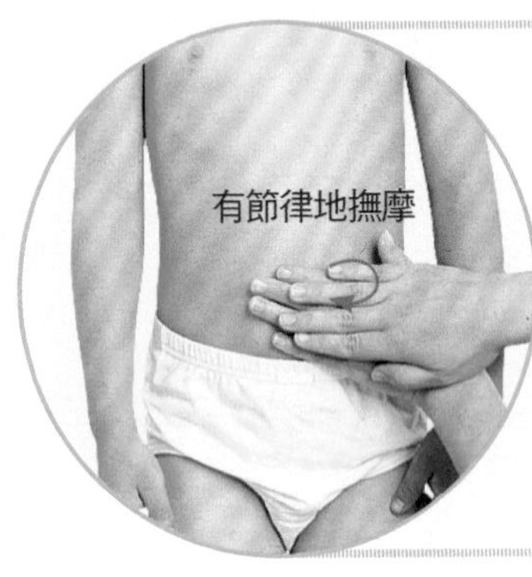

操作方法：以手掌掌面，或併攏食指、中指、無名指指面，附著於一定部位上，以腕關節連同前臂做環形、有節律地撫摩，稱為摩法。手法力度要輕，貼緊皮膚畫圓圈，可以是順時針，也可以是逆時針，圓周各處操作的力度與速度要均勻。

操作要訣：摩法輕柔緩和，是按摩胸腹、脅肋部常用手法。具有和中理氣、消積導滯、調節腸胃蠕動的功能。用以治療脘腹疼痛、食積脹滿、氣滯及胸脅迸傷等症。

擦法

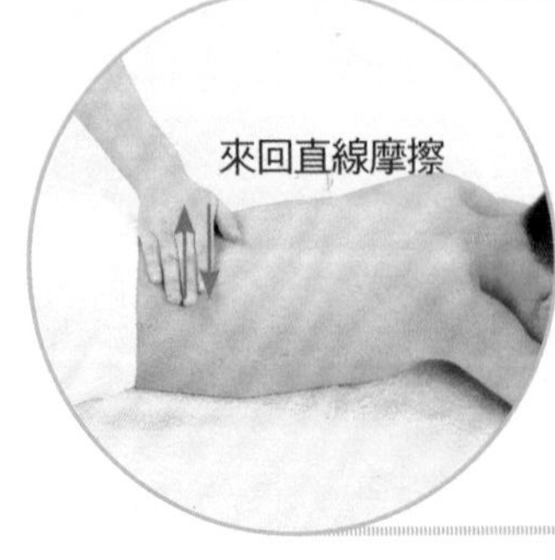

操作方法：以手掌的大魚際、掌根或小魚際著力於一定部位，直線來回摩擦，稱為擦法。

操作要訣：擦法具有溫經通絡、行氣活血、消腫止痛、健脾和胃等作用。常用於治療內臟虛損及氣血功能失常的病症，尤以活血祛瘀的作用更強。操作時用力要穩，動作要均勻連續，呼吸自然，不可屏氣。

拿法

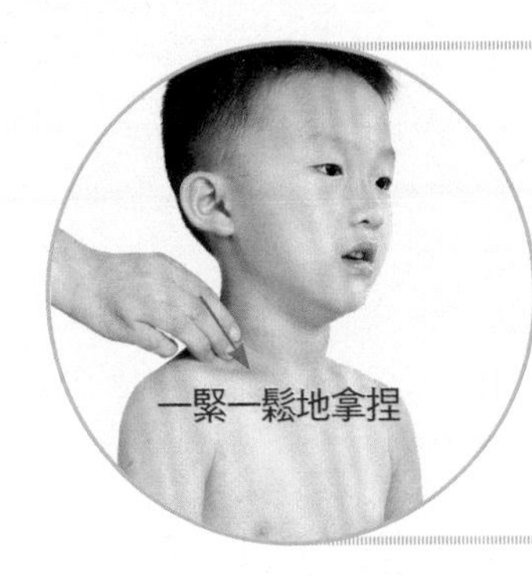

操作方法：以拇指和食指、中指，或拇指和另外四指對稱用力，提拿一定部位和穴位，一緊一鬆地拿捏，稱為拿法。

操作要訣：操作時動作要緩和而有連貫性，不要斷斷續續，用力要由輕到重，不可突然用力。拿法具有通絡、活血、升提氣機、發散外邪的作用。多用於治療肢體疼痛、強直、肩背痠楚，也可用於發汗解表、止驚定搐，如治療感冒、驚風等。

搓法

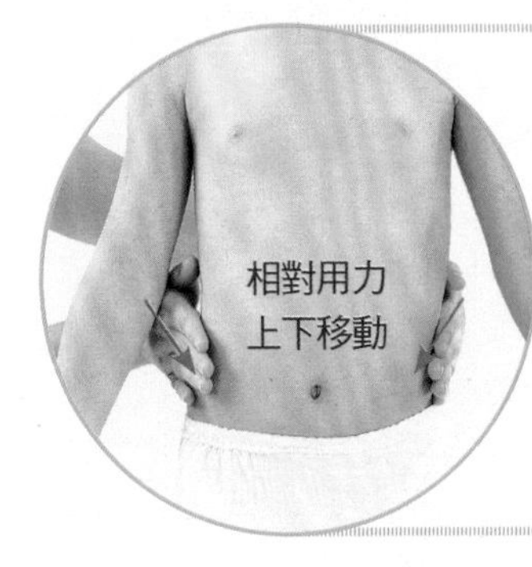

操作方法：以雙手掌面夾住按摩部分，相對用力快速搓、轉或搓摩，同時上下往返移動，稱為搓法。

操作要訣：雙手施力要對稱，搓動要快，移動要慢。此法適用於腰背、脅肋及四肢部。一般常作為按摩治療的結束手法。用於四肢能活血化瘀，放鬆肢體。用於胸廓和脅肋能順氣、化積、化痰、消痞、散結。操作時，忌用蠻力。若寶寶不合作，不宜在胸肋部操作，以免引起岔氣。

掐法

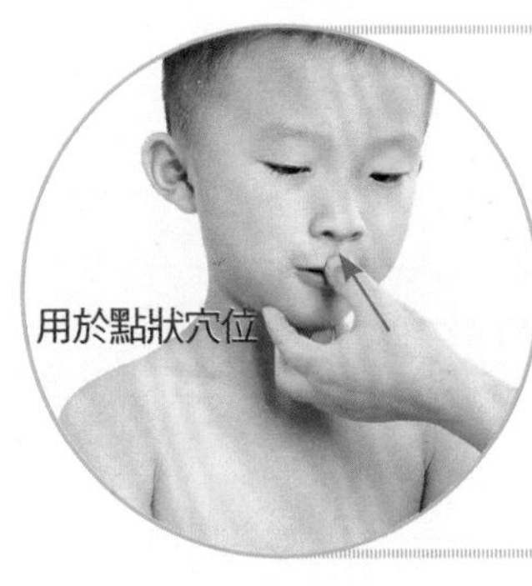

操作方法：以拇指指甲或拇指、食指指甲用力掐入穴內但不掐破皮膚，稱為掐法。

操作要訣：掐法是強刺激手法之一，常用於點狀穴位，為「以指代針」之法。用於急救醒神、鎮驚，可掐人中、掐十王、掐老龍。用於熄風止痙、驚風抽搐，可掐耳背高骨、掐列缺、掐小天心。掐後常施以拇指揉法，可減緩不適。

捏法

捏法為兒童按摩常用手法，分為捏脊法和擠捏法兩種。

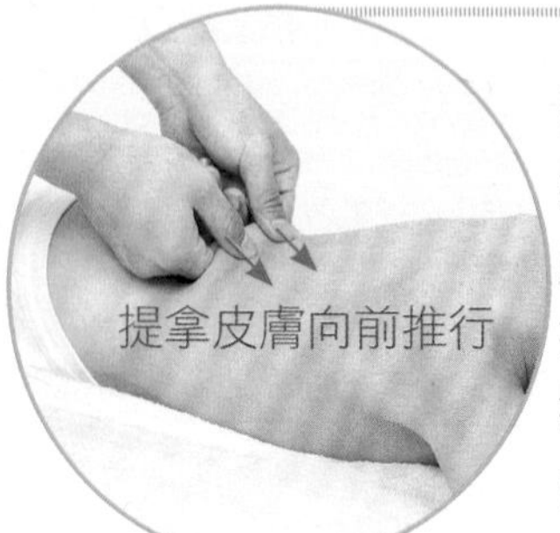

捏脊法

操作方法：以拇指橈側緣頂住皮膚，食指、中指前按，三指同時用力提拿肌膚，雙手交替撚動向前推行。也可食指屈曲，以食指中節橈側緣頂住皮膚，拇指前按，二指用力提拿肌膚，雙手交替撚動向前推行。

操作要訣：在操作時，所提皮膚多少和用力大小要適當，捏拿肌膚過多則不易向前推動，過少則皮膚感到疼痛且容易滑脫。捏拿時要直線向前，不可歪斜。

擠法

操作方法：以雙手拇指與食指、中指、無名指指端自穴位或穴位周圍向中央用力擠捏，稱為擠法。

操作要訣：操作時要使局部皮膚紅潤和充血為止，這樣才能達到治癒目的，一般小兒按摩較少用到擠法。

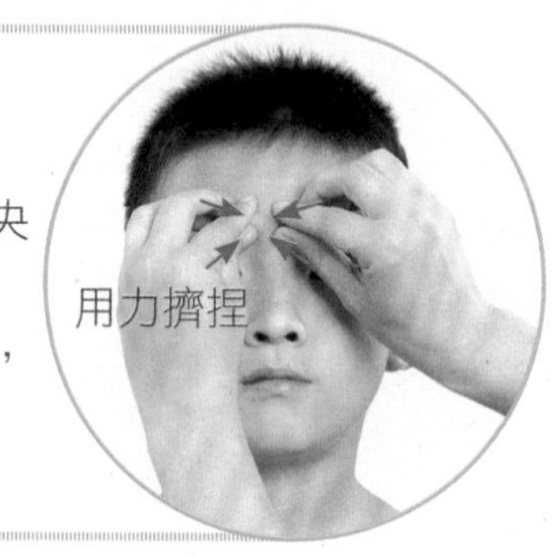

拍法

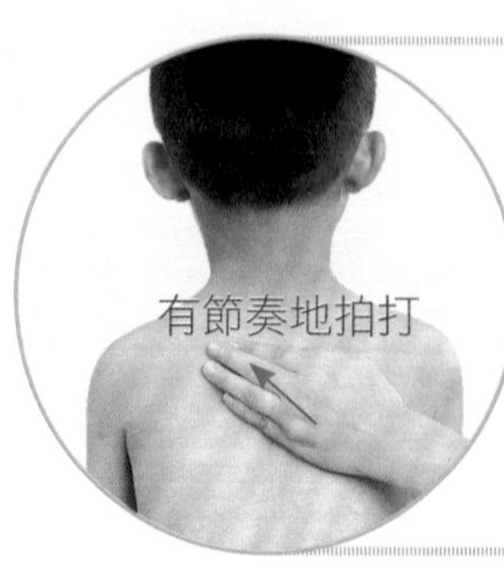

操作方法：手指自然併攏，掌指關節微屈，平穩而有節奏地拍打不適部位，稱為拍法。

操作要訣：拍法適用於肩背、腰臀及下肢部位。適用於小兒麻痺後遺症、腦癱等引起的局部感覺遲鈍、肌肉痙攣等症，常用拍法配合其他手法治療，具有舒筋通絡、行氣活血的作用。

撚法

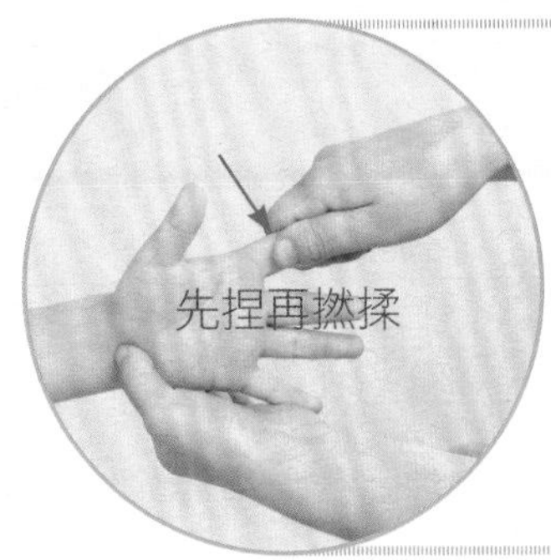

操作方法：拇指和食指相對，先捏住，再均勻和緩來回撚揉，稱為撚法。著力對稱，流暢自然。撚動速度快，移動較慢，連貫而不停頓，即緊撚慢移。

操作要訣：適用於手指、足趾。撚動有舒筋活絡、暢通氣血之功，用於指趾損傷、疼痛等。撚耳與依次撚手指與腳趾，是重要的調節心神、健腦益智之法，用於小兒腦癱、語言障礙、耳鳴耳聾、小兒多動等。手法要靈活，夾持不能太緊也不能太鬆，手法不可呆滯。

振法

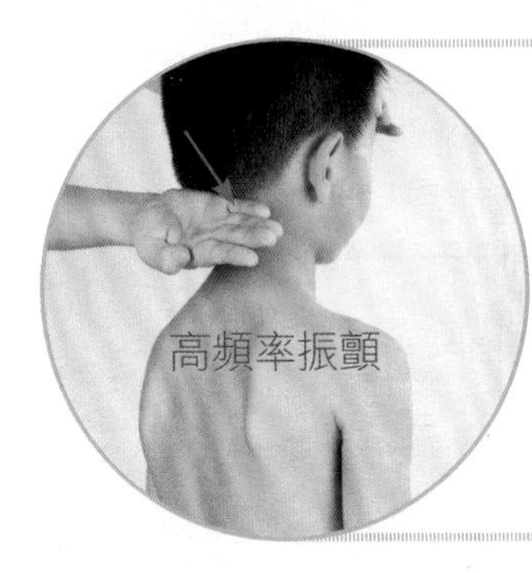

操作方法： 對穴位或部位施以高頻率振顫的方法。有掌振法和指振法。以指或掌吸定於某一部位或穴位。前臂強直性收縮，靜力性振顫。父母肢體表面靜止或高頻率來回抖動，孩子感覺局部振顫。

操作要訣：蓄力於掌或指，形神合一。振法先有點按，再行振顫。有了振顫，產生機械波，有利於點按刺激縱向（深透）和橫向（擴散）傳導。振顫使原有刺激變得柔和。頻率很高，有消散之功。於肢體可通經活絡、鎮痛消炎；於脘腹能消積化濁、消痞散結；於小腹和腰骶可導引元氣，以溫補見長。

複式按摩手法

複式按摩手法是在單式按摩手法的基礎上，將兩種或兩種以上的手法組合在一起操作的成套手法。這些複式手法都有各自的操作部位、程序，並各有特定的名稱，也是兒童按摩中所特有的操作方法。

黃蜂入洞
——緩解鼻塞

寶寶感冒時通常會伴隨鼻塞，尤其是躺在床上時更加嚴重，影響睡眠。此時可試試下面的按摩手法，快速緩解鼻塞。

難易程度：★☆☆☆☆

按摩時長：**3分鐘**

按摩介質：**無**

手法與功效：

- 食指、中指端在寶寶的兩鼻孔下緣按揉50至100次。
- 開肺竅，通鼻息，發汗解表。主治鼻塞不通、發燒無汗。

緩解鼻塞、預防鼻炎

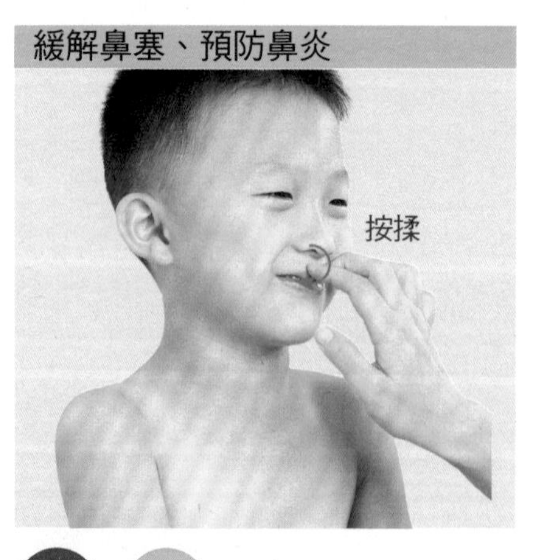

早中晚　按揉

運水入土
——擁有好胃口

脾胃不好會使寶寶挑食、厭食。不妨試試下面的按摩手法，讓寶寶有好胃口。

難易程度：★★☆☆☆

按摩時長：**3分鐘**

按摩介質：**無**

手法與功效：

- 掌心向上，以拇指由寶寶的小指根推運起，經手掌外側到拇指根止。推運50至100次。
- 健脾助運，潤燥通便。主治瀉痢、疳積、消化不良、便祕等。

健脾胃、通便

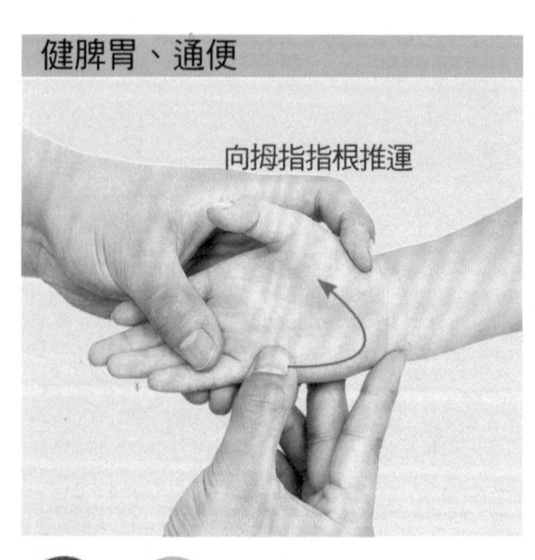

早晚　推運

水底撈明月
——快速退熱

寶寶發燒時，除了物理降溫，按摩也可快速退燒。

難易程度：★★☆☆☆

按摩時長：**3分鐘**

按摩介質：**涼水**

手法與功效：

- 掌心向上，拇指指端蘸水由寶寶的小指根推運至手心正中，進行50至100次。
- 清熱涼血，寧心除煩。主治高燒、煩躁、神志不清。

退燒、寧神

邊推運邊吹涼氣

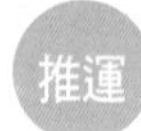

運土入水
——緩解尿頻

小便次數多為尿頻，多發於學齡前兒童。尿頻由兩種情況導致，一種是濕熱，表現為小便疼痛、生殖器紅腫；另一種是腎氣不足。寶寶尿頻時，可通過以下按摩手法來改善。

難易程度：★★☆☆☆

按摩時長：3分鐘

按摩介質：無

手法與功效：

- 左手拿住寶寶四指，掌心向上，右手拇指指端由寶寶拇指指根推運起，經小天心、掌小橫紋到小指指根止。推運50至100次。
- 利尿，清濕熱，滋補腎水。主治小便赤澀、頻數、小腹脹滿等。

去濕熱、補腎氣

向小指指根推運

隨時 推運

二龍戲珠
——遠離驚風

寶寶發燒，體溫升至39℃，接近40℃時，如伴有腦炎、肺炎等炎症或感染情況，極易發生驚風。寶寶患驚風可以按照下面的方法按摩，以緩解病情。

難易程度：★★☆☆☆

按摩時長：3分鐘

按摩介質：無

手法與功效：

- 以右手拿住寶寶食指、無名指指端，左手按捏陰穴、陽穴（總筋兩側，靠近拇指側為陽穴，靠近小指側為陰穴），往上按捏至曲池（見42頁），最後左手捏拿陰穴或陽穴處，右手拿捏寶寶食指、無名指並搖動之。
- 溫和表裡。主治寒熱不和、驚風、抽搐等。

平驚、止搐

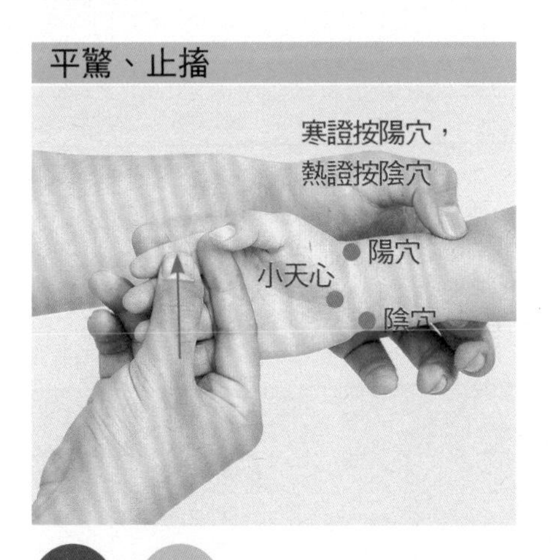

早中晚 捏拿

打馬過天河
——速退高燒

高燒指腋溫在39.1至41℃。發生高燒時要以退燒為主，可採用冷敷或酒精擦拭等物理降溫法，也可採用藥物、多喝水等方法降溫。在進行降溫的同時也可試試下面的按摩手法。

難易程度：★★☆☆☆

按摩時長：2分鐘

按摩介質：涼水

手法與功效：

- 運內勞宮後用右手食指、中指指面蘸涼水，由總筋起，彈打至曲澤（位於肘橫紋中，當肱二頭肌腱的尺側緣），邊彈打邊吹涼氣，稱打馬過天河，又稱打馬過河。操作10至20遍。
- 清熱瀉火，可退燒、通利關節。主治一切實熱證，如高燒、神昏等。

退燒、活絡

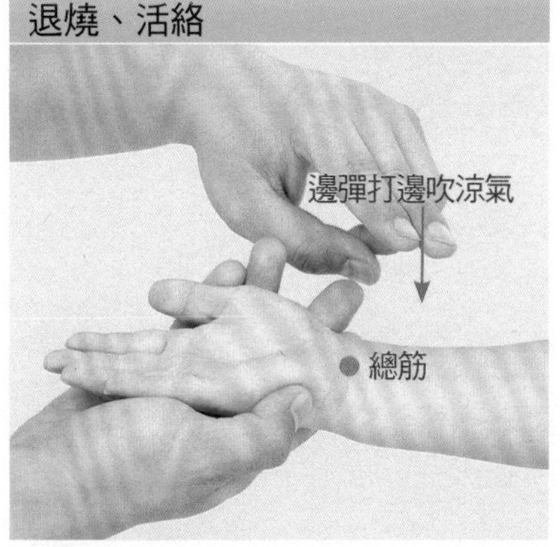

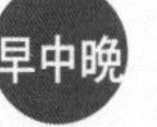

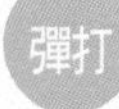

雙龍擺尾
——排便通暢

活動量少、飲食過於精細、不愛吃蔬果、不愛喝水、排便習慣不好等，都容易引起寶寶便祕。這時，除了改善飲食、生活習慣之外，可試試下面的按摩手法。

難易程度：★★☆☆☆

按摩時長：2分鐘

按摩介質：無

手法與功效：

◆ 左手托寶寶肘處，右手拿寶寶食指、小指，往下扯搖20下。

◆ 開通閉結。主治便祕、腸梗阻、尿少、尿瀦留等。

排便通暢

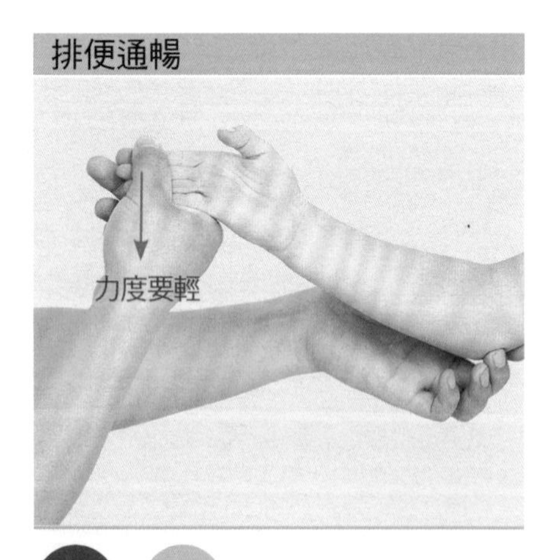

早晚　扯搖

龍入虎口
——止吐止瀉

寶寶吃不對，或者發燒、感染，都有可能引起嘔吐和腹瀉。遇到這種情況，可按照下面的按摩手法，幫助寶寶緩解這些不適。

難易程度：★☆☆☆☆

按摩時長：2分鐘

按摩介質：無

手法與功效：

◆ 右手托寶寶掌背，左手叉入虎口，以拇指或推或揉寶寶板門處（即大魚際）50至100次。

◆ 祛風解表，健脾和胃。主治發燒、吐瀉等。

止吐、止瀉

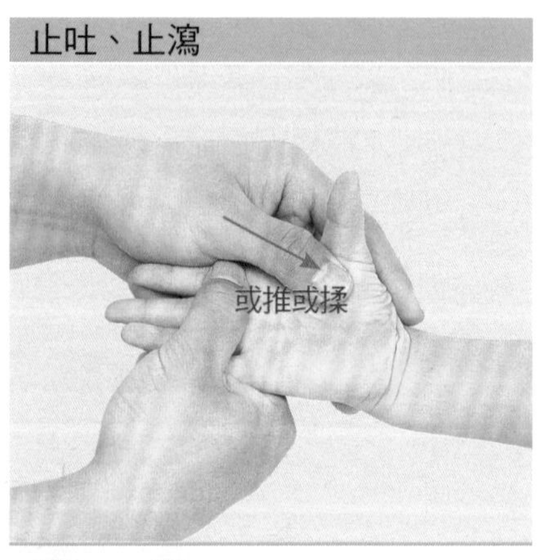

隨時　推或揉

雙鳳展翅
——治風寒咳嗽

寶寶風寒感冒後咳嗽是由熱毒引起的，因此首先就要清熱解毒。當寶寶出現風寒咳嗽時，可參考下面的按摩手法，持續按摩2週左右，會有一定的療效。

難易程度：★☆☆☆☆

按摩時長：5分鐘

按摩介質：無

手法與功效：

◆ 雙手食指、中指夾住寶寶兩耳向上提幾次後，再掐按眉心、太陽、聽會（見53頁）、牙關、人中、承漿（見54頁）等穴，每穴掐按5至10次。

◆ 可溫肺經，祛風寒，止咳嗽。主治風寒咳嗽。

清熱毒、止咳

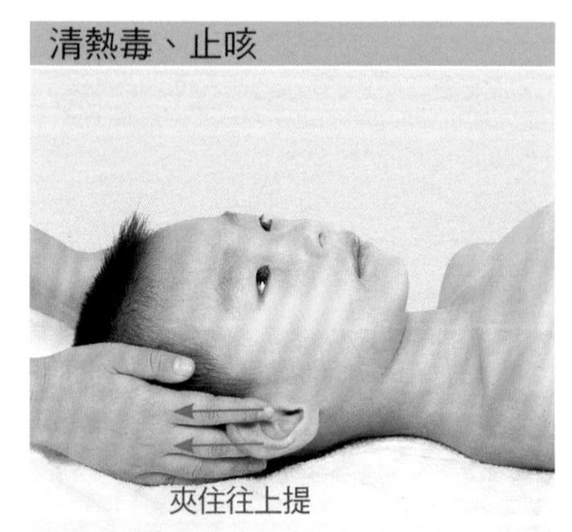

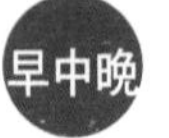

早中晚　掐按

猿猴摘果
——化痰止咳

一般咳嗽會伴有痰，這類咳嗽主要由痰濁引起。因此要想止咳首先要排痰、化痰。下面的按摩手法對排痰、化痰有很好的療效。

難易程度：★★☆☆☆

按摩時長：2分鐘

按摩介質：無

手法與功效：

- 以拇指、食指捏腕背橫紋尺側上端皮膚，一扯一放，反覆多次。
- 化寒痰，健脾胃。主治食積、寒痰、發燒惡寒等。

化痰、消食

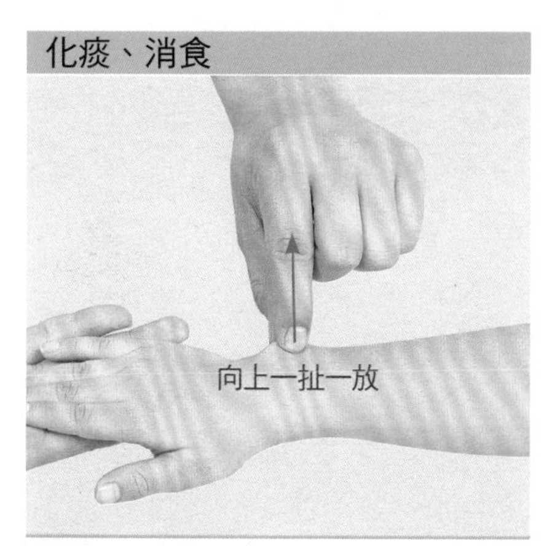

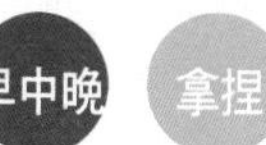

開璇璣
——快速導痰

寶寶有痰咳不出，導致咳嗽反覆，可急壞了父母。這時可試試下面的按摩手法，能開胸導痰，幫寶寶把痰咳出。

難易程度：★★★☆☆

按摩時長：3分鐘

按摩介質：無

手法與功效：

- 自璇璣穴（見124頁）始，沿胸肋間自上而下向兩旁分推，再從鳩尾（見124頁）處向下直推至臍，然後摩臍，最後從臍向下直推小腹。操作3至5遍。
- 開胸導痰，消食和胃，清熱鎮驚。主治氣急、痰閉、吐瀉、驚風。

導痰、清熱

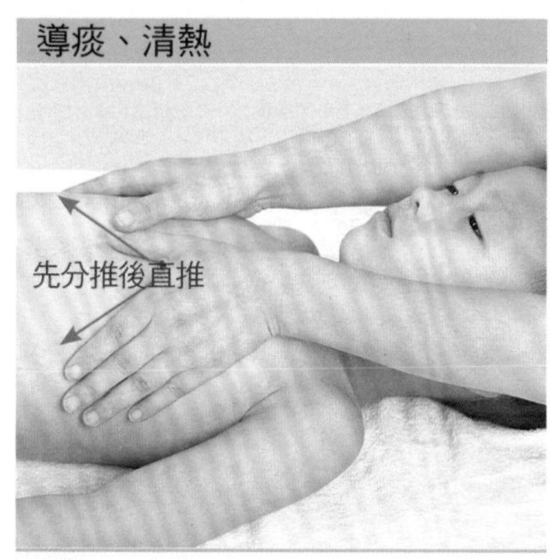

早中晚
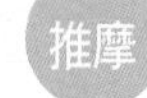

孤雁游飛
——增強體質

3歲前的寶寶各個器官功能還沒有發育完全，因此，體質相對弱。除了給寶寶多吃些有助增強抵抗力、強壯體質的食物，也可按照下面的手法為寶寶按摩。

難易程度：★★☆☆☆

按摩時長：2分鐘

按摩介質：無

手法與功效：

- 左手拇指自脾經推起，經胃經、三關、六腑（見120頁）、勞宮（見70頁）等穴，轉至脾經止。操作5至10遍。
- 和氣血，健脾胃。主治疳積、佝僂病、營養不良、虛脹等。

健脾胃、強身體

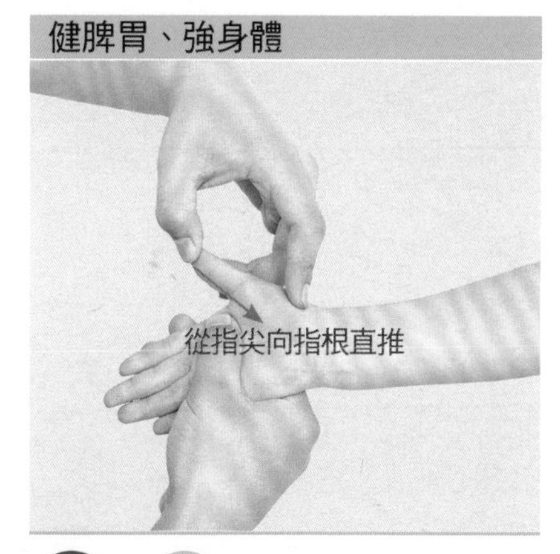

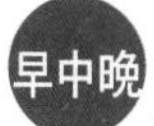

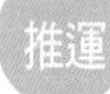

飛經走氣
——通氣順氣

寶寶有時吸入冷氣，氣逆不順或吃了生冷的奶水、食物，都會發生打嗝的情況。此時可試試下面的按摩手法，幫寶寶通氣、順氣，緩解打嗝。

難易程度：★★☆☆☆

按摩時長：2分鐘

按摩介質：無

手法與功效：

- 右手拿住寶寶手指，左手食指和中指從曲池彈擊至總筋，反覆幾遍後，拿住陰穴、陽穴（見39頁），右手屈伸擺動寶寶四指幾次。
- 行氣。主治痰鳴、氣逆。

順氣、清痰鳴

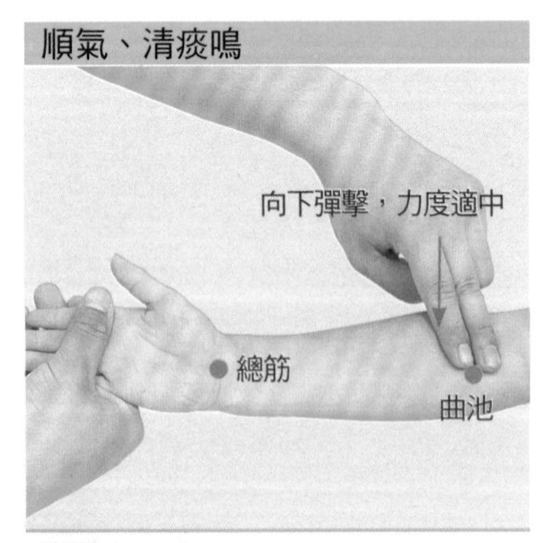

早中晚 彈擊

丹鳳搖尾
——告別夜啼

寶寶晚上睡不好，總是哭鬧，餵奶不吃，也沒有尿床，稱為夜啼。此時，先要弄清原因，在按因治療的同時，晚上臨睡前也可試試下面的按摩手法。

難易程度：★☆☆☆☆

按摩時長：2分鐘

按摩介質：無

手法與功效：

- 左手拇指、食指按捏寶寶內、外勞宮（見70、74頁）處，右手先掐中指指端，然後拿中指搖動。
- 鎮驚安神。主治驚風、夜啼等。

寧心、安神

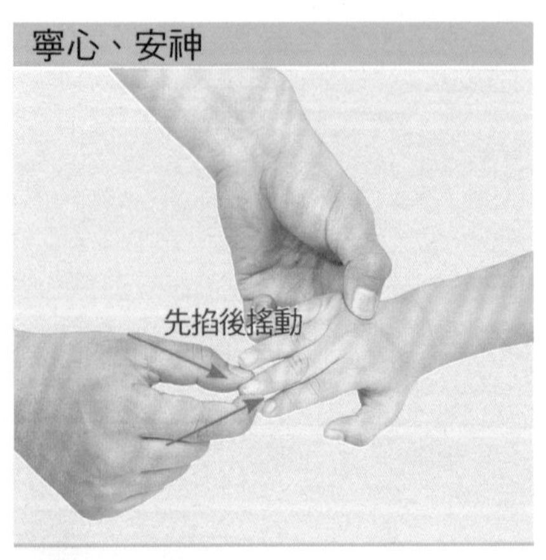

晚 拿捏

揉耳搖頭
——安神補腦

寶寶風寒感冒、發燒，引起驚風、夜啼，哭鬧不止。不妨按照下面的按摩手法幫寶寶按摩，能有效鎮驚安神，還有補腦的功效。

難易程度：★★☆☆☆

按摩時長：2分鐘

按摩介質：無

手法與功效：

- 雙手撚揉寶寶兩耳垂後，再捧其頭搖之。
- 調和氣血，鎮驚安神。主治驚風、夜啼等。

鎮驚、補腦

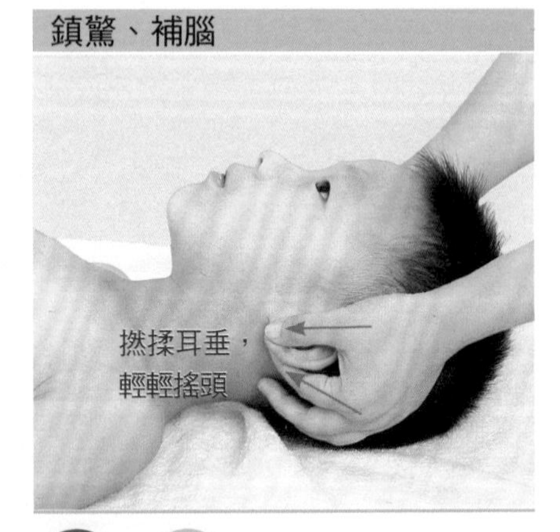

早晚 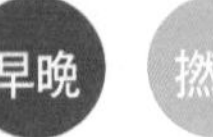 撚揉

天門入虎口
——補脾又補胃

寶寶脾胃虛弱多由飲食不規律、過食生冷食物等原因引起。想要改善，除了調整日常的飲食外，適當按摩也有很好的療效，可參考下面的按摩手法。

難易程度：★☆☆☆☆

按摩時長：3分鐘

按摩介質：無

手法與功效：

- 以拇指指腹自食指掌面命關[①]處推向虎口後，再以拇指指端掐揉虎口。
- 主治寶寶脾胃虛弱、氣血不和。

注①：食指的第一節為風關，即掌指關節橫紋向遠端至第二節橫紋之間；第二節為氣關，即第二節橫紋至第三節橫紋之間；第三節為命關，即第三橫紋至末端。

健脾胃、補氣血

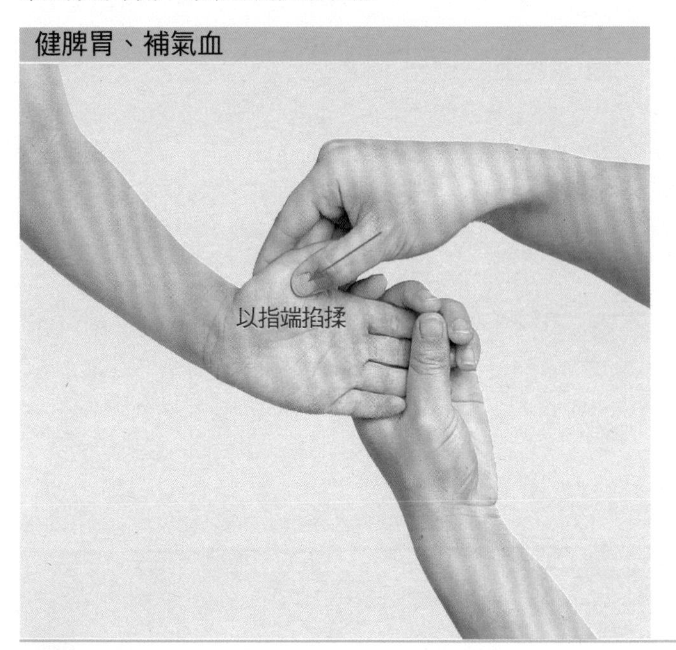

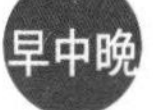

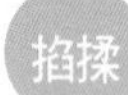

總收法
——結束手法

寶寶體寒、氣血不通，易導致體虛無力。下面的按摩手法多用於兒童按摩結束時，按照此法按摩，可幫助寶寶驅寒、疏通氣血，逐漸告別體虛無力。

難易程度：★★★☆☆

按摩時長：3分鐘

按摩介質：無

手法與功效：

- 按摩結束前，以左手拇指或食指、中指按揉寶寶肩井穴部，右手拿住其同側手指，屈伸肘腕並搖動其上肢。動作要協調連貫，施力均勻和緩。
- 溫經散寒，疏通氣血，調節整體。主治久病體虛等。

放鬆、通氣血

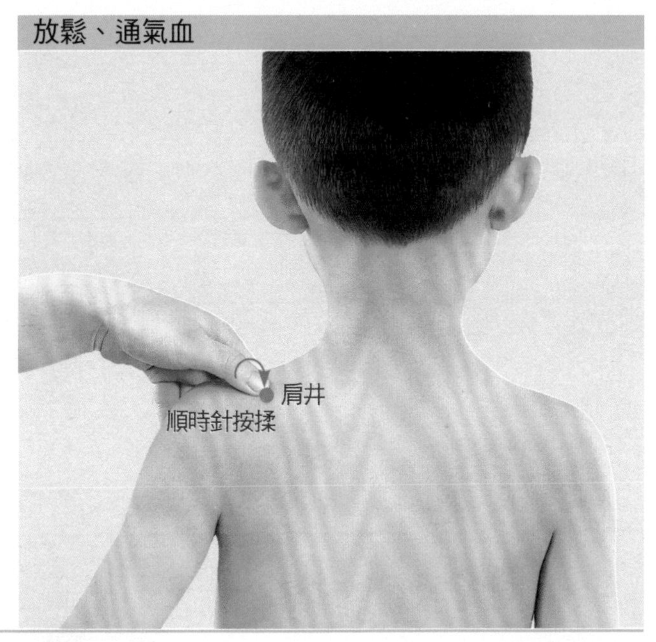

晚 按揉

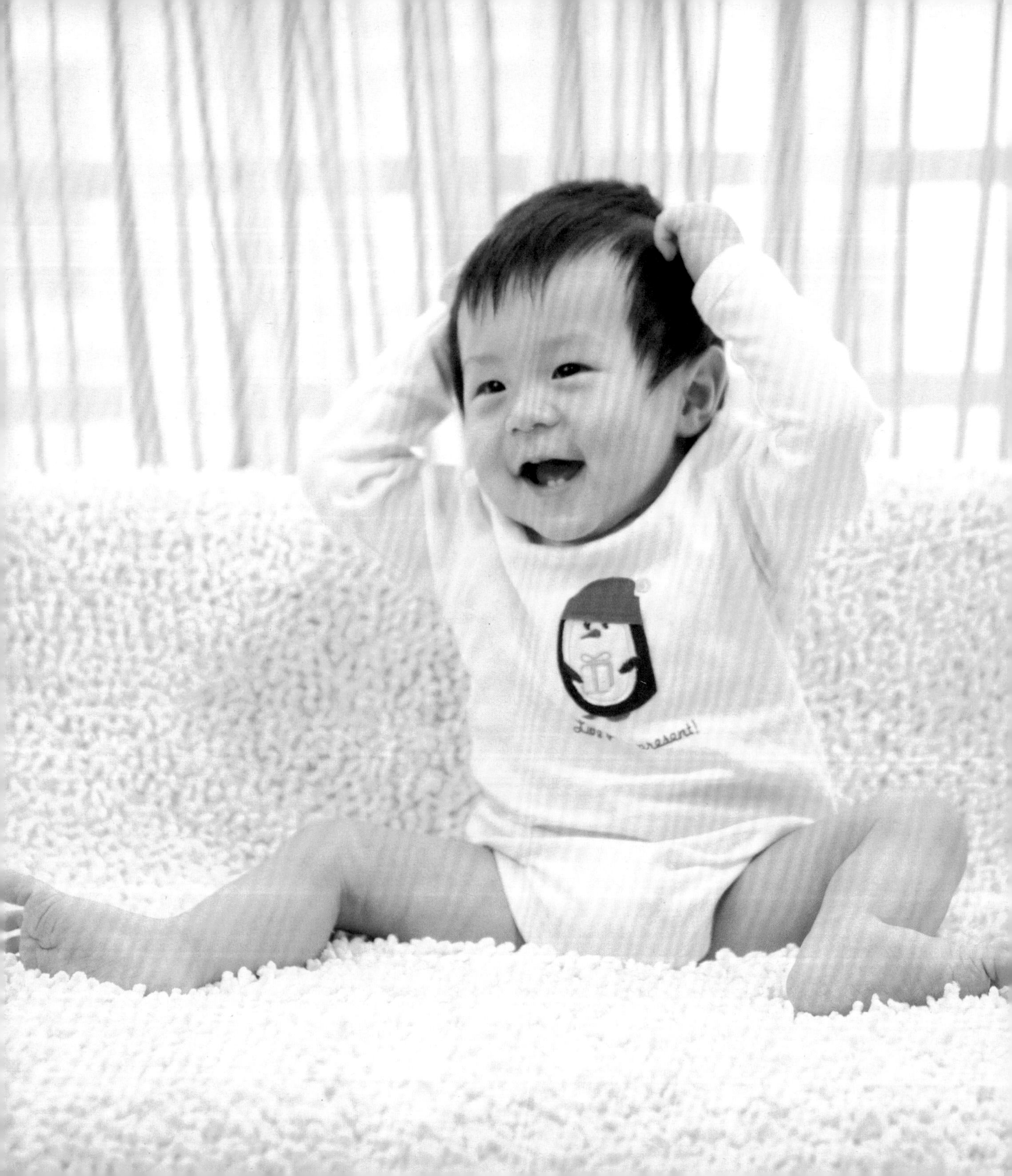

PART3
穴位一找就準

寶寶身上有一些特定的穴位，如肺經、腎經等五經穴。這些特定的穴位對於手法等外界刺激比較敏感，找到這些穴位並施以正確的按摩手法，能很好地發揮治療和防病的作用。本單元介紹常見的寶寶按摩特效穴位，讓爸媽在按摩時能快速找準穴位，緩解寶寶的不適。

寶寶常用穴位圖

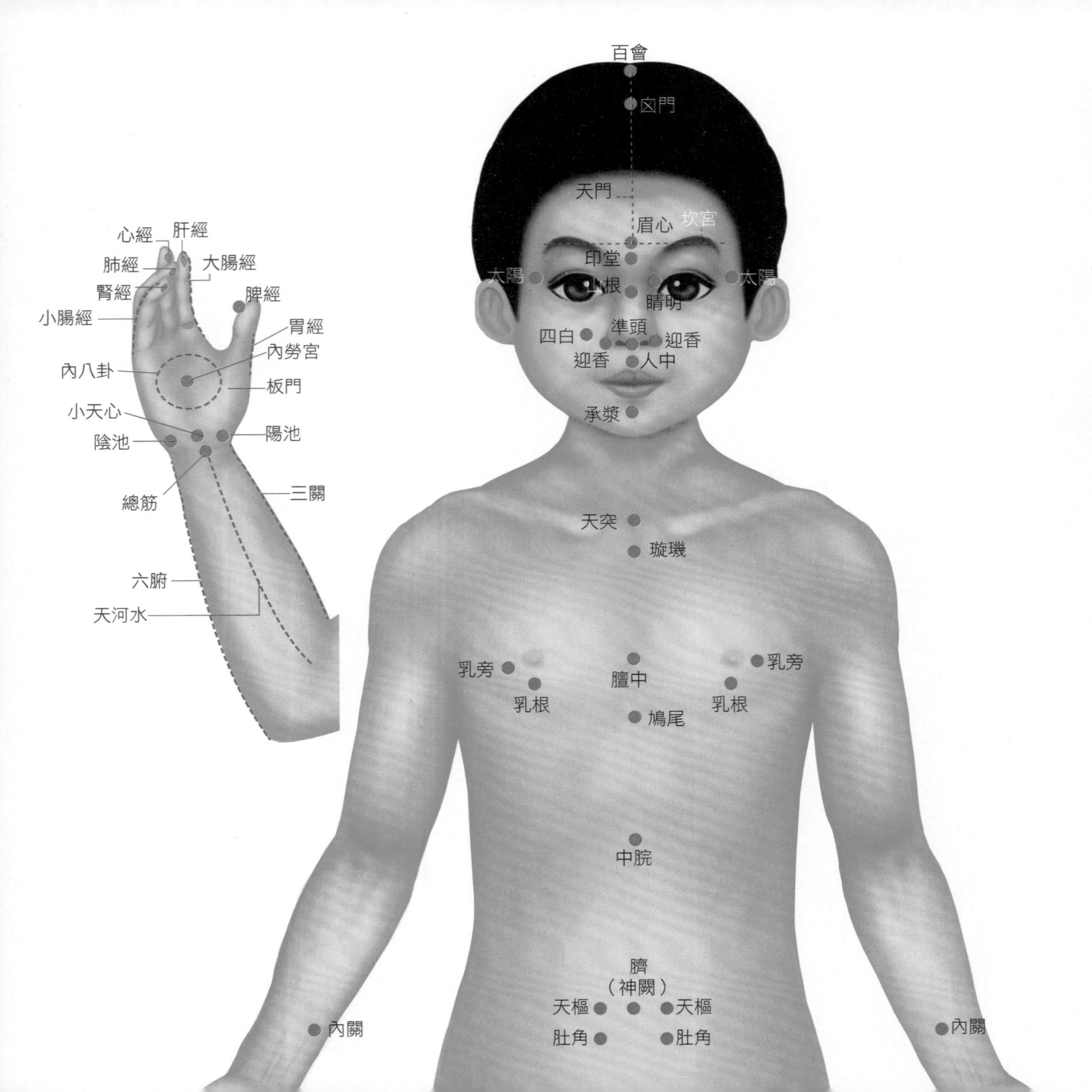

百會
囟門
天門
眉心
坎宮
印堂
太陽
太陽
山根
睛明
準頭
四白
迎香
迎香
人中
承漿
心經
肝經
肺經
大腸經
腎經
脾經
小腸經
胃經
內勞宮
內八卦
板門
小天心
陰池
陽池
總筋
三關
六腑
天河水
天突
璇璣
乳旁
膻中
乳旁
乳根
乳根
鳩尾
中脘
臍
（神闕）
天樞
天樞
內關
肚角
肚角
內關

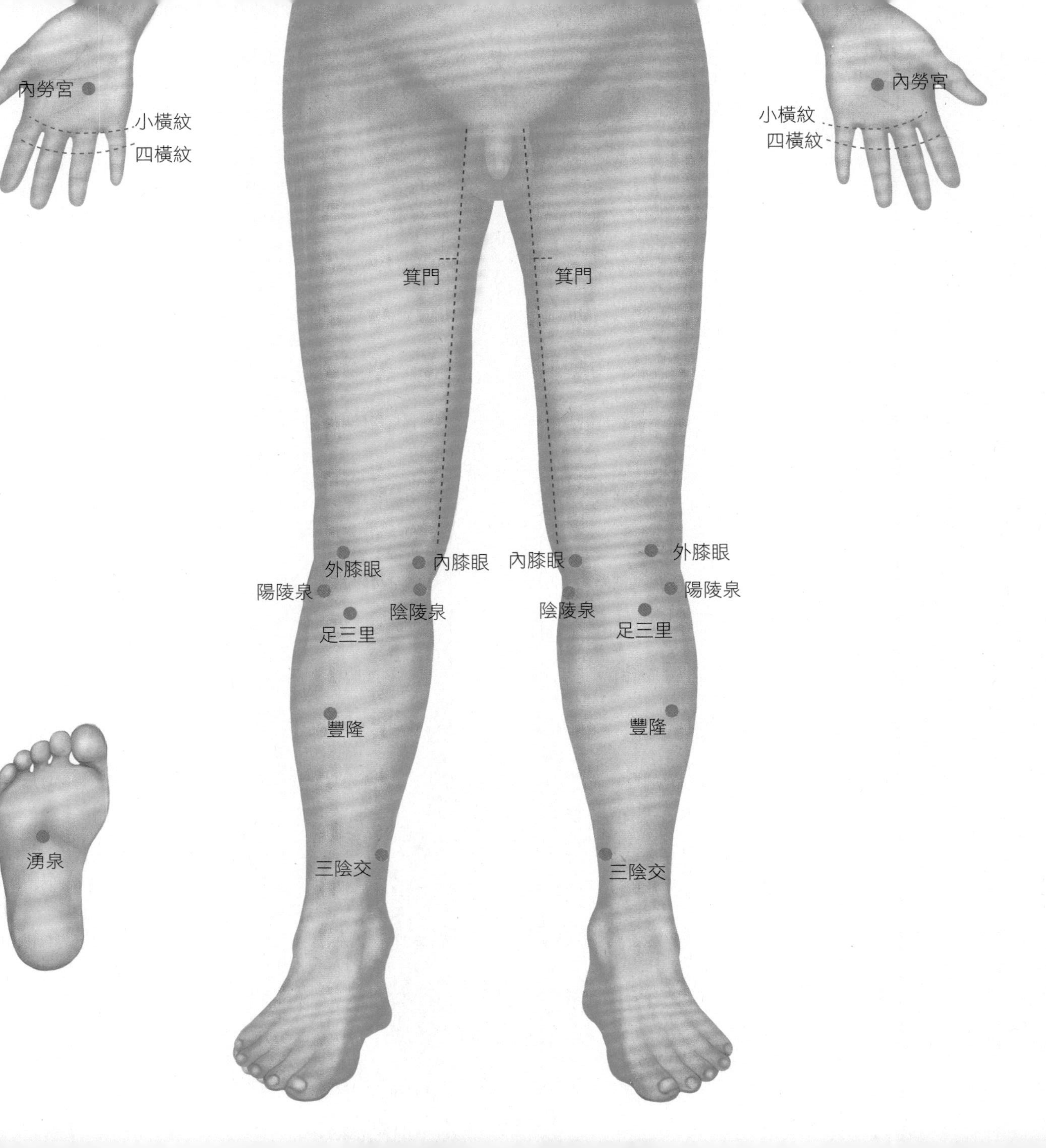
內勞宮
小橫紋
四橫紋
內勞宮
小橫紋
四橫紋
箕門
箕門
外膝眼
內膝眼
內膝眼
外膝眼
陽陵泉
陰陵泉
陰陵泉
陽陵泉
足三里
足三里
豐隆
豐隆
湧泉
三陰交
三陰交

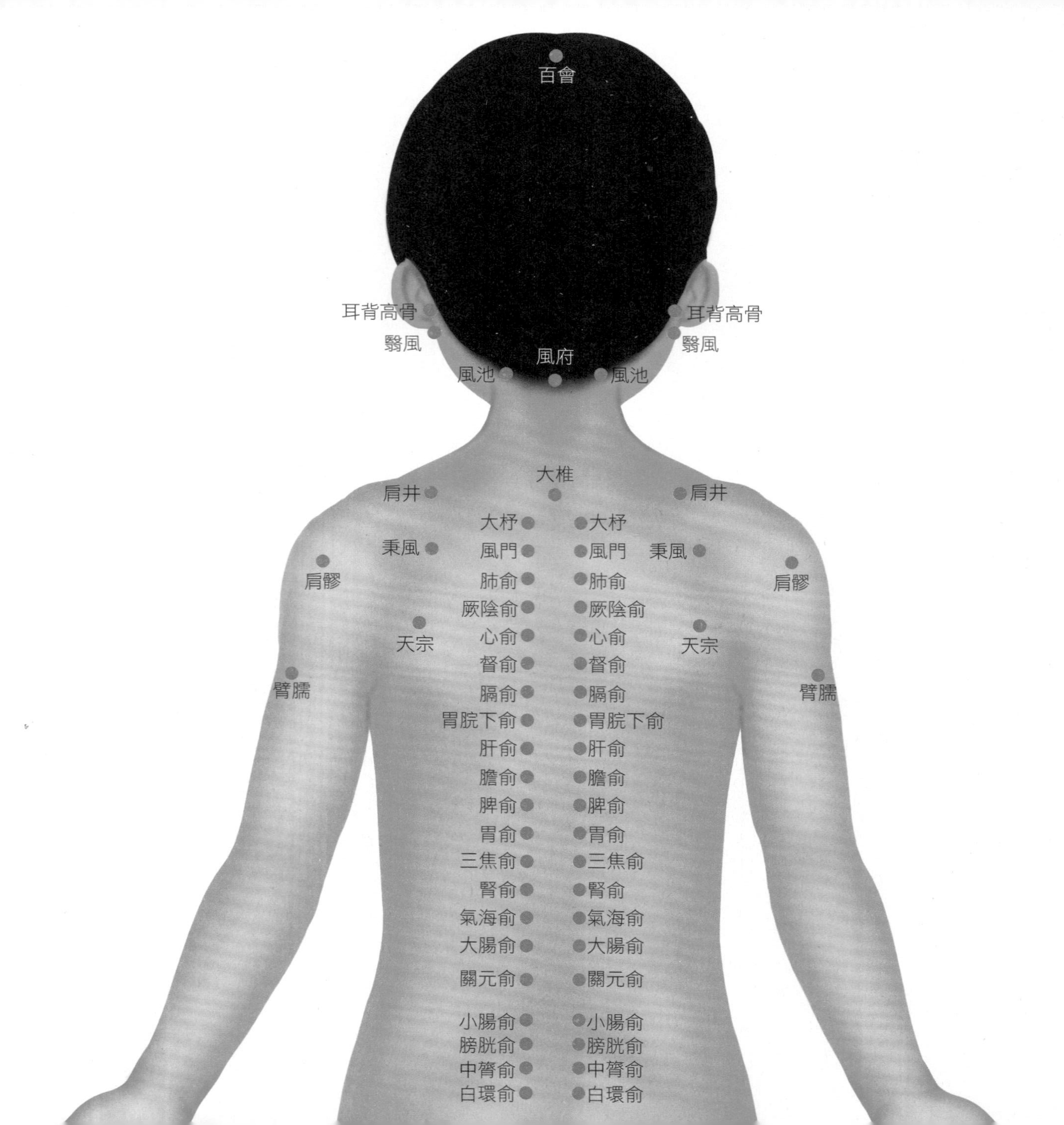
百會
耳背高骨
耳背高骨
翳風
翳風
風府
風池
風池
大椎
肩井
肩井
大杼
大杼
秉風
風門
風門
秉風
肩髎
肺俞
肺俞
肩髎
厥陰俞
厥陰俞
天宗
心俞
心俞
天宗
督俞
督俞
臂臑
膈俞
膈俞
臂臑
胃脘下俞
胃脘下俞
肝俞
肝俞
膽俞
膽俞
脾俞
脾俞
胃俞
胃俞
三焦俞
三焦俞
腎俞
腎俞
氣海俞
氣海俞
大腸俞
大腸俞
關元俞
關元俞
小腸俞
小腸俞
膀胱俞
膀胱俞
中膂俞
中膂俞
白環俞
白環俞

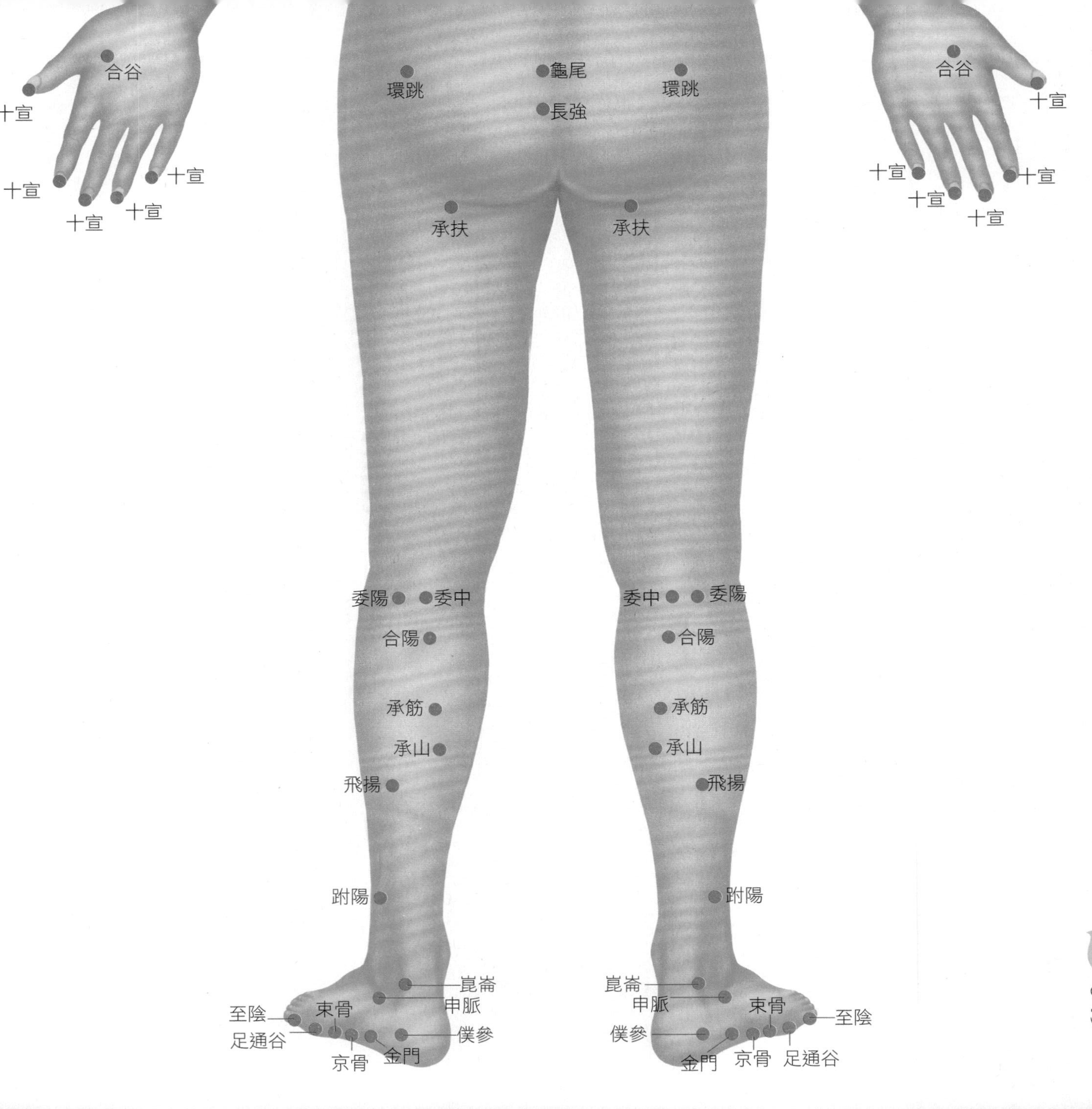
合谷
十宣
十宣
十宣
十宣
十宣
環跳
龜尾
長強
環跳
合谷
十宣
十宣
十宣
十宣
十宣
承扶
承扶
委陽
委中
委中
委陽
合陽
合陽
承筋
承筋
承山
承山
飛揚
飛揚
跗陽
跗陽
崑崙
申脈
束骨
至陰
足通谷
京骨
金門
僕參
崑崙
申脈
束骨
至陰
僕參
金門
京骨
足通谷

頭頸部

1.按揉迎香
——遠離鼻塞、鼻炎

寶寶感冒時容易引起鼻塞，嚴重時會轉為鼻炎。可透過按揉迎香穴的方法幫寶寶緩解鼻塞。

難易程度：★☆☆☆☆

精準定位：鼻翼外緣中點，旁開0.5寸，當鼻唇溝中，左右各一穴。

快速取穴：鼻翼兩旁的鼻唇溝凹陷處。

手法與功效：

- 中指指端按揉迎香30至50次。
- 疏風解表，通竅止痛。主治感冒、頭痛、鼻塞、鼻炎、鼻出血等。

通氣、止痛

左手逆時針，
右手順時針

隨時　按揉

2.運太陽
——治頭痛

寶寶感冒、發燒會伴隨頭痛、頭暈，推、揉太陽穴，可治療感冒、發燒引起的頭痛、頭暈，還可醒腦開竅。

難易程度：★☆☆☆☆

精準定位：頭部，眉梢與目外眥（外眼角）之間，向後約1寸的凹陷中。

快速取穴：眉梢後凹陷處，左右各一穴。

手法與功效：

- 雙手拇指自前向後直推太陽50次，叫推太陽。或中指指端揉太陽50次，叫揉太陽，也叫運太陽。
- 醒腦開竅，安神止痛，明目祛風。主治發燒、頭痛、頭暈、近視等。

止痛、醒腦

指端揉太陽

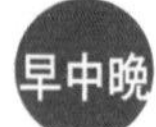

3.推坎宮
——明目

推、揉坎宮穴，不僅能醒腦、緩解頭痛，還能明目，讓寶寶的眼睛亮起來。

難易程度：★☆☆☆☆

精準定位：兩眉自眉頭至眉梢成一線。

快速取穴：眉心起向眉梢成一直線。

手法與功效：

- 雙手拇指螺紋面自眉頭向眉梢分推坎宮50次，叫推坎宮，也叫分陰陽。
- 疏風解表，醒神明目。主治外感發燒、頭痛、目赤痛、驚風、近視、斜視等。

明目、解表

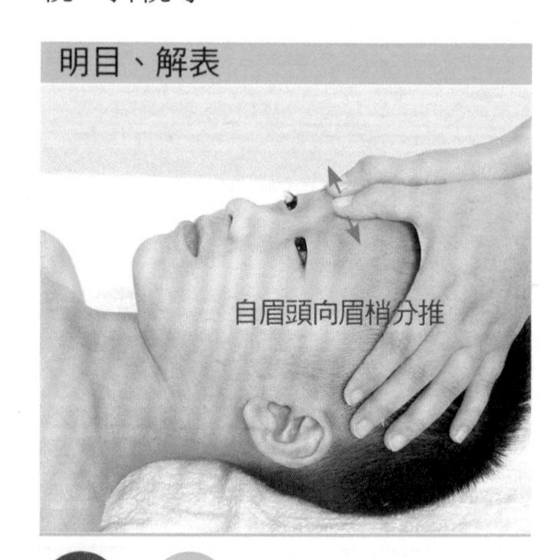

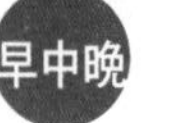

分推

4.揉印堂
——治療感冒

寶寶抵抗力低，很容易受到風寒的「襲擊」，引起感冒、鼻塞、頭痛，嚴重者還容易引發驚風。此時，按照下面的按摩手法可緩解這些症狀，還能明目。

難易程度：★☆☆☆☆

精準定位：在頭部，兩眉毛內側端中間的凹陷中。

快速取穴：兩眉頭連線的中點處。

手法與功效：

- 以拇指指甲掐印堂3至5次，叫掐印堂；以手指指端按揉印堂30至50次，叫按揉印堂。
- 安神鎮驚，明目通竅。主治感冒、頭痛、驚風、抽搐、近視、斜視、鼻塞等。

止痛、明目

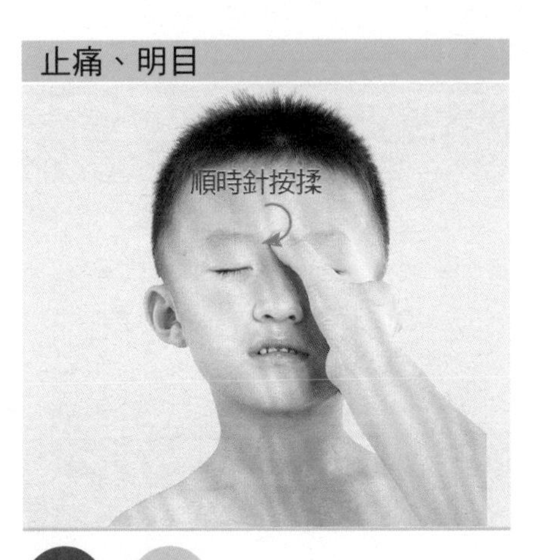

早晚　按揉

5.拿風池
——退熱有奇效

寶寶發燒、頭痛，可急壞了父母。除了以物理降溫法和吃退燒藥之外，也可嘗試下面的按摩手法，對退燒、止頭痛有很好的療效。

難易程度：★☆☆☆☆

精準定位：頸後，枕骨之下，胸鎖乳突肌上端與斜方肌上端之間的凹陷中。

快速取穴：後頭骨下兩條大筋外緣陷窩中，約與耳垂齊平處即是。

手法與功效：

- 以拇指和食指、中指螺紋面相對用力拿風池5至10 次。
- 祛風解表，通絡止痛，明目。主治頭痛、感冒、發燒、頸項強痛、目眩、近視等。

退燒、止痛

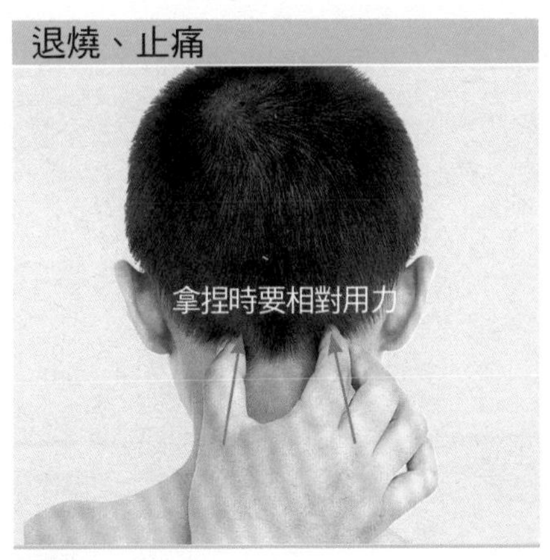

隨時　拿

6.推運耳後高骨
——安神止痛

寶寶生病時，往往會哭鬧不止，煩躁不安。此時，可按照下面的手法為寶寶按摩片刻，能有效緩和頭痛，讓寶寶靜心安神。

難易程度：★☆☆☆☆

精準定位：耳後入髮際，乳突後緣下凹陷中。

快速取穴：兩側耳後入髮際高骨下凹陷中。

手法與功效：

- 以拇指揉耳後高骨下凹陷中50至100次，叫推耳後高骨。以拇指分別推運耳後高骨處50至100次，叫運耳後高骨。
- 祛風解表，鎮驚安神。主治感冒、發燒、頭痛、煩躁不安、驚風等。

退燒、止痛

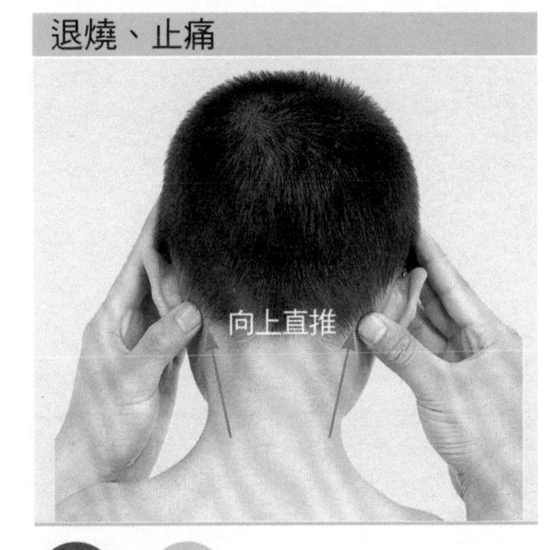

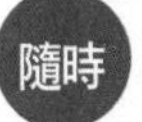

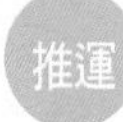

7.開天門
——鎮驚醒腦

寶寶生病後，精神總是不好，看起來無精打采。這時，試試下面的按摩手法，可幫助寶寶恢復精神，鎮驚安神。

難易程度：★★☆☆☆

精準定位：前額部，印堂至前髮際正中的一條直線。

快速取穴：兩眉頭連線中點至前髮際成一直線，也就是額頭的正中線。

手法與功效：

- 雙手拇指自下而上交替直推天門30至50次，叫做開天門。若以雙手拇指自下而上交替推至囟門，則叫做大開天門。
- 祛風安神。主治外感發燒、頭痛、感冒、精神萎靡、驚惕不安、驚風、嘔吐等。

恢復精神、安心

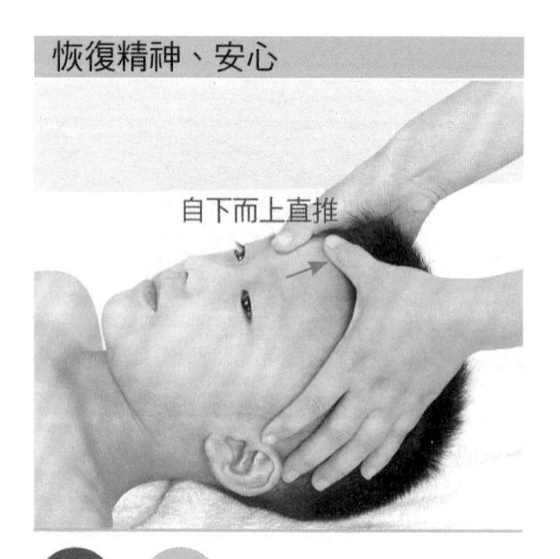

8.揉天心
——晚上睡得香

寶寶晚上睡不好，總是不容易入睡或夜裡醒來好幾次，這可急壞了父母。遇到這種情況時，試著相對減少寶寶白天的睡眠，也可配合下面的按摩手法。

難易程度：★★☆☆☆

精準定位：印堂穴上額正中處。

快速取穴：額頭正中，頭髮下方部位。

手法與功效：

- 以中指指端按揉天心30至50次。
- 安神醒腦，明目通竅。主治頭昏、頭痛、眩暈、失眠、鼻炎、鼻竇炎等。

止暈、醒腦

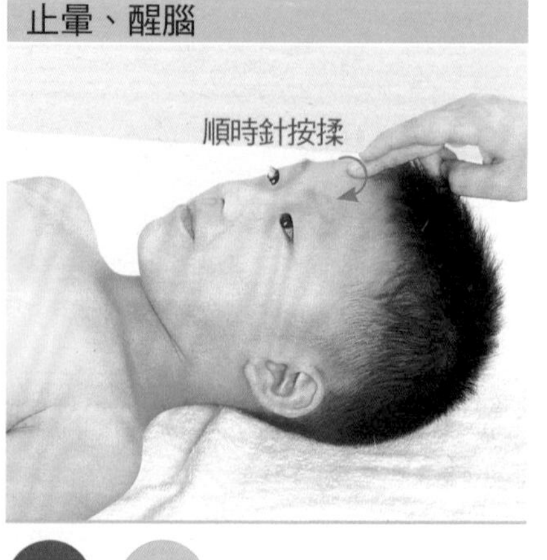

9.掐準頭
——擺脫驚風

寶寶發燒容易引起驚風，如果不及時治療，很容易反反覆覆，嚴重者可能造成昏迷，甚至癱瘓。因此，如果寶寶驚風，要徹底治療，避免反覆。

難易程度：★☆☆☆☆

精準定位：鼻尖端。

快速取穴：鼻頭尖端正中。

手法與功效：

- 以拇指指甲掐準頭3至5次。
- 解表鎮驚。主治驚風、抽搐、外感等。

鎮驚、安心

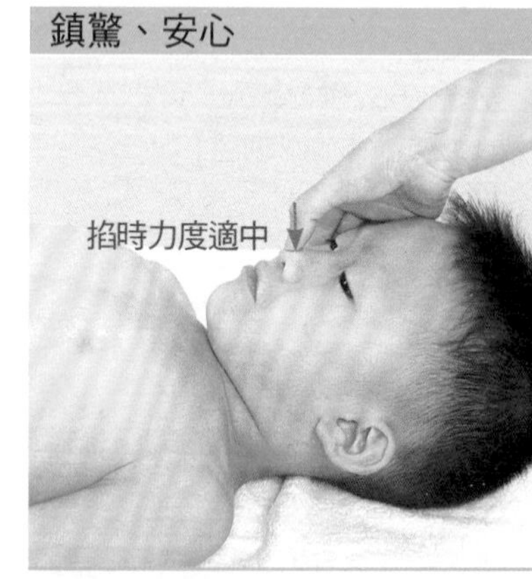

10.掐人中
——急救昏厥

寶寶高燒不退，突然昏厥或急驚風、抽搐，此時可按照下面的按摩手法掐寶寶的人中，及時「喚醒」昏厥的寶寶。此後，要及時送往醫院治療。

難易程度：★☆☆☆☆

精準定位：在面部，人中溝的上1/3與中1/3交點處。

快速取穴：位於面部人中溝上1/3處即是。

手法與功效：

- 以拇指指甲掐人中3至5次，或至掐醒為止。
- 鎮驚安神，開竅止痙。主治昏厥、急驚風、抽搐、唇動等。

鎮驚、開竅

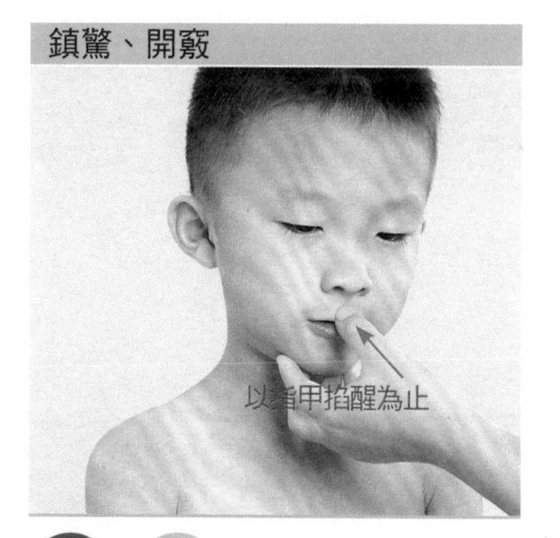

隨時　掐

11.按揉耳門
——提高聽力

按照下面的手法為寶寶按摩，可提高寶寶的聽力，還可安神、鎮驚。此外，對口眼斜、耳鳴、牙痛、煩躁等症狀也有一定的療效。

難易程度：★☆☆☆☆

精準定位：在耳前，耳屏上切跡與下頜骨髁突之間的凹陷中。

快速取穴：耳屏上緣的前方，張口有凹陷處。

手法與功效：

- 以食指或中指指端按揉耳門20至30次。
- 鎮驚止痛。主治驚風抽搐、口眼斜、耳鳴、耳聾、牙痛、口渴、面痛、煩躁等。

聽耳、安神

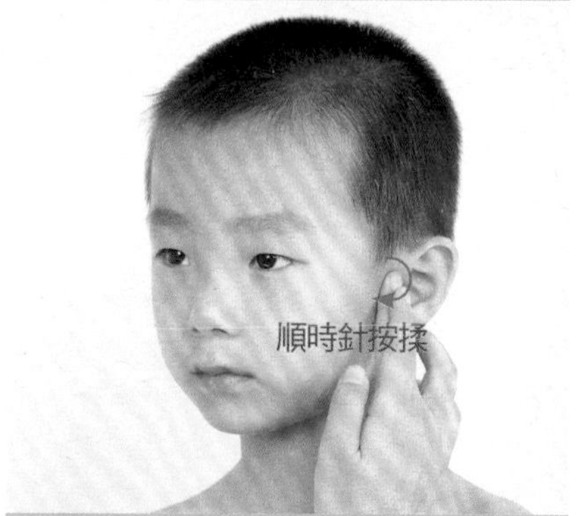

早中晚

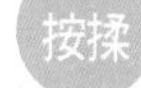

12.按揉聽會
——治耳部疾病

寶寶聽力不好，可試試下面的按摩手法。定期堅持按摩，能夠提高寶寶聽力，緩解耳鳴、耳聾等問題，讓寶寶遠離耳部疾病。

難易程度：★☆☆☆☆

精準定位：耳屏間切跡與下頜骨髁突之間的凹陷中。

快速取穴：耳屏下緣前方，張口有凹陷處。

手法與功效：

- 張口位，以拇指或中指指端按揉30至50次。
- 聰耳安神，通絡止痛。主治耳聾、耳鳴、牙痛、口渴、面痛、煩躁等。

聽耳、止痛

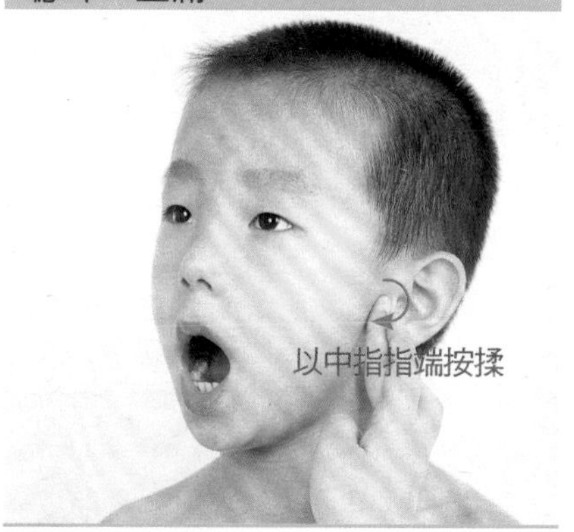

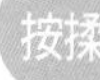

13.掐承漿
——巧治流口水

寶寶斷奶前後，容易出現流口水較多的病症，也稱小兒流涎。寶寶出現這種症狀時，可按照下面的手法幫寶寶按摩，為寶寶止涎。

難易程度：★☆☆☆☆

精準定位：在面部，頦唇溝的正中凹陷處。

快速取穴：平躺，頦唇溝（下唇和下頜之間的溝）正中按壓有凹陷處。

手法與功效：

- 以拇指指甲掐承漿5至10次。
- 鎮驚安神，止涎止痛。主治驚風、抽搐、流口水、口歪、齒齦腫痛、暴喑、癲狂等。

止涎、安神

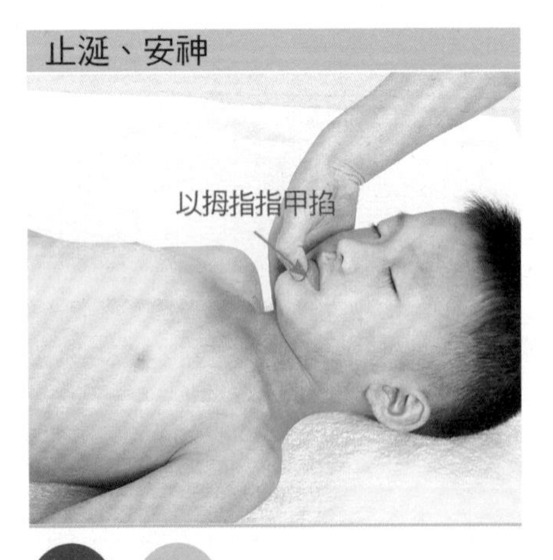

隨時　掐

14.按揉百會
——減少寶寶尿床

對於年齡稍大的寶寶，晚上睡覺卻還有尿床的情況發生。看著他們在褥子上描繪的「地圖」，父母難免會擔心。不妨試試下面的按摩手法，讓寶寶減少尿床。

難易程度：★☆☆☆☆

精準定位：前髮際正中直上5寸。耳尖直上，頭頂正中。

快速取穴：兩耳尖與頭正中線相交處，按壓有凹陷。

手法與功效：

- 以拇指螺紋面按揉百會100至300次。
- 鎮驚安神，升陽舉陷。主治頭痛、脫肛、驚風、久瀉、遺尿等。

正常排尿、止瀉

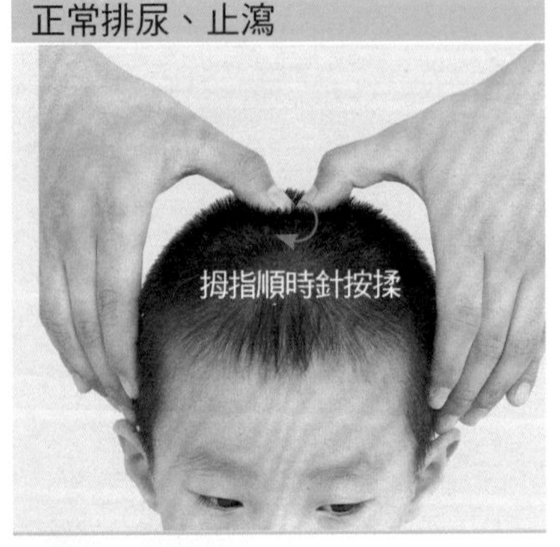

早中晚　按揉

15.按揉睛明
——改善弱視

寶寶視力不好，近視、弱視或有其他眼部疾病，如目赤腫痛、斜視、色盲等，可按照下面的按摩手法，每天幫寶寶按揉，能有效緩解以上眼部疾病。

難易程度：★☆☆☆☆

精準定位：內眼角外上0.1寸，左右各一穴。

快速取穴：平躺，內側眼角稍上方，按壓有凹陷處。

手法與功效：

- 以拇指指端按揉睛明（向眼睛內上方點揉）10至20次。
- 明目止痛。主治頭痛、目赤腫痛、弱視、近視、斜視、色盲等。

提高視力、明目

向內側眼角點揉

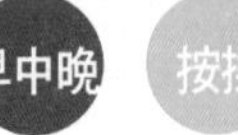

16.按揉四白
——防治近視

寶寶視力下降，鼻梁上不得不架上小眼鏡。其實，對於初期的近視，父母可按照下面的手法進行按摩，幫寶寶擺脫近視眼。

難易程度：★★☆☆☆

精準定位：目正視，瞳孔直下，當眶下孔凹陷中，左右各一穴。

快速取穴：眼睛正視前方，瞳孔直下，當眶下孔凹陷處。

手法與功效：

- 以拇指指端按揉四白10至20次。
- 明目止痛。主治目赤腫痛、近視、斜視、頭痛等。

明目、安神

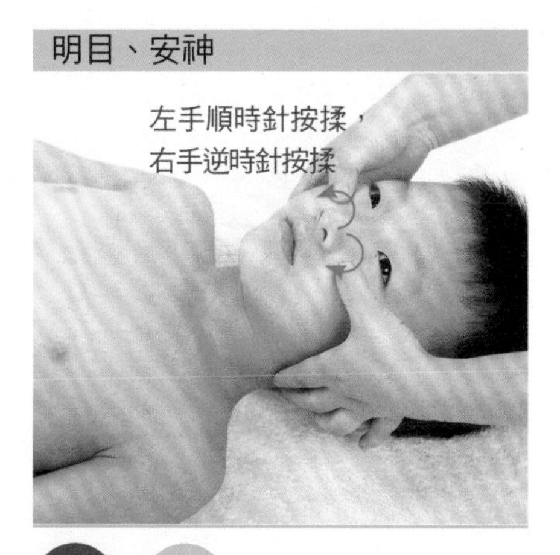

隨時　按揉

17.推天柱骨
——止吐

如果寶寶嘔吐不止，可試試下面的按摩手法，對於治療寶寶嘔吐有很好的效果。此外對於頸痛、咽痛等也有一定的療效。

難易程度：★☆☆☆☆

精準定位：在頸後部，橫平第2頸椎棘突上際，斜方肌外緣凹陷中。

快速取穴：頸後正中線從後髮際邊緣至大椎成一直線，也就是頸椎骨。

手法與功效：

- 拇指自上而下直推天柱骨，100至500次。
- 祛風散寒，降逆止嘔，鎮驚利咽。主治嘔惡、頸痛、發燒、驚風、咽痛等。

止嘔、利咽

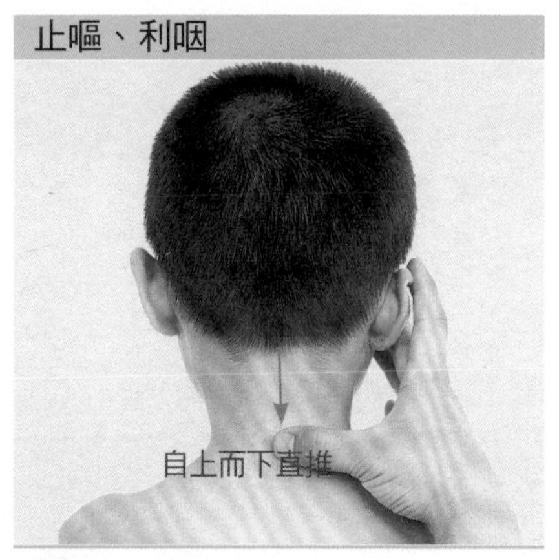

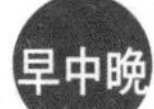
早中晚

推

18.按揉百勞
——治盜汗

寶寶睡覺時汗多，醒來時就會停止，稱為盜汗。可按照下面的按摩手法為寶寶按摩，能有效緩解。

難易程度：★☆☆☆☆

精準定位：後髮際下1寸，後正中線旁開1寸處，左右各一穴。

快速取穴：在頸背交界處摸到一突出椎體，然後直上2寸，再旁開1橫指。

手法與功效：

- 以拇指和食指、中指螺紋面相對用力拿捏百勞10至20次，叫拿百勞。以拇指指端螺紋面按揉百勞10至30次，叫按揉百勞。
- 止汗宣肺，舒筋通絡。主治自汗、盜汗、咳嗽、氣喘、小兒肌性斜頸、頸項強痛等。

止汗、祛風

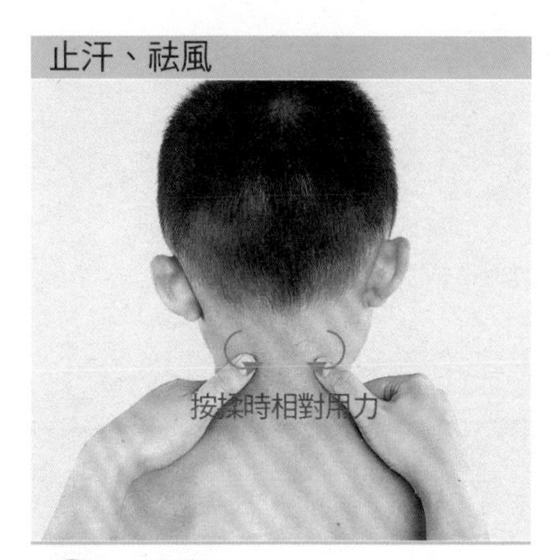

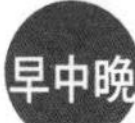
早中晚

按揉

胸腹部

19.揉乳旁
——化痰

寶寶有痰咳不出，痰在嗓子中容易形成痰鳴。此時最首要的就是幫寶寶化痰。如果寶寶不會咳痰，可按照下面的手法幫寶寶按摩，有助於化痰。

難易程度：★★☆☆☆

精準定位：乳外開0.2寸，左右各一穴。

快速取穴：乳頭外側凹陷處。

手法與功效：

• 以中指或拇指指端揉乳旁20至50次。

• 理氣寬胸，降逆止嘔。主治胸悶、咳嗽、痰鳴、嘔吐等。

止咳、化痰

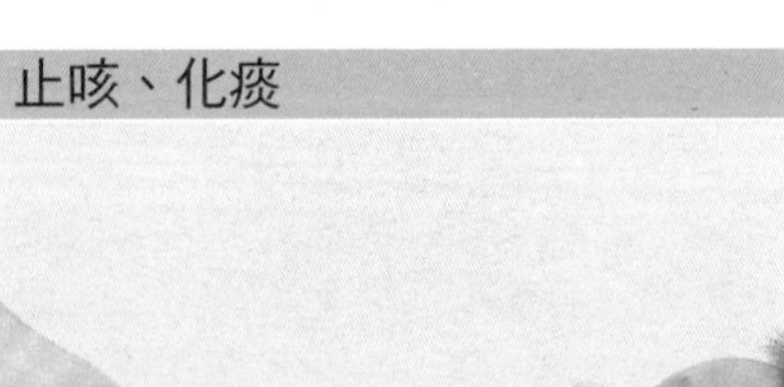

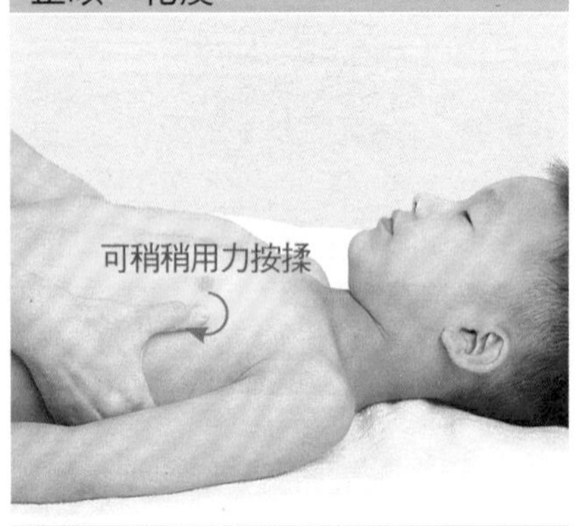

隨時　揉

20.揉乳根
——解除胸悶

寶寶咳嗽、胸悶，有時候呼吸不順暢，氣短，接不上氣。此時，按照下面的手法為寶寶進行按摩，可以幫助寶寶寬胸理氣。

難易程度：★★☆☆☆

精準定位：乳下0.2寸，左右各一穴。

快速取穴：乳頭正下，第5肋間隙。

手法與功效：

• 以中指指端揉乳根20至50次。

• 寬胸理氣，止咳化痰，降逆止嘔。主治胸悶、咳嗽、痰鳴等。

理氣、止咳

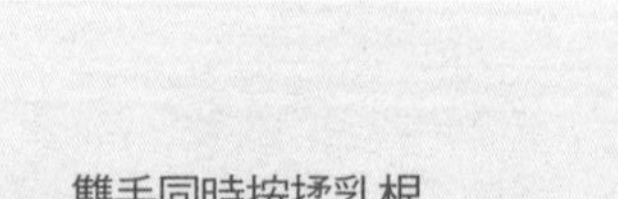

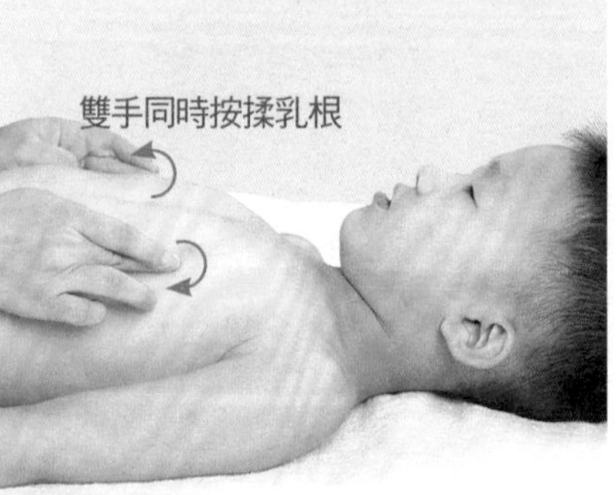

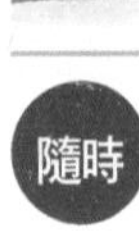

揉

21.按揉膻中
——輕鬆咳痰

按照下面的按摩手法為寶寶按揉膻中，對於久咳引起的氣喘、胸痛等，有很好的療效。

難易程度：★☆☆☆☆

精準定位：在胸部，橫平第4肋間隙，前正中線上。

快速取穴：兩乳頭連線的中點處。

手法與功效：

• 中指指端按揉膻中100至200次。

• 理氣寬胸，降逆止嘔。主治咳嗽、氣喘、胸痛、嘔吐、呃逆、傷食等。

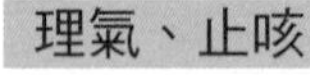

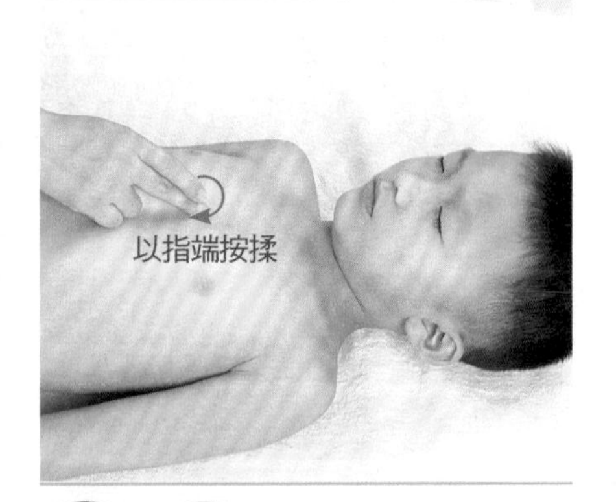

隨時

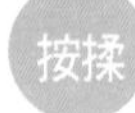

22.搓摩脅肋——解決久咳

寶寶咳嗽，嘗試了很多辦法止咳，仍不見效，依舊久咳不止，可急壞了父母。此時，可試試下面的按摩手法，能幫父母解決寶寶久咳的問題。

難易程度：★★☆☆☆

精準定位：腋下兩脅至天樞處。

快速取穴：從腋下兩脅至天樞（在肚臍兩旁2寸處）。

手法與功效：

- 以雙手掌從兩脅腋下搓摩至天樞處50至100次，叫搓摩脅肋，也叫按弦走搓摩。
- 順氣化痰，寬胸散積。主治胸悶、脅痛、痰喘氣急、疳積、肝脾腫大等。

順氣、化痰

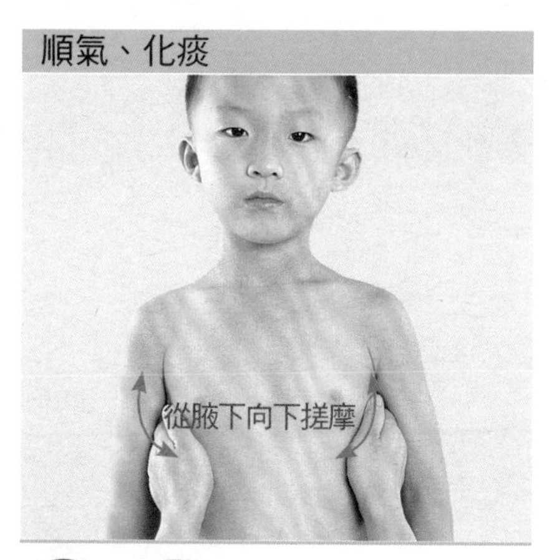

隨時　搓

23.摩中脘——消食止脹

寶寶總是消化不良，有時小肚子脹脹的，也沒有胃口吃飯。遇到這種情況，可按照下面的按摩手法為寶寶按摩，幫寶寶健脾和胃，給寶寶一個好胃口。

難易程度：★★☆☆☆

精準定位：臍上4寸。

快速取穴：上腹部，肚臍與胸劍聯合（胸部與腹部結合處）連線的中點處。

手法與功效：

- 以中指指端按揉中脘30至50次，叫做按揉中脘。以食指、中指、無名指摩中脘3至5分鐘，叫做摩中脘。
- 健脾和胃，降逆通腑。主治胃痛、嘔吐、吞酸、腹脹等。

消食、和胃

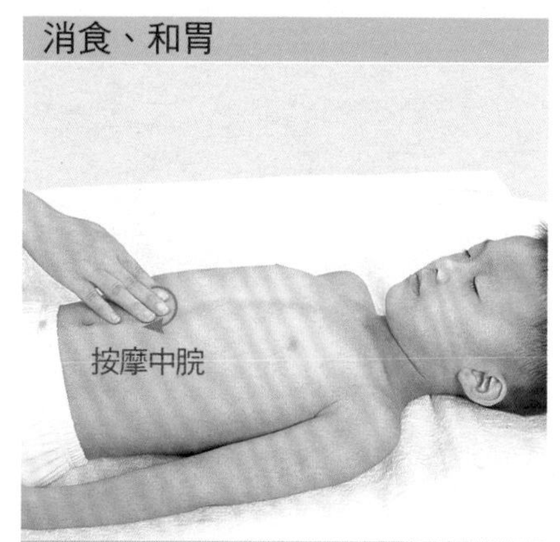

飯後2小時　摩

24.揉臍——健脾和胃

寶寶飯後不易消化，引起便祕，隨之而來還會出現腹脹、腹痛的症狀。可早晚幫寶寶揉揉肚臍，能促進腸道蠕動，解決便祕、腹脹、腹痛的問題。

難易程度：★☆☆☆☆

精準定位：肚臍。

快速取穴：肚臍。

手法與功效：

- 以中指指端或掌根揉肚臍100至600次，或以拇指和食指、中指抓住肚臍抖揉100至200次。
- 溫陽散寒，補益氣血，消食導滯。主治腹脹、腹痛、腹瀉、食積、便祕、腸鳴等。

排氣、通便

掌根稍用力按揉

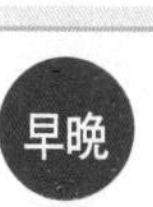

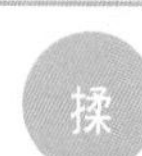

25.摩腹
——養胃又開胃

寶寶脾胃不健，容易消化不良，引起腹脹。每天飯後半小時按照下面的按摩手法為寶寶按摩片刻，可使脾胃健運，元氣充實，幫寶寶消食、排氣。

難易程度：★★☆☆☆

精準定位：腹部。

快速取穴：腹部。

手法與功效：

• 以掌心或四指旋摩腹部5至10分鐘，叫做摩腹。沿肋弓角邊緣或自中脘至臍部向兩旁分推，稱為分推腹陰陽。

• 健脾助運，止瀉通便。主治腹痛、腹脹、消化不良、嘔吐、噁心、腹瀉、便祕等。

健脾胃、助消化

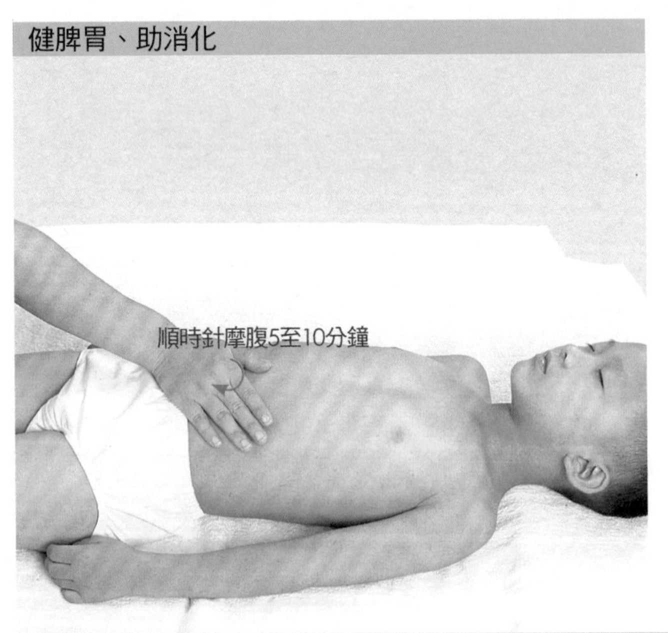

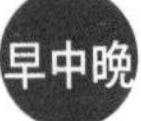

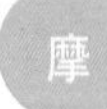

26.摩丹田
——告別尿床

寶寶尿床或尿滯留，可按照下面的按摩手法，試著為寶寶按摩。讓寶寶排尿更順暢，遠離尿滯留，並讓寶寶告別尿床。

難易程度：★★☆☆☆

精準定位：臍下兩到三寸之間。

快速取穴：臍下小腹部。

手法與功效：

• 以中指指端或掌根揉丹田100至600次，叫做揉丹田。以食指、中指和無名指末節螺紋面或掌摩丹田5分鐘，叫做摩丹田。

• 培腎固本，分清泌濁。主治腹瀉、腹痛、遺尿、脫肛、疝氣、尿瀦留等。

溫補、培腎

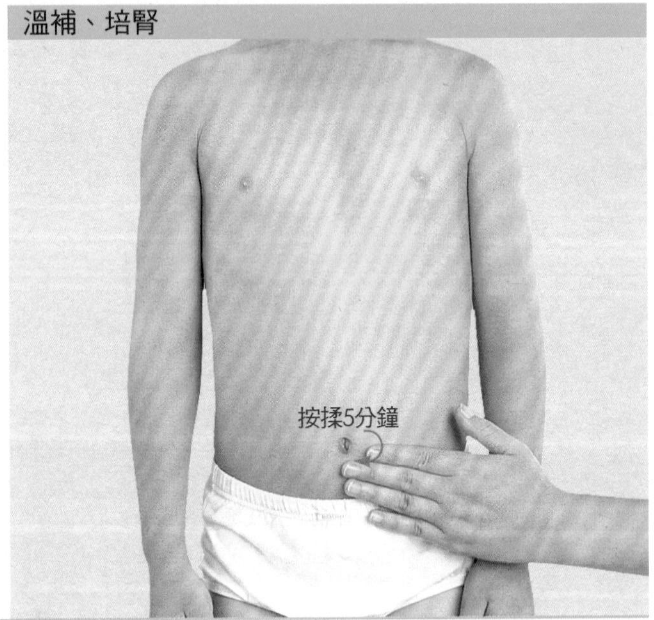

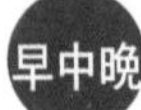

27.拿肚角
——腹痛不求人

寶寶由於肚子受寒、傷食等原因引起腹痛、腹瀉，不妨按照下面的手法進行按摩，可緩解疼痛，及時止瀉。

難易程度：★★☆☆☆

精準定位：臍下2寸，旁開2寸的大筋，左右各一穴。

快速取穴：臍下兩旁大筋。

手法與功效：

- 以拇指和食指、中指相對用力拿捏肚角3至5次，叫做拿肚角。以中指指端按揉肚角10至20次，叫做按肚角。
- 止腹痛要穴。主治寒性腹痛、傷食腹痛、腹瀉等。

止痛、止瀉

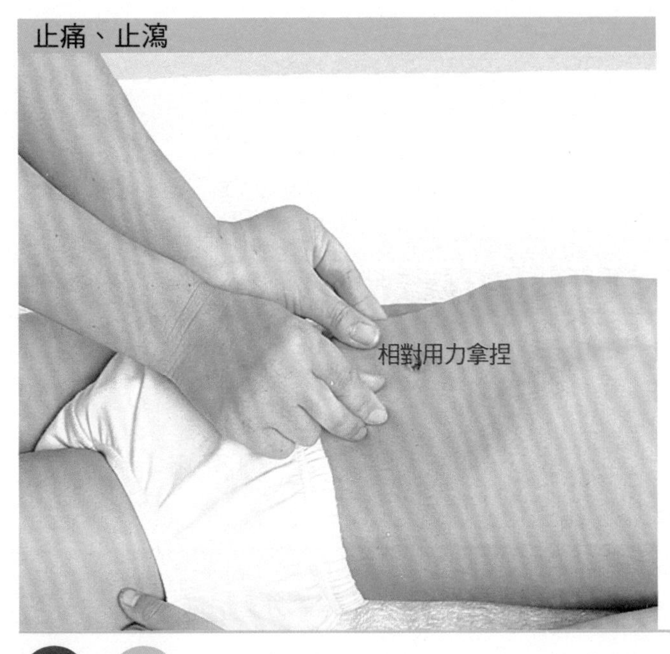

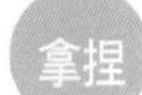
隨時 拿捏

28.按揉天樞
——通便止瀉

寶寶飲食搭配不當或飲食習慣不良，很容易造成寶寶便祕或腹瀉。這時，按照下面的手法按揉寶寶的天樞穴，能有效地解決上述問題。

難易程度：★★☆☆☆

精準定位：肚臍正中旁開2寸。

快速取穴：大約在肚臍兩旁2寸處。

手法與功效：

- 以食指、中指輕輕按揉天樞穴。揉天樞穴的同時，配合雙手按住腹部，用力向下擠壓。
- 對便祕、腹痛、腹瀉有很好的治療效果，還能化痰止咳。

通便、止痛

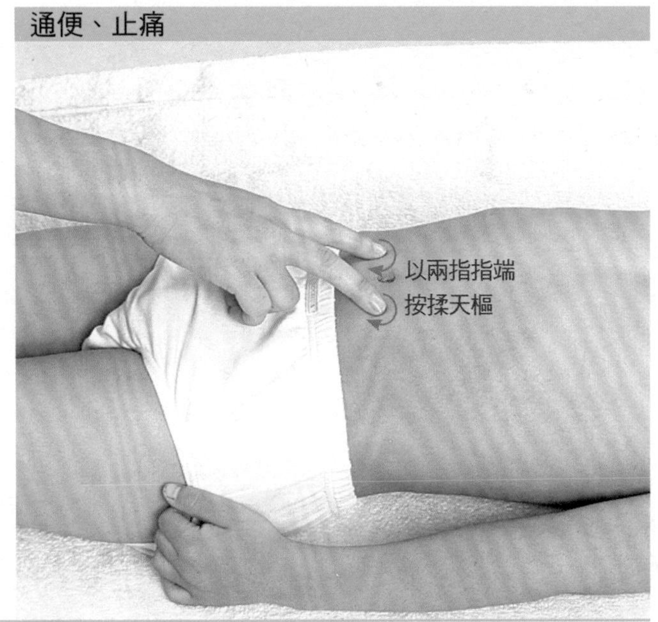

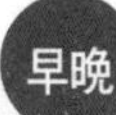
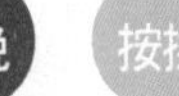
早晚 按揉

腰背部

29.拿肩井
——感冒不憂愁

寶寶稍微受點風寒就感冒，或者感冒總是反反覆覆。不妨試試下面的按摩手法，對感冒有一定的防治作用。

難易程度：★★☆☆☆

精準定位：在肩胛區，第7頸椎棘突與肩峰最外側點連線的中點。

快速取穴：大椎（頸後平肩的骨突部位）與鎖骨肩峰連線中點處。

手法與功效：

- 以拇指與食指、中指對稱用力提拿肩筋。
- 發汗解表，宣通氣血。主治感冒、驚厥、上肢抬舉不利等。

驅寒、發汗

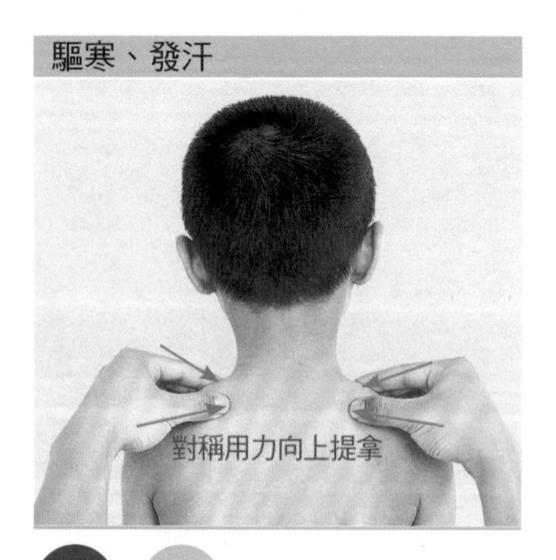

隨時　提拿

30.按揉大杼
——預防感冒

平時按照下面的手法為寶寶按摩，能有效預防感冒。對發燒、咳嗽、氣喘等也能有一定的緩解作用。

難易程度：★★☆☆☆

精準定位：第1胸椎棘突下旁開1.5寸。

快速取穴：頸背交界處椎骨高突向下推1個椎體，在下緣旁開1.5寸。

手法與功效：

- 以拇指指端按揉30至50次。
- 主治感冒、咳嗽、氣喘、發燒、肩背痛等。

清邪熱

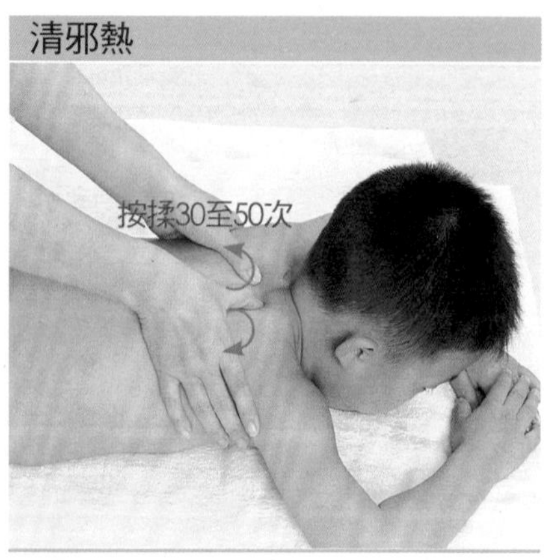

早中晚　按揉

31.揉風門
——清肺祛寒

寶寶遭受風寒，可配合下面的按摩手法，不僅有助於祛寒退燒，還能清肺止咳。

難易程度：★★☆☆☆

精準定位：第2胸椎棘突下旁開1.5寸，左右各一穴。

快速取穴：頸背交界處椎骨高突向下推2個椎體，在下緣旁開1.5寸。

手法與功效：

- 以食指、中指指端按揉風門20至30次。
- 祛風散寒，宣肺止咳。主治感冒、咳嗽、氣喘等。

散寒、止咳

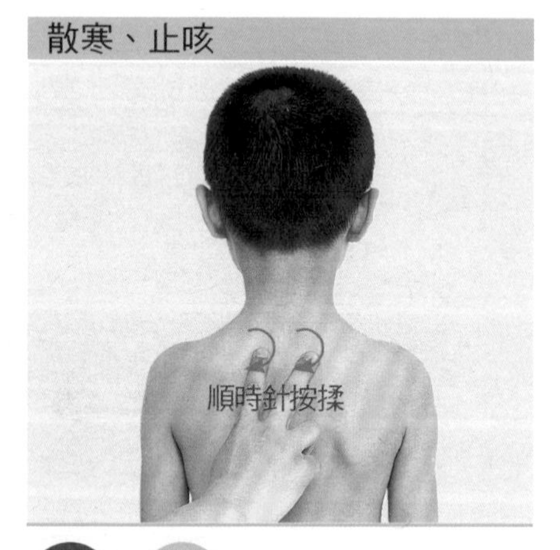

早中晚　按揉

32.揉肺俞
——潤肺

按照下面的手法為寶寶按摩，可幫寶寶潤肺、順氣，對肺部有一定的保健作用。

難易程度：★★☆☆☆

精準定位：第3胸椎棘突下，旁開1.5寸，左右各一穴。

快速取穴：頸背交界處椎骨高突向下推3個椎體，在下緣旁開1.5寸。

手法與功效：

- 以拇指指端按揉肺俞50至100次，叫做揉肺俞。雙手拇指分別自肩胛骨內緣從上向下推動100至200次，叫做推肺俞，也叫分推肩胛骨。
- 潤肺理氣，止咳化痰。主治咳嗽、氣喘、潮熱、盜汗、鼻塞、便祕等。

補肺、益氣

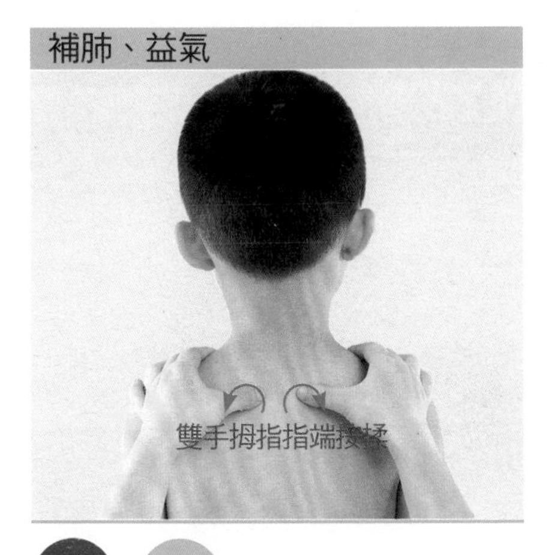

早中晚　按揉

33.揉定喘
——快速止咳

寶寶咳嗽不止，試過很多辦法還是達不到止咳的效果。此時可按照下面的手法為寶寶按摩，能起到快速止咳的效果。

難易程度：★★☆☆☆

精準定位：大椎（頸部平肩的骨突部位）旁開0.5寸，左右各一穴。

快速取穴：頸背交界椎骨高突處椎體下旁開0.5寸處。

手法與功效：

- 以食指、中指指端按揉定喘20至30次。
- 肅降肺氣。主治哮喘、咳嗽等呼吸系統疾病。

定喘、止咳

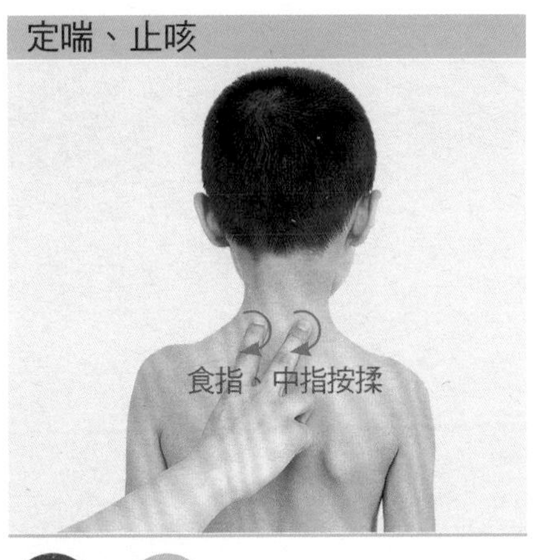

隨時　按揉

34.按揉天宗
——舒鬆筋骨

平時按照下面的手法為寶寶按摩，可緩解寶寶肩背痠痛，也可幫寶寶疏鬆筋骨，讓肩背放鬆、舒展。此手法對近視也有一定的緩解作用。

難易程度：★★☆☆☆

精準定位：在肩胛區，肩胛岡下緣與肩胛骨下角連線上1/3與下2/3交點凹陷中。

快速取穴：肩胛骨岡下窩的中央。

手法與功效：

- 以拇指的螺紋面按揉天宗10至30次。
- 主治近視、肩背痠痛、小兒腦癱、小兒麻痺後遺症等。

舒筋、止痛

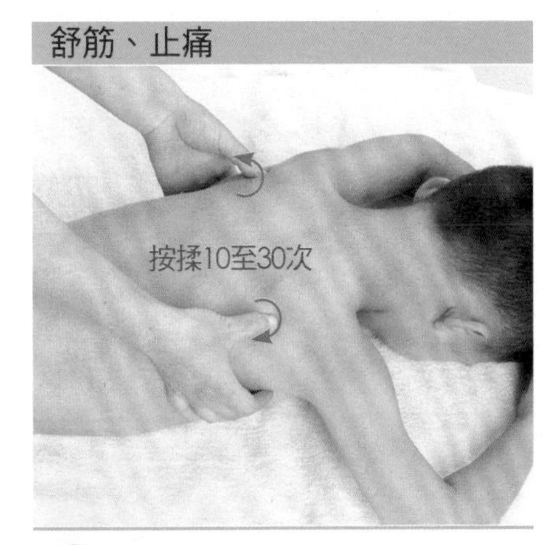

早晚　按揉

35.揉脾俞
——助消化

飯後2小時按照下面的按摩手法為寶寶按一按，有助於腸胃蠕動，利於消化。經常按摩還能健脾健胃，非常適合消化不良的寶寶。

難易程度：★★☆☆☆

精準定位：第11胸椎棘突下，旁開1.5寸，左右各一穴。

快速取穴：肚臍水平線與脊柱相交椎體處，往上推3個椎體，其下緣旁開1.5寸處。

手法與功效：

- 以拇指螺紋面按揉脾俞10至30次。
- 健脾和胃，消食助運。主治腹脹、腹痛、嘔吐、腹瀉、消化不良、疳積、背痛等。

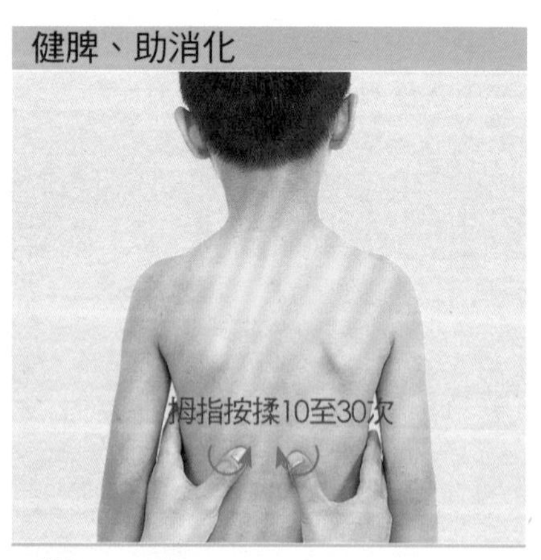

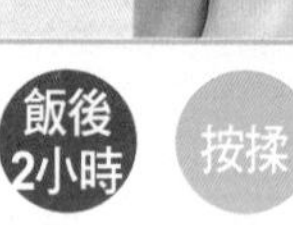

36.揉胃俞
——養出好胃口

寶寶胃口不好，消化慢，不但吃不好，更影響吸收。此時，不妨照下面的按摩手法為寶寶按一按，有助於消化吸收，讓寶寶擁有好胃口。

難易程度：★★☆☆☆

精準定位：第12胸椎棘突下，旁開1.5寸，左右各一穴。

快速取穴：肚臍水平線與脊柱相交椎體處，往上推2個椎體，其下緣旁開1.5寸處。

手法與功效：

- 以拇指螺紋面按揉胃俞10至30次。
- 和胃助運，消食導滯。主治胸脅痛、胃脘痛、嘔吐、腹脹、腸鳴、疳積等。

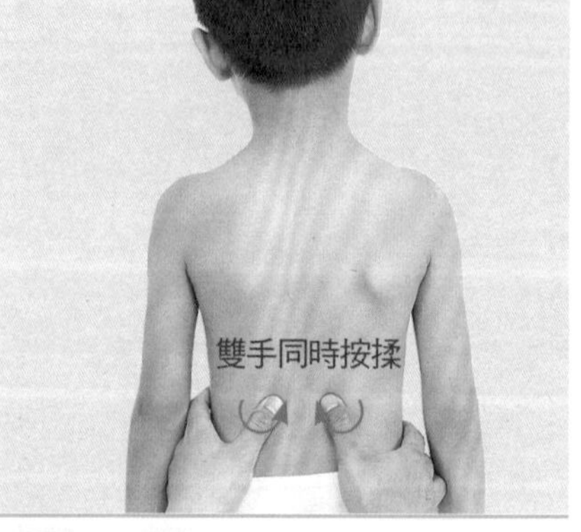

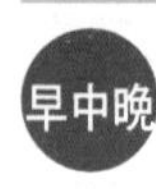

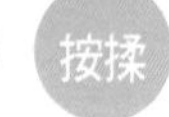

37.揉腎俞
——治遺尿

寶寶晚上睡覺總愛尿床。為此，除了睡前讓寶寶少喝水或喝奶，也可使用下面的手法為寶寶按摩，能有效緩解寶寶尿床的不良習慣。

難易程度：★★☆☆☆

精準定位：第2腰椎棘突下，旁開1.5寸，左右各一穴。

快速取穴：肚臍水平線與脊柱相交椎體處，其下緣旁開1.5寸處。

手法與功效：

- 以拇指螺紋面按揉腎俞10至30次，叫做揉腎俞。塗上按摩乳，以小魚際擦熱兩側腎俞，叫做擦腎俞。
- 主治遺尿、腹瀉、佝僂病、耳鳴、耳聾、哮喘、水腫、小兒麻痺後遺症等。

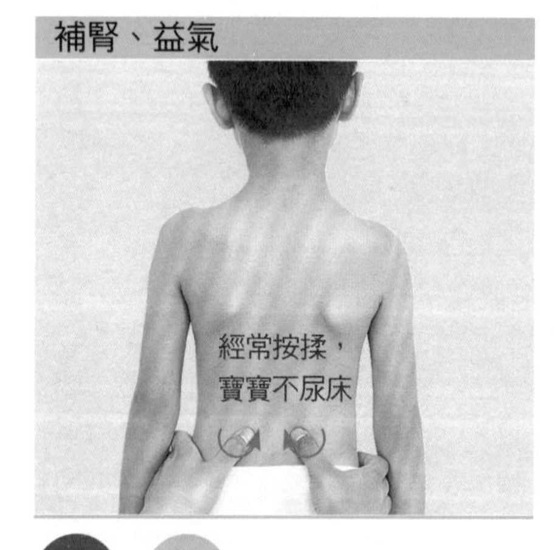

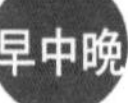

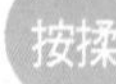

38.揉心俞
——祛心火

按照下面的按摩手法為寶寶按摩，經常按一按，可散發心室之熱，除煩安神。

難易程度：★★☆☆☆

精準定位：第5胸椎棘突下，旁開1.5寸，左右各一穴。

快速取穴：肩胛骨下角水平連線與脊柱相交椎體處，上推2個椎體，在下緣旁開1.5寸。

手法與功效：

- 以食指、中指指端按揉心俞20至30次。
- 補益心氣，安神益智。主治胸悶、驚風、煩躁、盜汗、弱智、遺尿、腦癱等。

舒心、益智

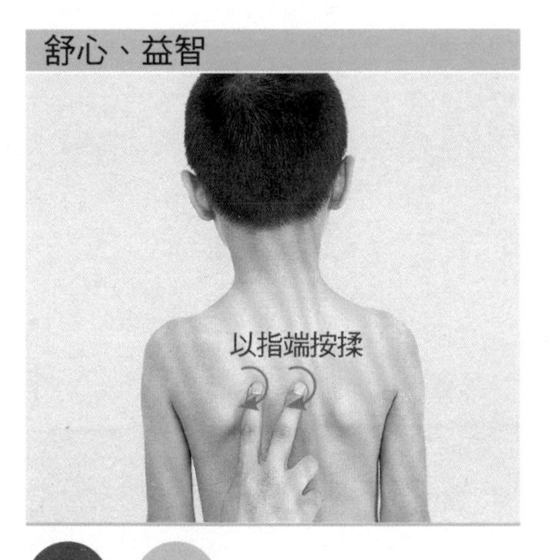

早中晚　按揉

39.揉肝俞
——寶寶脾氣好

寶寶性急，總是哭鬧，脾氣不好，這與肝也有一定的關係。要想脾氣好，首先要理肝。試試下面的按摩手法，幫寶寶舒肝理氣，讓寶寶擁有好脾氣。

難易程度：★★☆☆☆

精準定位：第9胸椎棘突下，旁開1.5寸，左右各一穴。

快速取穴：肩胛骨下角水平連線與脊柱相交椎體處，下推2個椎體，在下緣旁開1.5寸。

手法與功效：

- 以拇指螺紋面按揉肝俞10至30次。
- 疏肝理氣，明目解鬱。主治黃疸、脅痛、目赤腫痛、近視、煩躁、驚風等。

疏肝、理氣

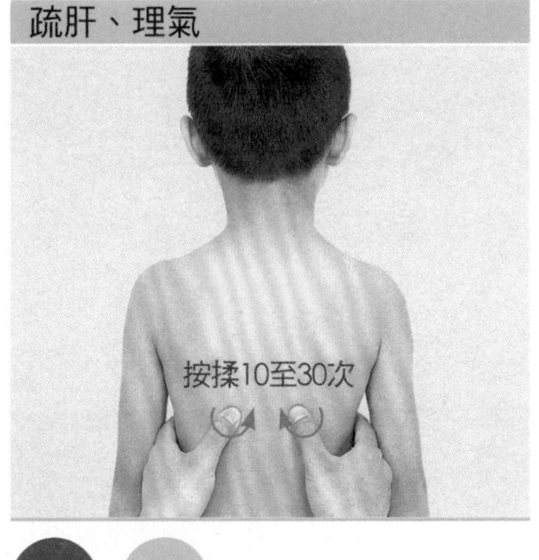

早晚　按揉

40.揉膽俞
——輕鬆治黃疸

黃疸主要是由於膽紅素代謝障礙而引起血清內膽紅素濃度升高所致。因此，可按照下面的手法按摩寶寶的膽俞，有利於膽的保養，更能有效緩解黃疸。

難易程度：★★☆☆☆

精準定位：第10胸椎棘突下，旁開1.5寸，左右各一穴。

快速取穴：肩胛骨下角水平連線與脊柱相交椎體處，下推3個椎體，在下緣旁開1.5寸。

手法與功效：

- 以拇指螺紋面按揉膽俞10至30次。
- 主治黃疸、口苦、脅痛、潮熱等。

清熱、利膽

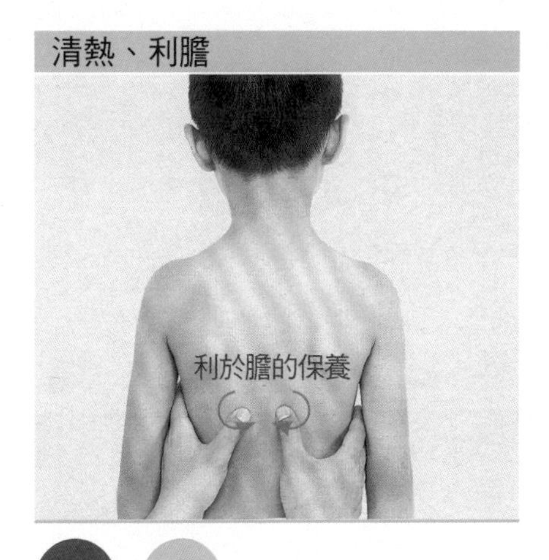

早晚　按揉

41.揉命門
——溫腎消腫

寶寶尿床也稱遺尿，主要是腎功能不足所致。腎功能不好，還易引起水腫、腰痛等症狀。平時可按照下面的按摩手法為寶寶按摩，能溫腎壯陽，有效緩解遺尿、水腫和腰痛。

難易程度：★☆☆☆☆

精準定位：第2腰椎棘突下。

快速取穴：背部，肚臍水平線與後正中線交點，按壓有凹陷處。

手法與功效：

- 以拇指螺紋面按揉命門10至30次，叫做揉命門。塗上按摩乳，以小魚際擦熱命門，叫做擦命門。
- 溫腎壯陽，縮泉止遺。主治遺尿、腹瀉、哮喘、水腫、腰脊強痛等。

益腎、消腫

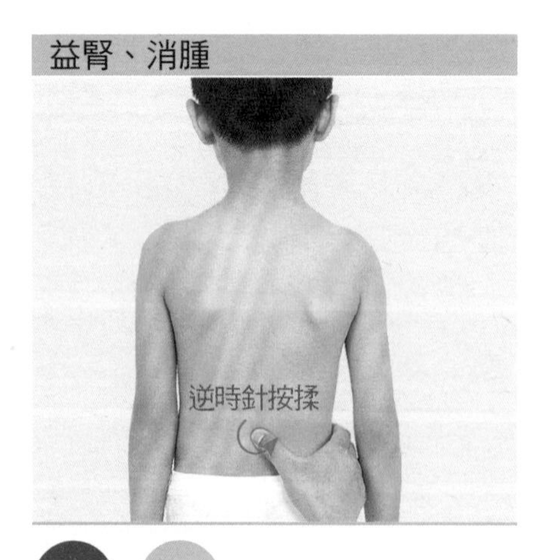

早晚　按揉

42.揉大腸俞
——止瀉通便

便祕、腹瀉都是寶寶常見的小疾病，而大腸俞主治這兩種常見疾病。當寶寶發生便祕、腹瀉時，按照下面的按摩手法按摩大腸俞，可幫寶寶通便、止瀉。

難易程度：★★☆☆☆

精準定位：第4腰椎棘突下，後正中線旁開1.5寸，左右各一穴。

快速取穴：兩側髂脊（髂骨翼的上緣）連線與脊柱交點，旁開量1.5寸處。

手法與功效：

- 以拇指螺紋面按揉大腸俞10至30次。
- 調腸通腑，止瀉通便。主治腹痛、腹脹、腹瀉、便祕、痢疾等。

通便、止瀉

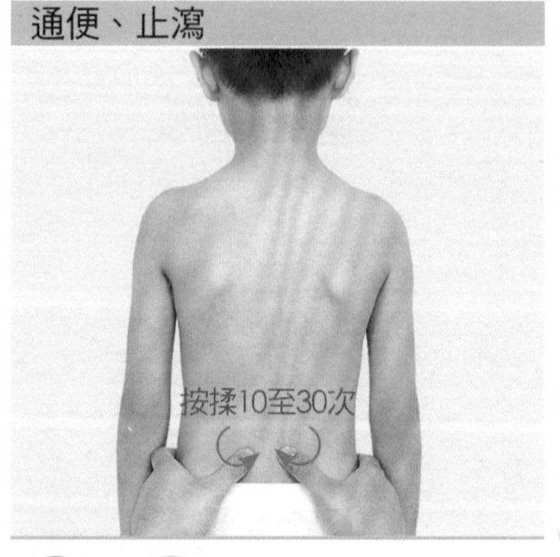

早晚　按揉

43.擦八髎
——治療佝僂病

下面的按摩手法對治療佝僂病，以及病後的骨骼畸形，有一定的矯正效果。

難易程度：★★☆☆☆

精準定位：位於第1、2、3、4骶後孔中，左右共八穴。

快速取穴：上髎、次髎、中髎、下髎，左右共八穴，合稱八髎（見168頁）。上髎，在第1骶後孔中；次髎，在第2骶後孔中；中髎，在第3骶後孔中；下髎，在第4骶後孔中。

手法與功效：

- 塗上護膚油，以小魚際擦熱八髎。
- 溫補下元。主治小便不利、遺尿、腰痛、便祕、腹瀉、佝僂病等。

充髓、矯畸

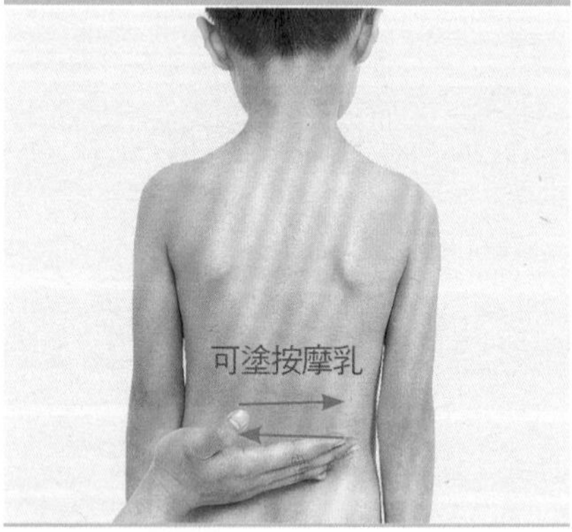

可塗按摩乳

早中晚　擦

44.捏脊
——強身健體

寶寶不吃飯、消化不良、易感冒，不妨在家裡為寶寶捏捏脊，不僅可促進生長發育，還可防治多種疾病。

難易程度：★★★☆☆

精準定位：大椎至長強成一直線。

快速取穴：找到大椎（頸後平肩的骨突部位），再找到長強（尾骨端與肛門連線中點處），連成一直線。

手法與功效：

- 以食指、中指指腹自上而下直推100至300次，叫做推脊；以捏法自下而上操作，叫做捏脊。每捏3下將背脊皮提1下，稱為捏三提一法。
- 推脊重在清熱，捏脊功擅健體。主治發燒、驚風、夜啼、腹瀉、嘔吐、便祕等。

清熱、健體

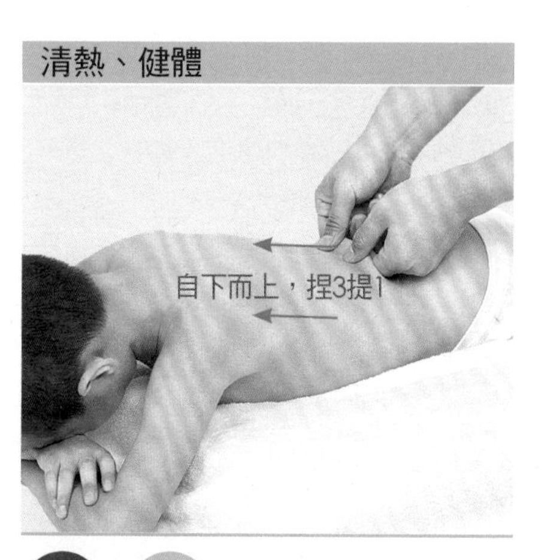

隨時　推捏

45.推七節骨
——止久痢

寶寶腹瀉、拉痢疾，久治不好。此時，可試著為寶寶推七節骨，對腹瀉、久痢有一定的緩解作用。

難易程度：★☆☆☆☆

精準定位：第4腰椎至尾骨端（長強）成一直線。

快速取穴：腰骶正中，第4腰椎至尾骨端成一直線。

手法與功效：

- 以拇指橈側面或食指、中指指腹自下而上直推100至300次，叫做推上七節骨；以拇指橈側面或食指、中指指腹自上而下直推100至300次，叫做推下七節骨。
- 推上七節骨止瀉升陽，推下七節骨通便。主治腹瀉、久痢、便祕等。

溫陽、止瀉

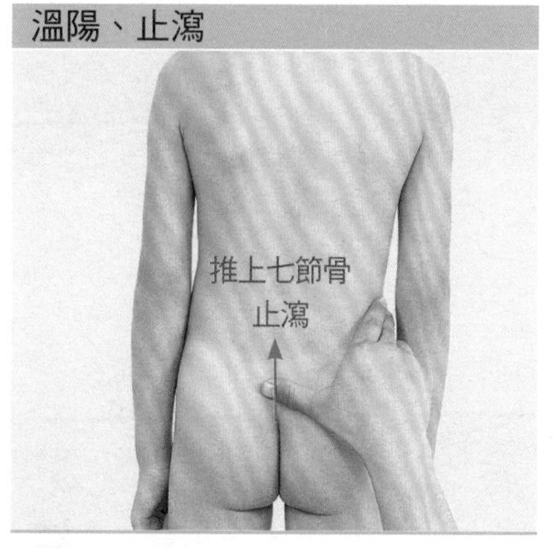

隨時　推

46.揉龜尾
——治療脫肛

寶寶腹瀉、拉痢疾，嚴重時會引起脫肛。如果寶寶有脫肛的現象，可按照下面的手法加以按摩，對治療脫肛有一定的療效。

難易程度：★☆☆☆☆

精準定位：尾骨端。

快速取穴：尾骨端。

手法與功效：

- 以拇指指端或中指指端揉龜尾100至300次，稱揉龜尾。
- 調腸，止瀉，通便。主治腹瀉、便祕、脫肛等。

止瀉、提肛

按揉時可稍用力

隨時　按揉

上肢部

47.推肺經
——清肺

推肺經，對肺部有很好的保養功效，能補肺益氣、化痰清肺，對胸悶、咳嗽也有很好的療效。

難易程度：★★★☆☆

精準定位：雙手無名指末節螺紋面。

快速取穴：雙手無名指指面。

手法與功效：

- 以拇指螺紋面旋推肺經100至500次，叫做補肺經；向指根方向直推肺經100至300次，叫做清肺經。補肺經和清肺經，合稱推肺經。
- 補益肺氣，化痰止咳。主治感冒、發燒、咳嗽、胸悶、氣喘等。

清熱、宣肺

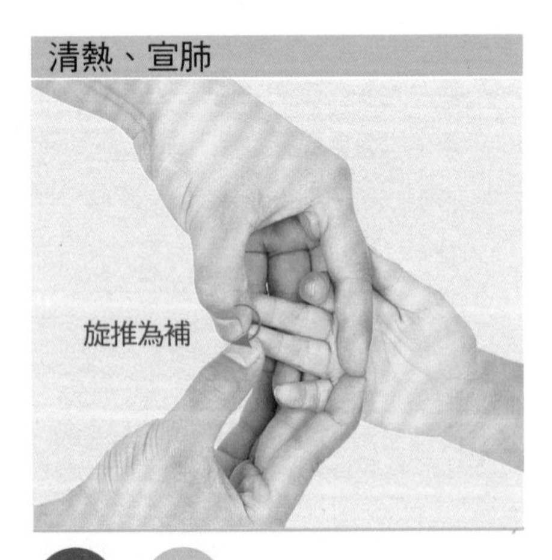

早晚　推

48.推腎經
——補後天不足

寶寶體虛，小便淋瀝，藉由推腎經，能溫補下元，補足腎力。臨床上腎經一般多用補法。

難易程度：★★★☆☆

精準定位：雙手小指末節螺紋面。

快速取穴：雙手小指指面。

手法與功效：

- 以拇指螺紋面旋推腎經100至600次，叫做補腎經；向指根方向直推腎經50至100次，叫做清腎經。補腎經和清腎經，合稱推腎經。
- 補腎益腦，清利濕熱。主治先天不足、久病體虛、遺尿、小便淋瀝等。

補腎、強體

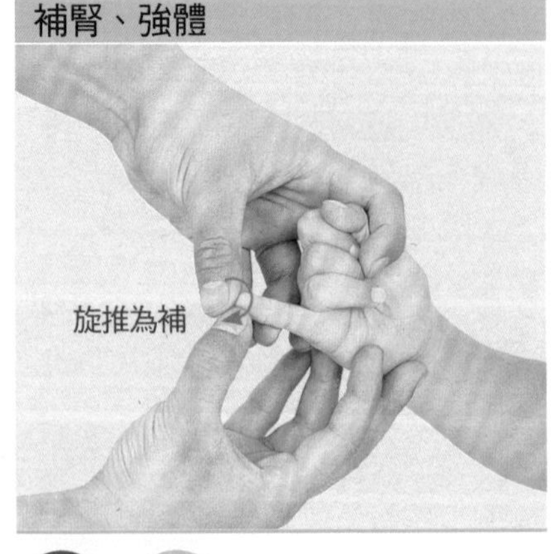

早晚　推

49.推胃經
——告別消化藥

推胃經，有健脾助運的功效，促進寶寶食欲，利於食物消化吸收。

難易程度：★★★☆☆

精準定位：拇指指面掌面近端第1節。

快速取穴：拇指掌面近掌端第1節。

手法與功效：

- 以拇指螺紋面向指根方向直推胃經100至300次，叫做補胃經；向指尖方向直推胃經100至300次，叫做清胃經。補胃經和清胃經，合稱推胃經。
- 和胃降逆，健脾助運。主治嘔惡噯氣、煩渴善飢、食欲不振、吐血等。

助運、促消化

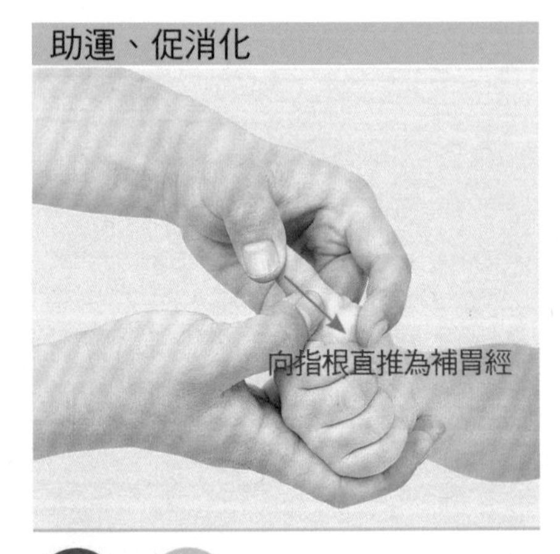

早晚　推

50.推脾經
——胃口好

寶寶不愛吃飯，可急壞了父母。此時，按照下面的按摩手法為寶寶推脾經，可健脾和胃，促進寶寶食欲。

難易程度：★★★☆☆

精準定位：雙手拇指末節螺紋面。

快速取穴：雙手拇指指面。

手法與功效：

- 以拇指螺紋面旋推脾經100至500次，叫做補脾經；由指端向指根方向直推脾經100至300次，叫做清脾經。補脾經和清脾經，合稱推脾經。
- 補脾經能健脾和胃，補益氣血；清脾經能清熱利濕，化痰止嘔。主治腹瀉、便祕、痢疾、食欲不振、黃疸等。

健脾胃、補氣血

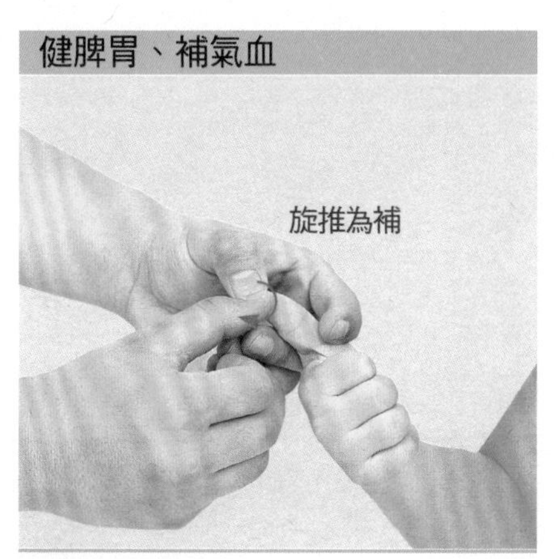

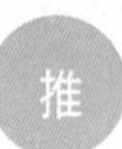

推

51.推肝經
——降火清熱

按摩肝經時，要將補肝經和清肝經相結合，才叫推肝經。一般宜清肝經，可平肝瀉火，鎮驚安神，如補肝經時，需補後加清。

難易程度：★★★☆☆

精準定位：雙手食指末節螺紋面。

快速取穴：雙手食指指面。

手法與功效：

- 以拇指螺紋面旋推肝經50至100次，叫做補肝經；向指根方向直推肝經100至500次，叫做清肝經。補肝經和清肝經，合稱推肝經。
- 平肝瀉火，熄風鎮驚，解鬱除煩。主治煩躁不安、驚風、目赤、五心煩熱、口苦、咽乾等。

安神、降火

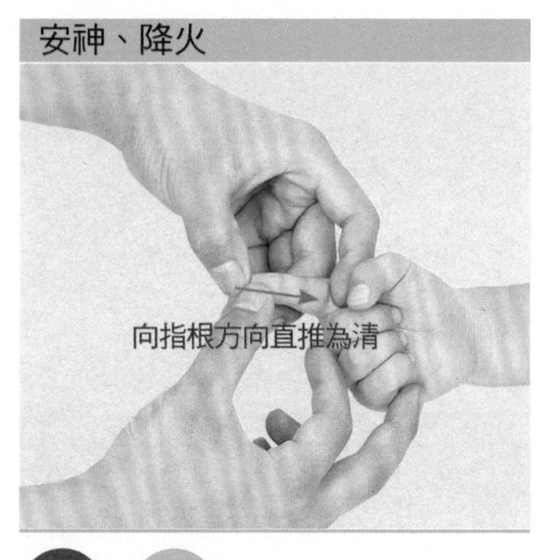

早晚
推

52.推心經
——清心火

推心經可幫助寶寶清熱瀉火，但心經宜用清法，不宜用補法，恐動心火之故。若氣血不足而見心煩不安、睡臥露睛等症，需補後加清，或以補脾經代之。

難易程度：★★★☆☆

精準定位：雙手中指末節螺紋面。

快速取穴：雙手中指指面。

手法與功效：

- 以拇指螺紋面旋推心經50至100次，叫做補心經；向指根方向直推心經100至300次，叫做清心經。補心經和清心經，合稱推心經。
- 清熱瀉火。清心經能清熱退心火。主治高燒神昏、五心煩熱、口舌生瘡、小便赤澀、心血不足、驚惕不安等。

退燒、除煩

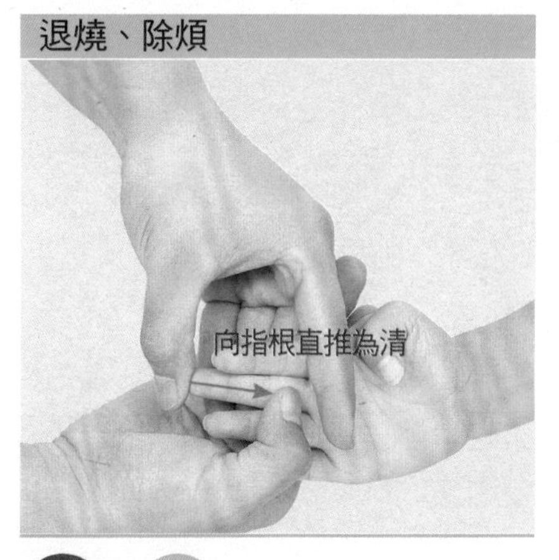

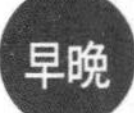

53.推大腸 ——順腸道

寶寶腹瀉時，要取補法，能疏通大腸，利於氣血運行，有效止瀉；寶寶便祕時，取清法能潤腸通便，緩解便祕的症狀。

難易程度：★★☆☆☆

精準定位：雙手食指橈側緣，自食指尖至虎口成一直線。

快速取穴：食指外緣側，自指尖至虎口成一直線。

手法與功效：

- 從食指尖直推向虎口100至300次，叫做補大腸；從虎口直推向食指尖100至300次，稱清大腸。補大腸和清大腸，合稱推大腸。
- 補大腸能溫中止瀉，澀腸固脫；清大腸能清利濕熱，通腑導滯。主治腹瀉、脫肛、痢疾、便祕等。

止瀉、通便

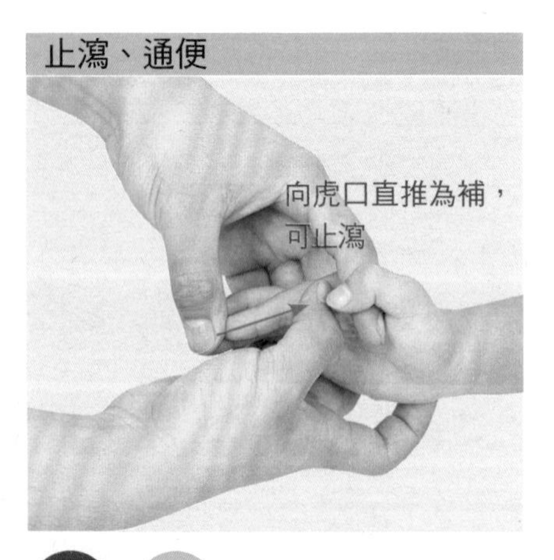

早晚　推

54.推小腸 ——利尿通淋

小便量少，排尿困難，夜晚睡覺時總愛尿床。此時，按照下面的按摩手法幫寶寶推小腸，可緩解不適。

難易程度：★★☆☆☆

精準定位：雙手小指尺側邊緣，自指尖到小指指根成一直線。

快速取穴：小指外側緣，自指尖至小指指根成一直線。

手法與功效：

- 從小指尖直推向小指指根100至300次，叫做補小腸；從小指指根直推向小指尖100至300次，叫做清小腸。補小腸和清小腸，合稱推小腸。
- 清小腸能清下焦濕熱；補小腸能溫陽散寒。主治小便赤澀、水瀉、遺尿、尿豬留等。

溫陽、除濕熱

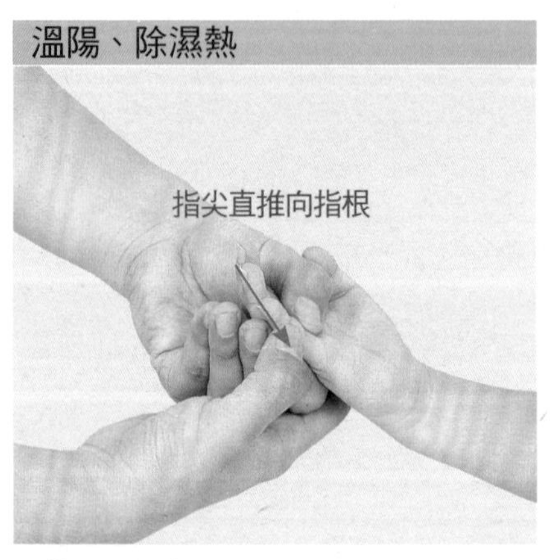

早中晚　推

55.揉腎頂 ——巧治盜汗

寶寶入睡時出汗多，易出汗。和別的寶寶比較，出汗多的寶寶一般膽小、尿多、愛哭、睡覺淺、易醒。可揉腎頂，早、晚兩次，對止汗有一定療效。

難易程度：★☆☆☆☆

精準定位：雙手小指頂端。

快速取穴：雙手小指指面，離指甲2公釐處。

手法與功效：

- 以中指或拇指指端按揉腎頂100至500次。
- 收斂元氣，固表止汗。主治自汗、盜汗、解顱（囟門閉合延遲）等。

收氣、止汗

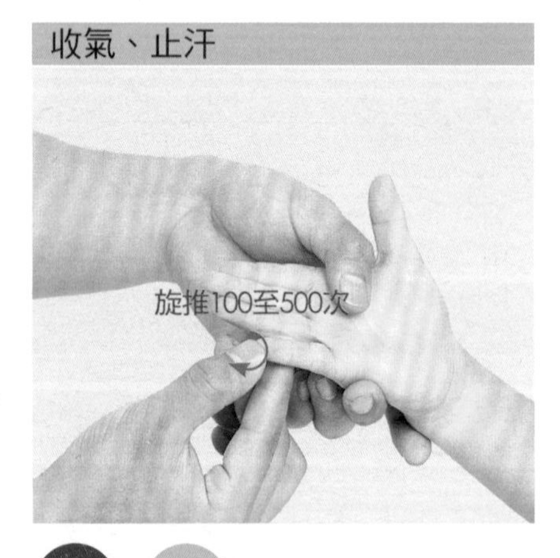

早晚　按揉

56.揉腎紋
——遠離鵝口瘡

鵝口瘡多發於真菌感染，但也因寶寶抵抗力弱，使真菌有機可乘，引發感染。父母可按照下面的手法為寶寶按摩腎紋，對治療鵝口瘡很有療效。

難易程度：★☆☆☆☆

精準定位：雙手掌面，小指第2指間關節橫紋處。

快速取穴：小指掌面遠端指間關節橫紋處。

手法與功效：

- 以中指或拇指指端按揉腎紋100至500次。
- 祛風明目，化瘀散結。主治目赤、鵝口瘡、熱毒內陷等。

祛風、除熱毒

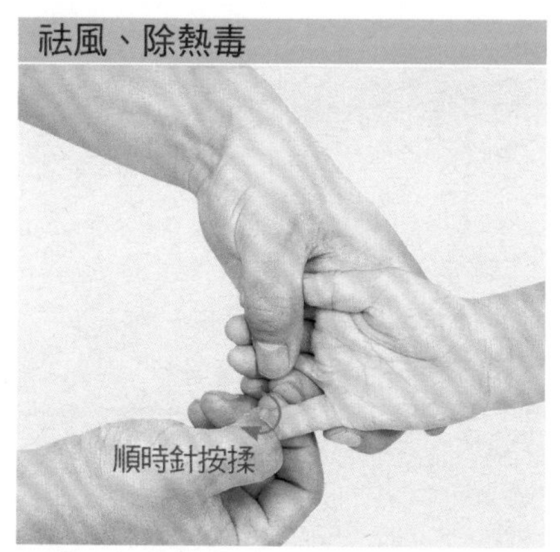
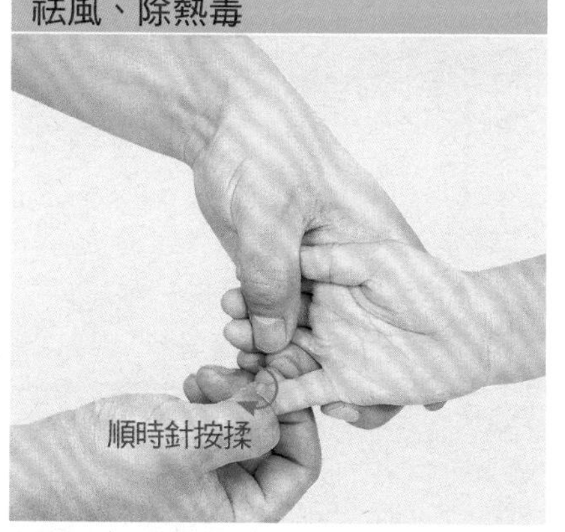

57.推四橫紋
——消食開胃

寶寶胃好，食欲就好。因此，要經常幫寶寶推推四橫紋，幫寶寶消食開胃、擁有好胃口。

難易程度：★☆☆☆☆

精準定位：掌面食指、中指、無名指、小指第1節橫紋。

快速取穴：雙手掌面食指、中指、無名指、小指近端指間關節橫紋處。

手法與功效：

- 以拇指指甲掐揉四橫紋各3至5次，叫做掐四橫紋；小兒四指併攏，以拇指螺紋面從食指橫紋推向小指橫紋100至300次，叫做推四橫紋。
- 退燒除煩，健脾和胃，消食導滯，行氣除脹。主治疳積、腹脹、腹痛、氣血不和、消化不良、驚風、氣喘等。

行氣、和胃

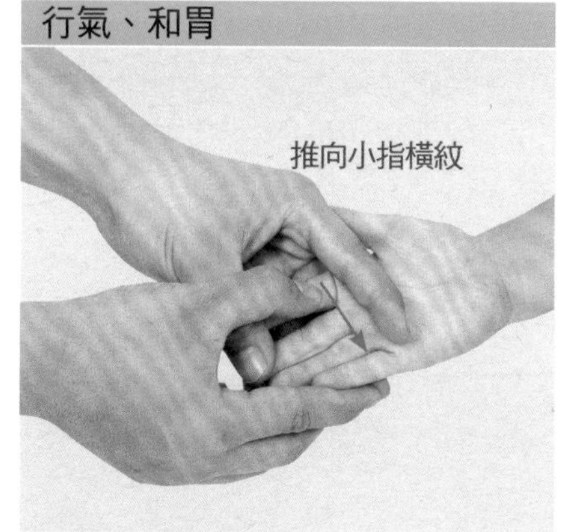

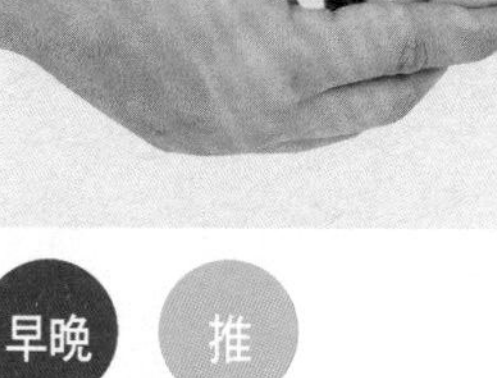

58.揉板門
——寶寶不積食

寶寶有時不知飢飽，餵就吃，很容易造成寶寶積食。不妨試試下面的按摩手法，能幫寶寶健脾和胃，消食化食。

難易程度：★☆☆☆☆

精準定位：雙手手掌大魚際。

快速取穴：拇指下方，手掌肌肉隆起的地方。

手法與功效：

- 以指端揉板門100至300次，叫做揉板門，也叫運板門。
- 健脾和胃，消食化滯。主治食積、腹脹、食欲不振、疳積、嘔吐、腹瀉、氣喘、噯氣等。

消食、除積

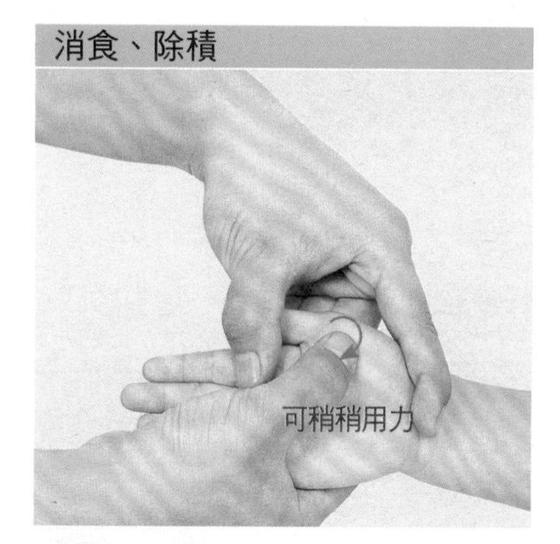

59.揉內勞宮
——除虛熱

內勞宮能夠補氣，對發燒、上火有一定的療效。按照下面的按摩手法定時幫寶寶按摩，幫助退燒、除虛熱。

難易程度：★★☆☆☆

精準定位：雙手掌心中，屈指時中指、無名指之間中點。

快速取穴：自然握拳，中指指尖貼著的位置，即掌心中央凹陷處。

手法與功效：

- 以中指指端揉內勞宮100至300次，叫做揉內勞宮；自小指指根起，經掌小橫紋（見73頁）、小天心（見本頁）至內勞宮掐運10至30次，叫做運內勞宮。
- 清熱除煩，善清心、腎兩經的虛熱。主治發燒、煩渴、口瘡、齒齦糜爛、虛煩內熱等。

清心、除虛熱

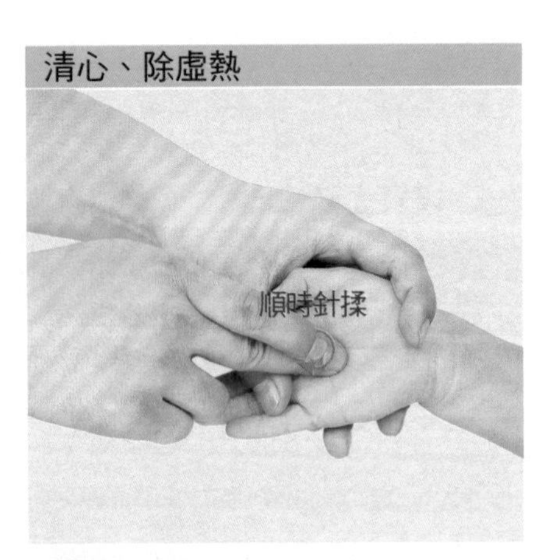

隨時　揉

60.揉小天心
——清熱安神

寶寶經常夜啼，此時，可試試揉小天心，有利於寶寶睡眠。如果按摩效果不佳，就要去醫院檢查，以對症治療。

難易程度：★★☆☆☆

精準定位：雙手大小魚際交接凹陷處。

快速取穴：雙手大小魚際交接凹陷處。

手法與功效：

- 以中指指端揉小天心100至300次，叫做揉小天心；以拇指指甲掐小天心5至20次，叫做掐小天心；以中指尖或屈曲的指間關節搗小天心5至20次，叫做搗小天心。
- 清熱鎮驚，安神明目，利尿通淋。主治驚風、抽搐、煩躁不安、夜啼、小便赤澀、斜視、目赤痛、疹痘欲出不透。

安神、利尿

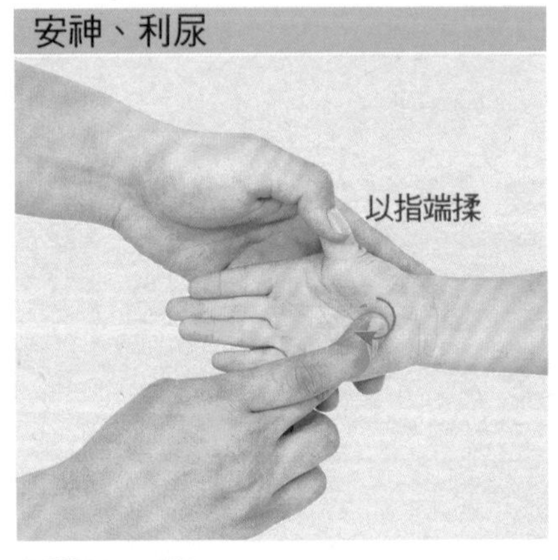

早晚　揉

61.揉總筋
——清熱降火

潮熱、牙痛、口舌生瘡，這些都是上火造成的，要想緩解這些症狀，首先要「滅火」。依下面的按摩手法，經常為寶寶揉一揉，能有效幫寶寶降火。

難易程度：★★☆☆☆

精準定位：在大陵穴處，腕橫紋中央，兩筋之間。

快速取穴：雙手掌後腕橫紋中點。

手法與功效：

- 以拇指按揉總筋100至300次，叫做揉總筋；以拇指甲掐總筋3至5次，叫做掐總筋。
- 清心瀉火，散結止痙，通調氣機。主治驚風、抽搐、夜啼、口舌生瘡、潮熱、牙痛等。

散結、清心

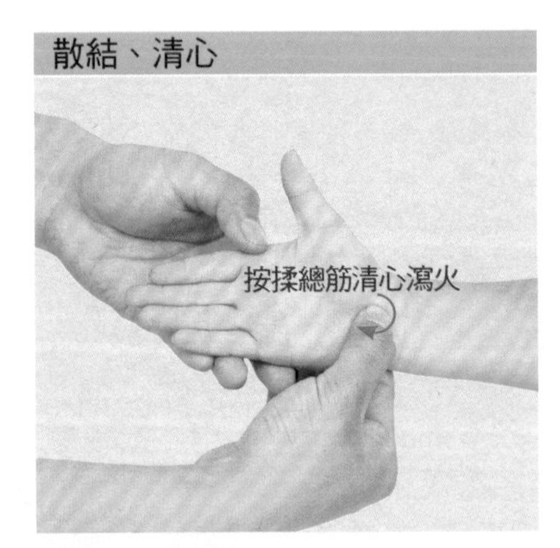

隨時　揉

62.推大橫紋
——平衡體質

推大橫紋有助於平衡寶寶體內的陰陽，平和氣血，調理體質，讓寶寶更健康，更強壯。

難易程度：★★☆☆☆

精準定位：仰掌，掌後腕橫紋。

快速取穴：手掌面，掌後橫紋處。近拇指指端稱陽池，近小指指端稱陰池。

手法與功效：

- 雙手拇指自掌後橫紋中（總筋）向兩旁分推大橫紋30至50次，叫做分推大橫紋，又叫分陰陽；自兩旁（陰池、陽池）向總筋合推大橫紋30至50次，叫做合陰陽。
- 平衡陰陽，消食導滯，化痰散結。主治寒熱往來、腹瀉、腹脹、痢疾、嘔吐、食積、煩躁不安、痰涎壅盛。

平陰陽、調氣血

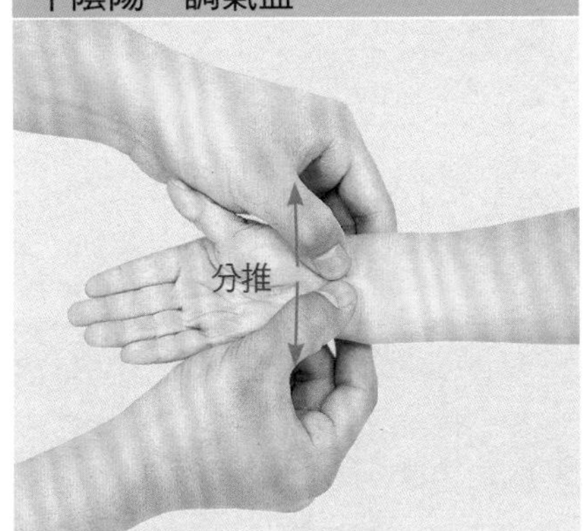

隨時　推

63.掐十宣
——治昏厥

掐十宣多用於急救，如果突然昏厥，按照下面的按摩手法掐十宣，能起到清熱、醒神、開竅的功效，如掐10次還沒有作用，可掐至喚醒昏厥者。

難易程度：★★☆☆☆

精準定位：在手指，十指尖端，距指甲游離緣0.1寸（指寸），左右共10穴。

快速取穴：十指尖指甲內赤白肉際處。

手法與功效：

- 以拇指指甲掐十宣各5至10次，或掐至醒，叫做掐十宣。
- 清熱，醒神，開竅，主要用於急救。主治驚風、高燒、昏厥等。

醒神、開竅

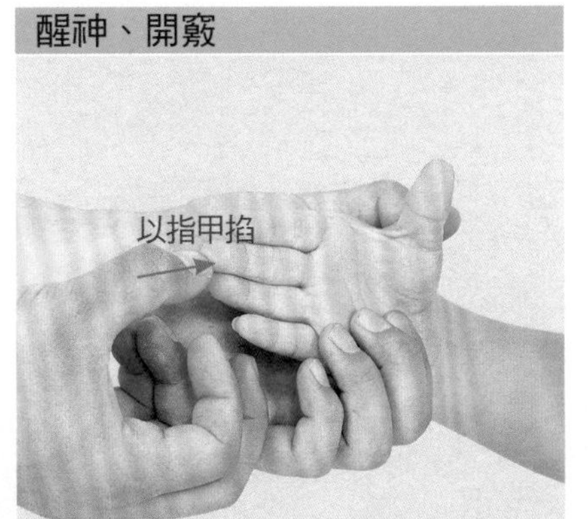

隨時　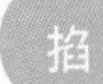掐

64.掐端正
——快速止鼻血

寶寶突然流鼻血，最簡單的方法就是以消毒的棉花球塞住鼻孔，或以拇指和食指捏住雙側鼻翼。隨後按照下面的按摩手法掐寶寶的端正，能快速止血。

難易程度：★★☆☆☆

精準定位：雙手中指甲根兩側赤白肉際處，橈側稱左端正，尺側稱右端正。

快速取穴：雙手中指甲根兩側赤白肉際處。

手法與功效：

- 以拇指甲掐端正5次，叫做掐端正；以拇指螺紋面按揉端正30至50次，叫做揉端正。
- 左端正降逆止嘔，右端正升陽舉陷。主治鼻出血、驚風、嘔吐、腹瀉、痢疾等。

鎮驚、止血

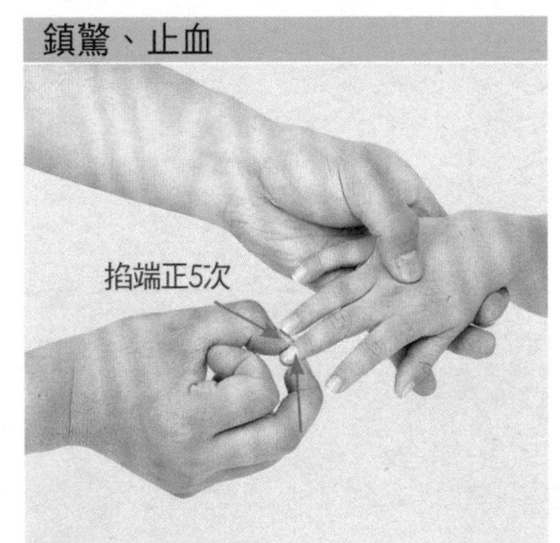

隨時　掐

65.推三關
——旺氣血

寶寶體寒虛弱，表現為手腳冰涼，有時候還會腹瀉。想要緩解上述症狀，可按照下面的手法堅持每天為寶寶按摩，能旺氣血，讓寶寶告別體寒。

難易程度：★★☆☆☆

精準定位：前臂橈側，陽池至曲池成一直線。

快速取穴：前臂陽面靠拇指那一直線。

手法與功效：

◆ 以拇指橈側面或食指、中指指面自腕向肘推三關100至300次。

◆ 溫陽行氣，發汗解表。主治氣血虛弱、病後體弱、陽虛肢冷、腹痛、腹瀉、斑疹、疹出不透以及感冒風寒等一切虛寒病證。

補氣、散寒

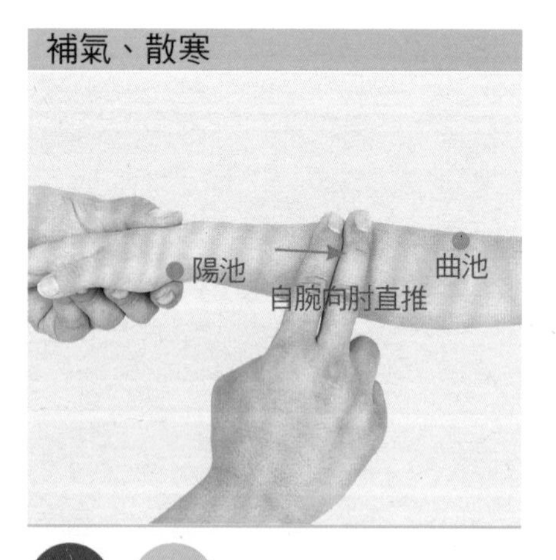

早晚　推

66.退六腑
——降體內實熱

寶寶手腳心熱，易上火，情緒煩躁，易口渴，這些都是體內實熱的症狀。要想改善，可按照下面的手法為寶寶按摩，能治療一切實熱病證。

難易程度：★★☆☆☆

精準定位：前臂尺側，陰池至肘成一直線。

快速取穴：前臂陰面靠小指那一直線。

手法與功效：

◆ 以拇指螺紋面自肘向腕推六腑100至300次，叫做退六腑，也叫推六腑。

◆ 清熱，涼血。主治一切實熱病證，如高燒、煩渴、咽痛、大便祕結乾燥等。

清熱、除煩

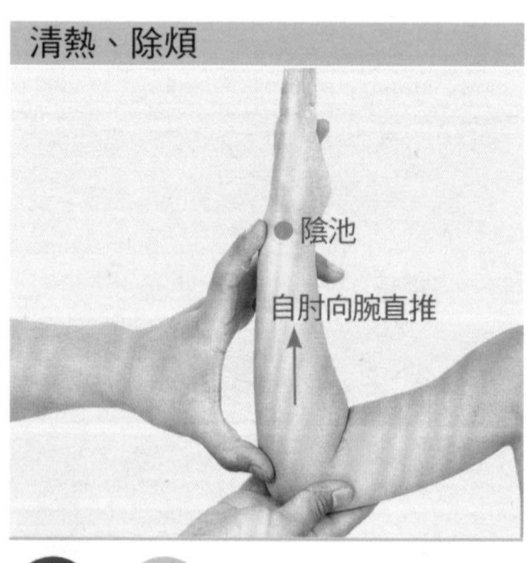

隨時　推

67.清天河水
——清熱、瀉火

感冒引起的寶寶發燒，寶寶體內火氣旺引起的內熱等症狀，都可以下面的按摩手法使之緩解。能幫寶寶瀉火清熱而不傷陰，解決一切熱性病證。

難易程度：★★☆☆☆

精準定位：前臂正中，總筋至曲澤成一直線。

快速取穴：前臂內側正中線，自腕至肘成一直線。

手法與功效：

◆ 以食指、中指指面自腕向肘推天河水100至300次。

◆ 瀉火除煩，清熱而不傷陰。主治外感發燒、潮熱、內熱、煩躁不安、口渴、弄舌、重舌、驚風等一切熱性病證。

降火、除內熱

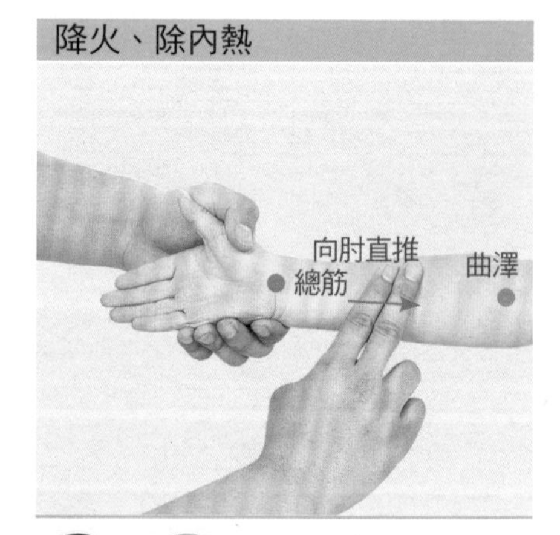

隨時　推

68.掐小橫紋——除煩躁

寶寶生口瘡、煩躁不安，除了注意寶寶的口腔清潔，多喝水，飯後、喝奶後要漱口外，還可每天為寶寶按照下面的手法按摩，除煩除口瘡。

難易程度：★★★☆☆

精準定位：掌面五指指根節橫紋處。

快速取穴：掌面食指、中指、無名指、小指掌指指關節橫紋處。

手法與功效：

- 以拇指指甲掐，稱掐小橫紋，雙手各掐5次。也可以拇指側推，稱推小橫紋，推100至300次。
- 主治氣盛煩躁、口瘡唇裂、腹脹、咳嗽等。

除煩、散熱

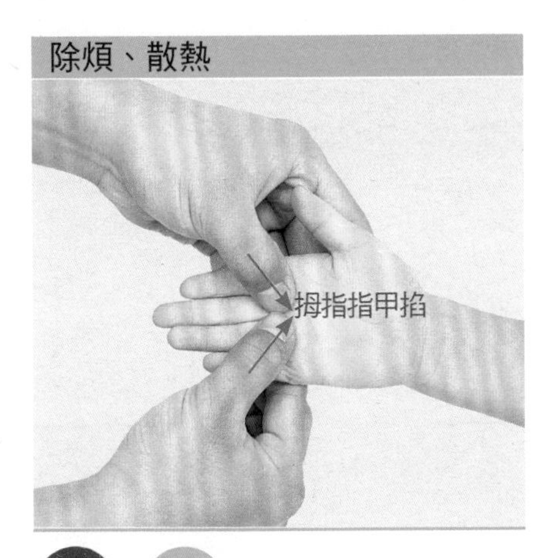

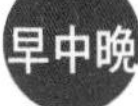

掐

69.按揉掌小橫紋——化痰平喘

按照下面的按摩手法為寶寶按揉掌小橫紋，可幫寶寶清熱散結、宣肺化痰、鎮驚安神。同時配合揉上馬（見本頁），能加強治療喘咳的療效。

難易程度：★★☆☆☆

精準定位：掌面小指指根下，掌紋尺側紋頭。

快速取穴：手掌面小指指根下，尺側掌紋頭。

手法與功效：

- 以中指或拇指指端按揉100至500次，稱按揉掌小橫紋。以拇指橈側緣從小指側向拇指側直推該穴100至500次，稱為推掌小橫紋。
- 主治痰熱喘咳、口舌生瘡、流口水等。

止咳、平喘

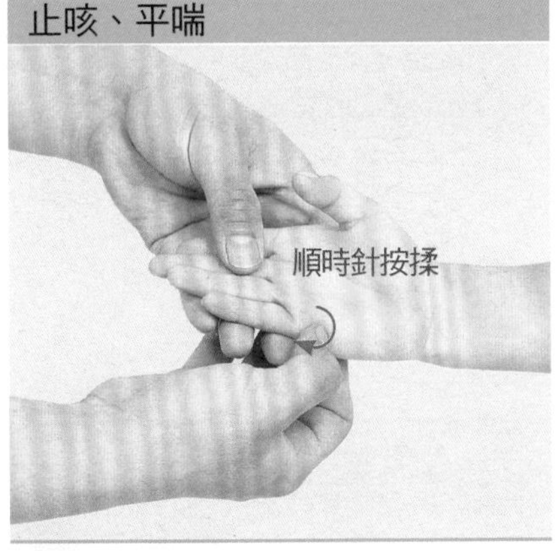

隨時

按揉

70.揉上馬——巧治磨牙

揉上馬，可滋陰補腎，對寶寶晚上睡覺時尿床有一定的效果。小兒睡覺磨牙也可揉上馬，能起到一定的改善效果。

難易程度：★☆☆☆

精準定位：手背無名指和小指掌指關節後凹陷中。

快速取穴：手背無名指及小指掌指關節後凹陷中。

手法與功效：

- 以拇指指端揉或以拇指指甲掐，稱揉上馬或掐上馬。一般掐3至5次，揉100至500次。
- 主治虛熱喘咳、小便赤、腹痛、牙痛、睡覺磨牙等。

利小便、治磨牙

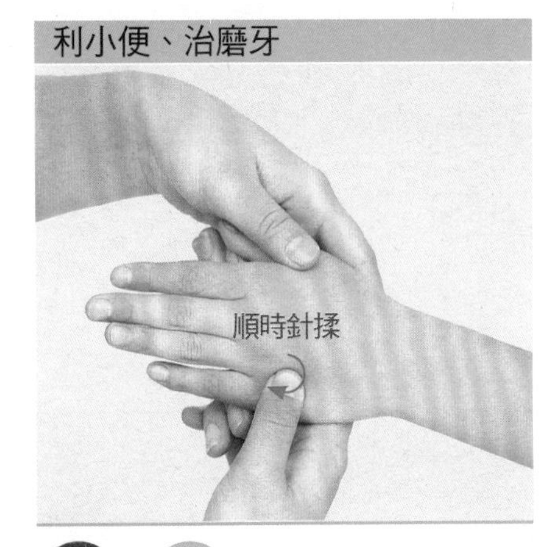

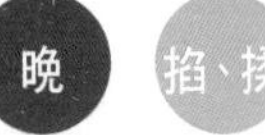

掐、揉

71.揉外勞宮——祛體寒

寶寶遭受風寒，體內寒氣排不出去，容易導致感冒、發燒、腹瀉等症狀。此時，按照下面的按摩手法為寶寶揉一揉，能祛除體寒，緩解以上症狀。

難易程度：★★☆☆☆

精準定位：手背第2和第3掌骨交接處凹陷中。

快速取穴：掌背中心，與內勞宮（見70頁）相對處。

手法與功效：

- 採取揉法，稱揉外勞宮。若取掐法，則稱掐外勞宮。掐5次，揉100至300次。
- 主治風寒感冒、腹痛腹脹、腸鳴腹瀉、痢疾、脫肛、遺尿、疝氣等。

祛寒、止瀉

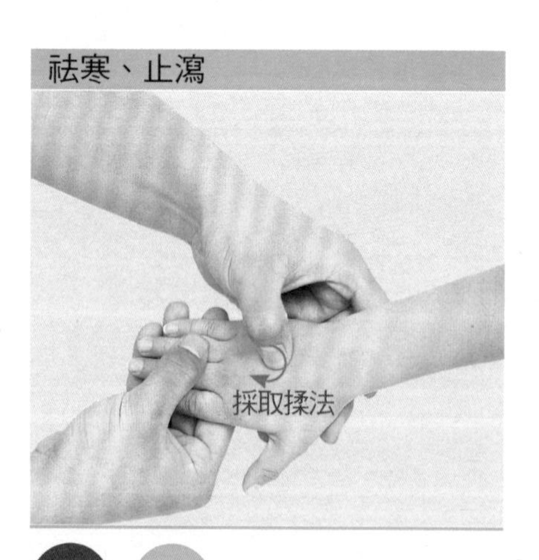

早晚　揉

72.運內八卦——祛痰平喘

平時按照下面的手法為寶寶按摩，能緩解寶寶咳嗽、痰喘、胸悶、腹脹等症狀，並能起到一定的保健作用。

難易程度：★★☆☆☆

精準定位：掌心內勞宮（見70頁）四周。

快速取穴：手掌面，以掌心為圓心，從圓心至中指指根橫紋約2/3處為半徑的圓周。

手法與功效：

- 採取運法，順時針掐運，稱運內八卦或運八卦。運100至300次。
- 適用於寶寶咳嗽痰喘、胸悶納呆、腹脹嘔吐等。

止咳、順氣

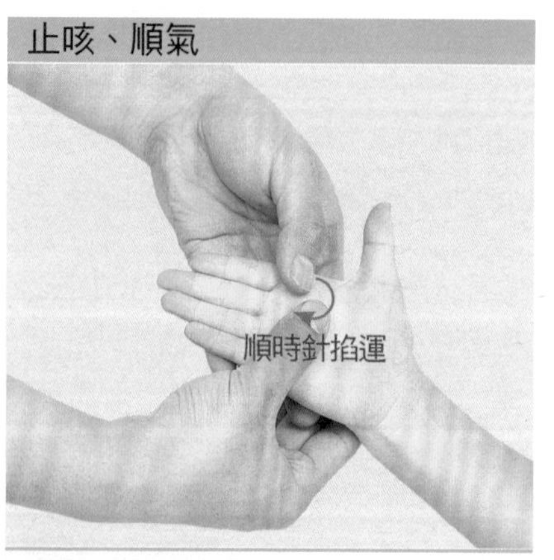

隨時　掐運

73.運外八卦——理氣順氣

寶寶體內的氣不順，運氣不暢容易造成腹脹，有時還會有胸悶的症狀。遇到這種情況時，可試試下面的按摩手法，能幫寶寶理氣、運氣、排氣，緩解腹脹和胸悶。

難易程度：★★☆☆☆

精準定位：掌背外勞宮（見本頁）周圍，與內八卦相對。

快速取穴：掌背外勞宮周圍，與內八卦相對處。

手法與功效：

- 以拇指順時針掐運，運100至300次。
- 對寶寶胸悶、腹脹、大便祕結有很好的療效。

理氣、通氣

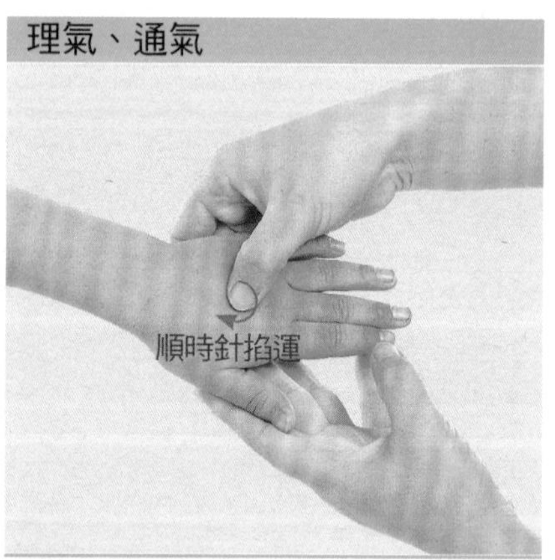

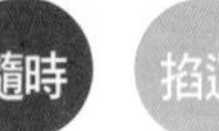

隨時　掐運

74.掐五指節
——安神鎮驚

寶寶驚慌不安，難以平靜，可試著按照下面的按摩手法幫寶寶掐一掐五指節。能夠緩解寶寶易驚、不安，可鎮驚安神，讓寶寶擁有好精神。

難易程度：★★☆☆☆

精準定位：手背五指近端指間關節有橫紋處。

快速取穴：雙手掌背五指近端指間關節橫紋處。

手法與功效：

- 以拇指指甲掐五指節各3至5次，叫做掐五指節；以拇指、食指揉搓五指節各30至50次，叫做揉五指節。
- 安神鎮驚，祛風止咳。主治驚風、吐涎、驚惕不安、風痰咳嗽等。

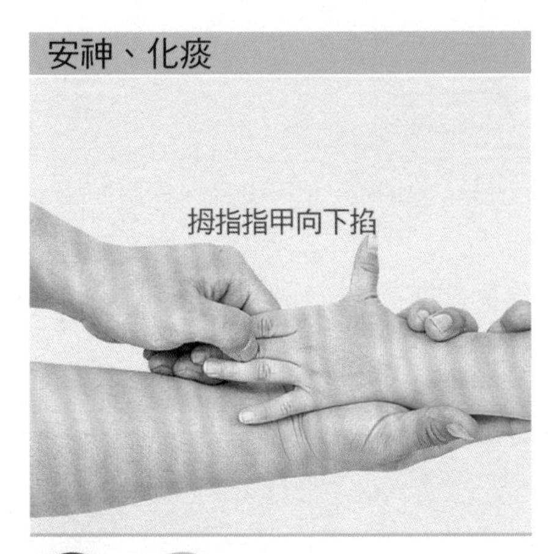

晚

75.掐揉二扇門
——清火退熱

二扇門就像一扇門，只要將其「打開」，就能幫助寶寶清火、退燒。只要按照下面的手法按摩，便能「打開」二扇門。

難易程度：★★★☆☆

精準定位：掌背無名指與中指，中指與食指的指根夾縫間。

快速取穴：雙手掌背中指指根兩側凹陷處。

手法與功效：

- 以拇指指端掐揉二扇門100至500次。
- 發汗透表，退燒平喘。主治驚風抽搐、身熱無汗等。

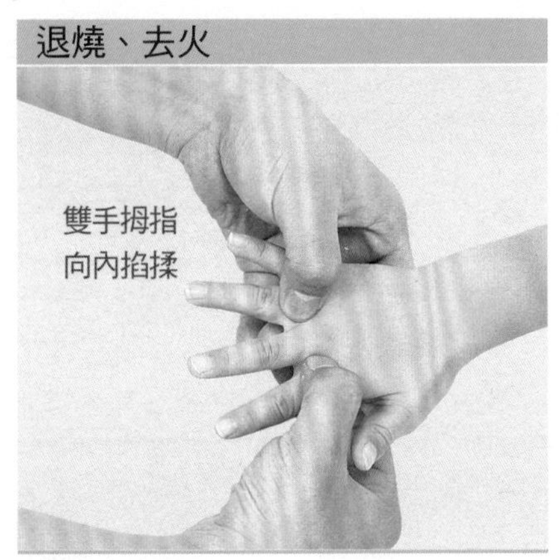

隨時 掐揉

76.按揉一窩風
——遠離疼痛

下面的按摩手法特別適合腹痛的寶寶，父母可按照下面的按摩手法為寶寶揉一揉，能夠緩解一切腹痛，讓寶寶避免疼痛帶來的不適。

難易程度：★★☆☆☆

精準定位：手背掌根中凹陷處。

快速取穴：雙手手背腕橫紋正中凹陷處。

手法與功效：

- 以拇指指端按揉一窩風100至300次。
- 溫中止痛，行氣通絡。主治一切腹痛、關節痺痛、傷風感冒、急慢驚風等。

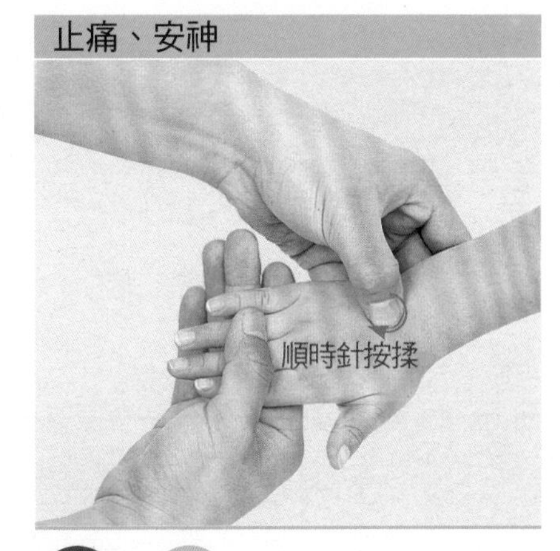

隨時 按揉

下肢部

77.按揉豐隆——化痰除濕

寶寶咳嗽、痰多，可按照下面的手法堅持每天為寶寶按摩片刻，能幫寶寶止咳、化痰。

難易程度：★★☆☆☆

精準定位：膝下8寸，脛骨前脊外2寸。

快速取穴：小腿中間旁開前骨約2橫指處。

手法與功效：

- 以拇指指端按揉豐隆30至50次。
- 和胃消脹，化痰除濕。主治腹脹、咳嗽、痰多、氣喘等。

除濕、止咳

按揉30至50次

早中晚　按揉

78.按揉三陰交——活血通絡

按照下面的手法為寶寶按摩，可活血通絡，讓寶寶的身體更棒、更好。

難易程度：★★☆☆☆

精準定位：雙足內踝上3寸、脛骨後緣處。

快速取穴：小腿內側，內踝尖上4橫指處。

手法與功效：

- 以拇指或食指指端按揉三陰交100至200次。
- 利尿通淋，健脾助運。主治遺尿、小便頻數、澀痛不利、下肢痺痛、驚風、消化不良等。

通絡、清濕熱

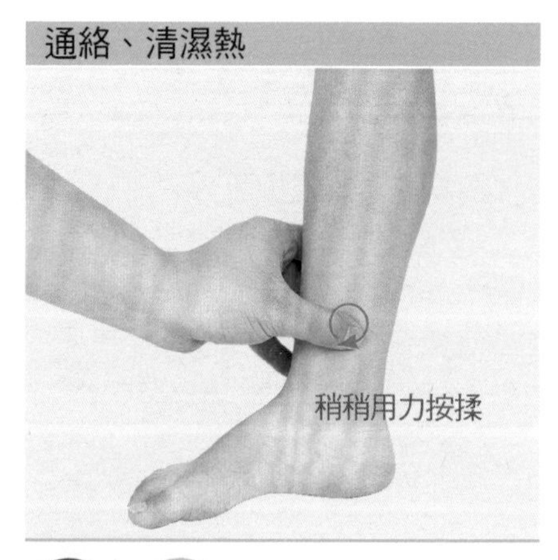

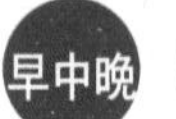

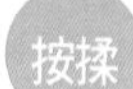

79.按揉湧泉——巧治腹瀉

當寶寶嘔吐、腹瀉時，以下面的手法為寶寶按摩有很好的療效。

難易程度：★★☆☆☆

精準定位：在足底，屈足卷趾時足心最凹陷處。

快速取穴：雙足掌心前1/3與後2/3交界處。

手法與功效：

- 以拇指螺紋面按揉湧泉30至50次，叫做按揉湧泉。以小魚際擦湧泉至熱，叫做擦湧泉。
- 退燒除煩，止吐止瀉。主治驚風、發燒、嘔吐、腹瀉、目赤腫痛等。

止吐、止瀉

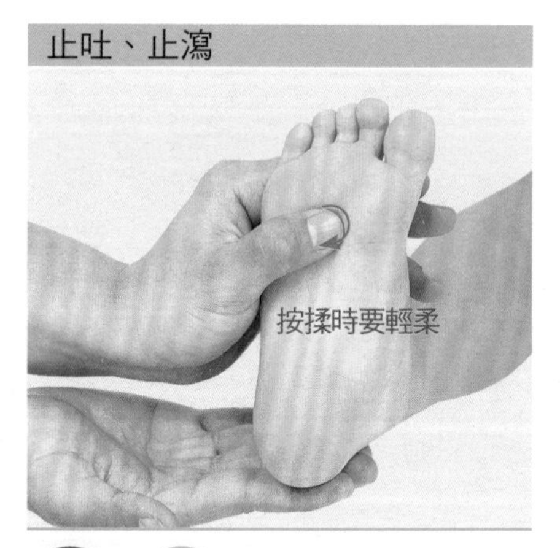

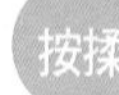

80.拿百蟲
——疏通下肢經絡

寶寶正處於生長發育時期，有時會有腿部抽筋的現象，可試試下面的手法經常為寶寶按摩，能快速疏通下肢的經絡，緩解下肢抽搐、無力等症狀。

難易程度：★★☆☆☆

精準定位：髕骨內上緣約2.5寸處。

快速取穴：雙膝上內側肌肉豐厚處。

手法與功效：

- 以拇指螺紋面與食指、中指指面相對用力拿百蟲5至10次，叫做拿百蟲；以拇指末節螺紋面按揉百蟲20至30次，叫做按百蟲。
- 疏經通絡，鎮驚止痙。主治四肢抽搐、下肢痿軟無力等。

通經活絡

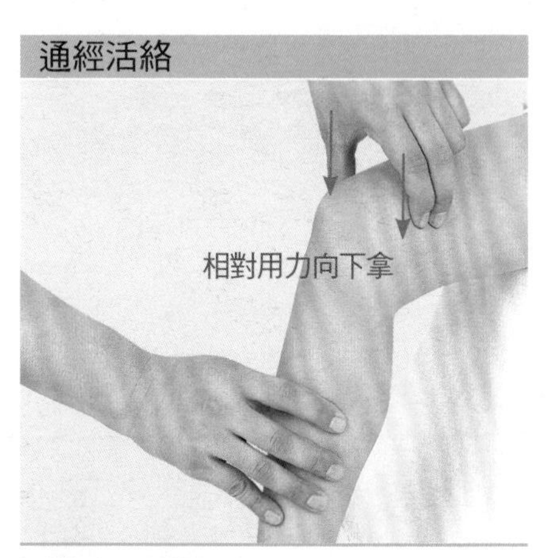

早晚　拿

81.按揉足三里
——健脾理氣

按摩足三里，有健脾和胃、通經活絡、疏風化濕的功效。當寶寶有腹脹、腹痛、腹瀉等症狀時，按照下面的手法按摩，能起到排氣、止痛、止瀉的作用。

難易程度：★★☆☆☆

精準定位：外膝眼下3寸，脛骨前脊外1橫指處。

快速取穴：膝下4橫指，脛骨前脊外側1寸。

手法與功效：

- 以拇指螺紋面按揉足三里30至50次。
- 調中理氣，導滯通絡。主治腹脹、腹痛、便祕、腹瀉等。

健脾、理氣

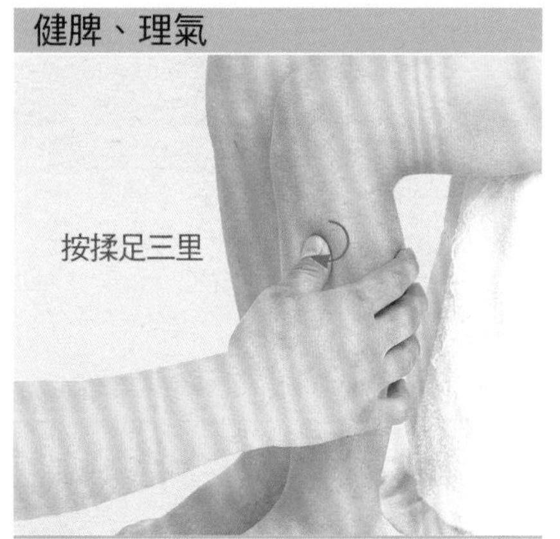

中　按揉

82.按揉委中
——止痙通絡

下肢神經纖細，易引起肢體肌肉軟弱無力，不能隨意活動，久而久之會造成肌肉萎縮或癱瘓。堅持按揉委中穴，可強健下肢神經，遠離下肢痿痺。

難易程度：★★☆☆☆

精準定位：膝後膕①中窩橫紋中間，兩筋凹陷處。

快速取穴：位於膝後膕橫紋中點處。

手法與功效：

- 以拇指螺紋面按揉委中30至50次。
- 鎮驚止痙，疏經通絡，清熱。主治驚風、腦癱、下肢痿痺等。

注①：膕位於膝蓋後面，腿彎曲時形成窩兒的地方。

鎮驚、活絡

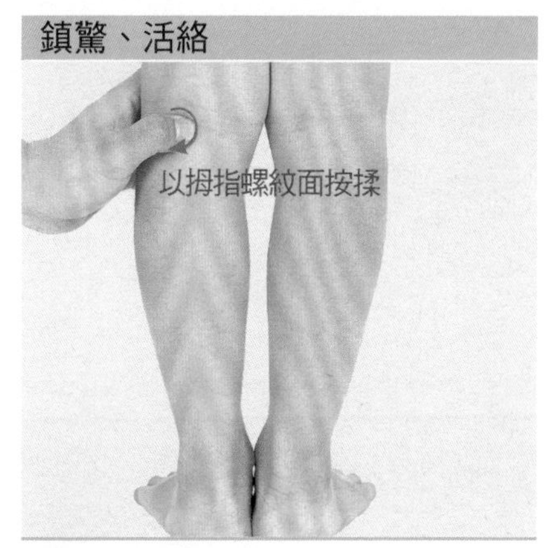

中　按揉

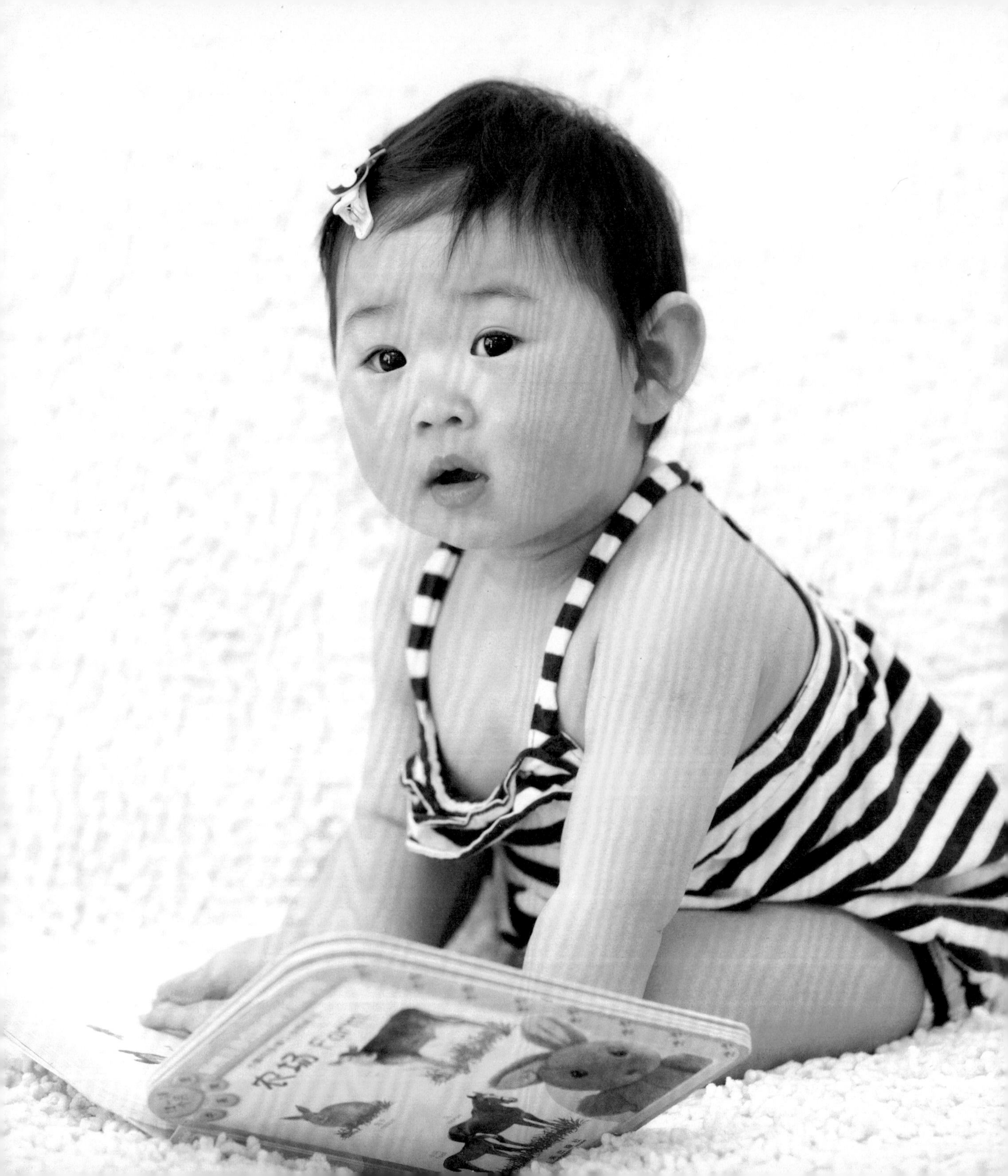
农场 Farm

PART4

睡前捏一捏，吃得好睡得香

寶寶的生理特點是臟腑嬌嫩，各器官功能發育不完善。因此，寶寶對各種疾病的抵抗、防禦能力普遍較弱，易患各種疾病。應該在寶寶沒有生病的時候就注意保健，每天睡前為寶寶捏一捏，進行保健型的按摩，可使寶寶增強體質，提高免疫力，讓寶寶吃得好睡得香。一旦有外邪侵襲時，可防禦疾病，即使生病了也能使病情輕淺、好得快。更重要的是，還能讓寶寶愈按愈聰明，愈按長得愈高。

讓寶寶長高的按摩手法

研究證明，寶寶的身高除了受父母遺傳因素的影響之外，後天的因素也不可小覷。在確實做到營養均衡、適度運動、優質睡眠的基礎上，運用經絡按摩可增強經絡氣血的運行，促進新陳代謝，有利於寶寶骨骼的發育，促使寶寶長高。

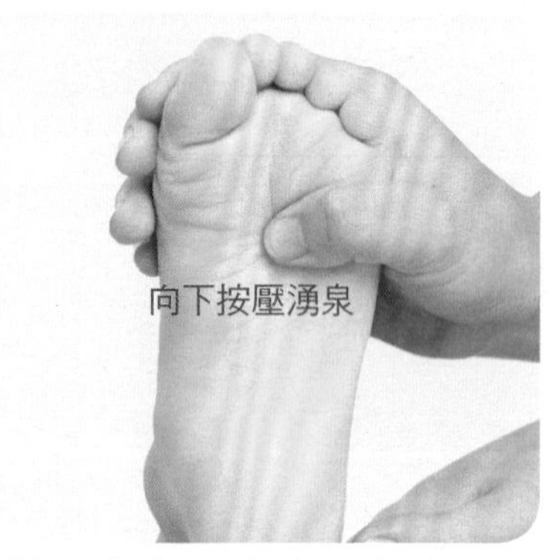

1 按壓寶寶腳底的湧泉（見76頁），按壓100次。

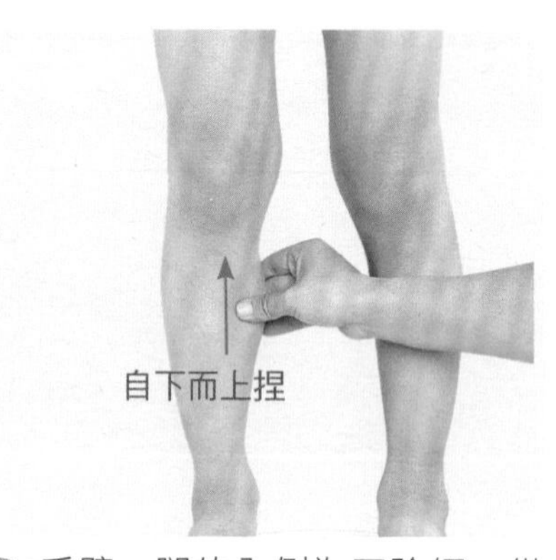

2 手臂、腿的內側為三陰經，從下往上捏三陰經100次。

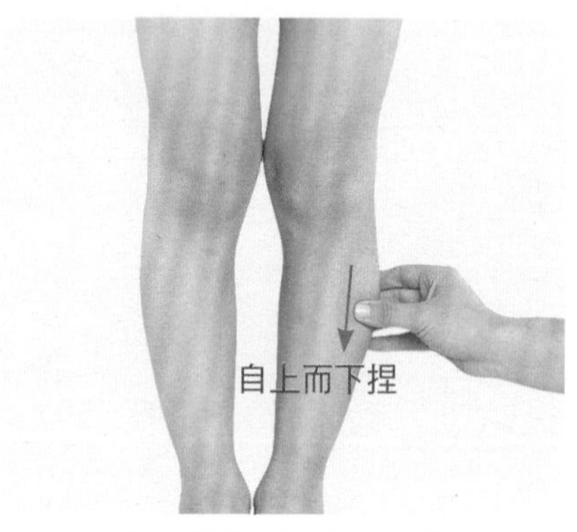

3 手臂、腿的外側為三陽經，從上往下捏三陽經100次。

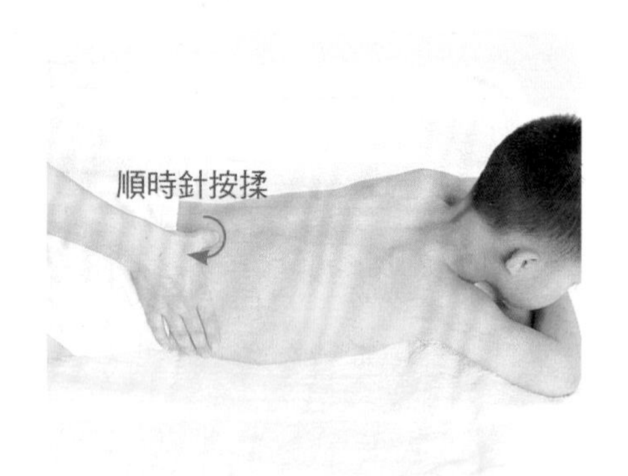

4 按揉寶寶後腰部的命門（見64頁），按揉100次。

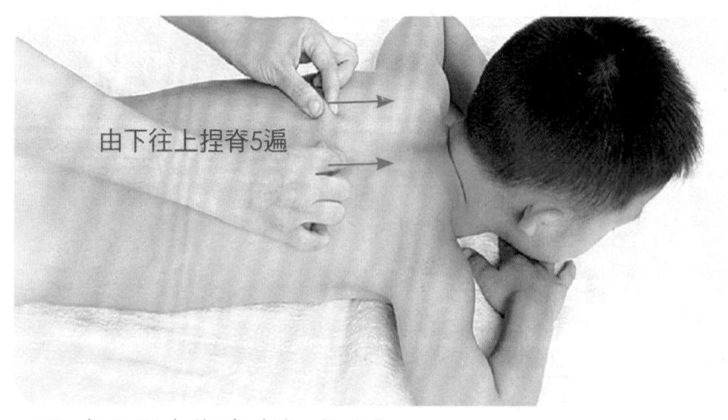

5 自下而上為寶寶捏脊5遍。

生長痛不用怕

生長痛大多是因寶寶活動量相對較大、長骨生長較快、與局部肌肉和筋腱的生長發育不協調等而導致的生理性疼痛。臨床表現多為下肢肌肉、骨髓疼痛，且多發生於夜間。如果寶寶發生生長痛，父母也不要擔心，可按照下面的手法為寶寶按摩，能有效緩解生長痛。

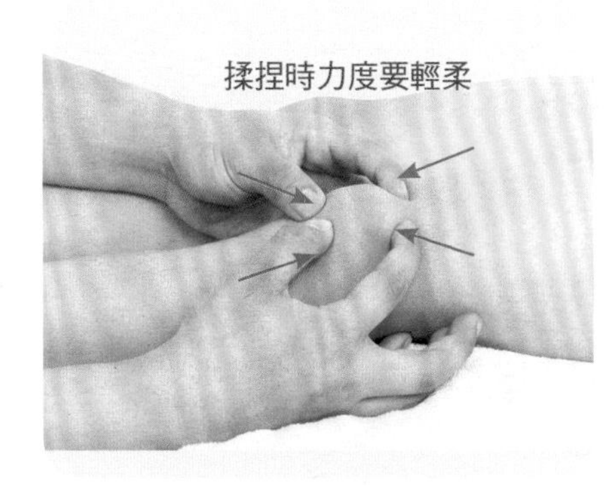

1 多指並用在髕骨周圍揉捏，反覆操作30次。

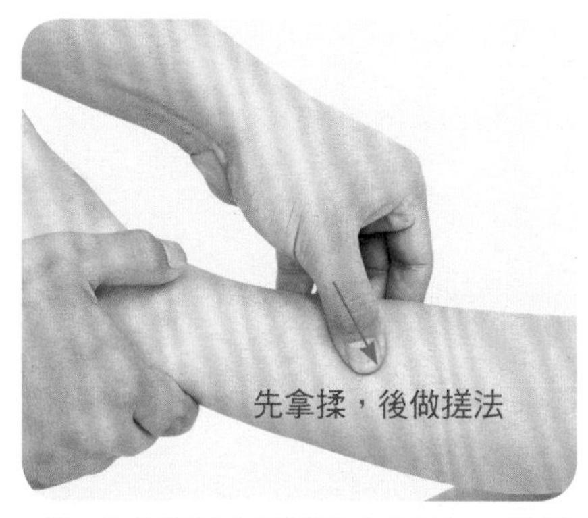

2 拿揉脛骨兩側肌肉30次，然後以雙掌在寶寶小腿內外側做搓法30次。

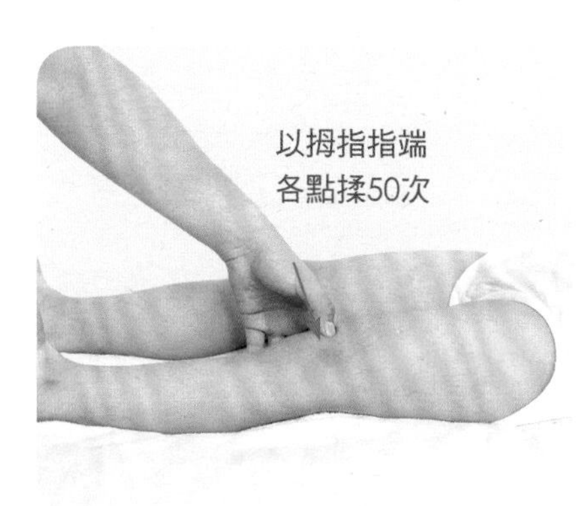

3 以拇指指端點揉寶寶內外膝眼、足三里（見77頁）各50次。

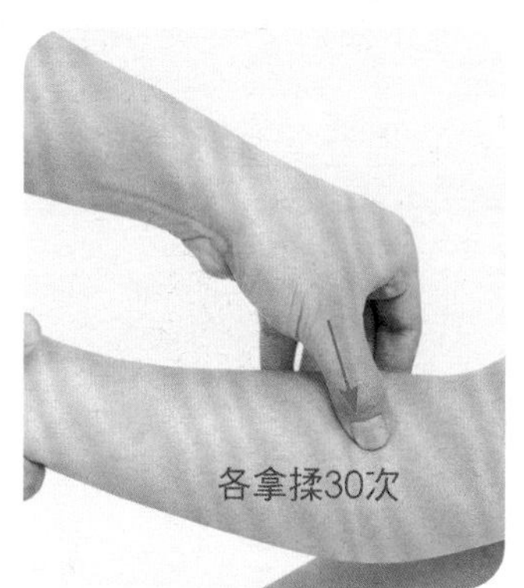

4 在寶寶大腿及小腿後施拿揉法，搓膝膕窩處，拿揉腓長肌，各30次。

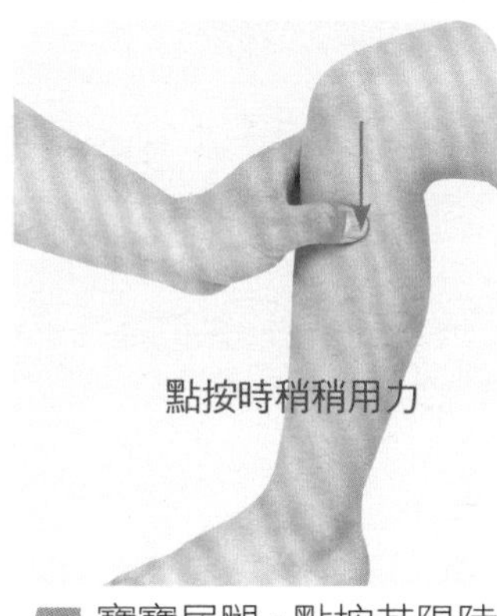

5 寶寶屈腿，點按其陽陵泉①、承山②各30次。

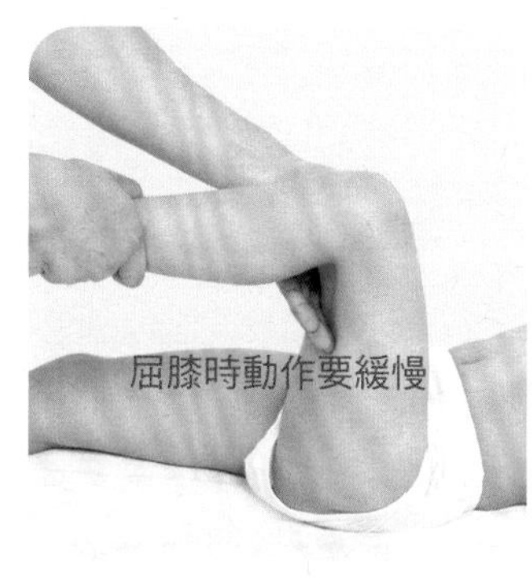

6 寶寶仰臥，膝關節做屈膝屈髖動作5至10次。

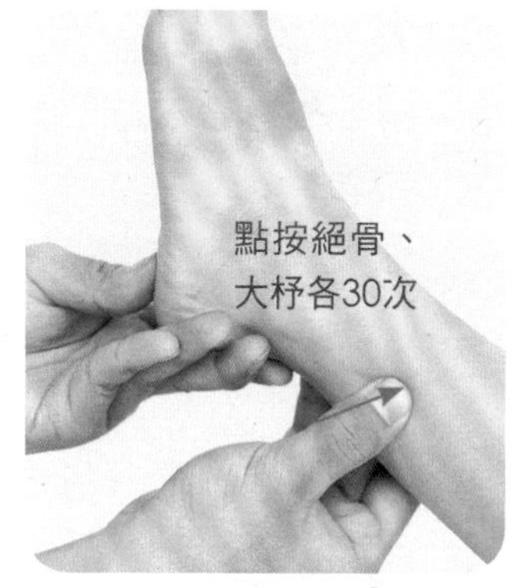

7 點按寶寶絕骨③、大杼（見60頁）各30次。

注①：陽陵泉位於膝蓋斜下方，小腿外側（腓骨小頭稍前凹陷中）。
②：承山位於伸直小腿或足跟上提時腓腸肌肌腹下出現三角形凹陷處。
③：絕骨位於小腿外側，外踝高點上3寸，腓骨後緣處。

增進食欲的神奇按摩法

寶寶沒有生病，就是胃口不好，臉色萎黃，這是很多父母擔心的問題。長期進食不多會影響抵抗力，影響寶寶健康，稍有不慎就會感冒發燒。那麼寶寶胃口差該如何解決呢？下面就為大家介紹一種能增進寶寶食欲的按摩方法，一起來學學吧！

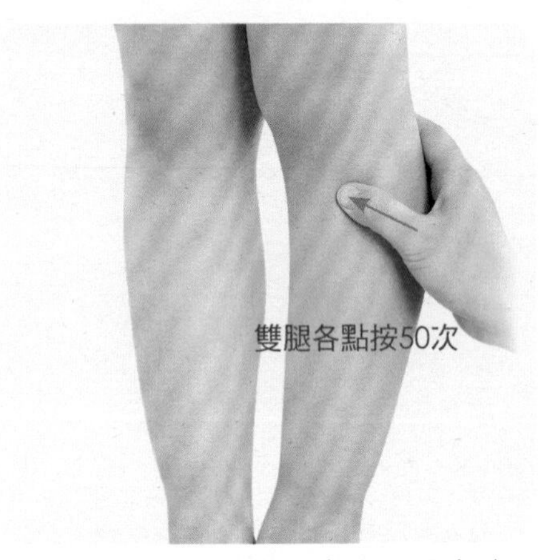

1 拇指放在足三里（見77頁）處，以指腹著力按壓，一按一鬆，連續做50次。另一條腿同樣點按50次。

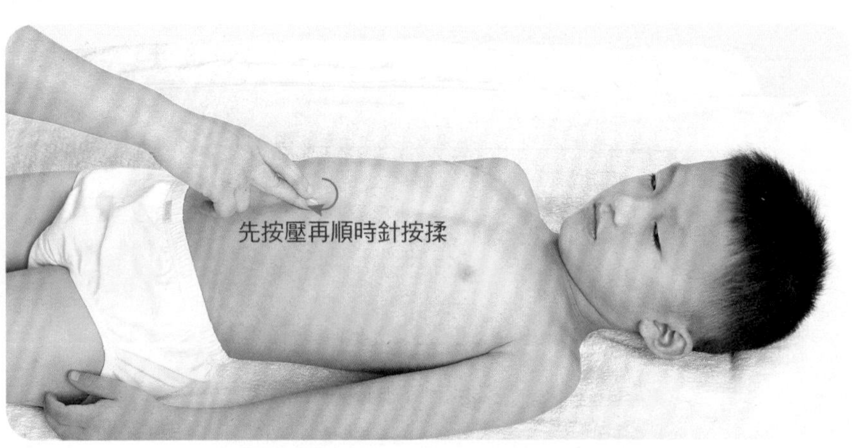

2 採仰臥姿勢，以中指指腹稍用力向下按壓中脘（見57頁），然後帶動肌膚做輕柔緩和的迴旋轉動，連續做50次。

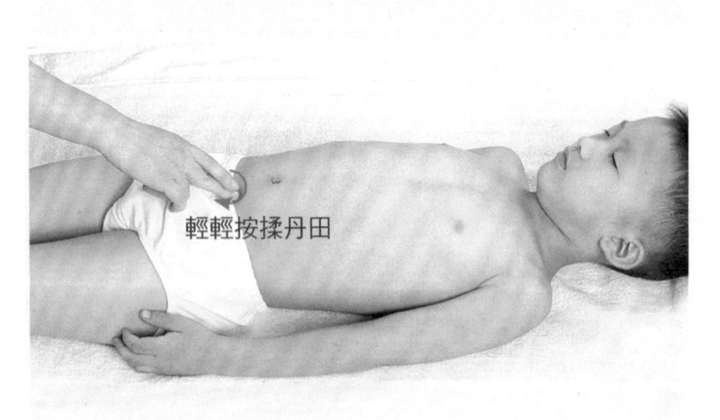

3 寶寶仰臥，以中指輕輕按揉丹田（見58頁）1分鐘。

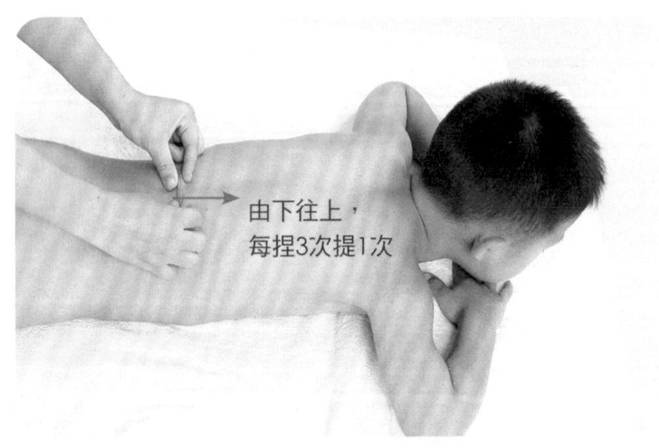

4 雙手沿脊柱兩旁，由下而上連續地以拇指、食指捏拿皮膚，邊捏邊交替前進，注意捏時要用力拎起肌膚，每捏3次提1下。每日1次即可。

這樣按，增強寶寶抵抗力

有些寶寶每月都感冒兩三次，吃藥、點滴輪番上陣，剛好轉一點，停止用藥後，卻又會反覆，寶寶受罪，家長心疼。其實這是寶寶免疫力低下造成的，平時除了加強鍛鍊、補充多種營養之外，也可以藉由每天為寶寶按摩來增強寶寶的抵抗力。

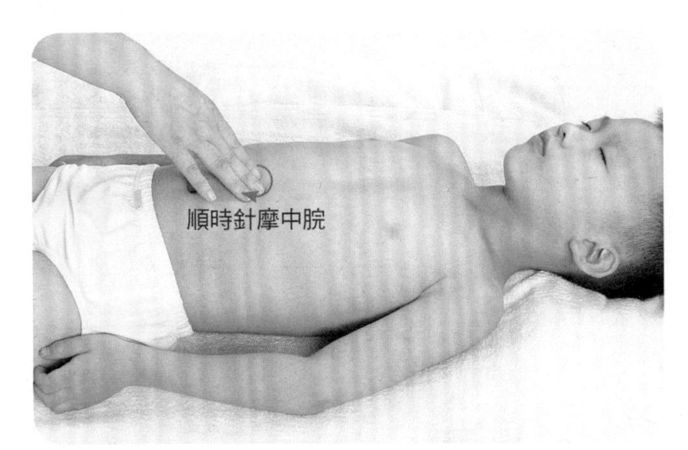

1 以右手中間三指順時針摩中脘（見57頁）3分鐘。

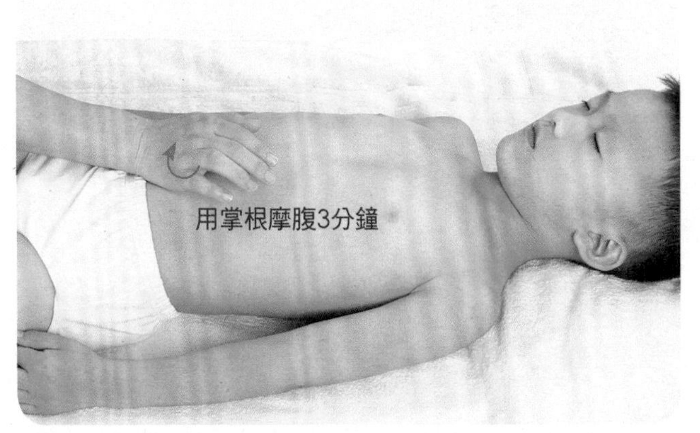

2 以右手掌根順時針摩腹（見58頁）3分鐘。

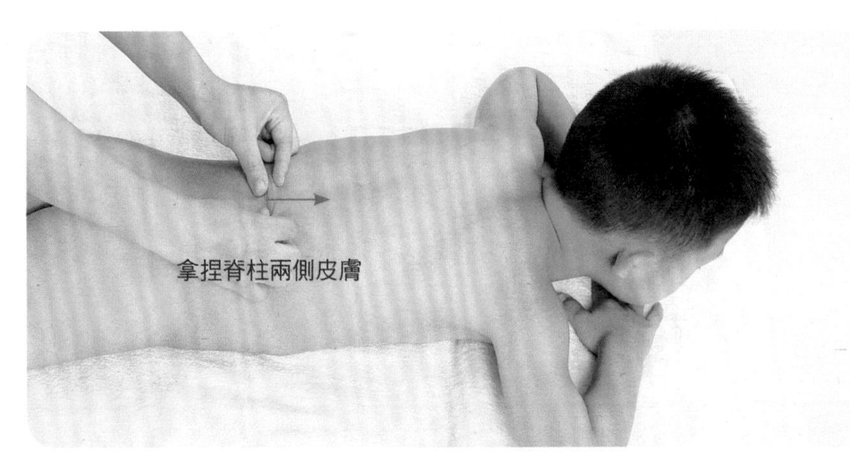

3 寶寶俯臥，以雙手拇指和食指相對用力，自下而上拿捏脊柱兩側的皮膚3至5遍。

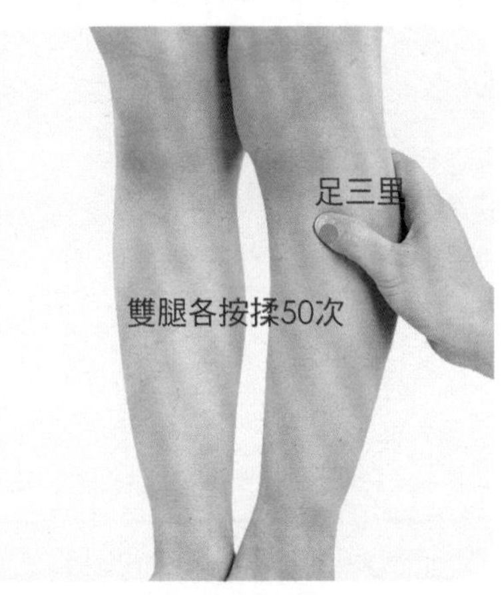

4 以雙手拇指螺紋面分別按揉左右足三里（見77頁）各50次。

頭頸部按摩，讓寶寶更聰明

每天臨睡前，為寶寶按摩頭部，可促進寶寶腦部血液循環，提高大腦氧氣供 ，調節寶寶大腦皮質，有增強記憶、提高智力的作用。

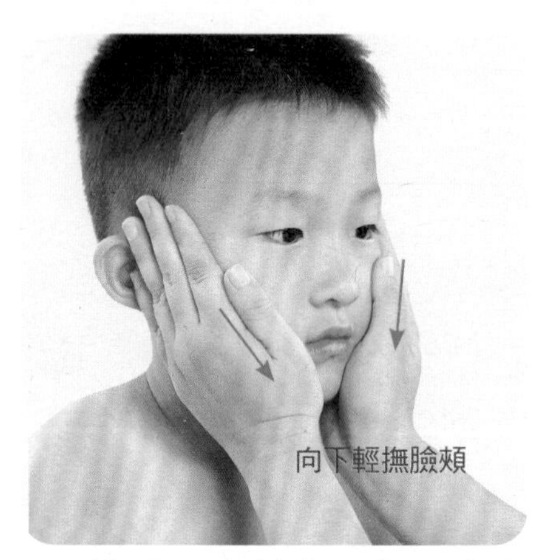

1 雙手從兩側向下撫摩寶寶的臉。

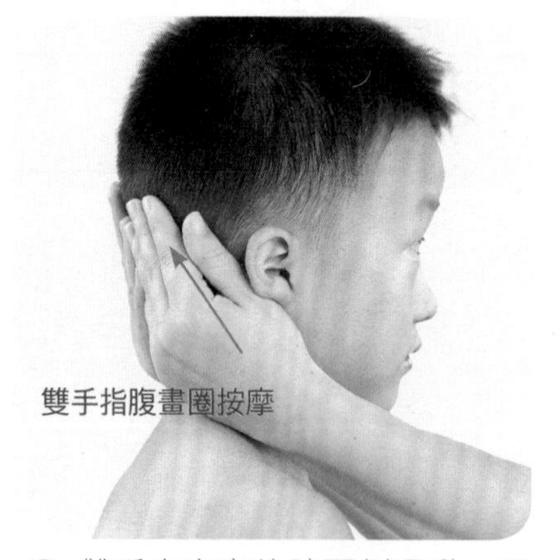

2 雙手向寶寶的臉兩側滑動，滑向後腦。以手腕托起頭部的同時，雙手指腹緊貼頭皮，輕輕畫小圈按摩頭部，包括囟門。

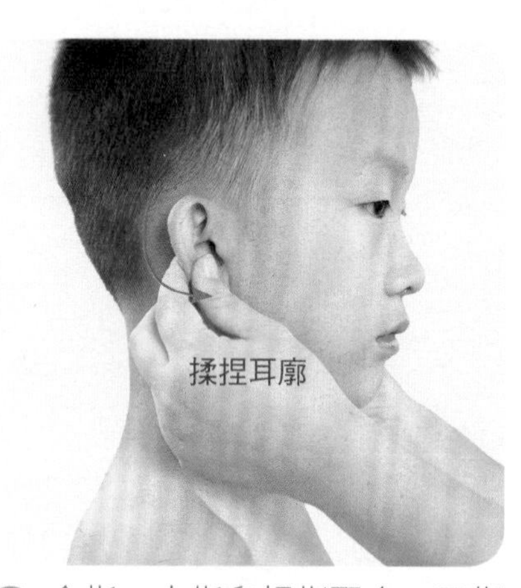

3 食指、中指和拇指配合，三指揉捏寶寶耳廓，從上面按到耳垂。

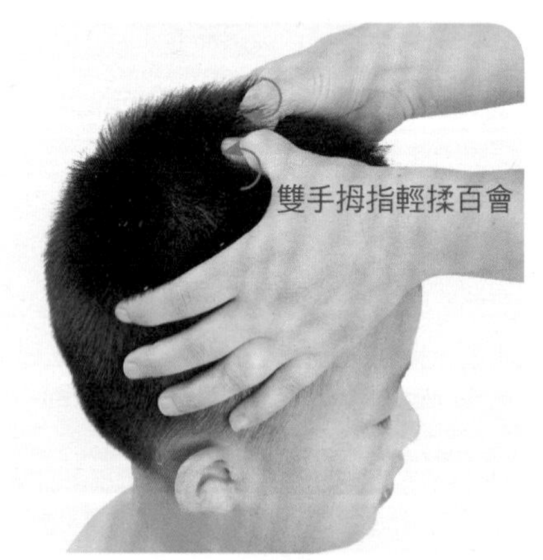

4 雙手拇指輕揉百會（兩耳尖與頭正中線相交處）。

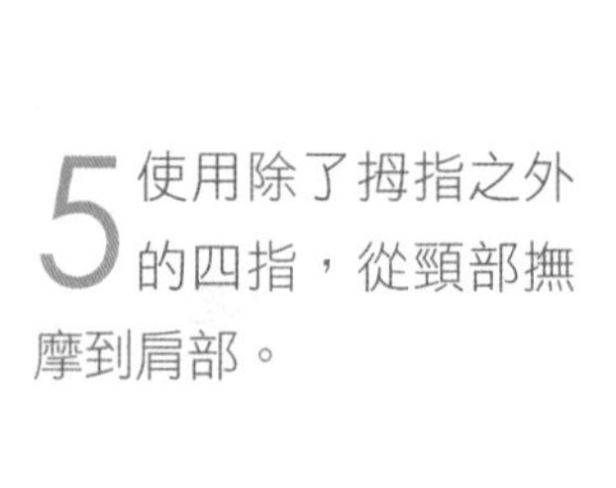

5 使用除了拇指之外的四指，從頸部撫摩到肩部。

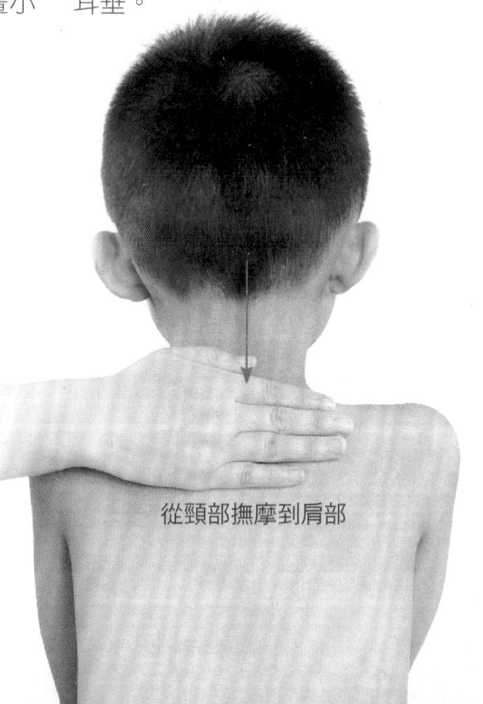

緩解眼部疲勞

現在，手機、電腦的普及對孩子的眼睛造成了無形的傷害。此外，隨著寶寶入園和入學，學業的壓力愈來愈大，如何讓孩子擁有好視力成了父母心中的頭等大事。下面這套按摩手法可幫助寶寶緩解眼部疲勞，堅持每天按摩，讓寶寶遠離近視，擁有好視力。

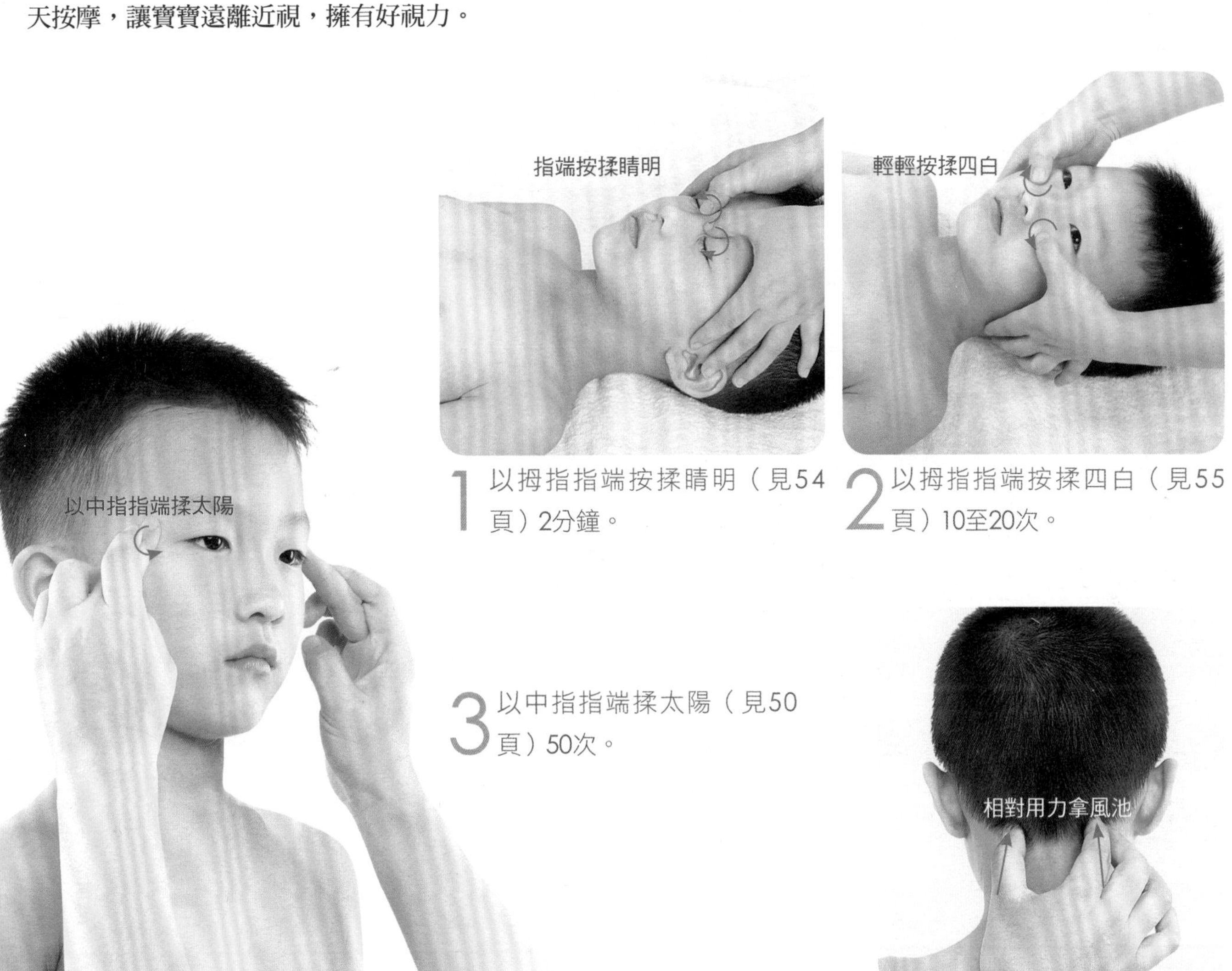

1 以拇指指端按揉睛明（見54頁）2分鐘。

2 以拇指指端按揉四白（見55頁）10至20次。

3 以中指指端揉太陽（見50頁）50次。

4 拇指和中指螺紋面相對，用力拿風池（見51頁）5至10次。

按摩胸腹部，寶寶更健壯

寶寶哭鬧的時候，體內會產生壓力激素，同時免疫力降低，此時，透過按摩寶寶的胸腹部可放鬆寶寶的情緒，釋放壓力激素，提高免疫力，讓寶寶更健壯。

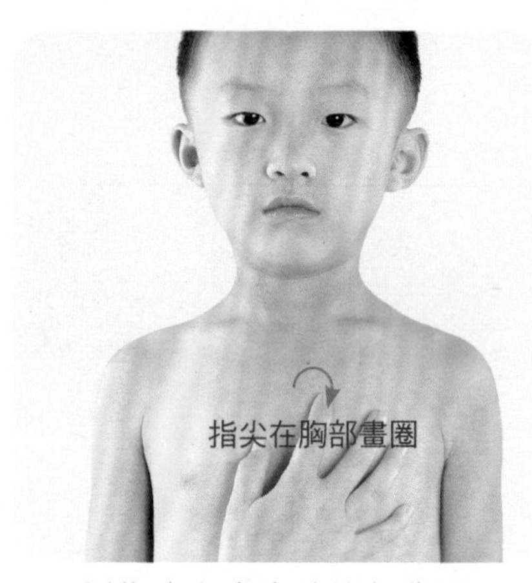

1 以指尖在寶寶的胸部畫圈，不要碰到乳頭。

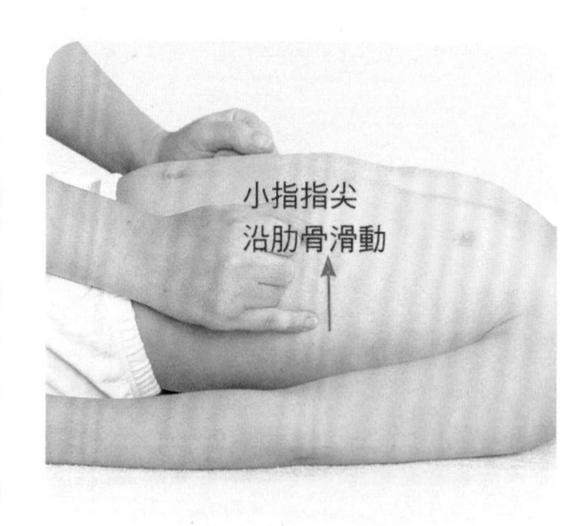

2 小指指尖輕輕沿著每根肋骨滑動，然後沿兩條肋骨之間的部位滑回來，輕輕伸展這個部位的肌肉。

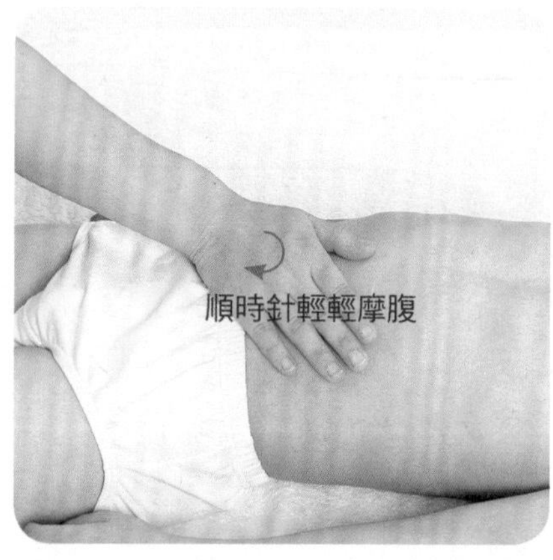

3 順時針摩腹，按摩小腹部時動作要特別輕柔，如果力度過大，會使寶寶感到不適。

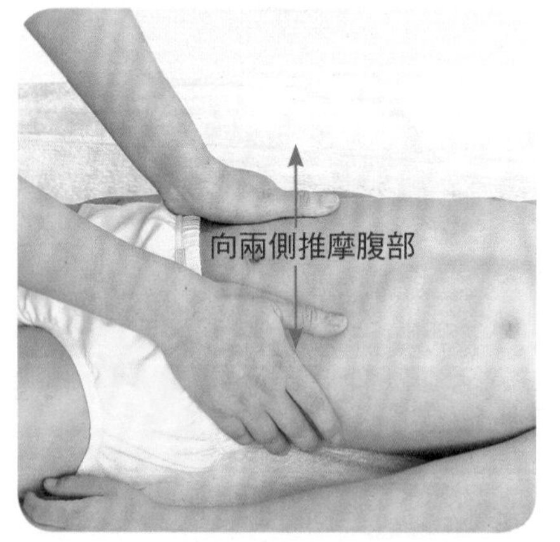

4 雙手從寶寶腹部中線開始，向兩側推摩腹部。

5 左右手交叉，右手放在左手上方，以手指指腹沿寶寶肚臍周圍畫圈。

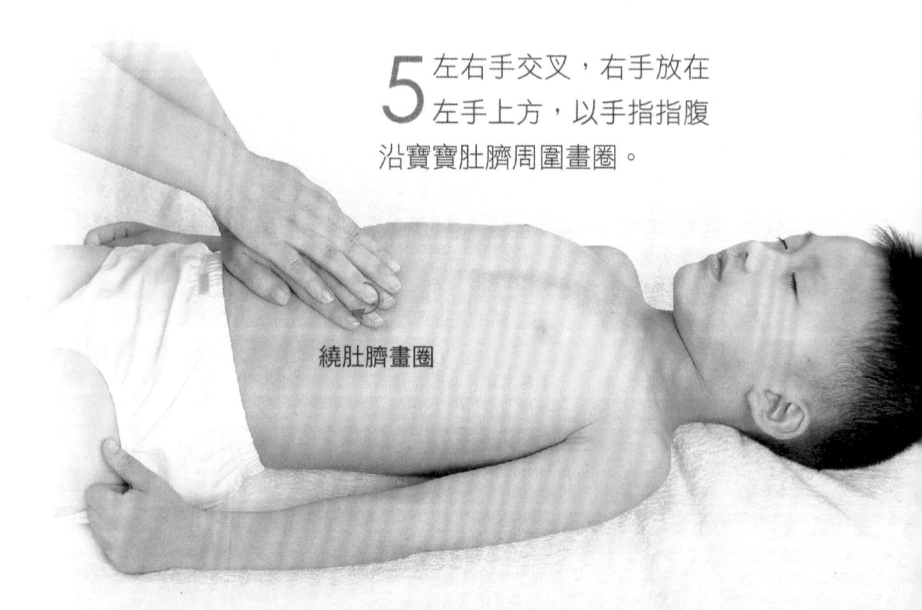

睡前按摩5分鐘，寶寶睡得香

睡眠直接影響寶寶的生長發育，晚上睡得好，白天就會精力充沛，玩得開心，胃口也好。反之，就會影響寶寶的生長發育。寶寶睡眠品質高，身高也會隨之增長。睡前進行5分鐘按摩，可為寶寶打造黃金睡眠。

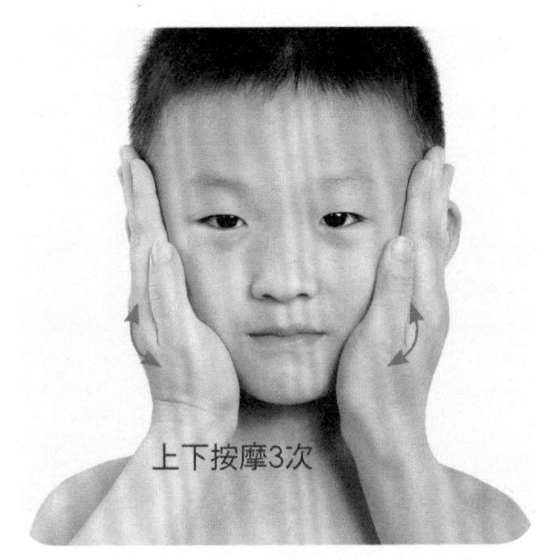

1 雙手搓熱，將掌心貼於寶寶臉上，上下按摩3次。

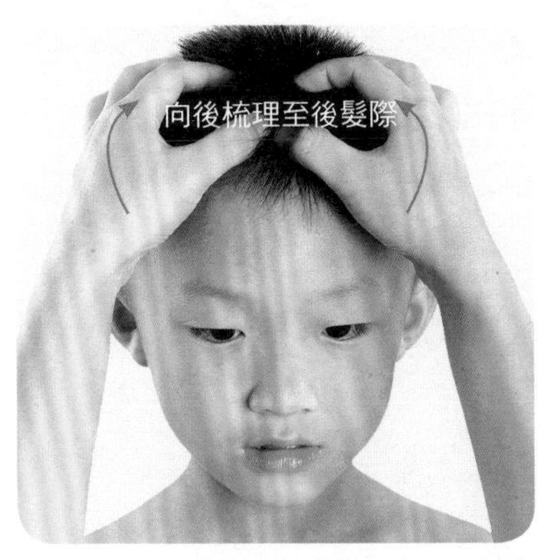

2 以十指指腹從前髮際插入寶寶頭髮中，向後梳理至後髮際，重覆做3次。

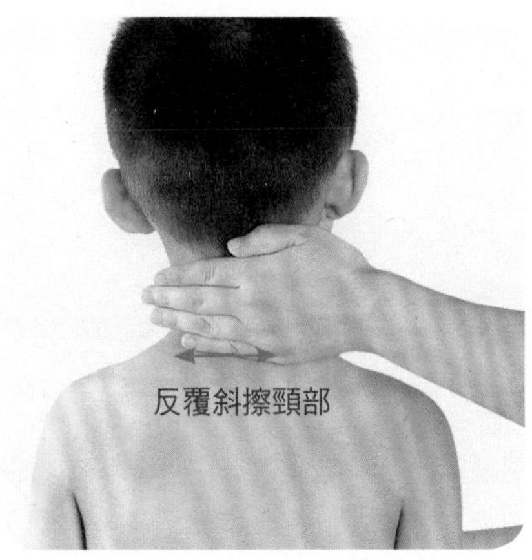

3 四指併攏，以指腹和掌面反覆斜擦頸部3遍，雙手交替進行。

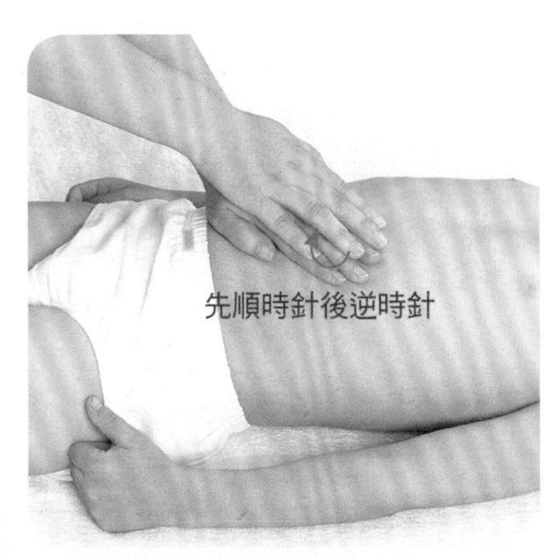

4 雙手交疊，以肚臍為中心，以手掌心順時針按揉3圈，再逆時針按揉3圈。

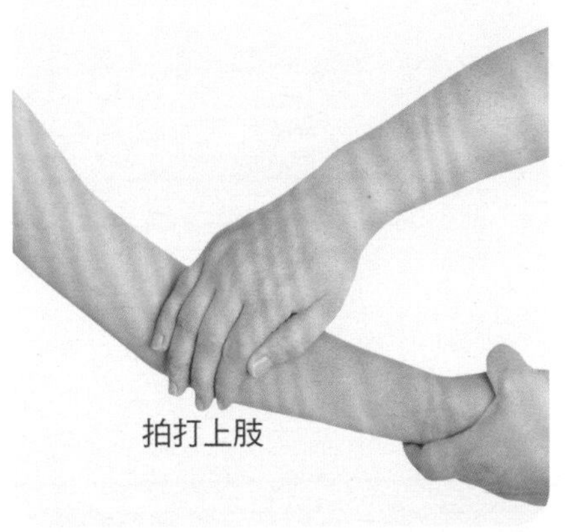

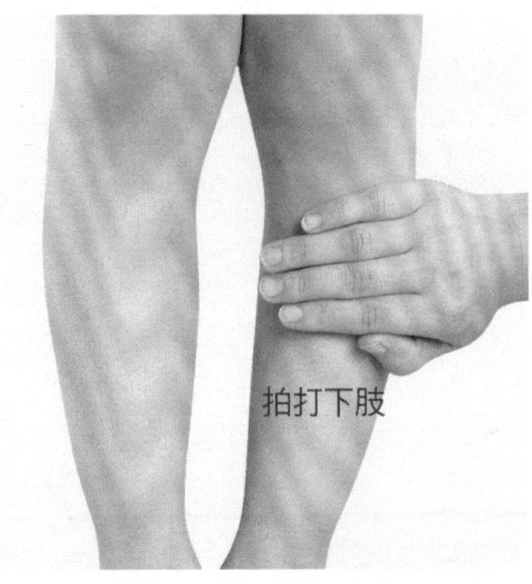

5 採用虛掌，平穩而有節奏地拍打四肢。從肩至手指，從腿至腳踝各拍3次。

按摩助消化，讓寶寶胃口大開

消化不好、積食、腹脹、便祕是寶寶經常遇到的腸胃問題，這是由於飲食不當而導致脾胃受傷所引起。治療的根本是溫陽散寒、健脾和胃、消食止脹，下面的按摩手法簡單易學，可幫助寶寶促進消化，增強食欲。

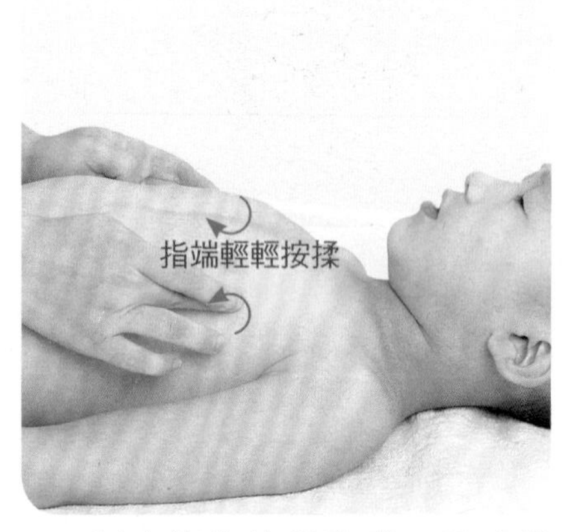

1 以中指指端揉乳房四周（揉乳周）。

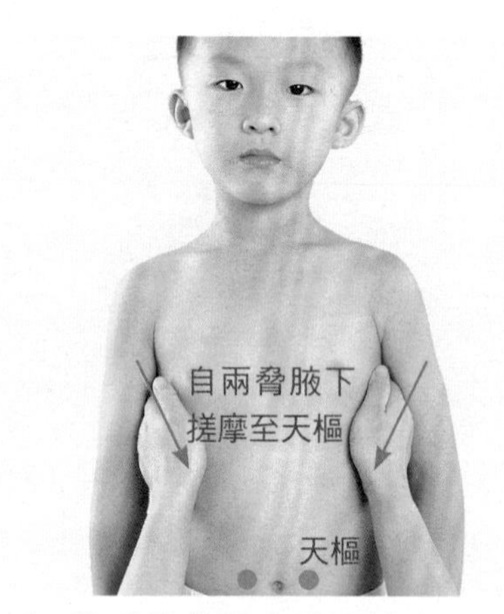

2 雙手掌從兩脅腋下搓摩至天樞（見59頁）處。

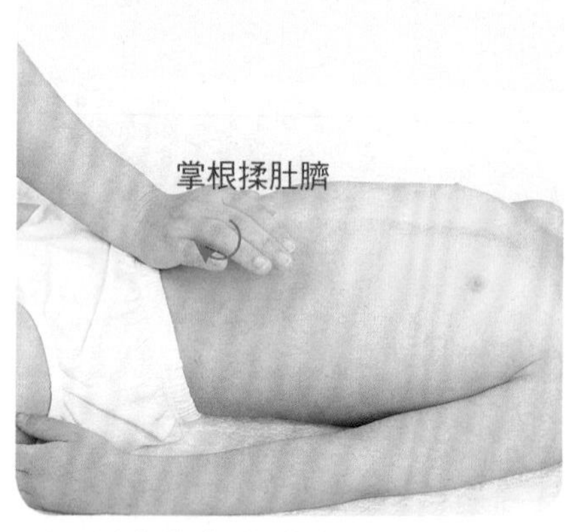

3 以中指指端或掌根揉肚臍，或以拇指和食指、中指抓住肚臍抖揉。

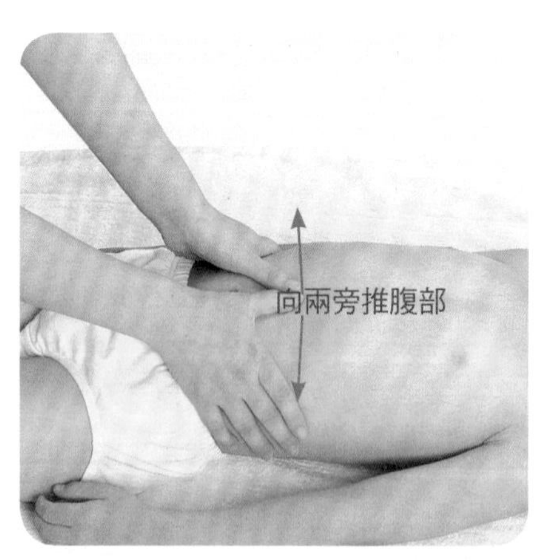

4 以拇指自中脘（見57頁）至臍部向兩旁推腹部。

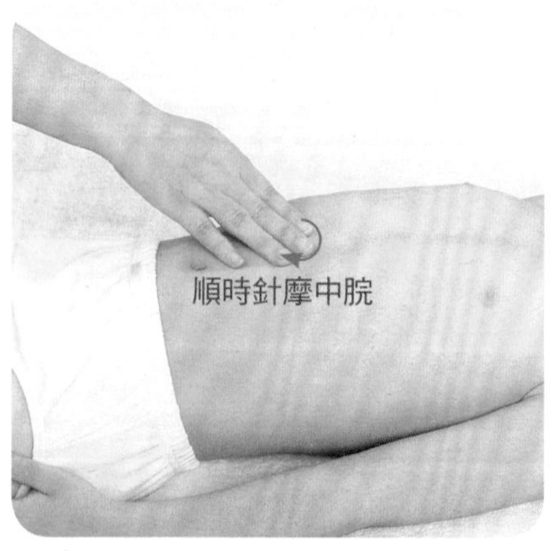

5 以食指、中指、無名指三指摩中脘（見57頁）。

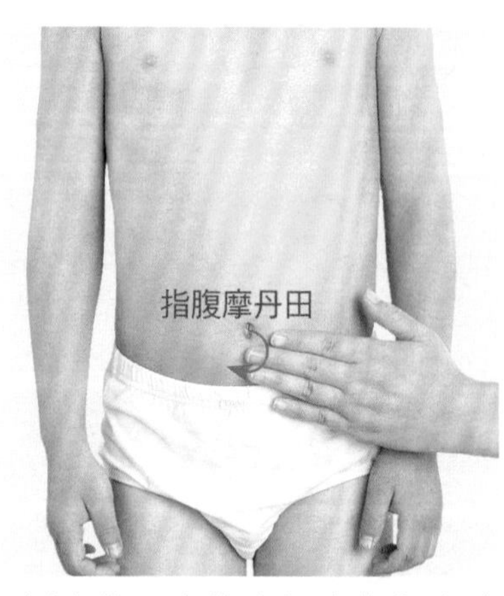

6 以食指、中指和無名指指腹或掌面摩丹田（見58頁）。

睡覺不再「畫地圖」，一覺到天亮

3歲以下的寶寶夜間尿床是不可避免的，但有些3歲以上的寶寶在睡眠中還會控制不好小便，頻繁出現尿床，這就是中醫上講的遺尿。中醫學認為小兒遺尿多為先天腎氣不足、下元虛冷所致，治療時應以補腎益氣為主。另外，各種疾病引起的脾肺虛損也可能出現遺尿。遺尿影響寶寶的身心健康，可試試以下按摩手法。

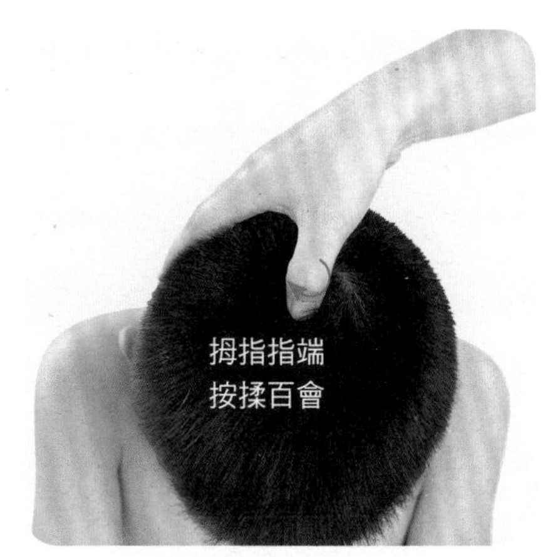

1 以拇指指端按揉百會（見54頁）100次。

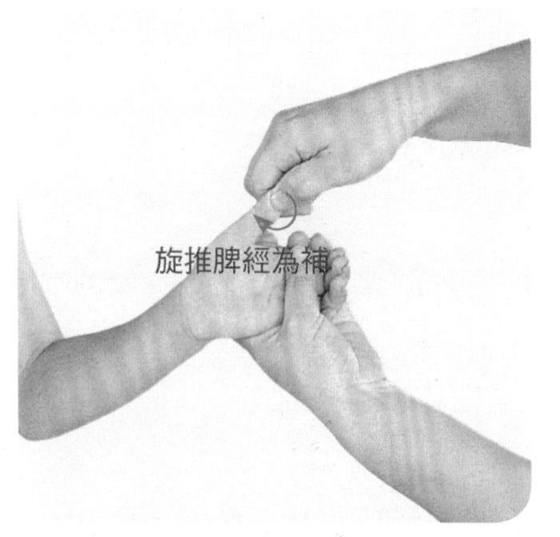

2 以拇指螺紋面旋推脾經（見67頁）400次。

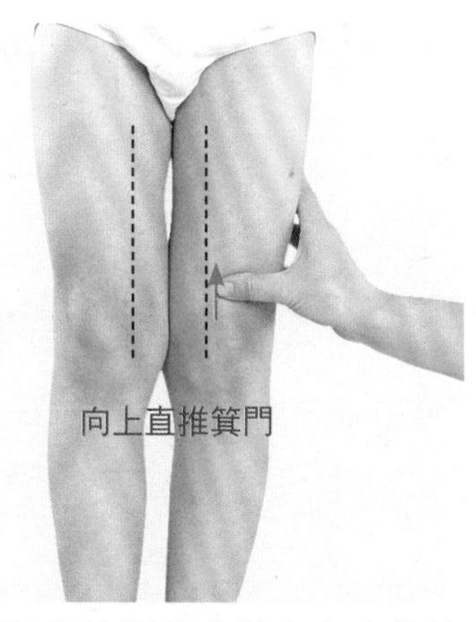

3 以拇指橈側緣自膝向上直推箕門（雙腿大腿內側，膝蓋上緣至腹股溝成一直線）100次。

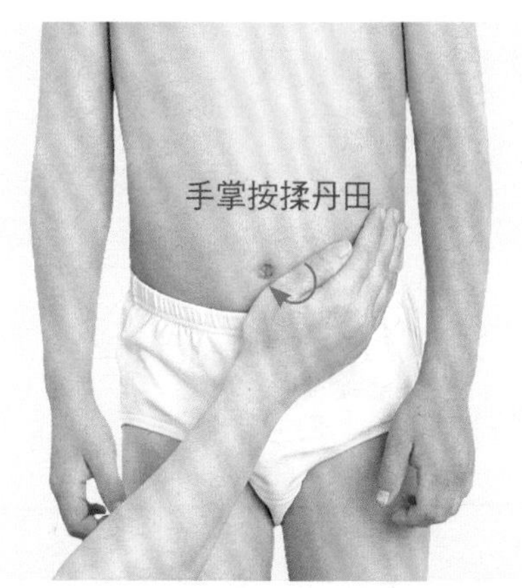

4 以食指、中指、無名指指端或手掌按揉丹田（見58頁）100次。

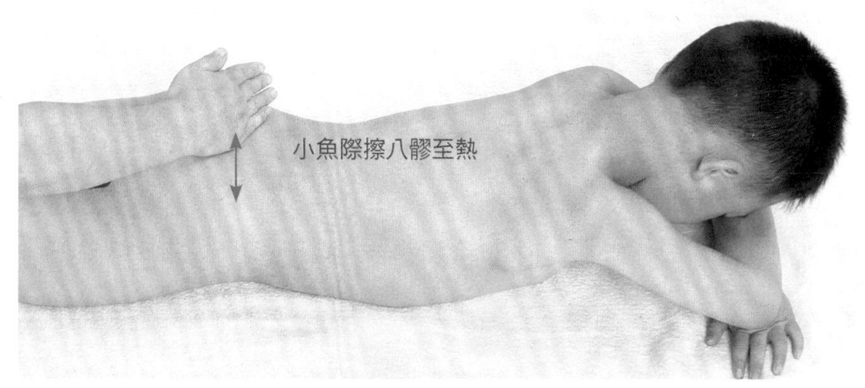

5 以手掌小魚際部著力擦八髎（見64頁）至熱。

停止打嗝，飯後更舒暢

呃逆，俗稱打嗝，小兒食用過冷或過熱食物，或過度緊張興奮，或突然受涼，或吸入冷空氣都會發生呃逆現象，這種呃逆無遷延性，可自癒，不必特殊治療。呃逆也可能由多種疾病引起，如腦炎、中暑、肺部或胸膜或膈肌病變等。下面主要介紹一般呃逆如何以按摩來治療。

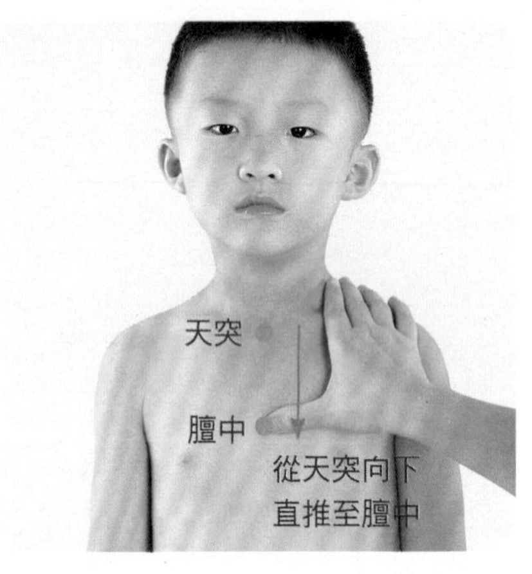

1 以拇指橈側緣從天突向下直推至膻中100次。

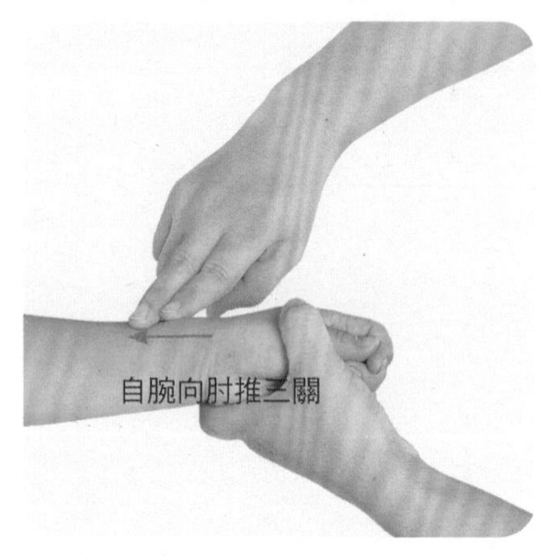

2 以拇指橈側面或食指、中指指面自腕向肘推三關（見72頁）300次。

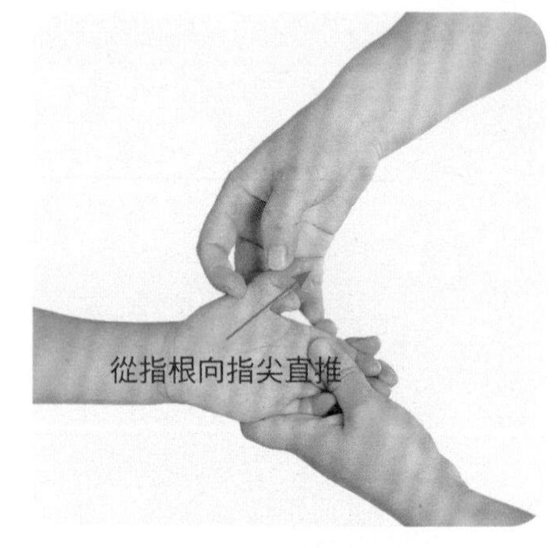

3 以拇指螺紋面從拇指根向指尖方向直推胃經（見66頁）100至300次。

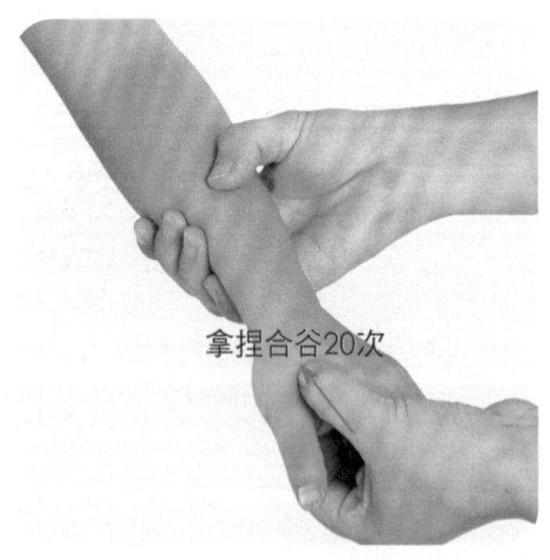

4 以拇指指端著力拿捏曲池（見120頁）、合谷（見176頁）各20次。

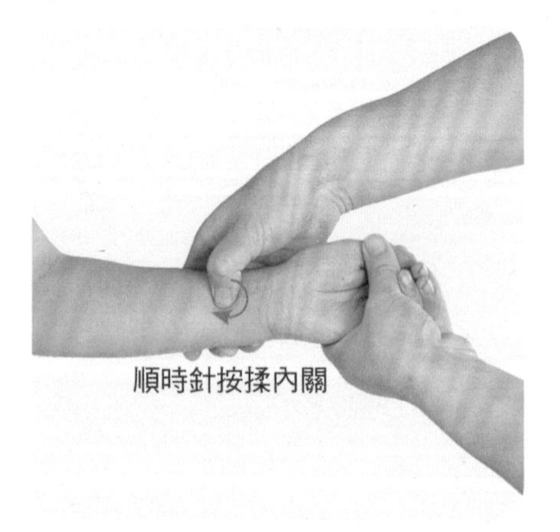

5 按揉內關（見94頁），左右各2分鐘。

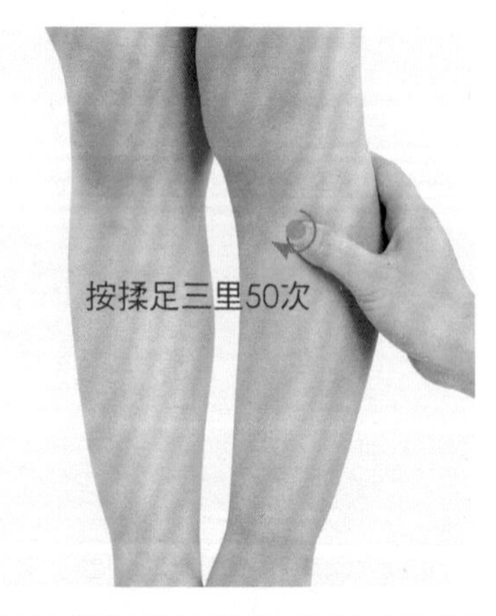

6 以拇指指端按揉足三里（見77頁）50次，兩側可同時進行。

推五指加捏脊，吃好睡好身體棒

從寶寶出生伊始，就輕輕地幫他按摩五指，每天幾分鐘，有助於強身健體。等寶寶大一點，按摩手指的同時還可為寶寶捏脊。捏脊法用於寶寶的日常保健是再合適不過的了，保證讓你的寶寶吃得下，睡得香，健康又強壯！

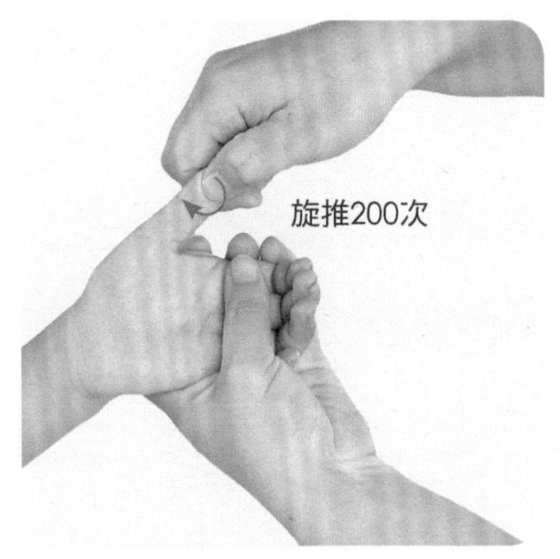

1 在寶寶的拇指指面順時針旋轉推動200次。

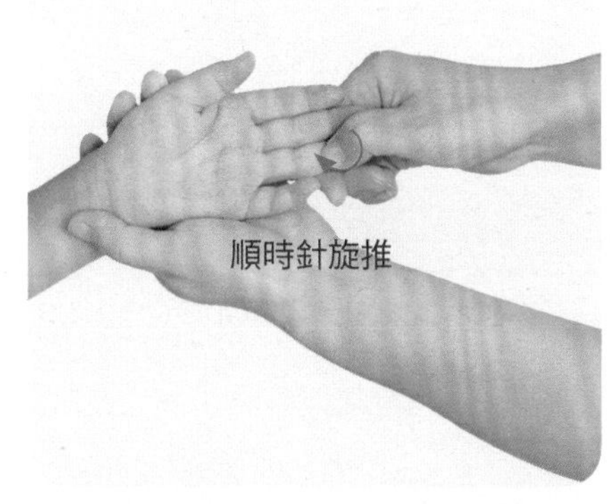

2 在寶寶的無名指指面順時針旋轉推動200次。

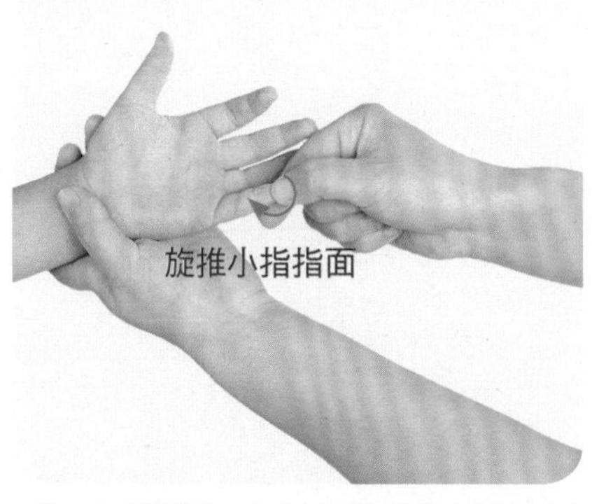

3 在寶寶的小指指面順時針旋轉推動200次。

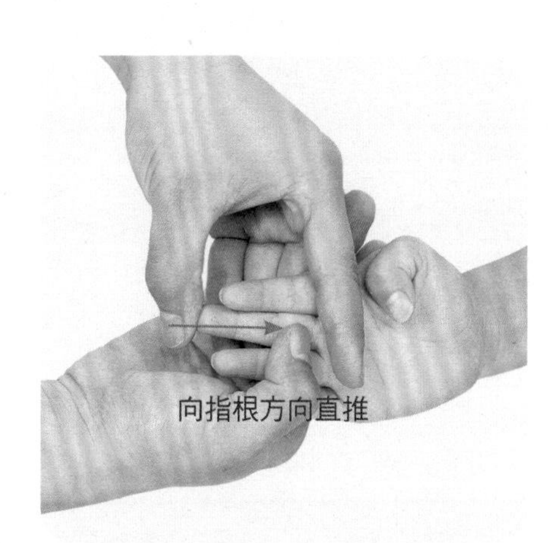

4 以拇指螺紋面在寶寶中指末節螺紋面向指根方向直推100次。

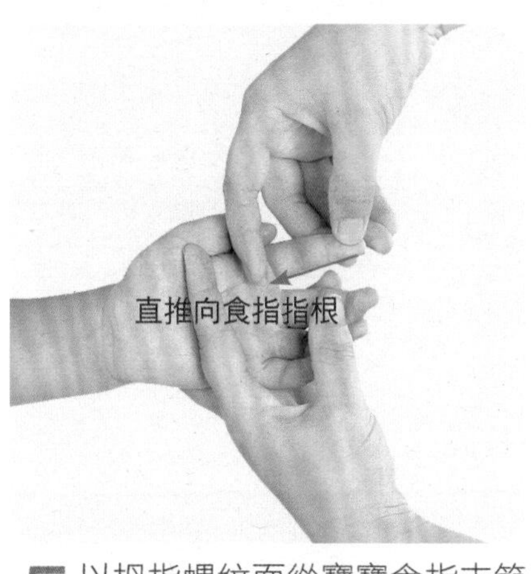

5 以拇指螺紋面從寶寶食指末節螺紋面向指根方向直推100次。

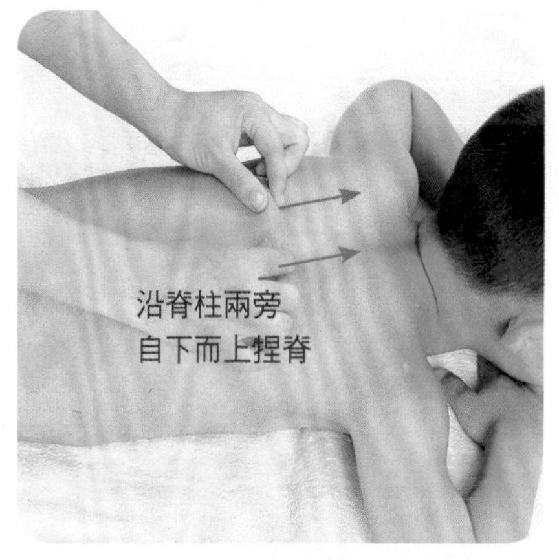

6 雙手沿脊柱兩旁，由下而上連續地以拇指、食指捏拿。

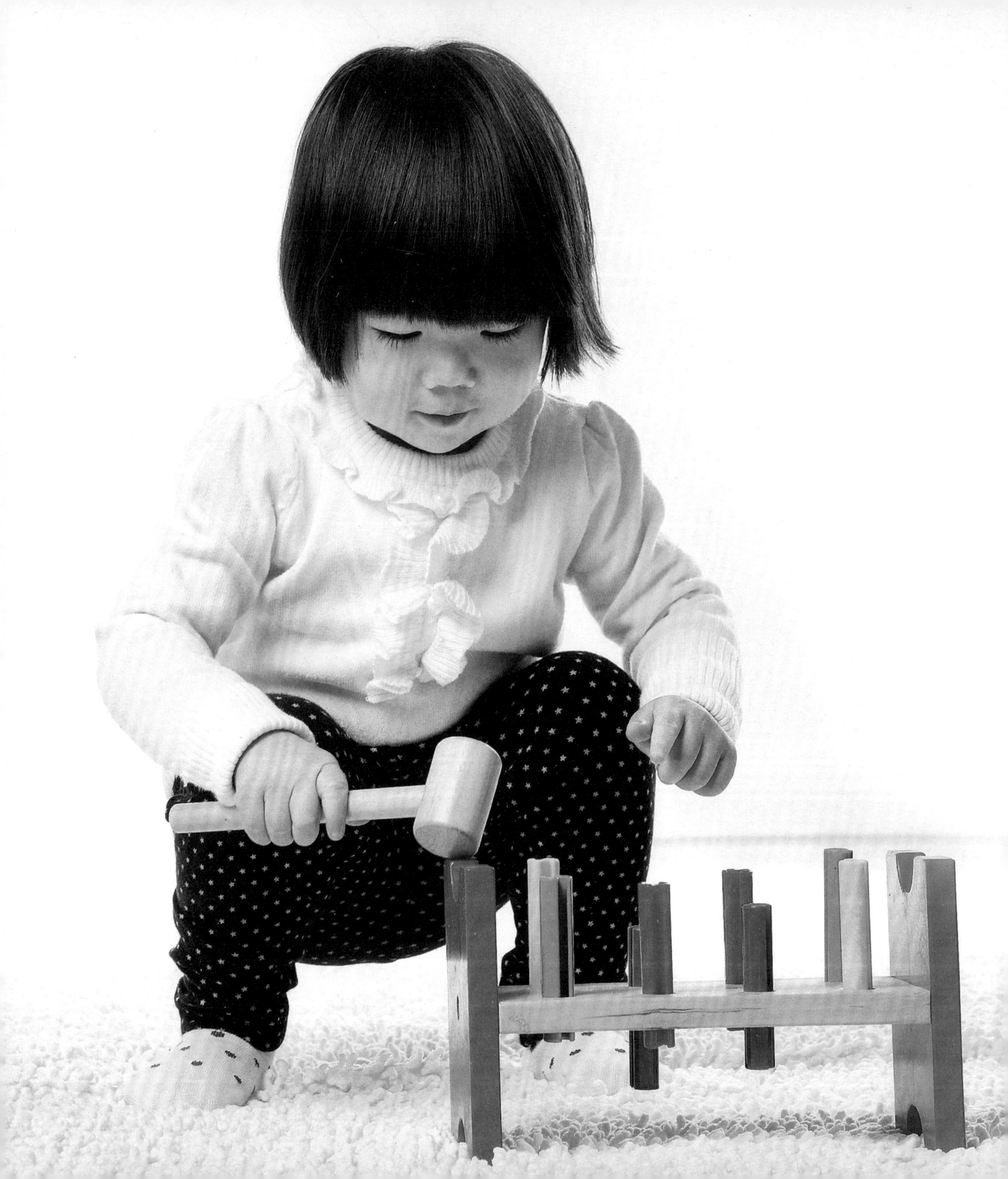

PART5
小兒對症按摩

感冒、發燒、腹瀉……這些常見病症，幾乎每個寶寶都會遇到。寶寶得病後，變化迅速，如患風寒外襲的寒證，可鬱而化熱，出現高燒、抽搐等熱證；在急驚風的高燒抽搐、風火相煽、實熱內閉的同時，也可轉瞬出現面色蒼白、汗出肢冷等危險症狀。因此，「辨證論治」就顯得尤為重要。要讓寶寶少受罪，就要重視平時的預防工作，而簡單按摩，就是一種預防和治療寶寶常見病症的極佳療法。本章將向父母們介紹寶寶常見病症的不同證候，以及相應的按摩步驟和方法，讓身為初學者的父母也能為寶寶「辨證論治」。

感冒

感冒是兒童最常見的疾病，一般感冒的症狀有流鼻涕、鼻塞，重者伴有發燒、咽痛等，這些都會引起寶寶的不適。遇到寶寶感冒時，父母不妨以下面的按摩方法，幫助寶寶減輕身體的不適。寶寶病癒後按照預防的手法按摩，還能有效預防感冒。

按摩治療感冒，要先弄清寶寶感冒的類型，再根據症狀對症下「手」，這樣會更有效。

- 風寒感冒：多發生在秋冬，寶寶怕冷、發燒、無汗，四肢關節痠痛，流清鼻涕，咳嗽，痰稀色白，舌苔薄白。
- 風熱感冒：表現為高燒，怕風或怕冷，咽痛，口乾，咳嗽痰黃，流黃涕。
- 高燒驚厥：高燒不退，意識喪失，甚至發生高燒驚厥或全身性、對稱性陣發痙攣。
- 咳嗽痰多：感冒伴有咳嗽、痰多，有的寶寶不會咳出痰。
- 反覆感冒：感冒反反覆覆，這次剛好沒過多久又感冒了。

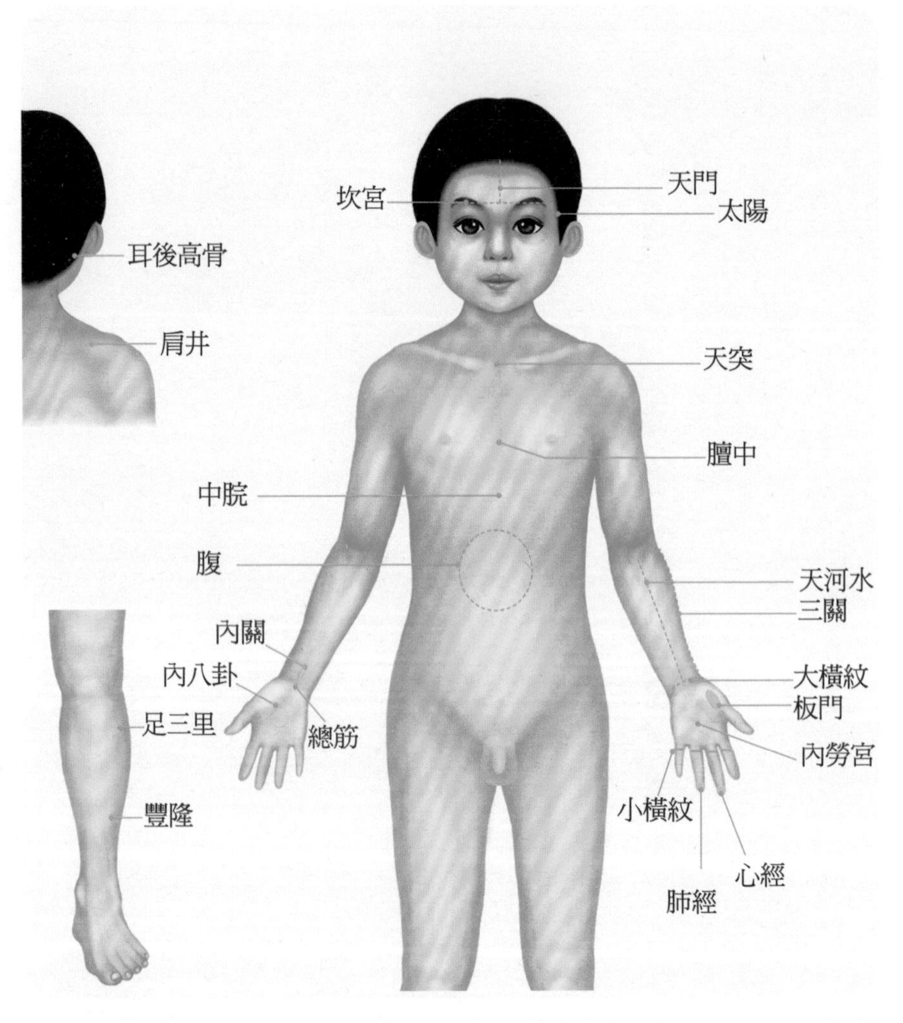

提前熟悉穴位：按摩治療感冒的基本穴位在頭部和面部，像風寒、風熱等類型的感冒，按摩穴位集中在手部和腳部。95至99頁所提及的穴位可在本頁查看具體位置。

老中醫小叮嚀

寶寶感冒後的飲食要清淡易消化，多吃蔬菜、水果。每次按摩時可適當為寶寶補充些水分，按摩後要保暖。

基本按摩方法

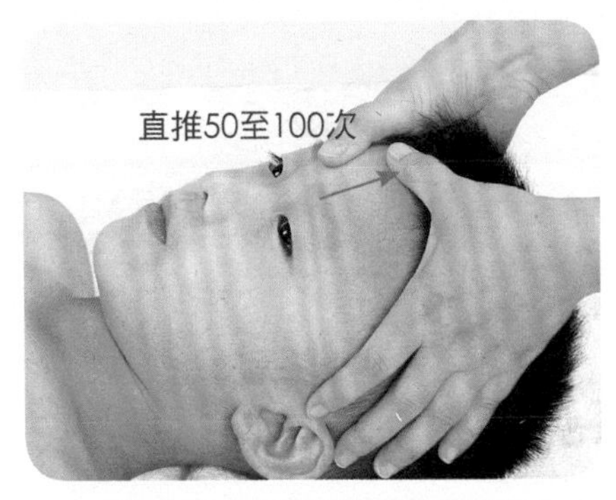

1 開天門：雙手拇指自下而上交替直推天門50至100次。

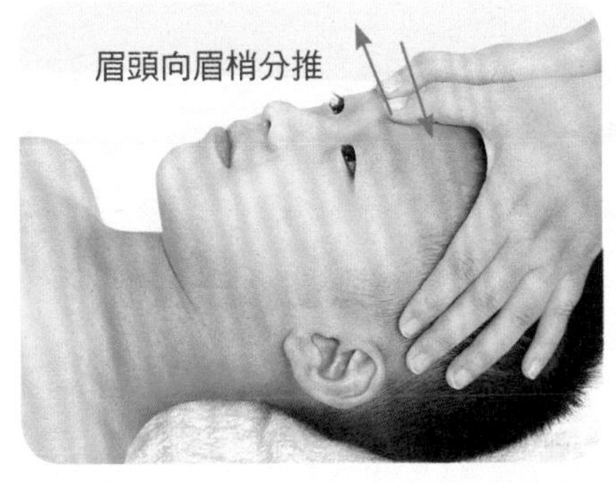

2 推坎宮：以雙手拇指螺紋面自眉頭向眉梢分推坎宮50至100次。

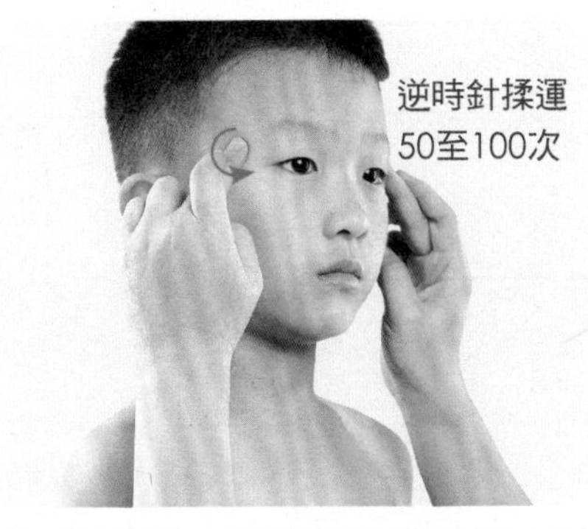

3 運太陽：以雙手中指分別向耳方向揉運太陽50至100次。

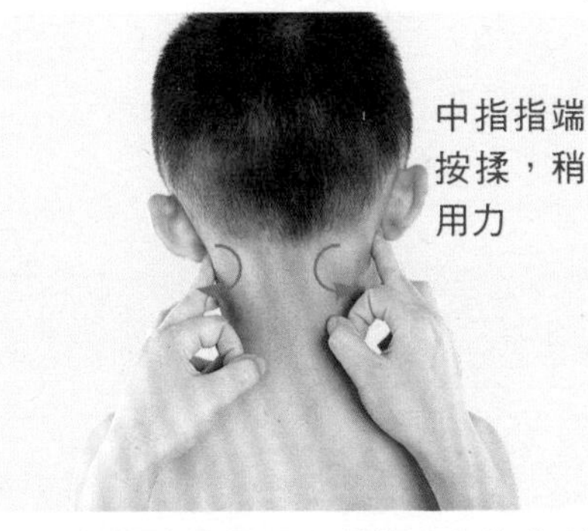

4 揉耳後高骨：以雙手中指指端揉耳後高骨30次。

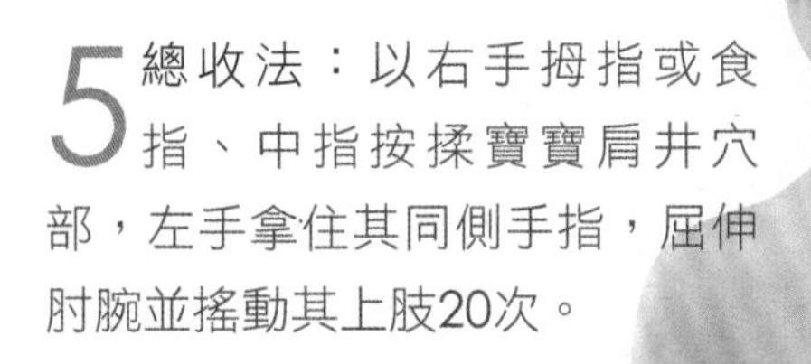

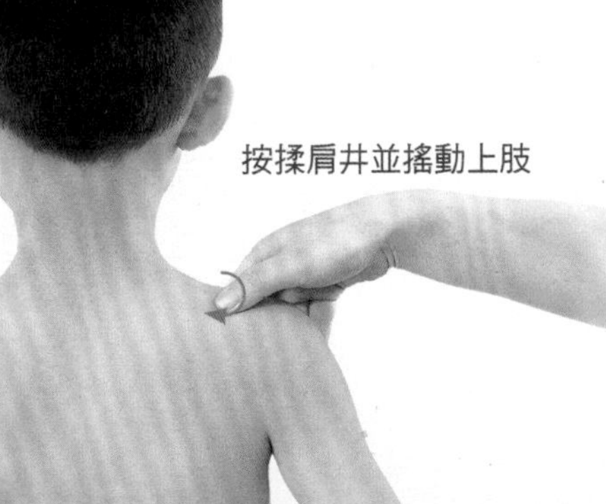

5 總收法：以右手拇指或食指、中指按揉寶寶肩井穴部，左手拿住其同側手指，屈伸肘腕並搖動其上肢20次。

預防感冒3步驟

感冒是寶寶最常見的一種疾病。如果只是輕度感冒沒有伴隨發燒、咳嗽等症狀，可在寶寶患感冒的初期，按照治療感冒的基本手法每天為寶寶按摩一兩次，等寶寶好轉後再按照以下手法每天按摩1次，預防感冒。

1 **環摩面部**
雙手搓熱，從寶寶前額開始向下環摩面部50次。

2 **搓揉耳垂**
雙手拇指和食指搓揉寶寶雙側耳垂，反覆操作1至3分鐘。

3 **揉肺俞**
雙手拇指指腹按揉肺俞（見61頁）300次，右手順時針，左手逆時針。

風寒感冒

◆ 飲食、生活宜忌

宜 飲食清淡易消化

宜 多喝水，多吃蔬菜、水果

宜 日常多休息

◆ 風寒感冒，以散寒為主

寶寶風寒感冒最主要的就是要散寒，可以白菜根和蔥白煮水，然後取水給寶寶飲用，可有效發汗，祛除寒氣。

◆ 老中醫私人處方

- 推三關（見步驟1）、清天河水（見步驟2）、黃蜂出洞（見步驟3）。
- 手法從重從快。
- 輔助按摩脊柱兩側的膀胱經，效果更好。

不同症狀這樣按

症狀	穴位
怕冷惡寒	揉外勞宮（掌背中心，見74頁）
風寒咳嗽	雙鳳展翅（見40頁）

1

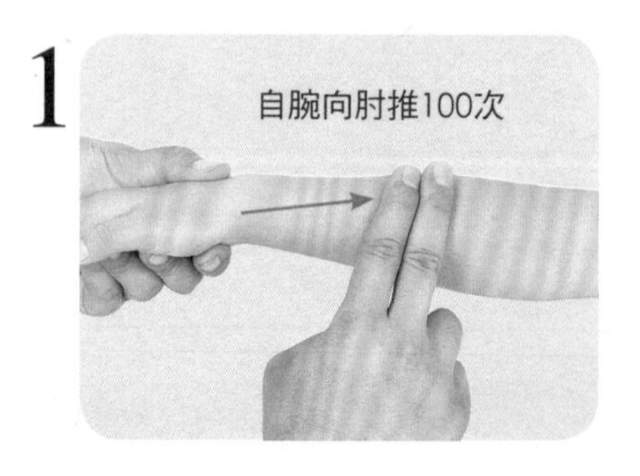

3

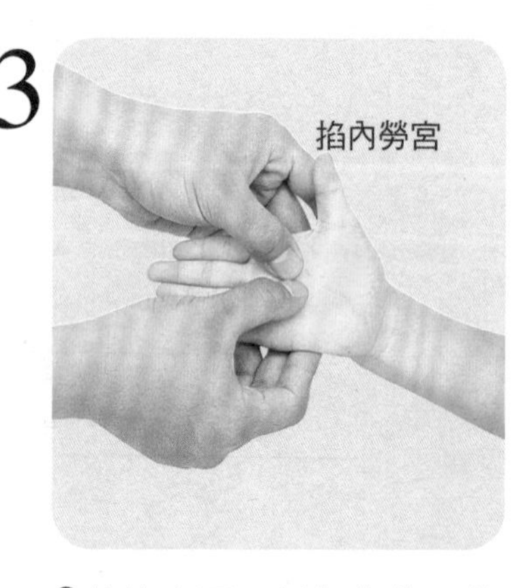

1推三關：以拇指橈側面或食指、中指指面自腕向肘推三關100次。

2清天河水：以食指、中指指面自腕向肘直推天河水200次。

3黃蜂出洞：以拇指指甲掐內勞宮、總筋各10次，分推大橫紋30次，再按揉總筋至內關處，最後掐內八卦穴的坎宮、離宮①各10次。

注①：內八卦的圓圈上有八卦穴，分為乾宮、坎宮、艮宮、震宮、巽宮、離宮、坤宮、兌宮八宮。南（中指根下）為「離宮」，北為「坎宮」，東為「震宮」，西為「兌宮」，西北為「乾宮」，東北為「艮宮」，東南為「巽宮」，西南為「坤宮」。

2

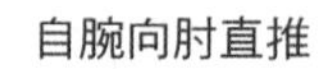

風熱感冒

◆ 飲食、生活宜忌

宜 吃梨、百合，潤肺清熱

忌 吃油膩葷腥食物

忌 吃薑、羊肉等熱性食物

◆ 風熱感冒，宜清熱解表

風熱感冒多發生於春季、初夏和初秋，是感受風熱邪氣引起的疾病。症狀表現為發燒重、惡寒輕、有汗或少汗、頭痛鼻塞、咽喉腫痛、舌紅等。風熱感冒的治療方法是清熱解表。

◆ 老中醫私人處方

✤ 清肺經（見步驟1）、清天河水（見步驟2）、拿肩井（見步驟3）。

✤ 室內要經常開窗通風。

✤ 每天按摩2次，按摩後以輕微出汗為宜。

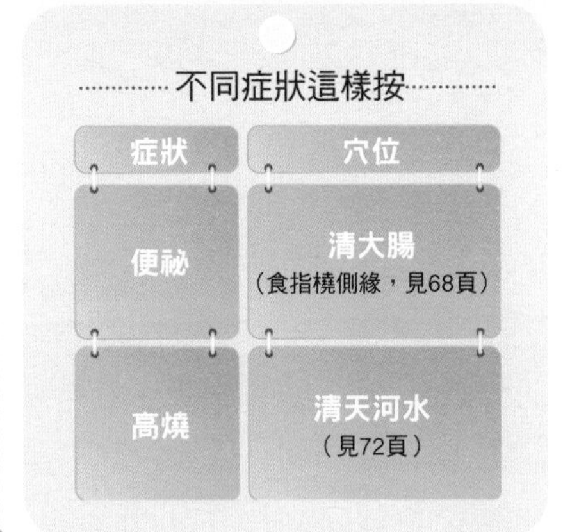

不同症狀這樣按

症狀	穴位
便祕	清大腸（食指橈側緣，見68頁）
高燒	清天河水（見72頁）

1

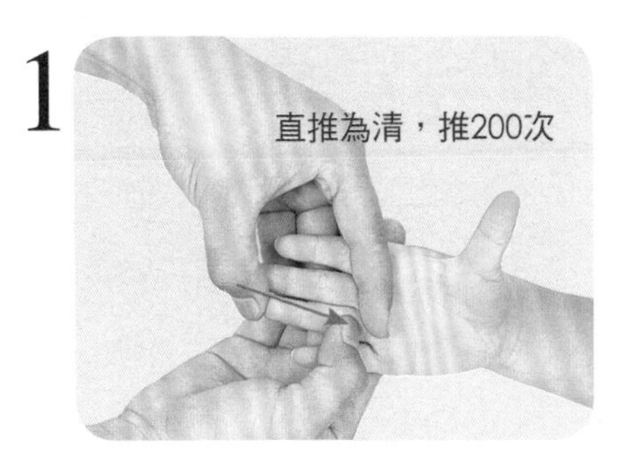

2

自腕向肘直推
為清天河水

1清肺經：向無名指指根方向直推肺經200次。

2清天河水：以食指、中指指面自腕向肘直推天河水100次。

3

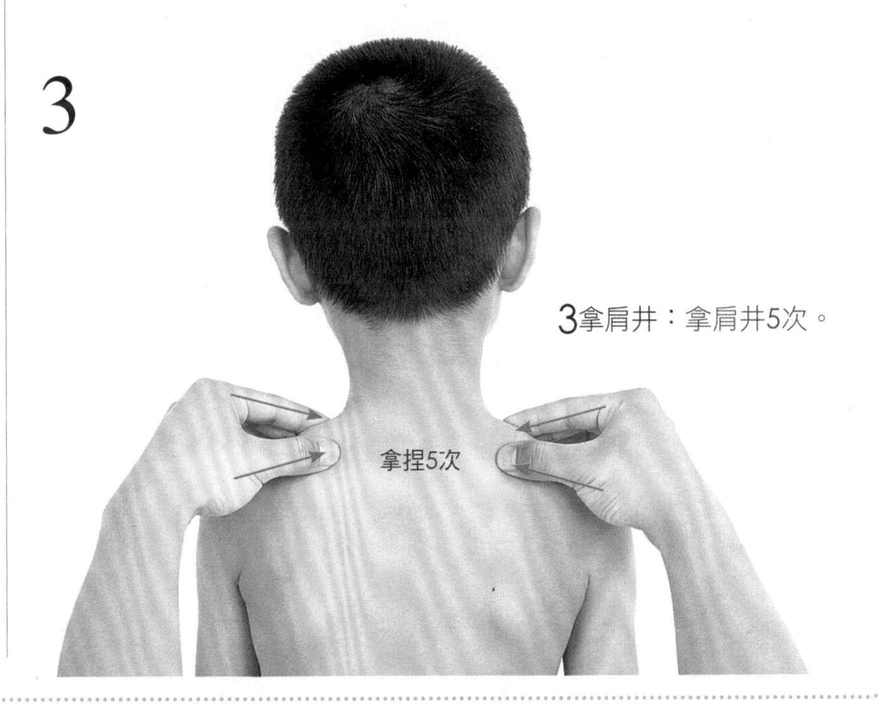

3拿肩井：拿肩井5次。

感冒伴咳嗽

◆ 飲食、生活宜忌

宜 多喝水

宜 吃些梨或以梨熬水

忌 吃過甜、油膩的食物

◆ 咳嗽先去痰

寶寶感冒咳嗽，多是痰多引起。引起咳嗽的原因有：一是飲食所傷，或涼胃，水排不出去而聚痰；二是體內有熱，火熱煎熬水液濃縮為痰。這類咳嗽應直接化痰和排痰。

◆ 老中醫私人處方

- 揉天突（見步驟1）、推膻中（見步驟2）、推小橫紋（見步驟3）、按豐隆（見步驟4）。
- 天突、膻中和豐隆是治療感冒咳嗽、祛痰的三大法寶。
- 按摩的手法力度要適中。

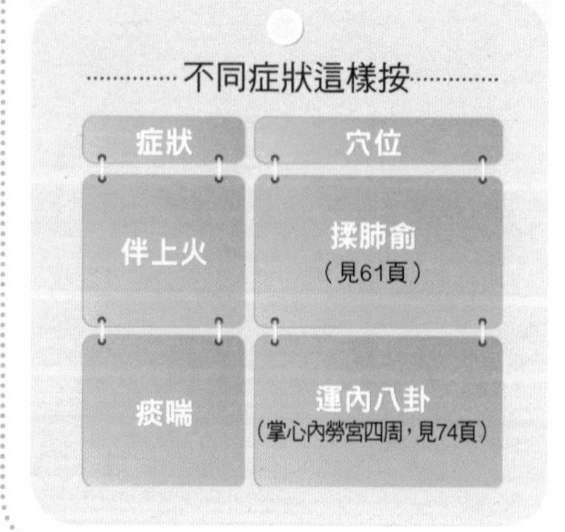

不同症狀這樣按

症狀	穴位
伴上火	揉肺俞 （見61頁）
痰喘	運內八卦 （掌心內勞宮四周，見74頁）

1

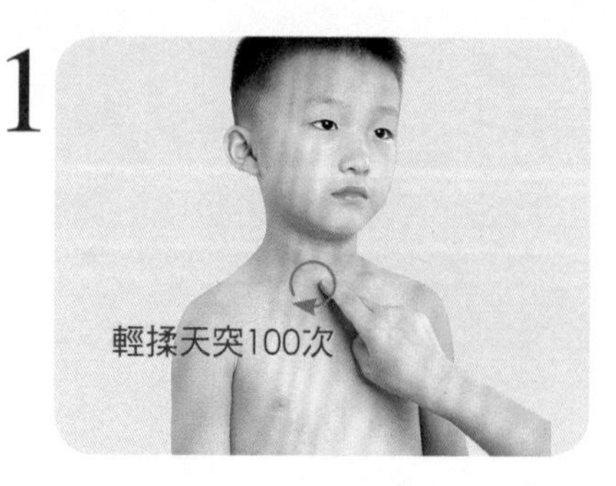

1揉天突：以中指指端揉天突100次。

2

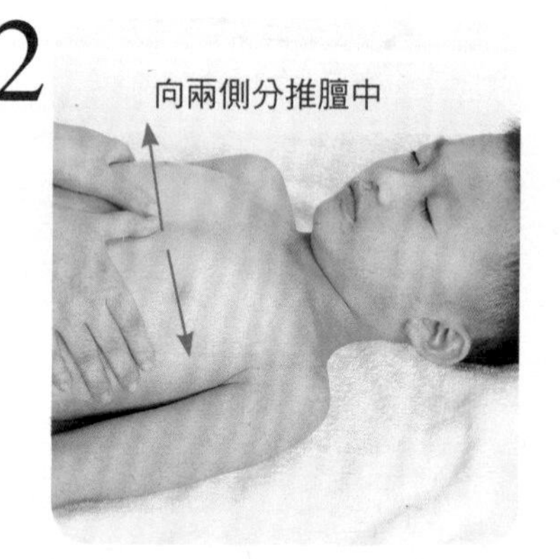

2推膻中：以雙手拇指橈側緣分推膻中100次。

3

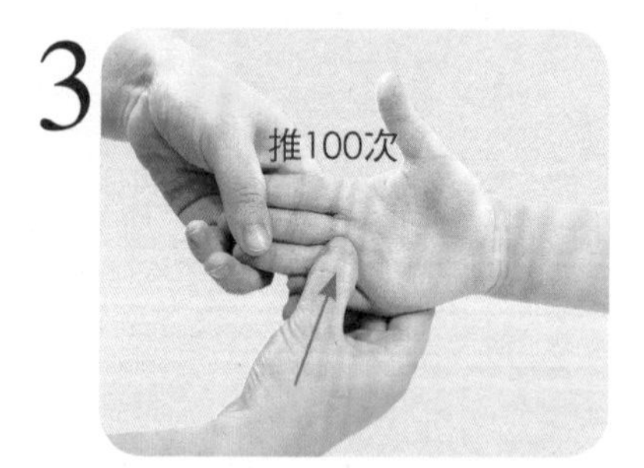

3推小橫紋：以拇指推寶寶的小橫紋100次。

4

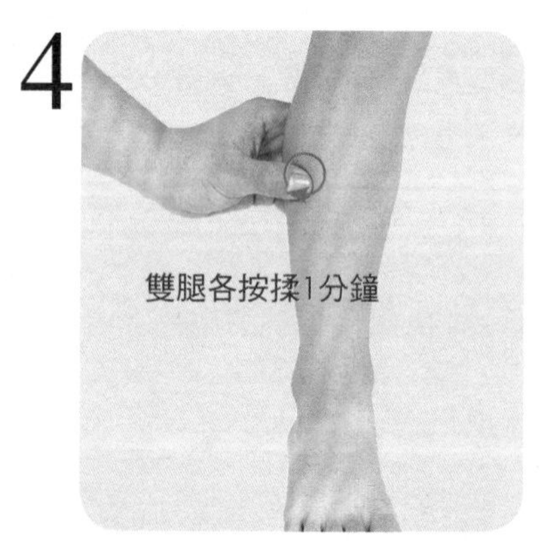

4按豐隆：以拇指指端按揉豐隆1分鐘。

反覆感冒

- 飲食、生活宜忌

宜 加強戶外活動

宜 經常開窗通風

宜 多喝水補充水分

- 反覆感冒，應增強肺衛功能

寶寶出生後抵抗力弱，自身的免疫功能還不健全，易反覆感冒。引起反覆感冒的原因是肺氣弱，防治在於增強肺衛功能。

- 老中醫私人處方

- 開天門（見步驟1）、推坎宮（見步驟2）、揉太陽（見步驟3）、揉耳後高骨（見步驟4）、推三關（見步驟5）、揉外勞宮（見步驟6）。
- 每天早晨堅持按照以上的手法按摩，可減少感冒的次數，減輕相應的症狀，但並不等於可以杜絕感冒。

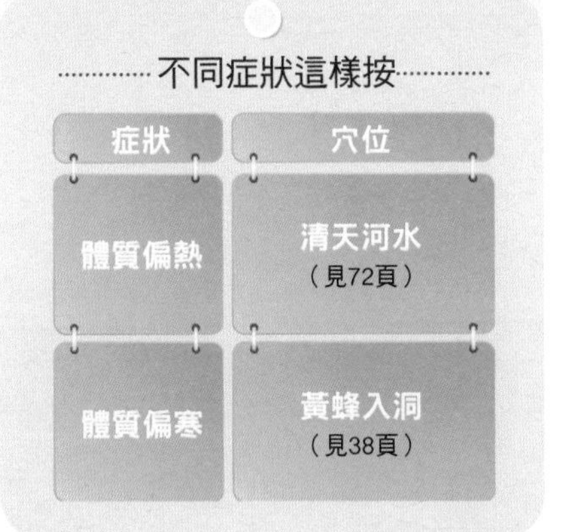

不同症狀這樣按

症狀	穴位
體質偏熱	清天河水（見72頁）
體質偏寒	黃蜂入洞（見38頁）

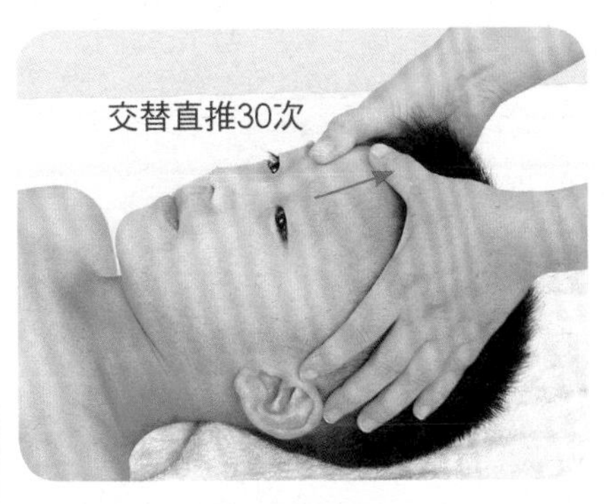

1開天門：雙手拇指自下而上交替直推天門30次。

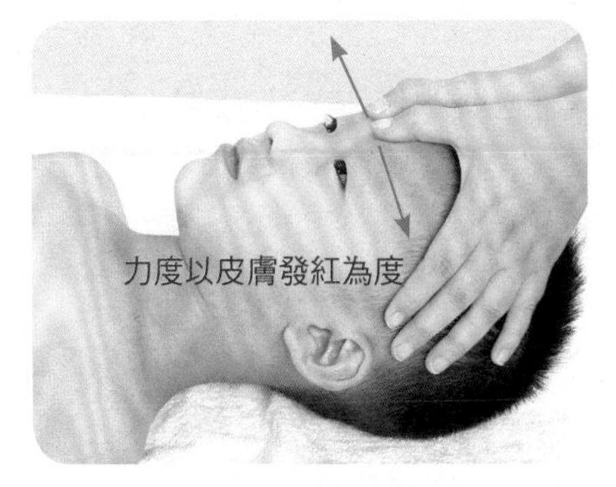

2推坎宮：以雙手拇指螺紋面自眉頭向眉梢分推坎宮60次。

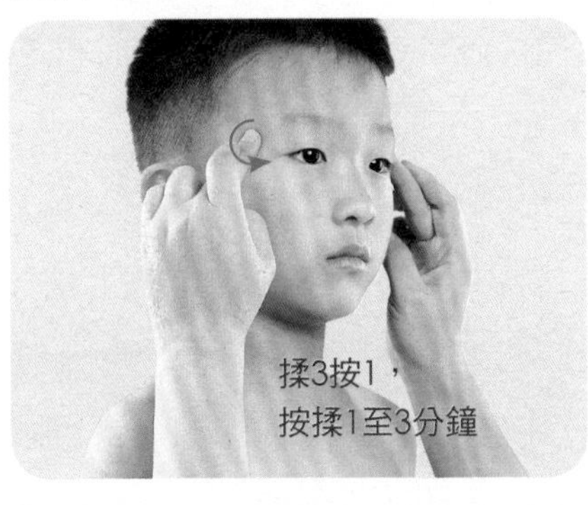

3揉太陽：以兩拇指或中指指腹按揉，揉3按1，1至3分鐘。

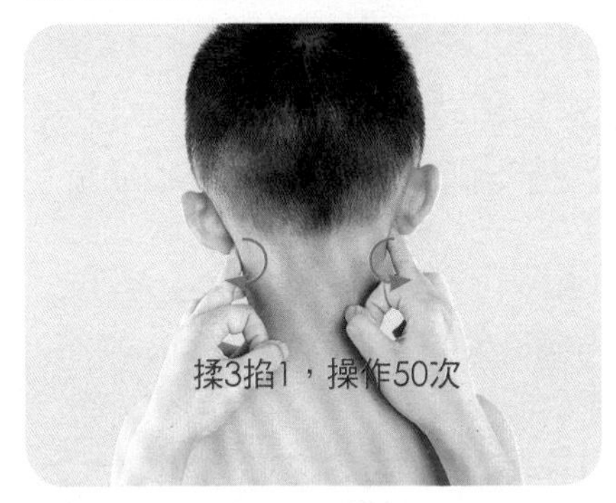

4揉耳後高骨：以雙手中指指端按揉耳後高骨，揉3掐1，操作50次。

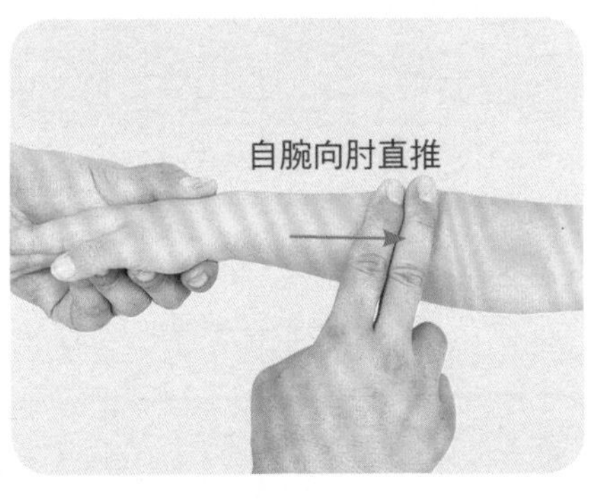

5推三關：以食指、中指併攏從腕橫紋推至肘橫紋3分鐘。

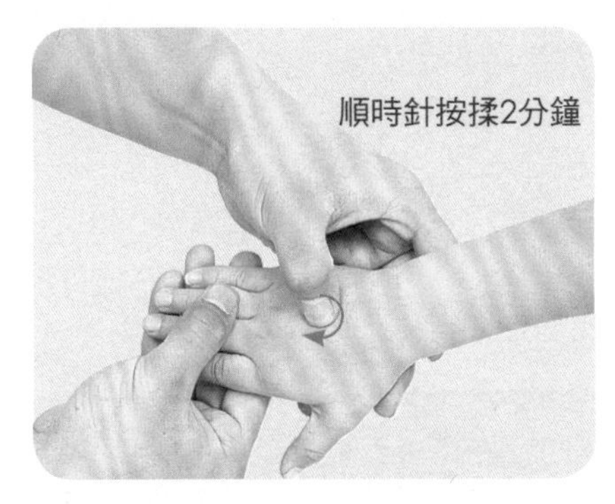

6揉外勞宮：外勞宮，與內勞宮相對。以拇指或中指按揉2分鐘。

咳嗽

咳嗽是寶寶最常見的一種呼吸道疾病。這是因為寶寶呼吸道血管豐富，氣管、支氣管黏膜較嫩，因而較易發生炎症。咳嗽一年四季都會發生，但以冬春季節最為多見，如果不能及時治療，可能會引發寶寶支氣管炎、肺炎等。

寶寶咳嗽也分風寒型和風熱型，家長要分清類型，再針對性地按摩。

- 外感風寒型咳嗽：寶寶痰清稀、流清涕，頭身疼痛，不發燒或微熱，無汗，苔薄白，可能是風寒型咳嗽。
- 外感風熱型咳嗽：寶寶痰色黃稠，咳痰不暢，發燒惡風、出汗，鼻流濁涕，咽痛或癢，小便黃赤，苔薄黃，一般為風熱型咳嗽。
- 咳嗽無痰：寶寶咳嗽，無痰或少痰。一般晚上咳嗽得較為厲害。
- 久咳不好：一般持續4至6週，最長可延續2個月以上。特徵為咳嗽不斷，連續十幾聲或數十聲，最後吸一口長氣，伴發出一種「雞鳴樣」的聲音，並吐出大量黏液。

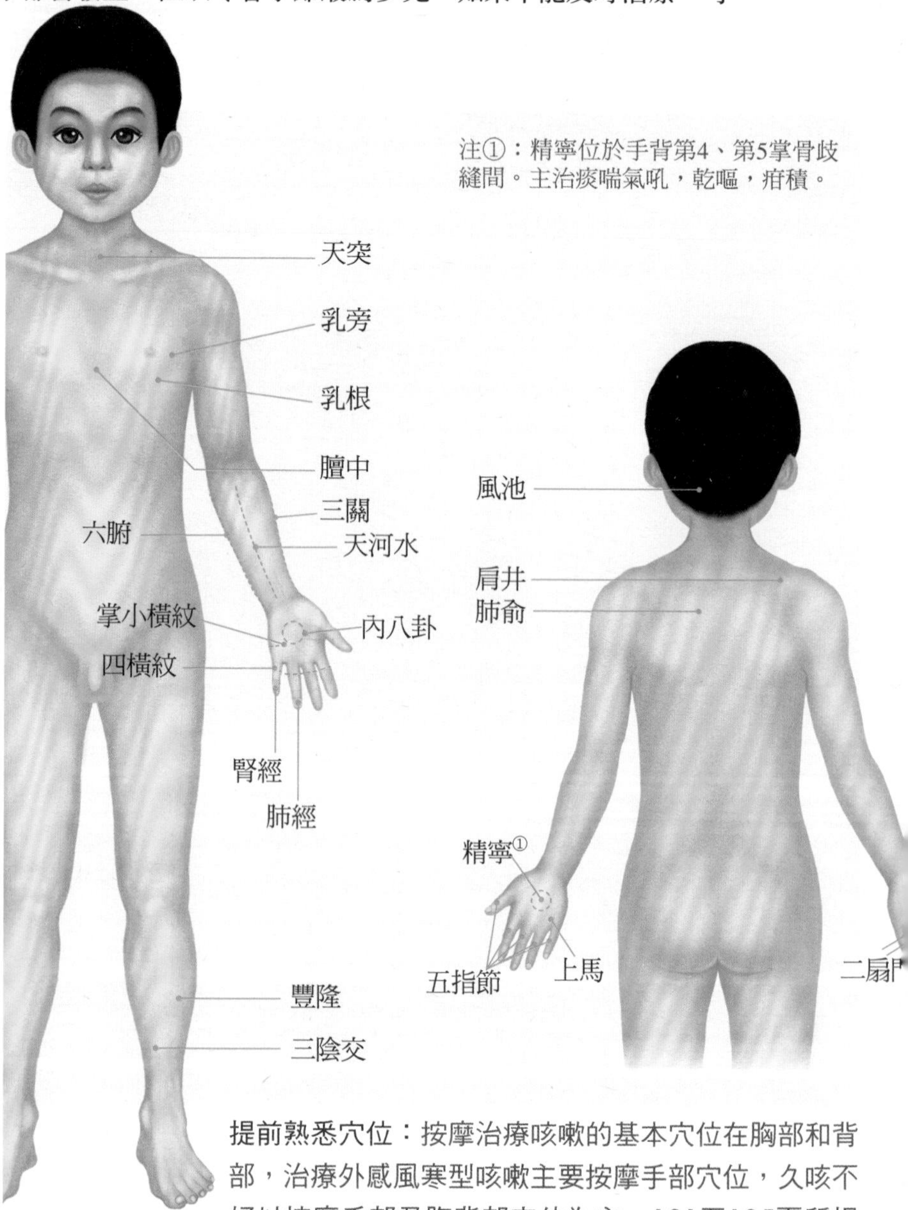

注①：精寧位於手背第4、第5掌骨歧縫間。主治痰喘氣吼，乾嘔，疳積。

老中醫小叮嚀

寶寶咳嗽不斷，家長應注意多開窗通風，保持室內空氣清新，更不要在室內吸菸。

提前熟悉穴位：按摩治療咳嗽的基本穴位在胸部和背部，治療外感風寒型咳嗽主要按摩手部穴位，久咳不好以按摩手部及胸背部穴位為主。101至105頁所提及的穴位可在本頁查看具體位置。

基本按摩方法

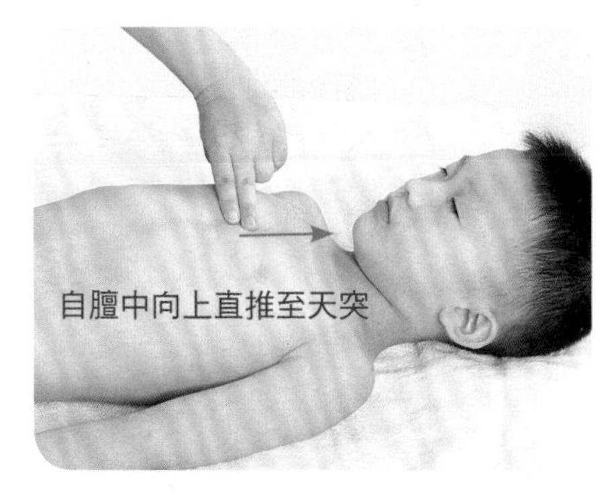

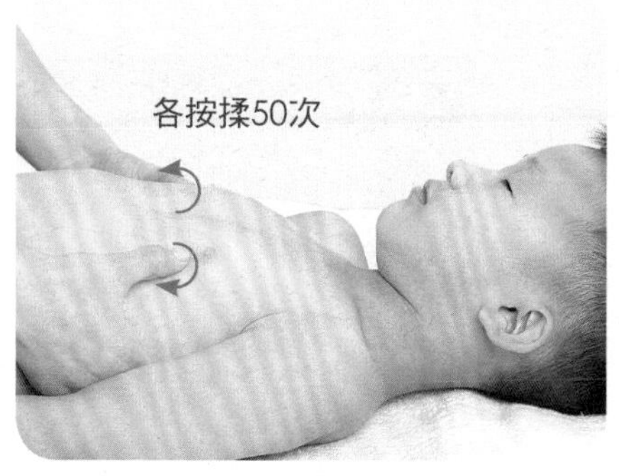

1 推膻中：以拇指橈側緣或食指、中指螺紋面自膻中向上直推至天突100次。

2 按揉乳旁、乳根：以拇指螺紋面按揉乳旁、乳根各50次。

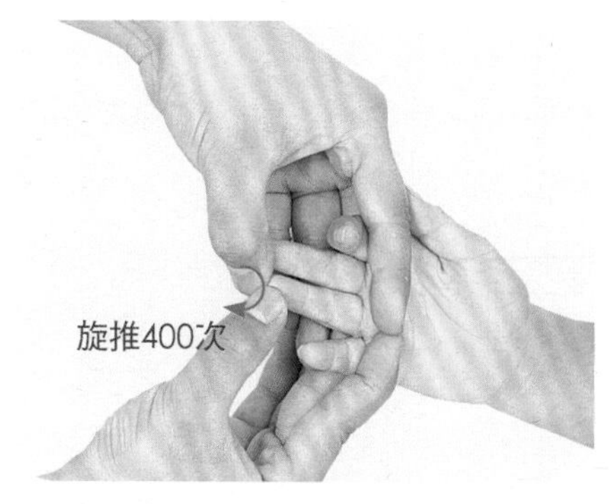

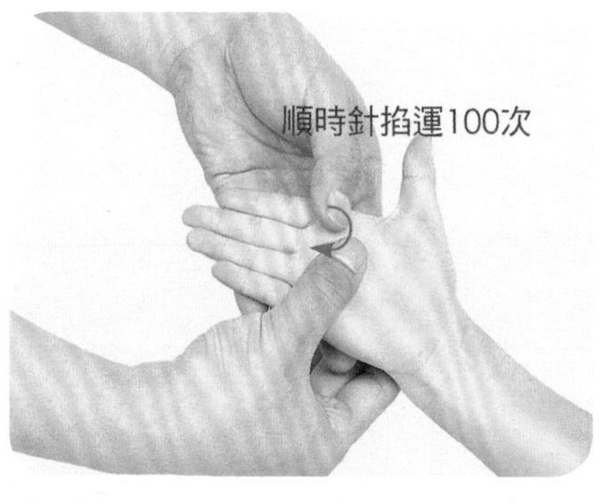

3 補肺經：以拇指螺紋面旋推肺經400次。

4 運內八卦：以拇指指端順時針掐運內八卦100次。

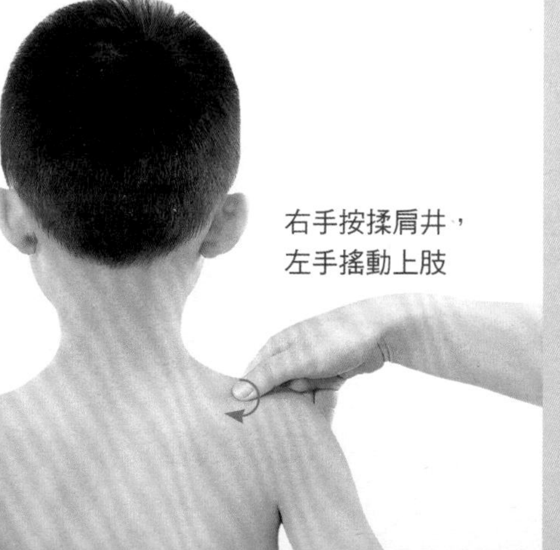

5 總收法：以右手拇指或食指、中指按揉小兒肩井穴部，左手拿住其同側手指，屈伸肘腕並搖動其上肢20次。

預防咳嗽3步驟

寶寶咳嗽也是可以預防的，按照下面的按摩手法，在咳嗽多發的季節每天按摩1次，可讓寶寶遠離咳嗽。

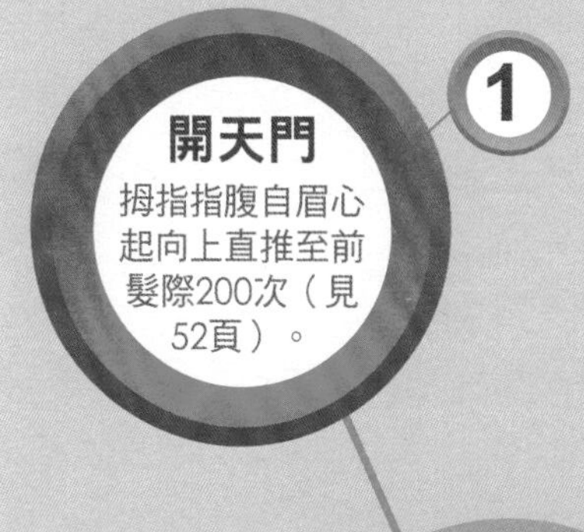

1 **開天門**
拇指指腹自眉心起向上直推至前髮際200次（見52頁）。

2 **按揉太陽**
以雙手中指指腹按揉太陽100次（見50頁）。

3 **推坎宮**
以雙手拇指自眉頭向眉梢分推200次（見50頁）。

外感風寒型咳嗽

◆ 飲食、生活宜忌

宜 注意保暖

宜 多喝溫開水

忌 吃魚、蝦、羊肉

◆ 風寒咳嗽先祛寒

風寒咳嗽多是由於體內受寒而引起的，尤其是在天氣寒冷和寒熱交替的時候，空氣濕度大，風寒夾濕，容易入侵體內，引起咳嗽。治療這類咳嗽首先要祛寒。

◆ 老中醫私人處方

✤ 按揉風池（見步驟1）、按揉肺俞（見步驟2）、掐揉二扇門（見步驟3）、按揉五指節（見步驟4）、推三關（見步驟5）。

✤ 重症寶寶每天按摩2次，輕症寶寶可每天按摩1次。

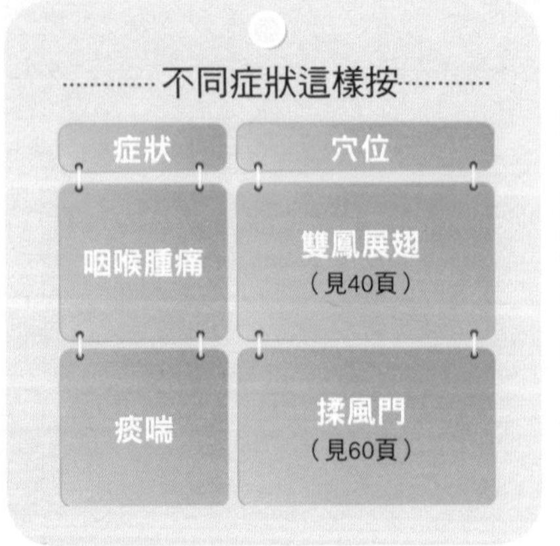

不同症狀這樣按

症狀	穴位
咽喉腫痛	雙鳳展翅（見40頁）
痰喘	揉風門（見60頁）

1

1按揉風池：拇指、中指相對用力按揉風池穴。

2

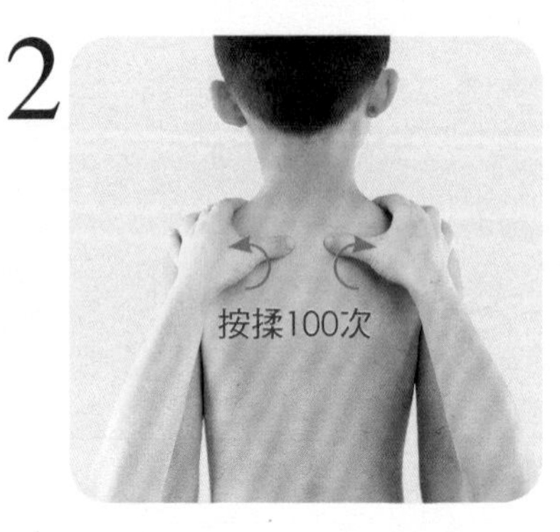

2按揉肺俞：以拇指螺紋面按揉肺俞100次。

3

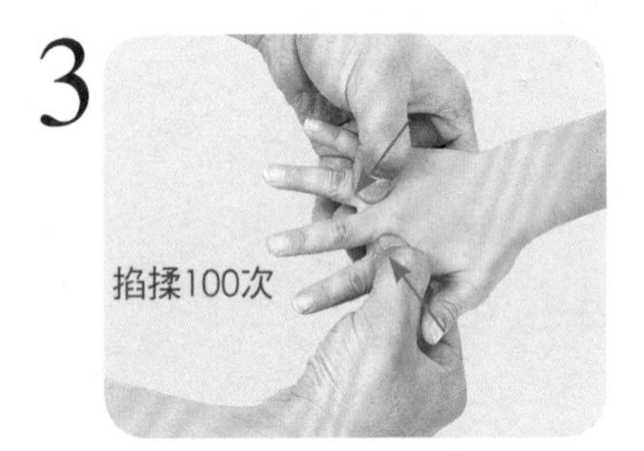

3掐揉二扇門：以拇指指端掐揉二扇門100次。

4

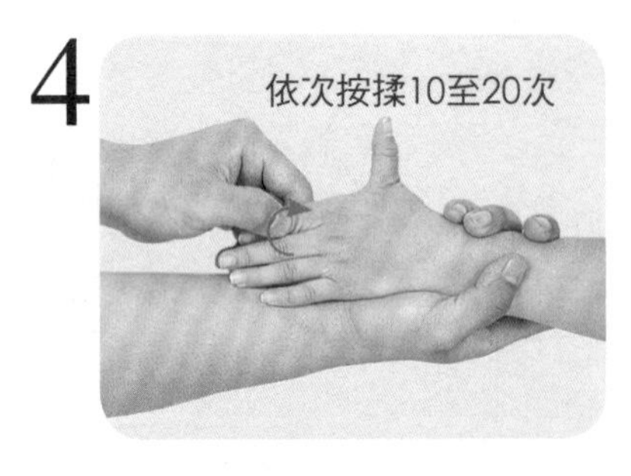

4按揉五指節：以拇指指甲依次按揉五指節各10至20次。

5

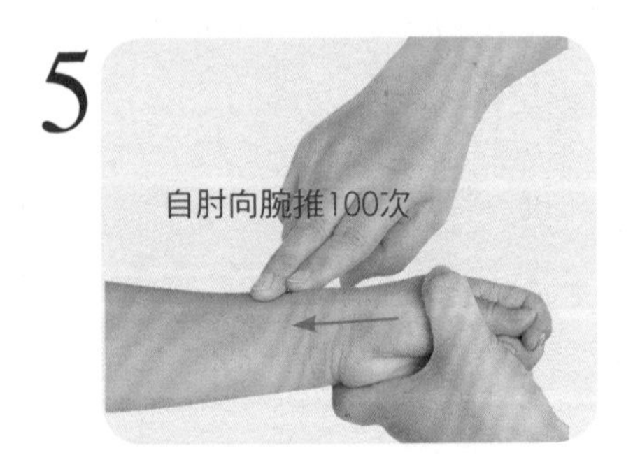

5推三關：以拇指橈側面或食指、中指指面自腕向肘推三關100次。

外感風熱型咳嗽

- 飲食、生活宜忌

宜 注意胸腹部保暖

宜 吃清熱潤肺的食物，如梨

忌 吃油膩、辛辣、過甜的食物

- 風熱咳嗽，應清熱止咳

風熱咳嗽是由身體感受風熱之邪，肺氣不暢通所致。表現為乾咳無痰或痰黃稠，或發燒，汗出惡風，口乾咽痛，鼻流黃涕，舌紅苔薄黃等。治療宜疏風清熱，宣肺止咳。

- 老中醫私人處方

- 清肺經（見步驟1）、掐揉精寧（見步驟2）、清天河水（見步驟3）、退六腑（見步驟4）、按揉豐隆（見步驟5）。
- 整個按摩下來約20分鐘，手法力度中等。

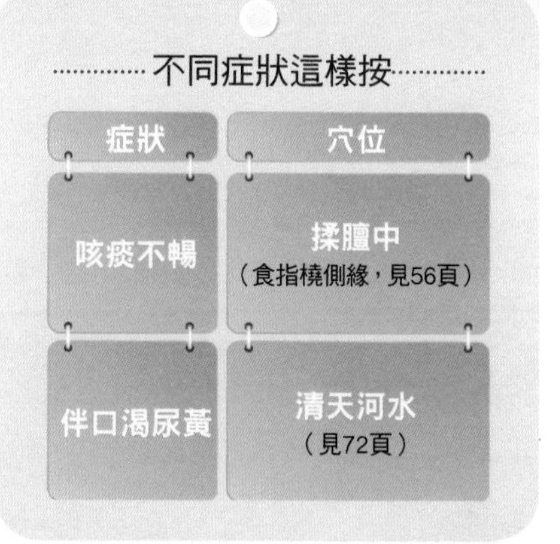

不同症狀這樣按

症狀	穴位
咳痰不暢	揉膻中（食指橈側緣，見56頁）
伴口渴尿黃	清天河水（見72頁）

1
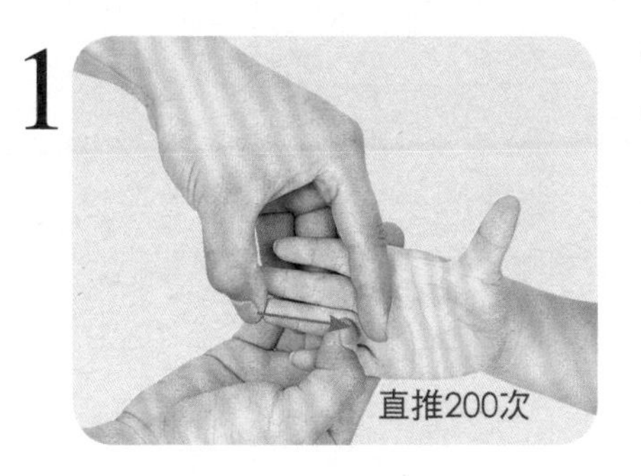

2
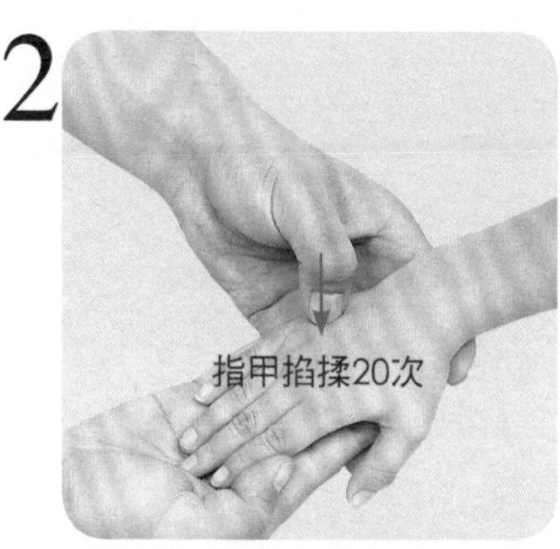

1清肺經：向無名指指根方向直推肺經200次。

2掐揉精寧：以拇指指甲掐揉精寧20次。

3清天河水：以食指、中指指面自腕向肘直推天河水100次。

3
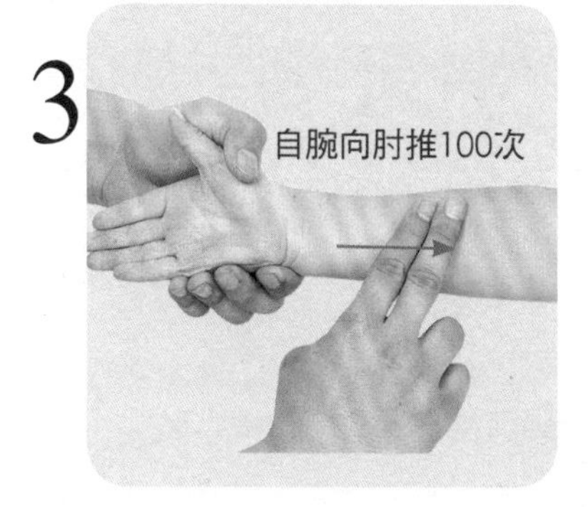

4
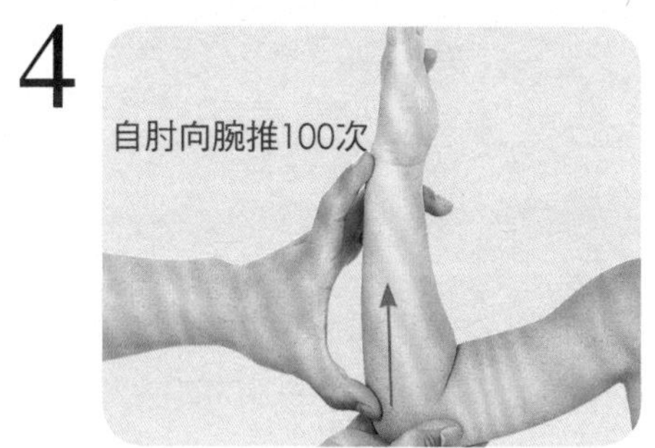

5
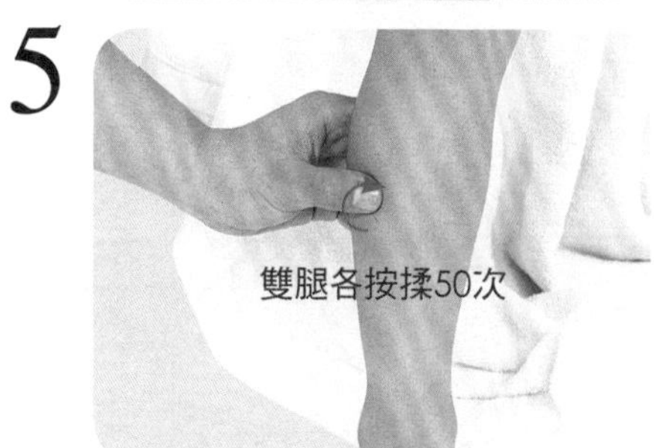

4退六腑：以拇指指面或中指指面自肘向腕直推六腑100次。

5按揉豐隆：以拇指螺紋面按揉豐隆50次。

咳嗽無痰

- 飲食、生活宜忌

宜 多吃水果

宜 多喝水

宜 適當戶外活動

- 咳嗽無痰以滋陰潤燥為主

按摩手法雖然有鎮咳作用，但治療這種咳嗽依然要以滋陰潤燥為主。可酌情運用檸檬、生地、茅草根、蘆竹根、川貝、梨等煎水內服。

- 老中醫私人處方

✤ 清肺平肝（見步驟1）、清天河水（見步驟2）、水底撈明月（見步驟3）、補腎經（見步驟4）、揉上馬（見步驟5）、揉三陰交（見步驟6）。

✤ 按摩手法宜輕快。稍大的孩子可邊推拿邊囑咐其做吞嚥動作。

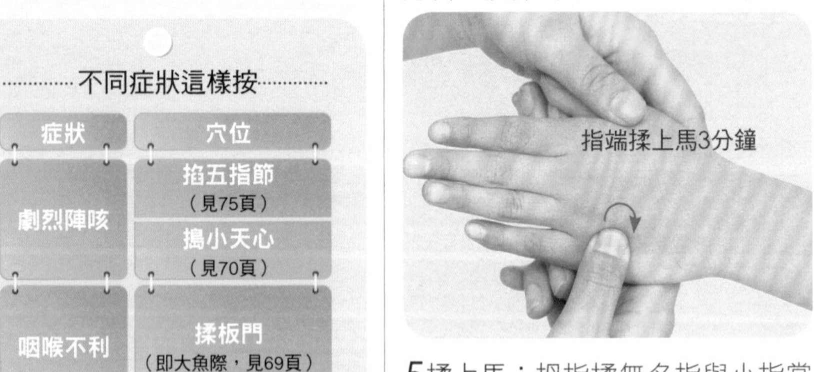

不同症狀這樣按

症狀	穴位
劇烈陣咳	掐五指節（見75頁）
	搗小天心（見70頁）
咽喉不利	揉板門（即大魚際，見69頁）

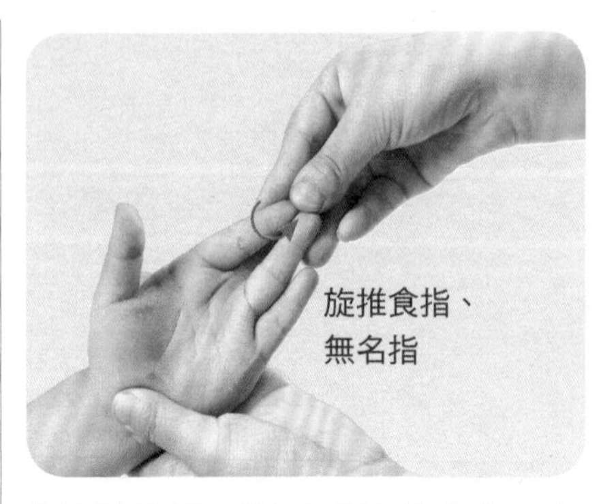

1清肺平肝：逆時針旋推食指、無名指3分鐘。

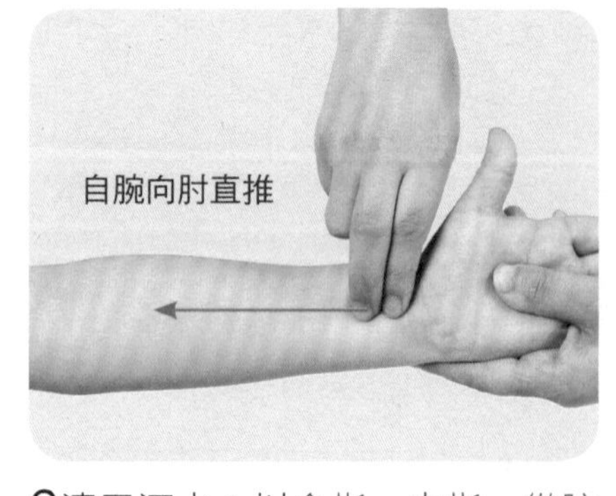

2清天河水：以食指、中指，從腕橫紋中點推至肘橫紋中點1分鐘。

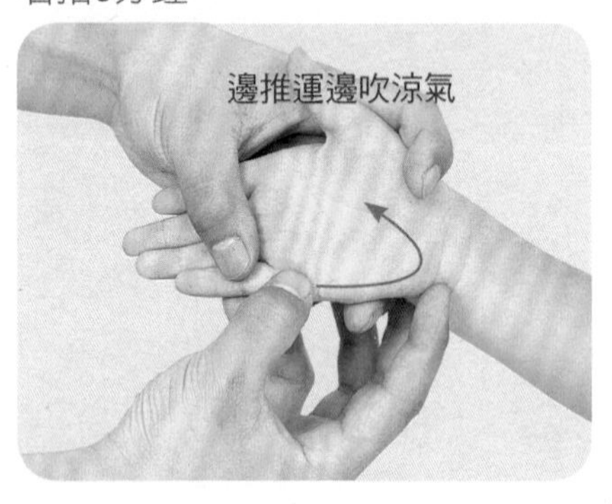

3水底撈明月（見38頁）：拇指由小指指根經掌小橫紋、小天心至內勞宮，按揉3次。

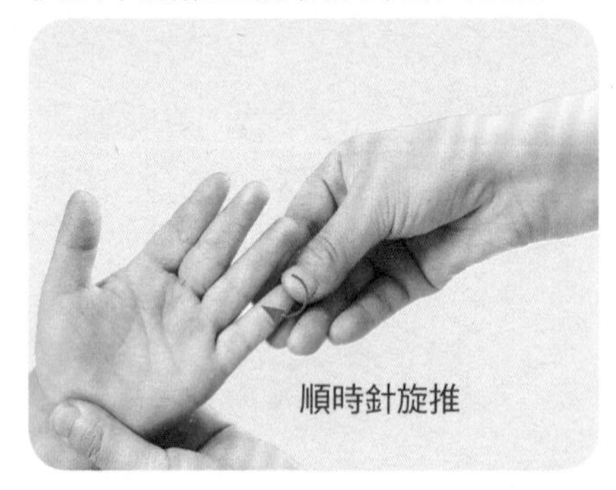

4補腎經：左手固定手腕，右手拇指順時針旋轉推動腎經1至3分鐘。

5揉上馬：拇指揉無名指與小指掌指關節後凹陷的上馬3分鐘。

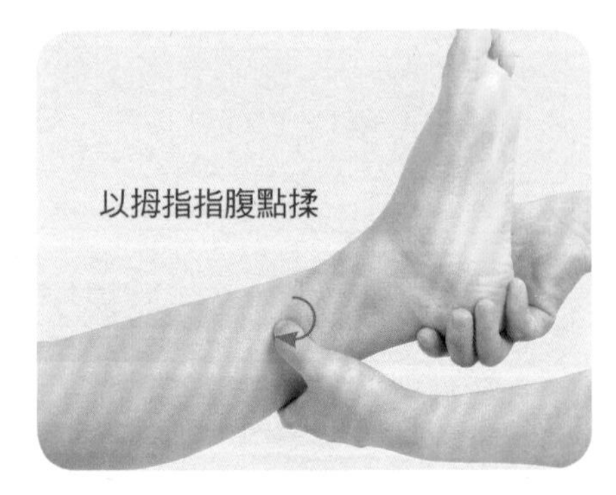

6揉三陰交：以拇指指腹點揉，可揉3按1，共1分鐘。

久咳不好

◆ 飲食、生活宜忌

宜 保持居室空氣流通

宜 增強戶外活動

忌 室內忌吸菸

◆ 寶寶久咳不止這樣做

寶寶久咳不止，按摩只能起到緩解作用，如果嘗試各種辦法還是不管用，要及時去醫院，看看是不是患了百日咳，如果是百日咳要及時隔離並接受治療。

◆ 老中醫私人處方

✤ 逆運內八卦（見步驟1）、補肺經（見步驟2）、掐揉四橫紋（見步驟3）、清天河水（見步驟4）、膻中推法（見步驟5）、按揉肺俞（見步驟6）。

✤ 每次操作約10分鐘。可於早晨，或在每次咳嗽發作前操作。

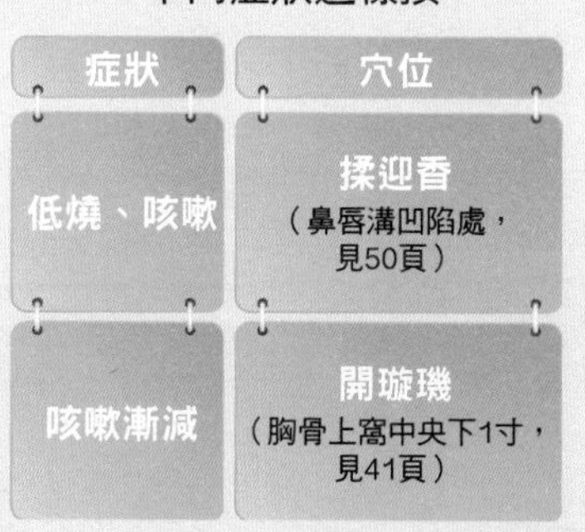

不同症狀這樣按

症狀	穴位
低燒、咳嗽	揉迎香（鼻唇溝凹陷處，見50頁）
咳嗽漸減	開璇璣（胸骨上窩中央下1寸，見41頁）

1

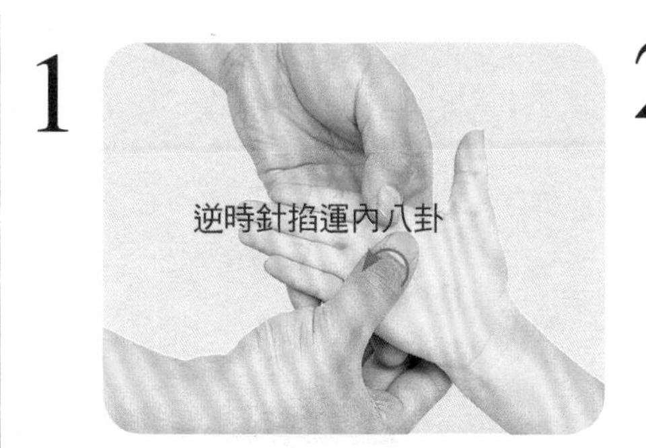

1逆運內八卦：以拇指指腹快速逆時針掐運內八卦30次。

2補肺經：以拇指指腹順時針旋推100至300次。

3掐揉四橫紋：以拇指從食指至小指逐一掐揉，每處揉3掐1。從食指至小指為1次，操作10次。

2

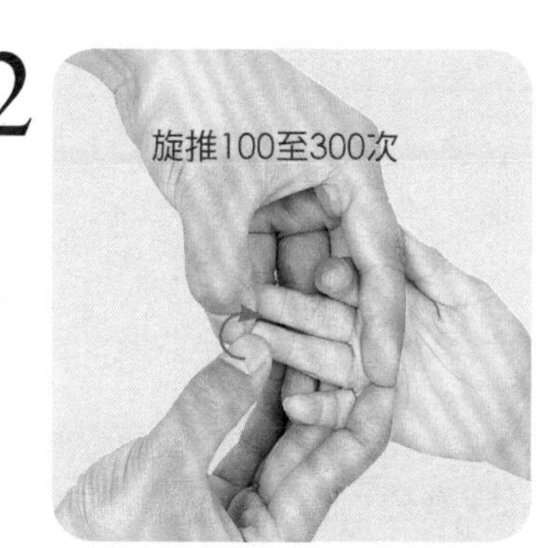

3

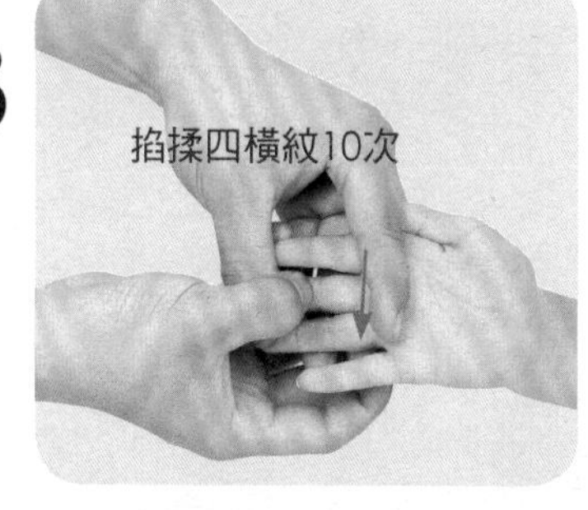

4

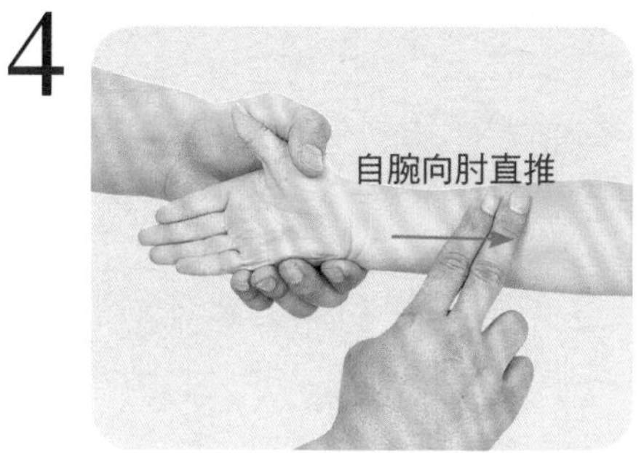

5

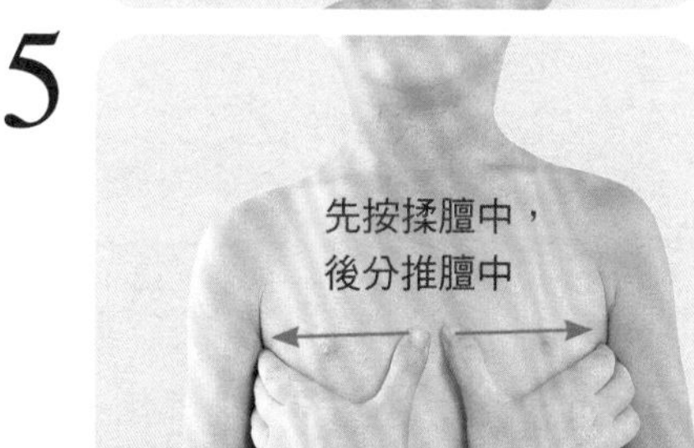

4清天河水：一手握住寶寶右手，另一手拇指或食指、中指，自腕向肘推天河水30次。

5膻中推法：先以中指指腹按揉膻中約20次；分推膻中3至5次。

6按揉肺俞：以食指、中指指端按揉肺俞50至100次。

6

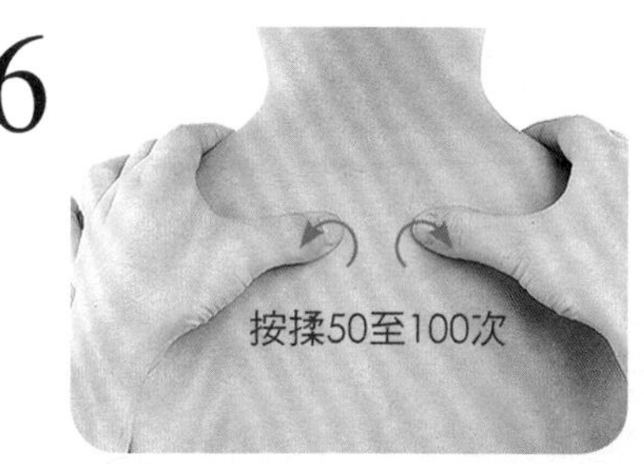

發燒

寶寶體質較弱，抗邪能力不足，加上自己不知冷熱調節、父母護理不周，最易感受風寒，誘發感冒而致發燒，也有的寶寶因為積食或受到驚嚇而發燒。一般情況下，寶寶發燒不超過38.5℃，就可採用物理療法來退燒。如果超過38.5℃，就要採取藥物降溫的方法。

為寶寶按摩退燒一定要分清病因，做到對症按摩。

- 感冒發燒：寶寶出現身熱、怕冷、頭痛、鼻塞、流涕、舌苔薄白，一般是由外感風寒引起的。
- 積食發燒：寶寶若出現高燒、便祕、厭食、舌紅苔燥、指紋深紫等情況，多是積食引起的發燒。
- 受驚嚇後發燒：除了發燒之外，寶寶伴有睡眠時哭鬧，或易驚的症狀。
- 陰虛內熱：寶寶手和腳較熱，且夜間睡覺時易出汗，沒有食欲，多在午後發燒，食指脈絡呈淡紫色，可能是陰虛內熱引起的發燒。

老中醫小叮嚀
發燒時一定要及時補充水分，以免寶寶脫水。高燒時一定要去醫院診治，按摩只是一種輔助治療的手段。

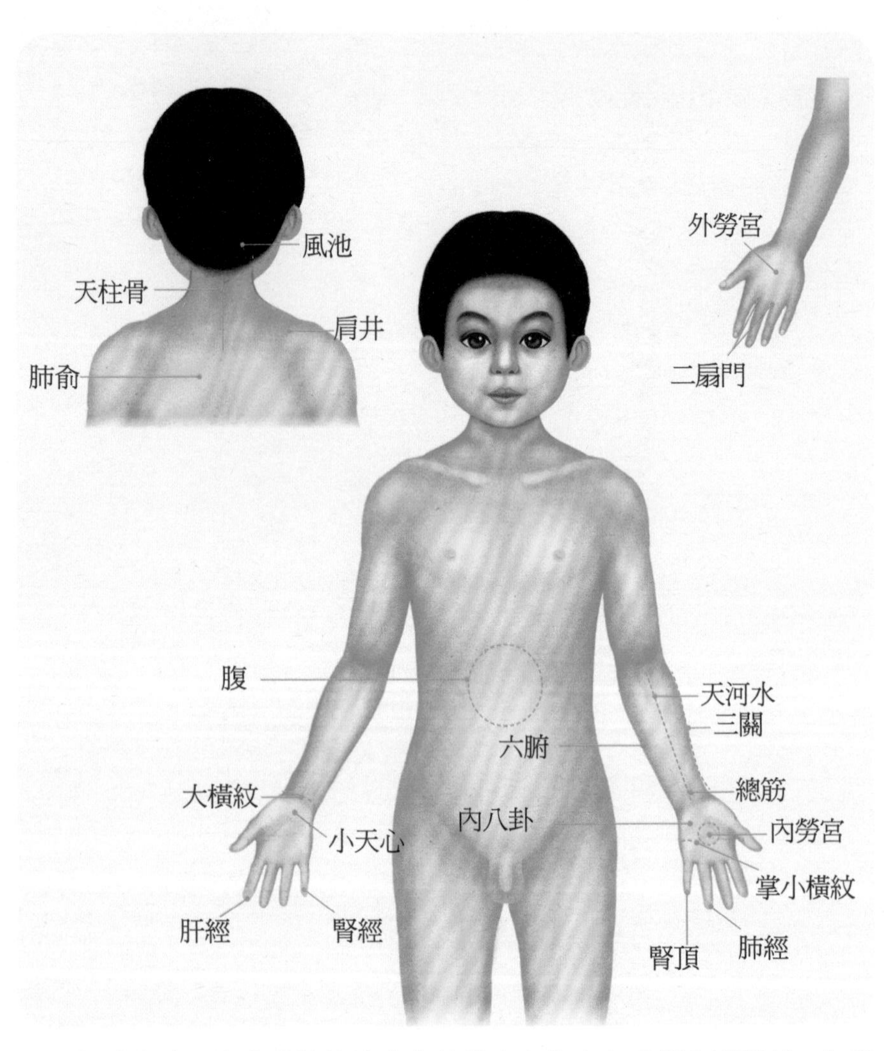

提前熟悉穴位：治療發燒的按摩穴位基本上集中在手部和頭頸部，如果是因積食引起的發燒，按摩穴位集中在腹部。107至111頁所提及的穴位可在本頁查看具體位置。

基本按摩方法

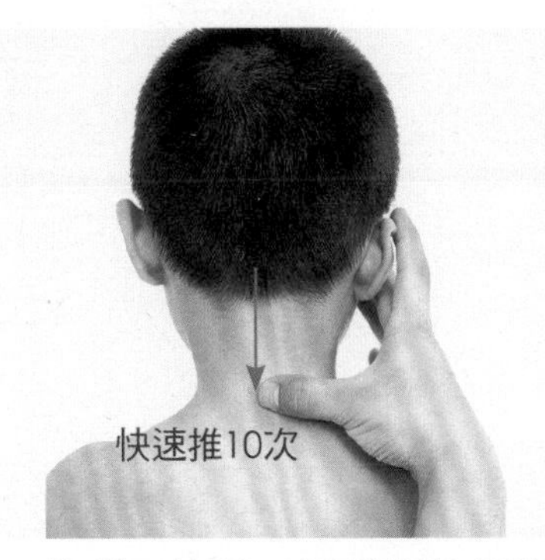

1 推刮天柱骨：以拇指橈側面或食、中二指指面，單方向快速推動天柱骨10次。

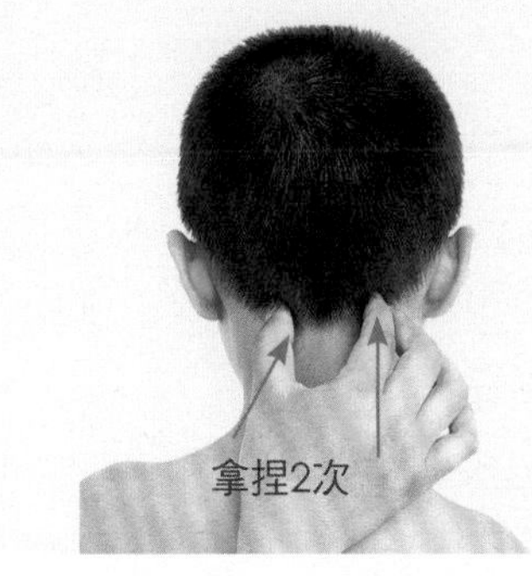

2 拿捏風池：以拇指和食指、中指相對用力拿捏風池2次。

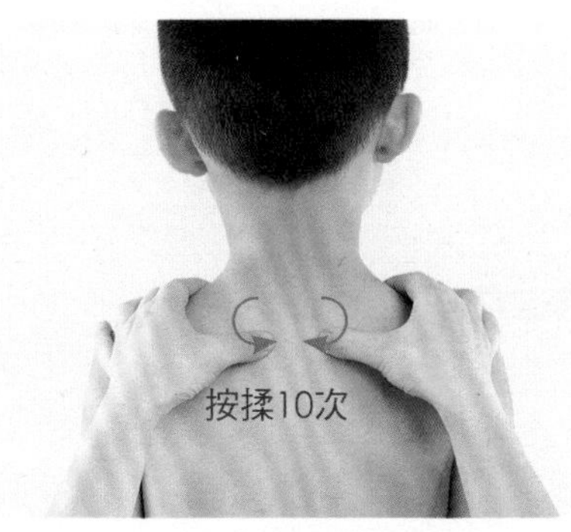

3 按揉肺俞：以拇指指端按揉肺俞10次。

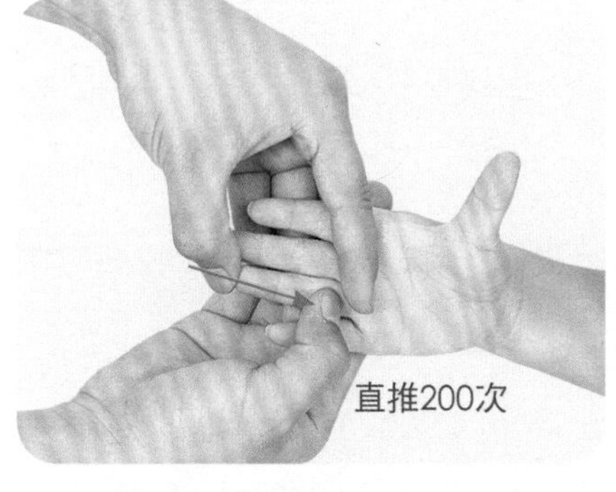

4 清肺經：向無名指指根方向直推200次。

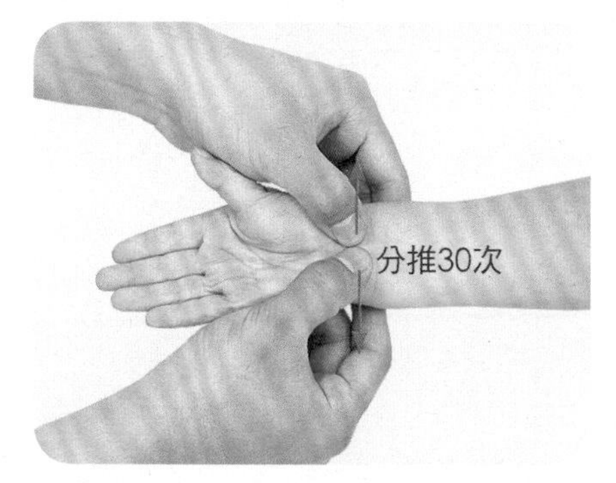

5 分陰陽：以兩手拇指螺紋面，自總筋向兩側分推大橫紋30次。

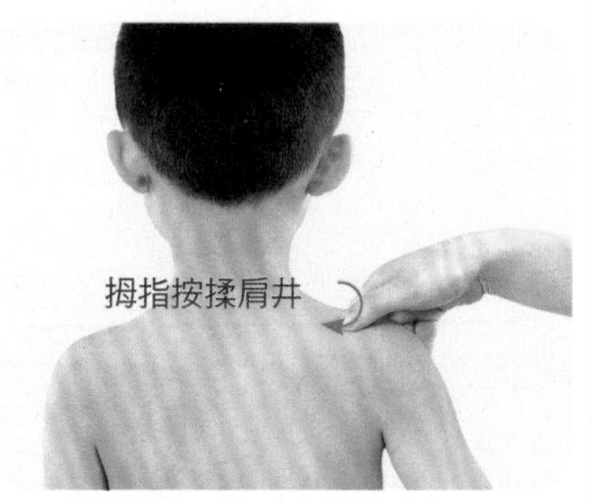

6 總收法：右手拇指按揉肩井穴，左手拿住寶寶的同側手指，屈伸肘腕並搖動其上肢20次左右。

預防發燒3步驟

感冒是寶寶最常見的一種疾病，相信爸媽們都有這樣的體會，只要寶寶不發燒，症狀不嚴重，一般不會太著急。但是一旦發燒，就會特別擔心。所以，在寶寶感冒、發燒之初，每天按以下方法按摩一兩次，能有效預防發燒。

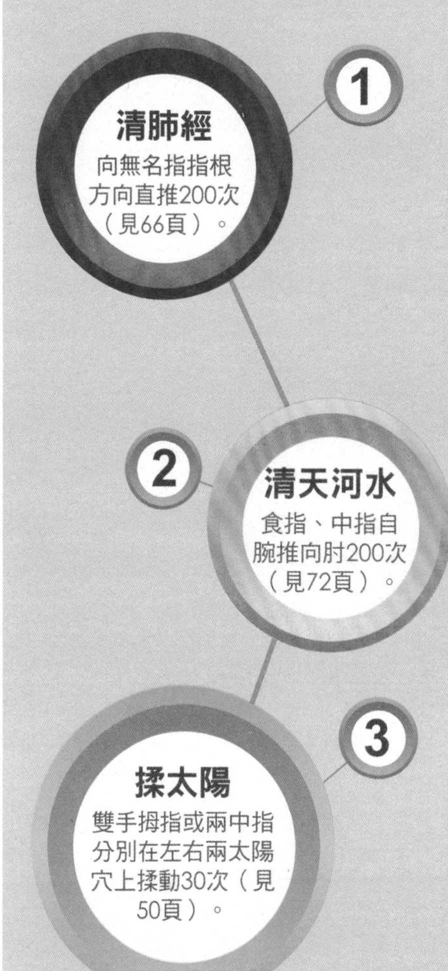

感冒發燒

◆ 飲食、生活宜忌

宜 清淡飲食

宜 多補充水分

忌 強迫進食

◆ 感冒發燒，需解表清熱

感冒發燒是寶寶常見的疾病之一，主要是因為體虛，抵抗力差，當氣溫驟變，身體無法適應，使邪氣乘虛而入，導致寶寶感冒、發燒。

◆ 老中醫私人處方

- 推三關（見步驟1）、水底撈明月（見步驟2）、揉外勞宮（見步驟3）、掐揉二扇門（見步驟4）。
- 可使用涼水或白酒作為按摩介質。

不同症狀這樣按

症狀	穴位
黃鼻涕	雙鳳展翅（見40頁）
	揉太陽（眉梢後凹陷處，見50頁）
咽痛	推天柱骨（見55頁）

1

自腕向肘直推

1 推三關：以拇指橈側面或食、中指指面自腕向肘推三關10次。

2

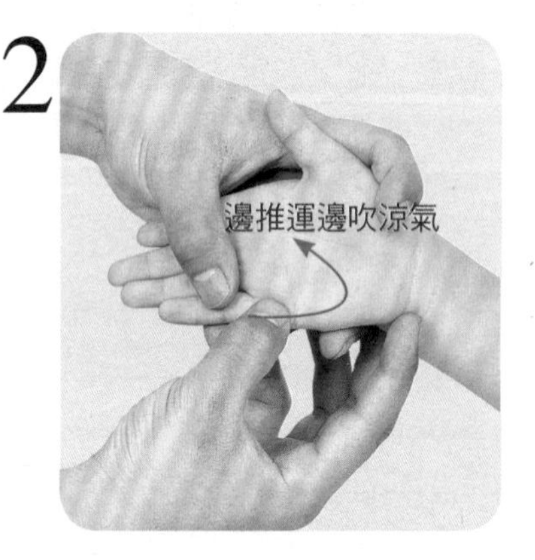

2水底撈明月（見38頁）：掌心向上，以中指端蘸水由小指根推運起，經掌小橫紋、小天心至內勞宮，邊推運邊吹涼氣，操作10至20次。

3

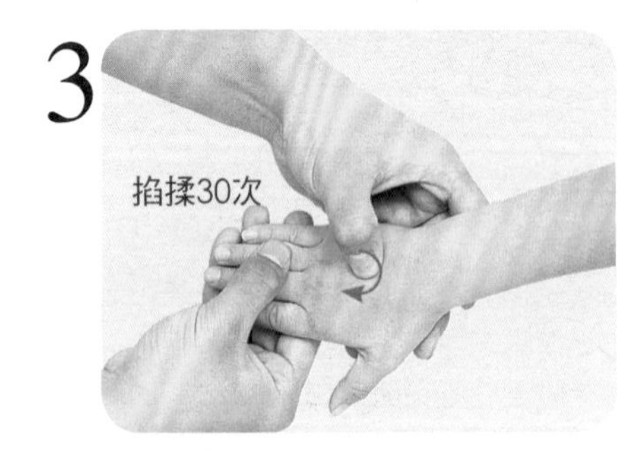

3揉外勞宮：以拇指指端按揉外勞宮30次。

4

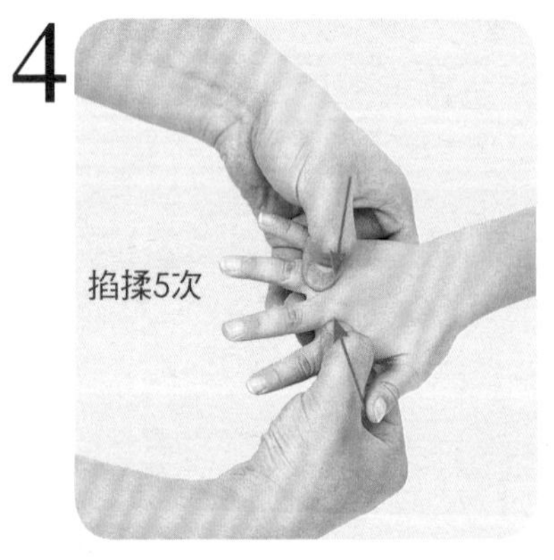

4掐揉二扇門：以拇指指端掐揉二扇門5次。

積食發燒

◆ 飲食、生活宜忌

宜 多喝米湯或蔬果汁

宜 控制食量

忌 食高蛋白、高油脂食物

◆ 積食發燒，要清胃腸熱

寶寶如果沒有感冒的跡象，卻發燒了，應該想到是否為積食發燒。積食發燒多有口臭和舌苔厚膩、腹脹腹痛的症狀，要清熱化積滯。

◆ 老中醫私人處方

✤ 摩腹（見步驟1）、運內八卦（見步驟2）、清肺經（見步驟3）、退六腑（見步驟4）、清天河水（見步驟5）。

✤ 手法需從重從快，在寶寶最大忍受範圍內操作，這樣有利於發汗退燒。若寶寶熱度過高要及時就醫。

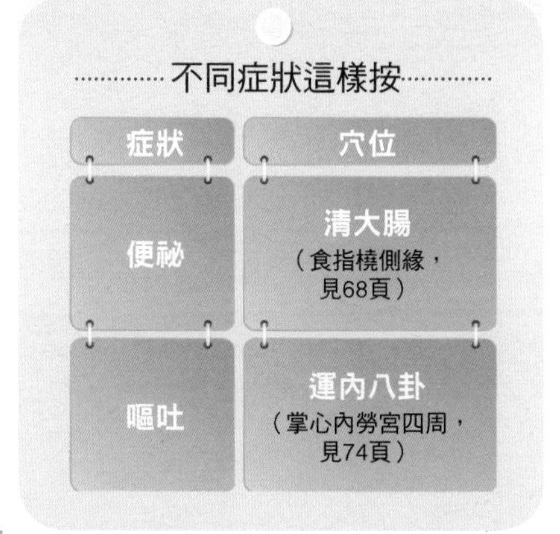

不同症狀這樣按

症狀	穴位
便祕	清大腸（食指橈側緣，見68頁）
嘔吐	運內八卦（掌心內勞宮四周，見74頁）

1

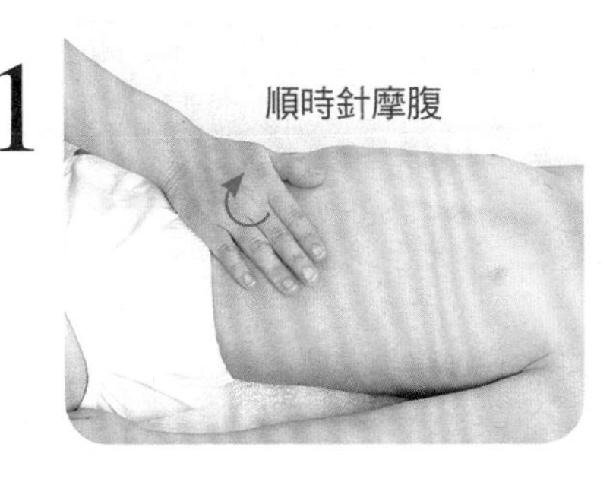

2

掐運100次

1 摩腹：以手掌面順時針摩腹3至5分鐘。

2 運內八卦：以拇指指端順時針方向掐運內八卦100次。

3 清肺經：向指根方向直推肺經100次。

3

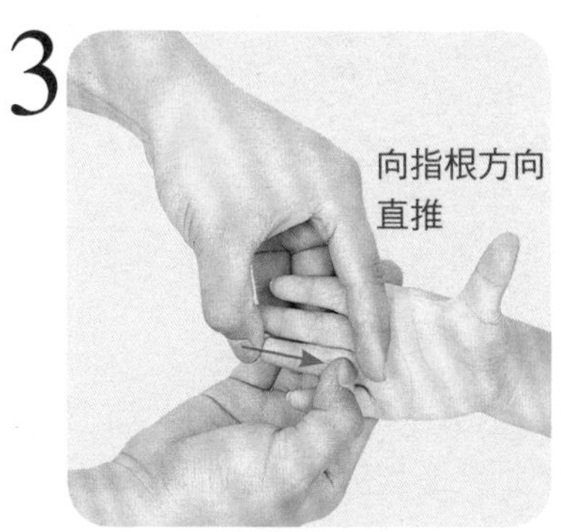

4

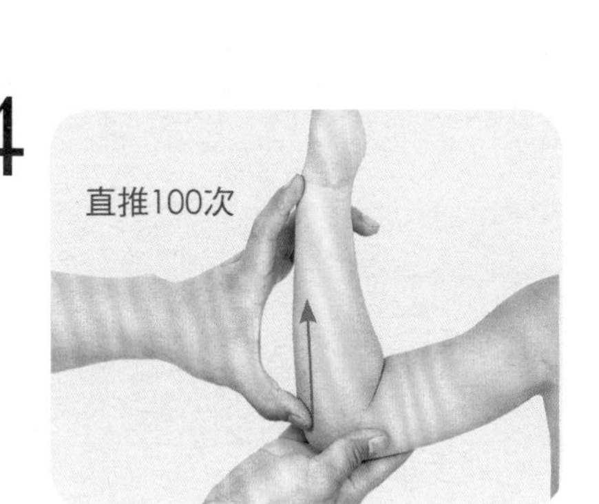

5

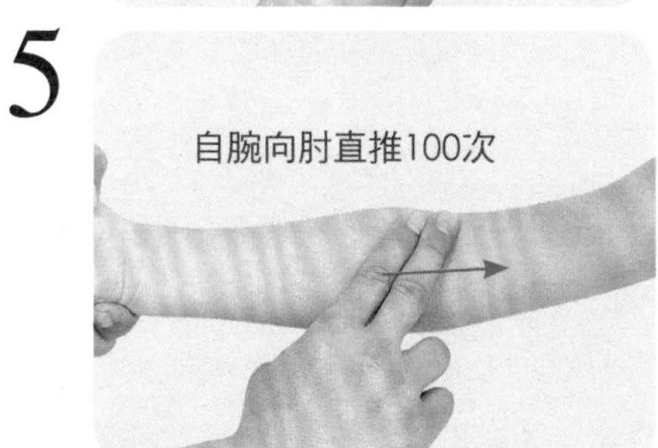

4 退六腑：以拇指面或食指、中指指面自肘向腕直推六腑100次。

5 清天河水：以食、中二指面自腕向肘直推天河水100次。

受驚嚇後發燒

- 飲食、生活宜忌

宜 保持室內安靜

宜 聽些舒緩音樂

忌 去人多的場合

- 驚恐發燒，應安神退燒

寶寶驚恐發燒多由感受強烈刺激後使體內的氣亂，導致體溫調節失常而發燒。症狀有哭鬧不止、易驚。

- 老中醫私人處方

- 推三關（見步驟1）、清肺經（見步驟2）、清肝經（見步驟3）、掐揉小天心（見步驟4）。
- 每天早晚各按摩1次。
- 寶寶退燒後也可經常這樣按摩，能起到一定的安神作用。

不同症狀這樣按

症狀	穴位
伴咳嗽	清肺平肝（見104頁）
易驚	掐五指節（見75頁）

1

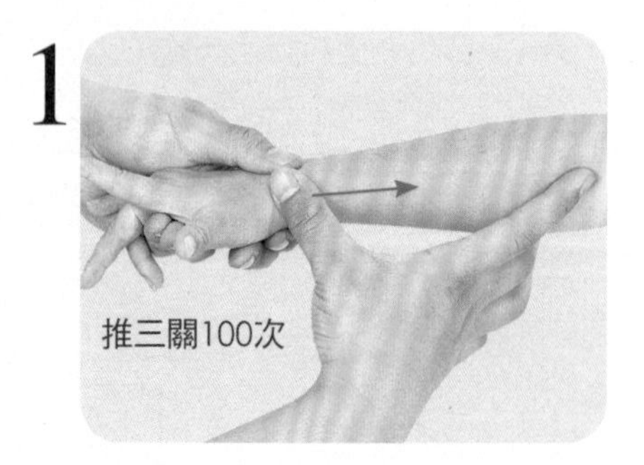

1推三關：以拇指橈側面或食指、中指指面自腕向肘推三關100次。

2

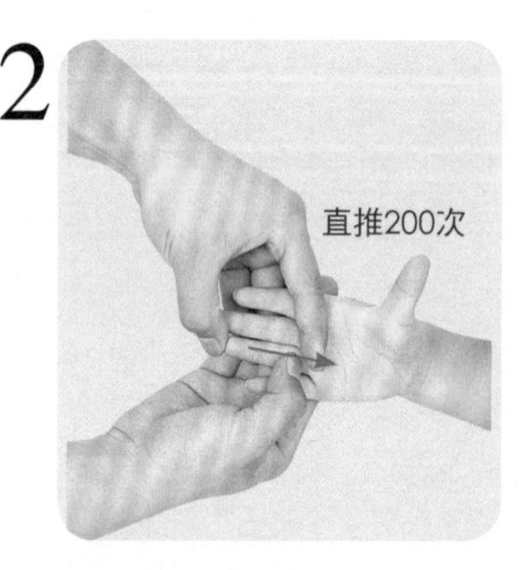

2清肺經：向無名指指根方向直推肺經200次。

3

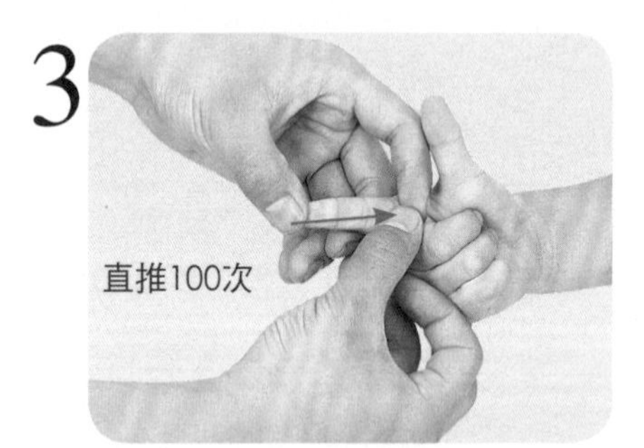

3清肝經：將寶寶食指伸直，由食指指端向指根方向直線推動100次。

4

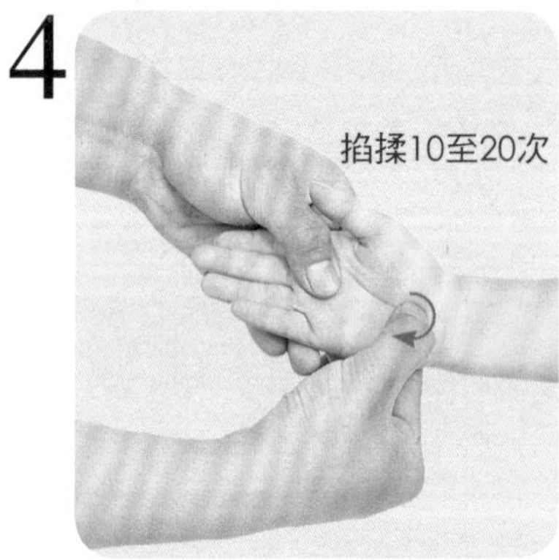

4掐揉小天心：以拇指指端按揉小天心10至20次。

陰虛內熱

- 飲食、生活宜忌

宜 多吃蔬菜水果

宜 適當吃些粗糧

忌 吃油膩食物

- 陰虛內熱要滋陰降火

寶寶陰虛內熱是由於體內陰液（包括血、津、精）虧虛，水不制火所致的發燒證。此發燒多為低熱，體溫稍高於正常。症狀為潮熱盜汗，夜熱早涼，口燥咽乾，舌紅少苔等。

- 老中醫私人處方

✤ 補肺經（見步驟1）、揉腎頂（見步驟2）、水底撈明月（見步驟3）、清天河水（見步驟4）。

✤ 按摩完畢後，再為寶寶按揉足三里（見77頁）、推搓湧泉穴（見76頁），可補虛。

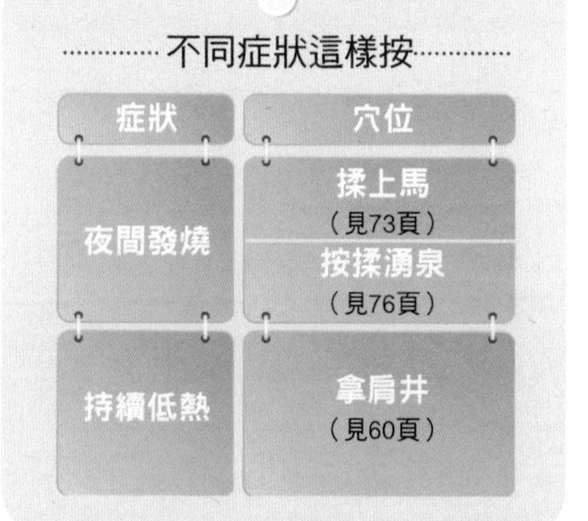

不同症狀這樣按

症狀	穴位
夜間發燒	揉上馬（見73頁） 按揉湧泉（見76頁）
持續低熱	拿肩井（見60頁）

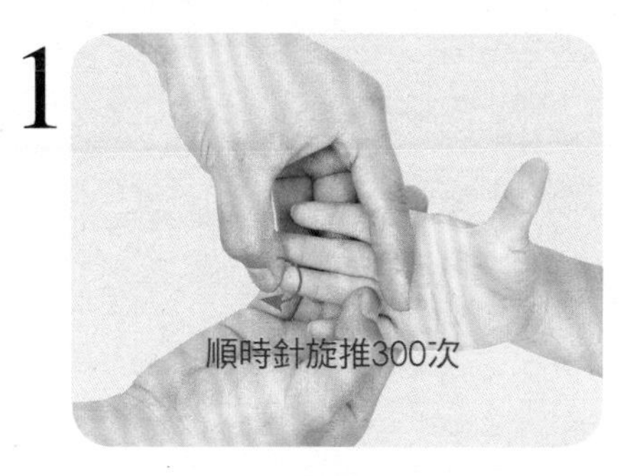

1補肺經：以拇指螺紋面旋推肺經300次。

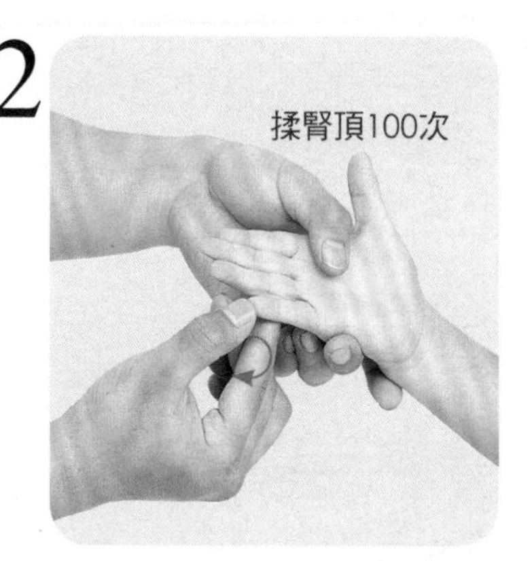

2揉腎頂：以拇指指端揉腎頂（雙手小指指面，離指甲2公釐處）100次。

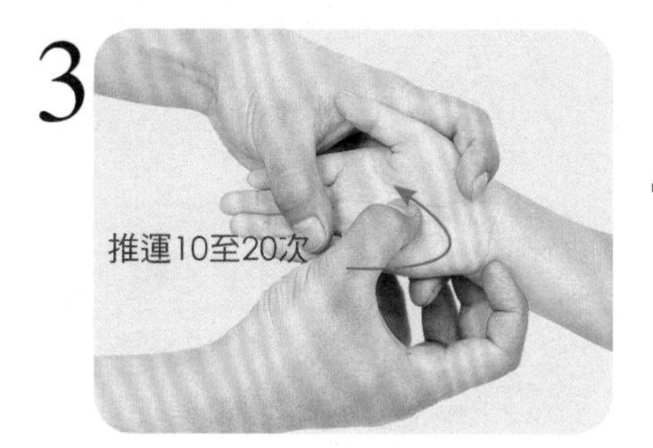

3水底撈明月（見38頁）：掌心向上，以中指或拇指指端蘸水由小指指根推運起，經掌小橫紋、小天心至內勞宮，邊推運邊吹涼氣，操作10至20次。

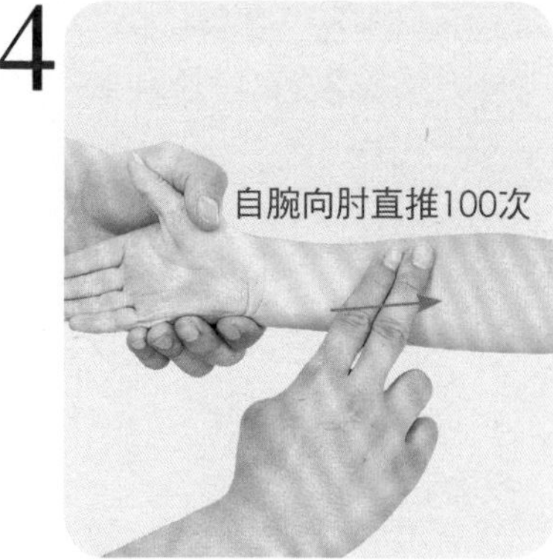

4清天河水：以食指、中指指面自腕向肘直推天河水100次。

厭食

寶寶不喜歡吃飯，厭食，每次吃飯都要追著餵，但還是吃不了多少，長期下來會導致寶寶身高、體重生長趨緩，還會引起營養不良、貧血等，因此家長們要重視這個問題，可透過按摩手法及調整餵養習慣等方式，來改善寶寶厭食的情況。

寶寶厭食一般有兩種病因，病因不同，按摩的手法也不同，可根據寶寶平時的表現，分清究竟是哪種厭食。

- **脾胃功能失常**：寶寶若面色無光澤，偏暗淡，食欲不振或納食不香、拒進飲食，腹脹痛，噁心嘔吐，舌苔黃、白膩，指紋發紫，則一般考慮是脾胃功能失常引起的厭食。
- **胃陰不足引起**：表現為口乾多飲、不喜進食、大便乾結、舌苔多見光剝、舌質紅等。

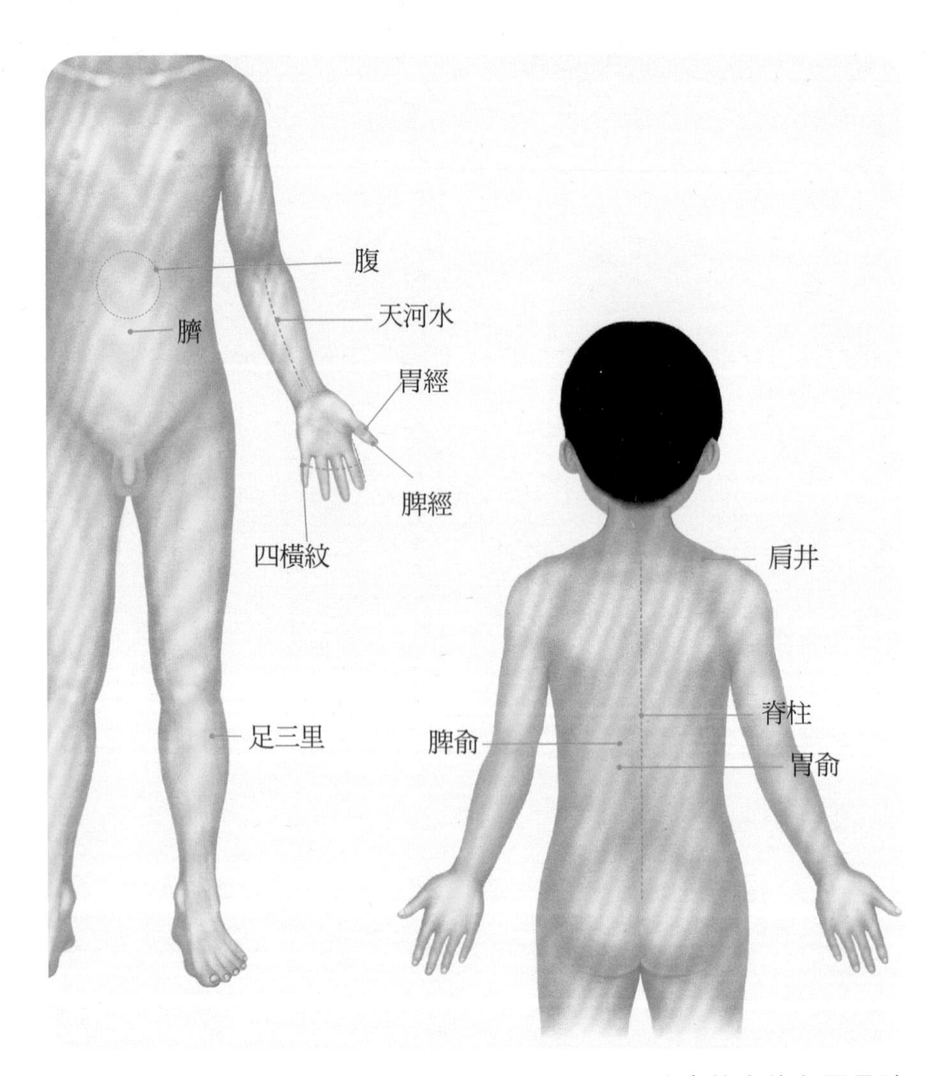

老中醫小叮嚀
寶寶厭食，除了運用按摩手法調理、改善外，還要注意養成科學的餵養習慣，糾正偏食，讓寶寶少吃零食。

提前熟悉穴位：寶寶厭食主要是脾胃問題，因此按摩的穴位主要是脾經、胃經、脾俞、胃俞，這些穴位主要分布在手部和腰部。113至115頁所提及的穴位可在本頁查看具體位置。

基本按摩方法

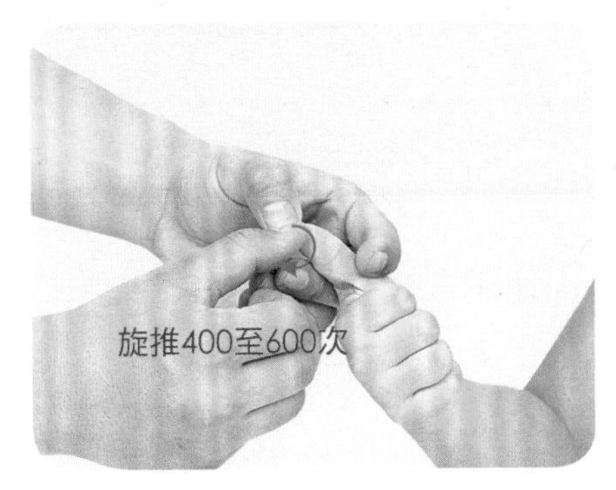

1 補脾經：以拇指螺紋面旋推脾經400至600次。

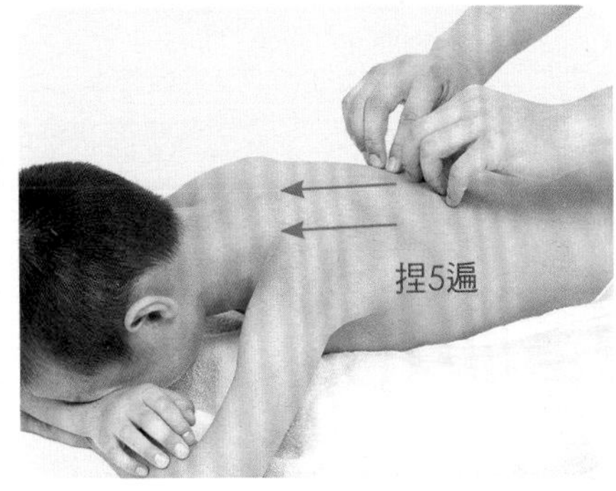

2 捏脊：以拇指橈側緣頂住皮膚，食指、中指前按，三指同時用力提拿肌膚，雙手交替撚動，自下而上，向前推行，每捏3次，向上提拿1次。共操作5遍。

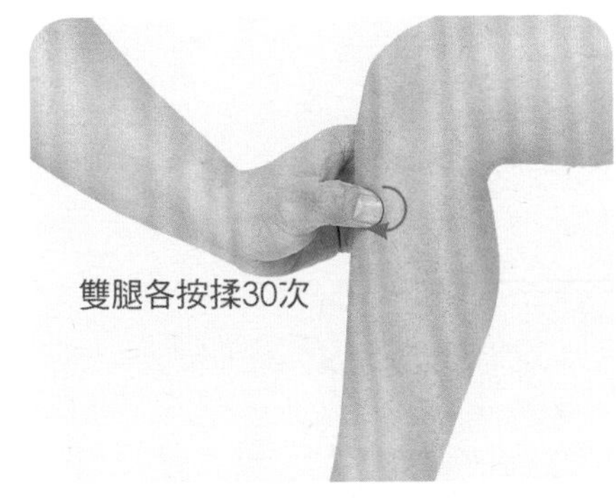

3 按揉足三里：以拇指螺紋面按揉足三里30次。

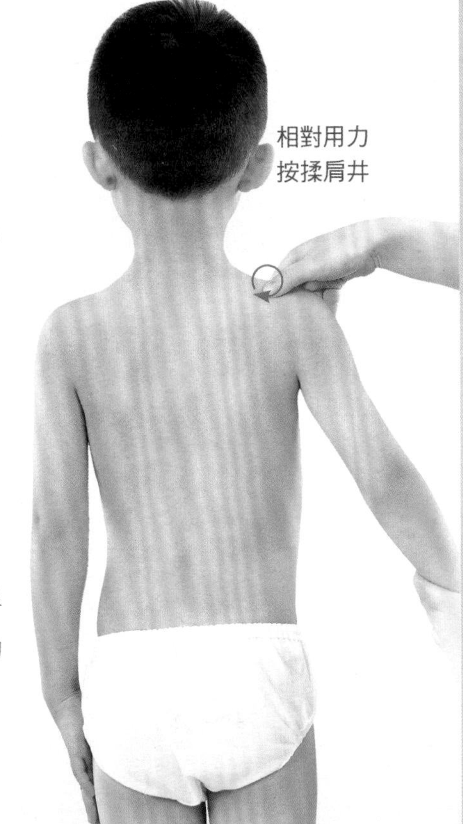

4 總收法：以右手拇指或食指、中指按揉小兒肩井穴部，左手拿住其同側手指，屈伸肘腕並搖動其上肢20次。

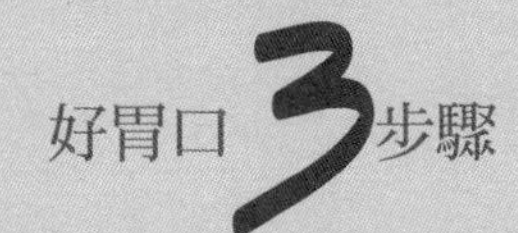

寶寶厭食，家長可以這樣做：按時吃飯，飲食要規律；除了一日三餐之外，盡量少讓寶寶吃零食，如果要吃可以吃些水果；飲食搭配要多樣化。此外，還可按照下面的方法堅持每天按摩1次，1週為1個療程。長期堅持能調理脾胃、通調臟腑，防治寶寶厭食。

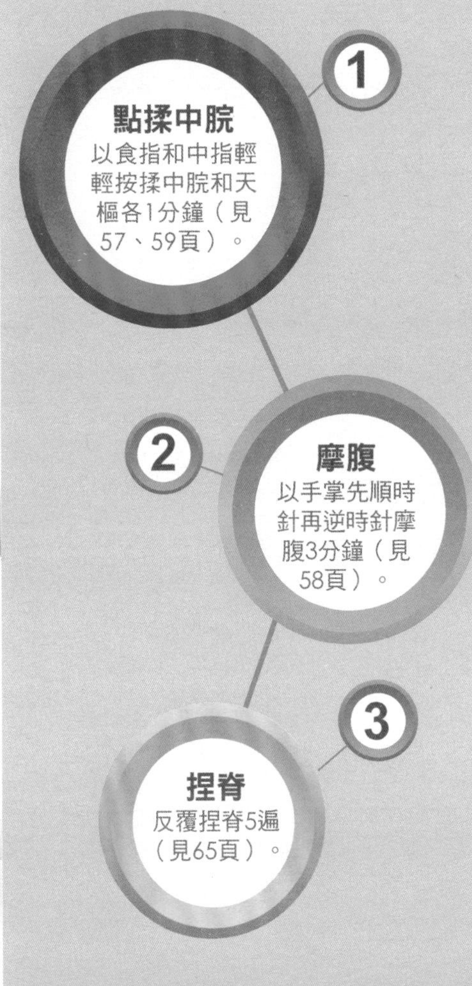

脾胃功能失常

◆ 飲食、生活宜忌

宜 以清淡飲食為主

宜 少量多餐

忌 強迫寶寶吃飯

◆ 脾胃功能失常，要排空胃

寶寶不愛吃飯，歸結為脾胃的問題。脾胃虛弱，胃內的食物難以消化。此時，要注意調理脾胃，加強脾胃的運化能力。

◆ 老中醫私人處方

✤ 摩腹（見步驟1）、揉臍（見步驟2）、按揉脾俞（見步驟3）、掐揉四橫紋（見步驟4）。

✤ 厭食嚴重的寶寶每天早晚各按摩1次。

✤ 可適當給寶寶吃些富含膳食纖維的食物，如紅薯、山藥、小米等。

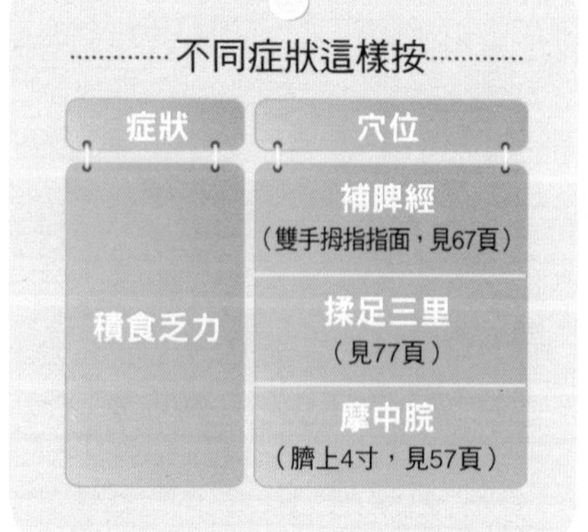

不同症狀這樣按

症狀	穴位
積食乏力	補脾經（雙手拇指指面，見67頁）
	揉足三里（見77頁）
	摩中脘（臍上4寸，見57頁）

1

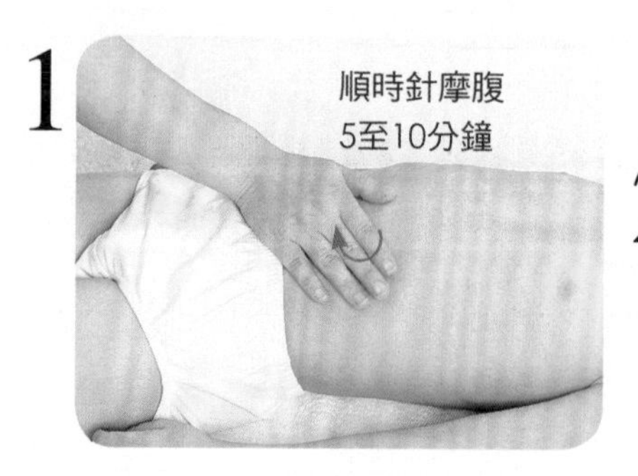

1摩腹：以單手掌面順時針摩揉腹部5至10分鐘。

2

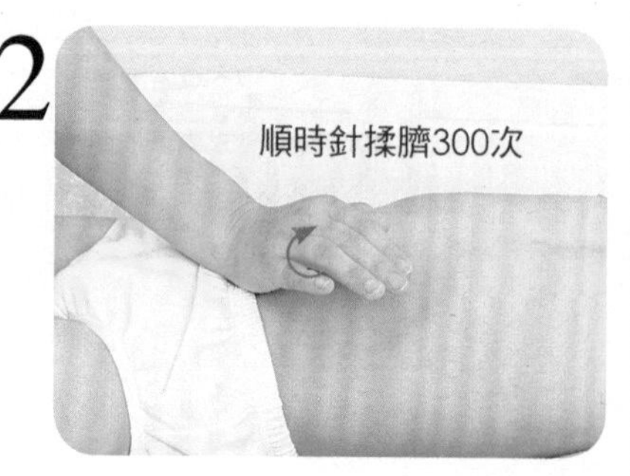

2揉臍：以單手掌根部順時針揉臍300次。

3

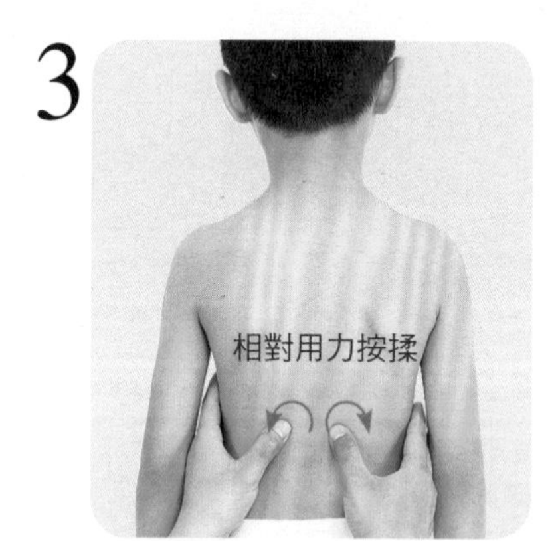

3按揉脾俞：以拇指指端按揉脾俞100次。

4

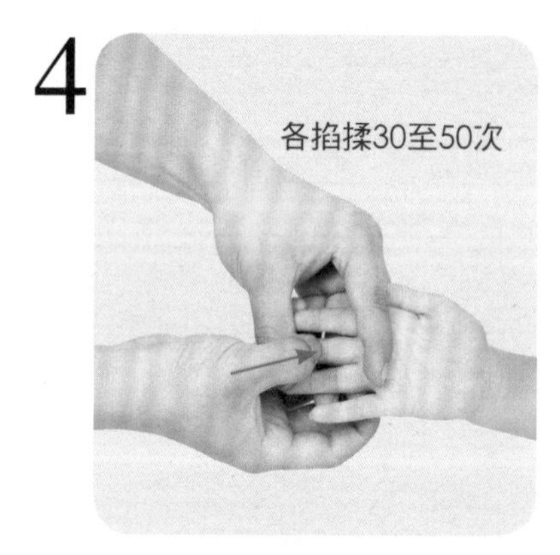

4掐揉四橫紋：以拇指指甲掐揉四橫紋各30至50次。

胃陰不足

- 飲食、生活宜忌

宜 以清淡、易消化的飲食為主

忌 飢飽無常

忌 生冷、辛辣、油膩的食物

- 胃陰不足，宜養陰益胃

胃陰不足容易影響人體消化和吸收，致使寶寶口乾多飲，不想吃東西，也吃不下東西。此時，首先要做的就是幫寶寶清胃熱。

- 老中醫私人處方

✤ 補胃經（見步驟1）、清天河水（見步驟2）、按揉胃俞（見步驟3）。

✤ 此按摩方法結束後，可為寶寶捏脊3分鐘，效果更佳。

✤ 山藥、百合具有養胃陰的功效，可適當給寶寶吃一些。

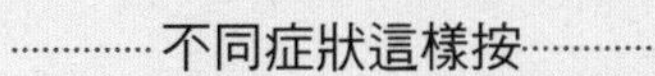

不同症狀這樣按

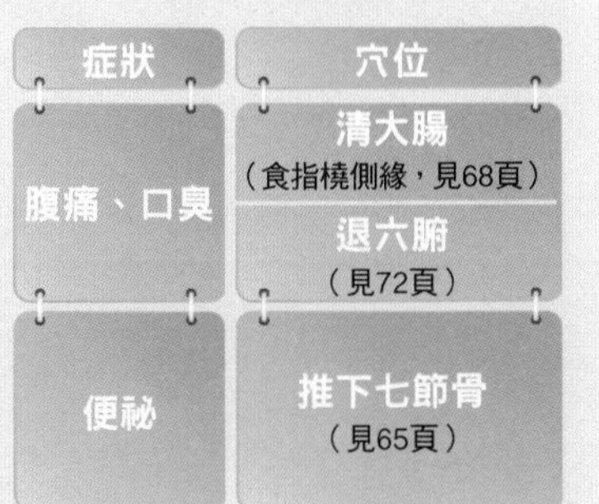

症狀	穴位
腹痛、口臭	清大腸（食指橈側緣，見68頁）
	退六腑（見72頁）
便祕	推下七節骨（見65頁）

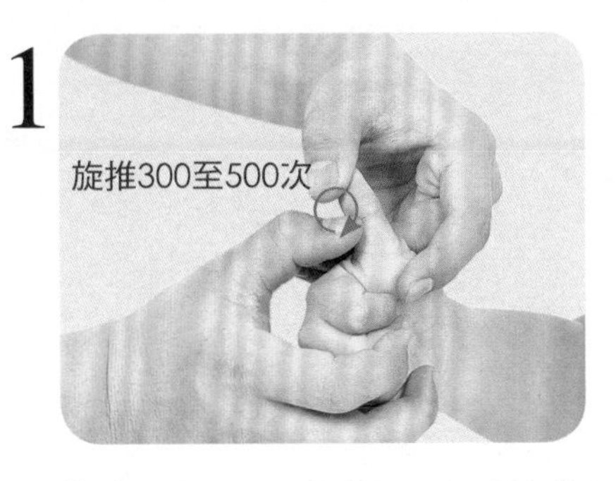

1補胃經：以拇指螺紋面旋推胃經300至500次。

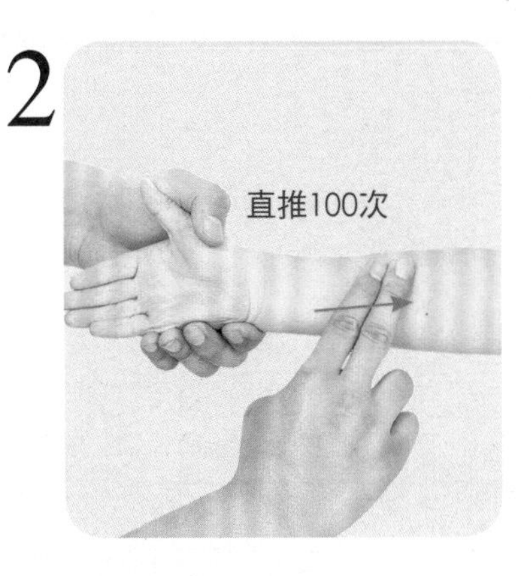

2清天河水：以食指、中指指面自腕向肘直推天河水100次。

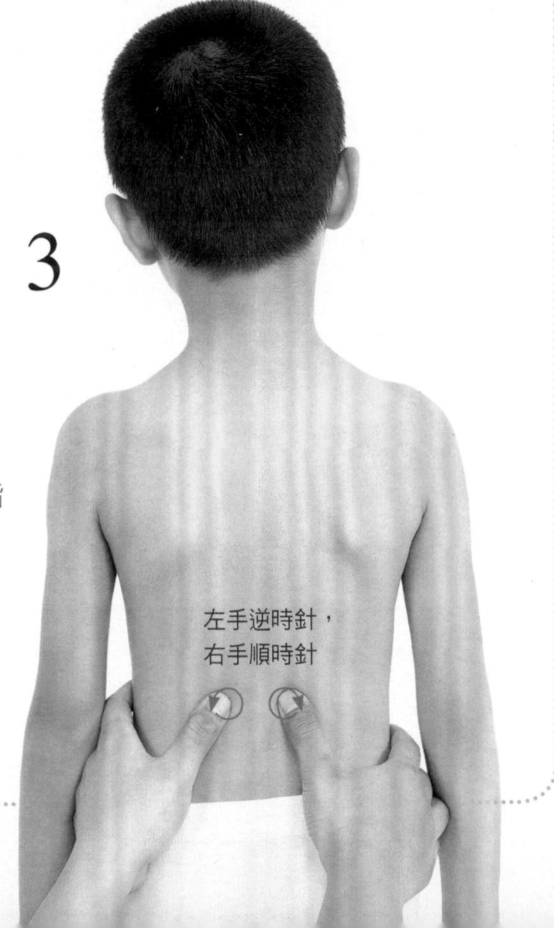

3按揉胃俞：以拇指指端按揉胃俞100次。

便祕

嬰幼兒便祕主要是由於大腸傳導功能失常，糞便在腸內停留太久，水分被吸收，使得糞質過於乾燥；或氣滯不行，氣虛無力；或病後體虛，體內水分消耗，腸道乾澀等原因所致。按摩治療便祕以導滯通便為治療原則。

中醫認為寶寶便祕分兩種：虛證便祕和實證便祕。根據不同症狀父母可以在基本按摩方法之後，有針對性地對症按摩。

- 排便困難（虛證便祕）：寶寶排便困難，常常會面白無華，形疲乏力，便質不乾，無力排出大便，舌淡苔薄，指紋色淡。
- 大便乾結（實證便祕）：寶寶大便乾結，面赤身熱，口臭，唇赤，小便黃，納食減少，腹部脹，苔黃厚，指紋色紫。

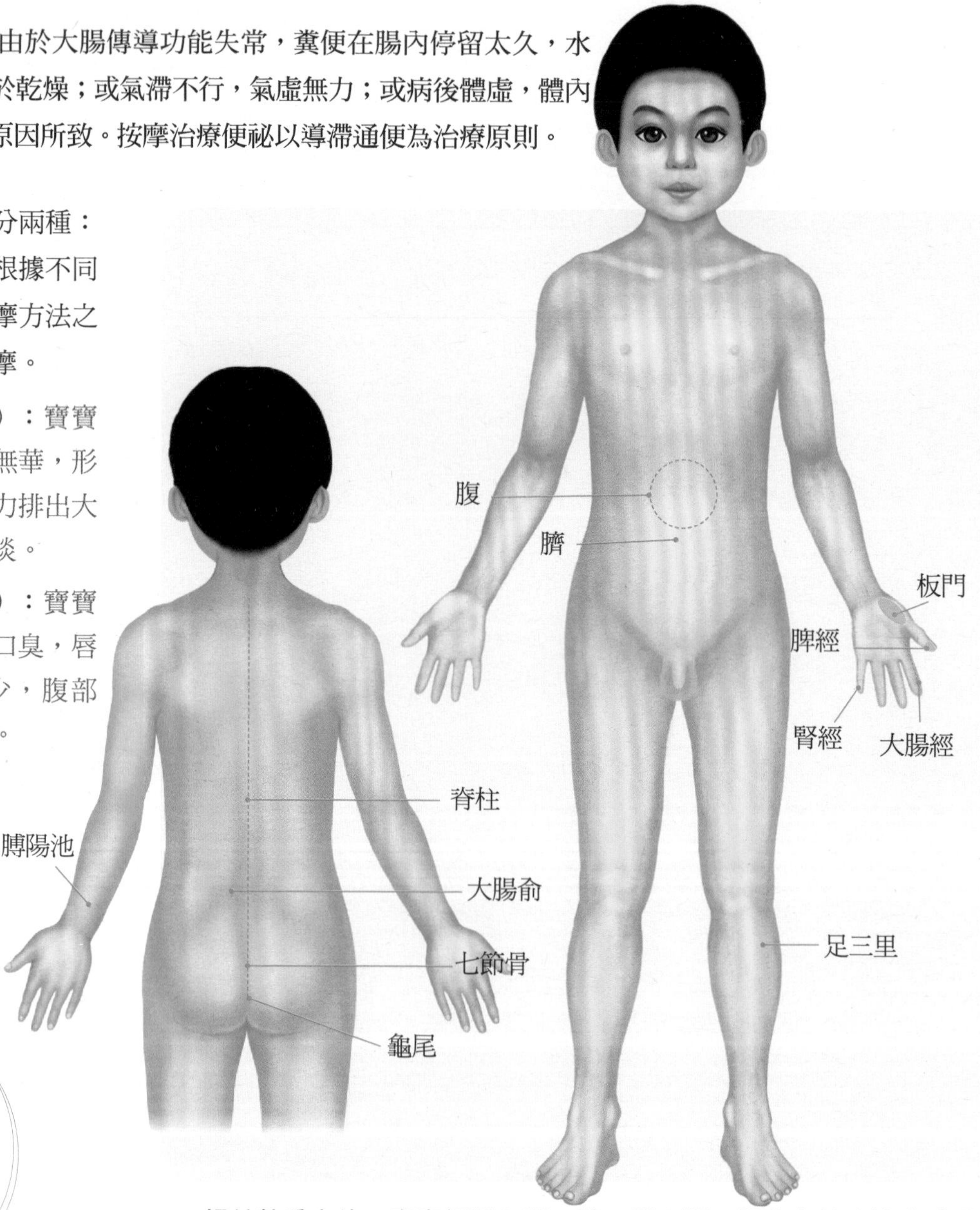

老中醫小叮嚀

寶寶便祕時要幫助寶寶培養健康的排便習慣。平時要注意培養寶寶不挑食、不偏食的飲食原則，還要多喝水。

提前熟悉穴位：寶寶便祕和腸、脾、胃有關，因此在按摩治療時要以促進腸、脾、胃運化為主。按摩的穴位基本集中在腰背部和手部。117至119頁所提及的穴位可在本頁查看具體位置。

基本按摩方法

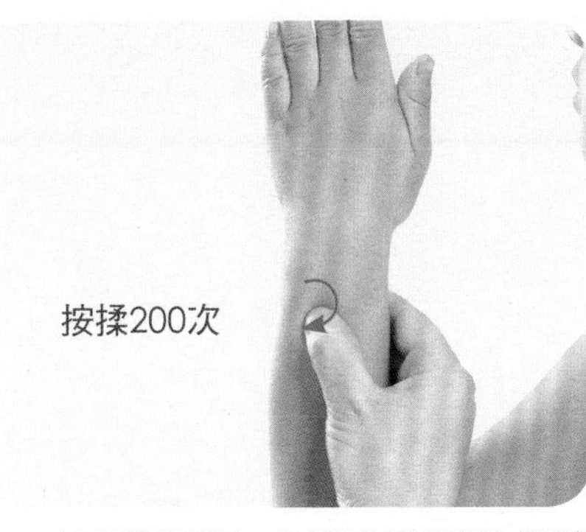

1 按揉膊陽池：以拇指指端按揉膊陽池（一窩風後3寸處）200次。

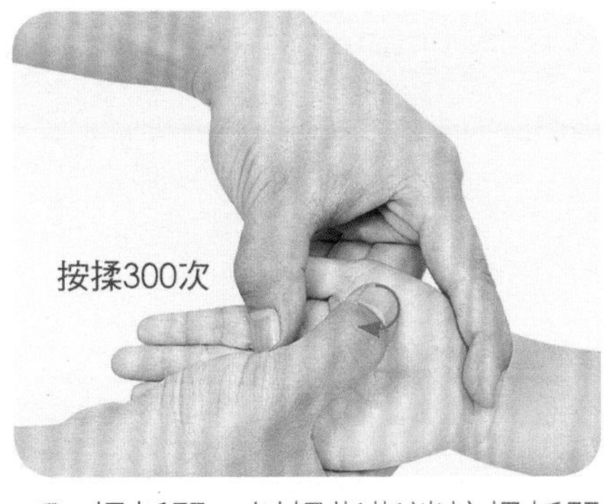

2 揉板門：以拇指指端按揉板門300次。

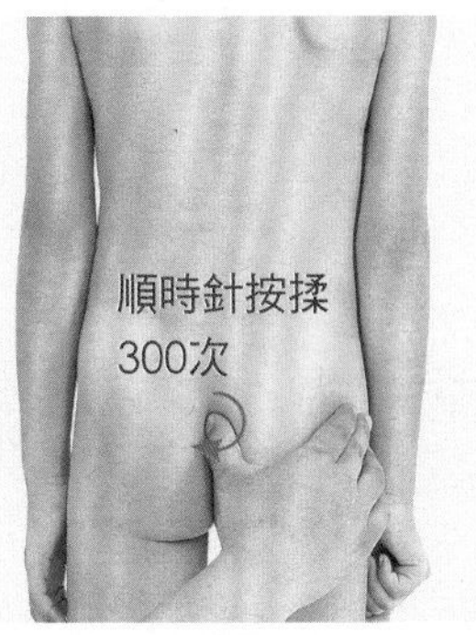

3 揉龜尾：以拇指指端按揉龜尾300次。

4 按揉大腸俞：以拇指指端按揉大腸俞100次。

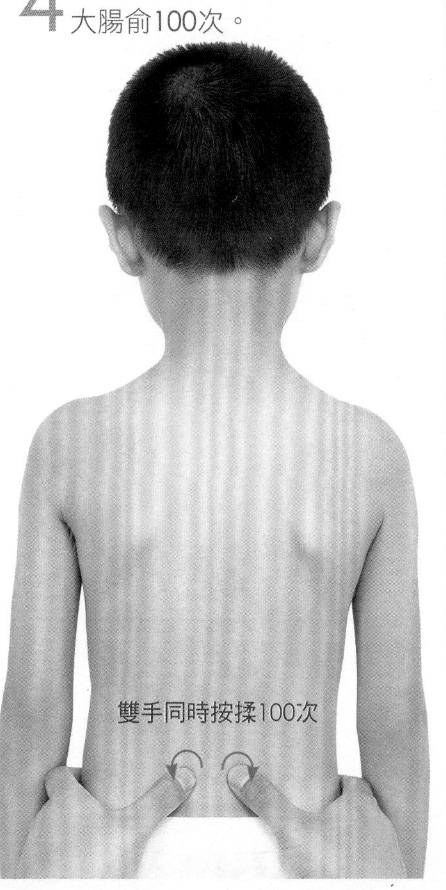

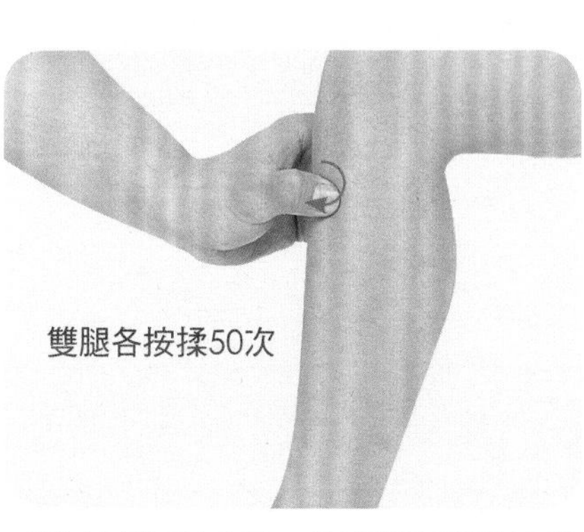

5 按揉足三里：以拇指指端按揉足三里50次。

預防便祕3步驟

寶寶便祕，使體內的毒素無法排出，久而久之會影響寶寶的身體健康，因此，治療便祕也不可馬虎。除了調整日常的飲食習慣之外，也可按照下面的按摩手法，在夜間入睡前和早上起床前為寶寶揉一揉，預防便祕。

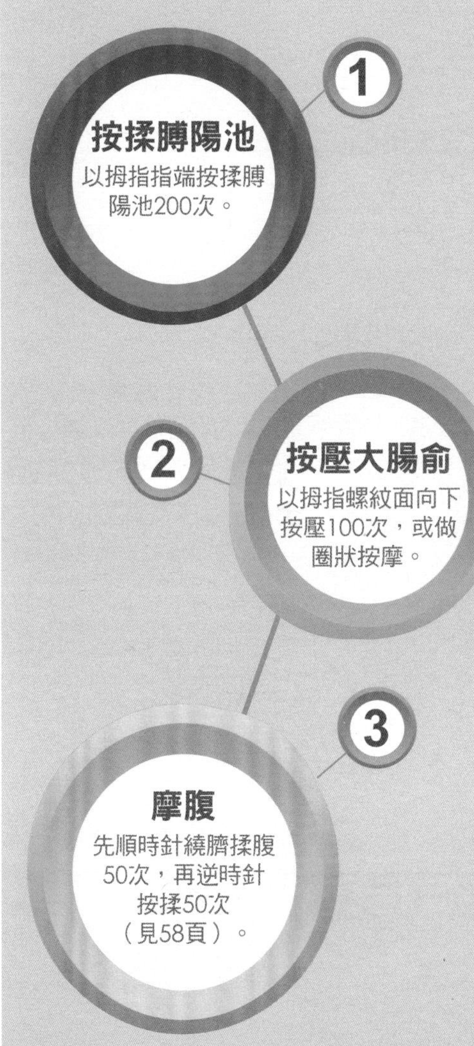

排便困難

- 飲食、生活宜忌

宜 多吃蔬菜、水果

宜 培養健康的排便習慣

宜 多喝水

忌 吃過甜、過油膩的食物

- 排便困難，應按摩及多喝水

寶寶排便困難主要是由寶寶體虛、氣虛所致，再加上寶寶不愛喝水、不愛吃蔬果以及不良的排便習慣，均使得寶寶排便困難。可時常按摩，促進腸胃蠕動。

- 老中醫私人處方

✤ 補脾經（見步驟1）、補腎經（見步驟2）、按揉足三里（見步驟3）、捏脊（見步驟4）。

✤ 通常按摩一兩次，大多數寶寶就可以排便了。但要經常為寶寶補脾經和腎經。

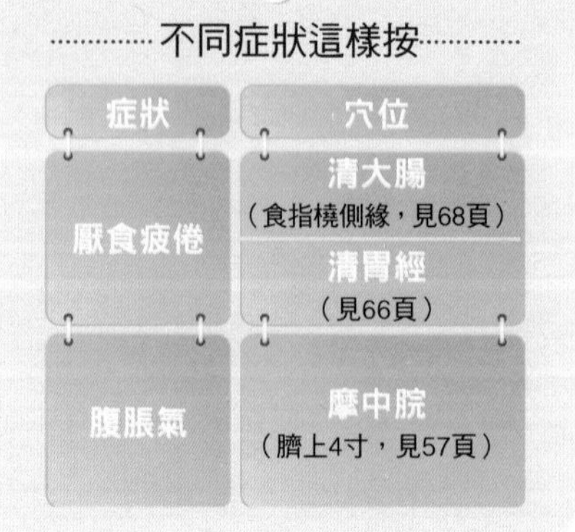

不同症狀這樣按

症狀	穴位
厭食疲倦	清大腸（食指橈側緣，見68頁） 清胃經（見66頁）
腹脹氣	摩中脘（臍上4寸，見57頁）

1

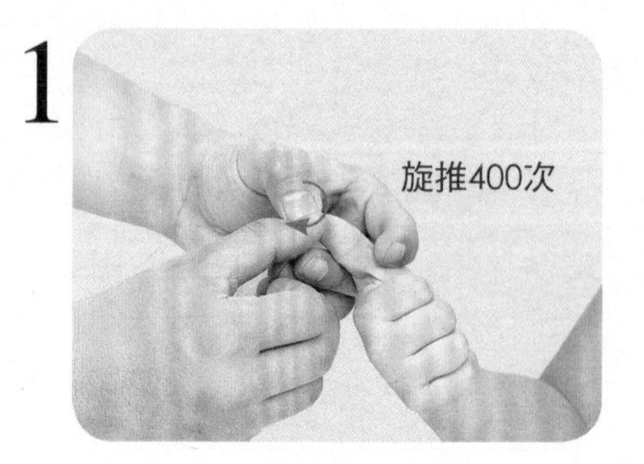

1補脾經：以拇指螺紋面旋推脾經400次。

2

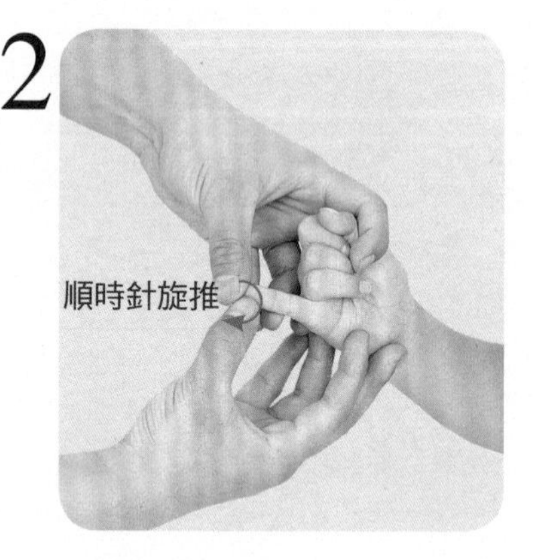

2補腎經：以拇指螺紋面旋推腎經300次。

3

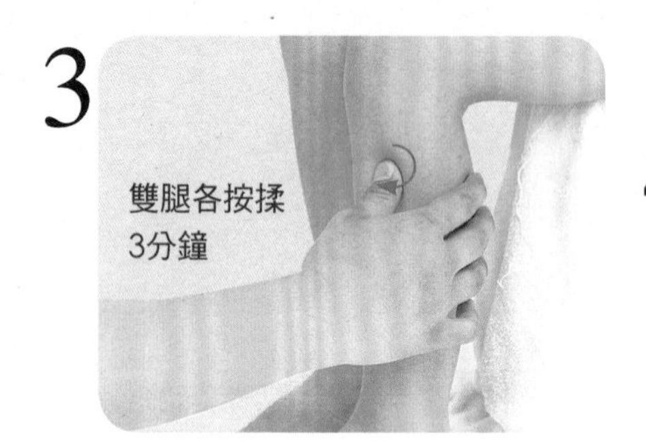

3按揉足三里：以拇指指端按揉足三里3分鐘。

4

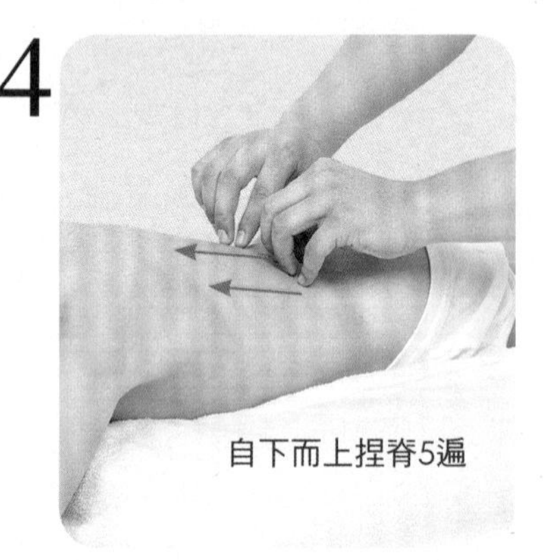

4捏脊：以拇指橈側緣頂住皮膚，食指、中指前按，三指同時用力提拿肌膚，雙手交替撚動，自下而上，向前推行，每捏3次，向上提拿1次。共操作5遍。

大便乾結

◆ 飲食、生活宜忌

- 宜 多喝水
- 宜 定量餵食
- 宜 吃富含膳食纖維的食物
- 忌 吃精細和油膩的食物

◆ 大便乾結，應清熱潤腸

寶寶大便乾結主要是由於體內火大，食用過多的油膩食物，使得腸胃積食、積熱所引起的。因此，首先就要清熱解毒，潤腸通便。

◆ 老中醫私人處方

✤ 分推腹陰陽（見步驟1）、摩腹（見步驟2）、揉臍（見步驟3）、推下七節骨（見步驟4）、清大腸（見步驟5）。

✤ 每天盡量在同一時間讓寶寶排便，建立定時排便的習慣。

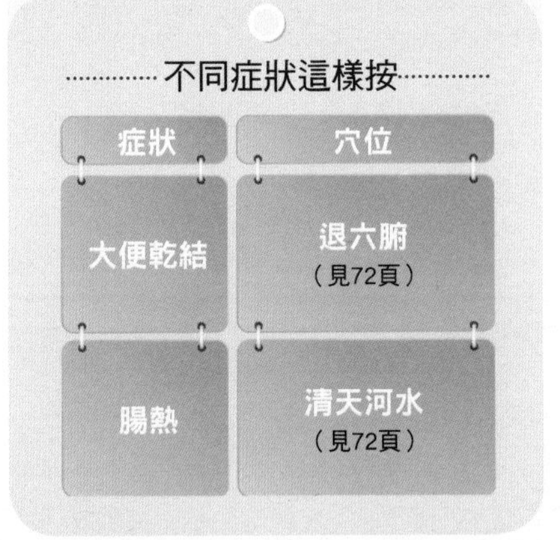

不同症狀這樣按

症狀	穴位
大便乾結	退六腑（見72頁）
腸熱	清天河水（見72頁）

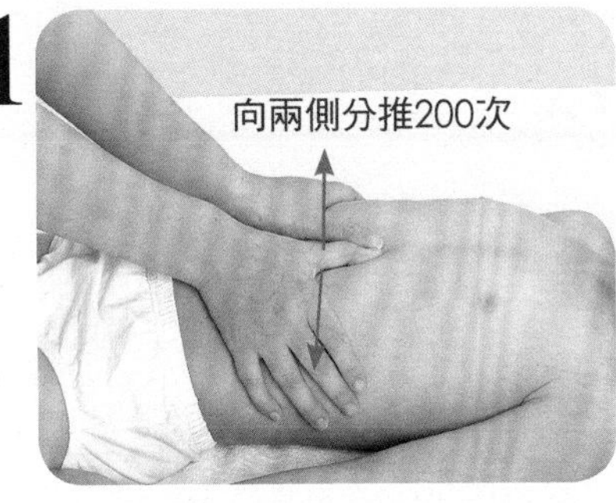
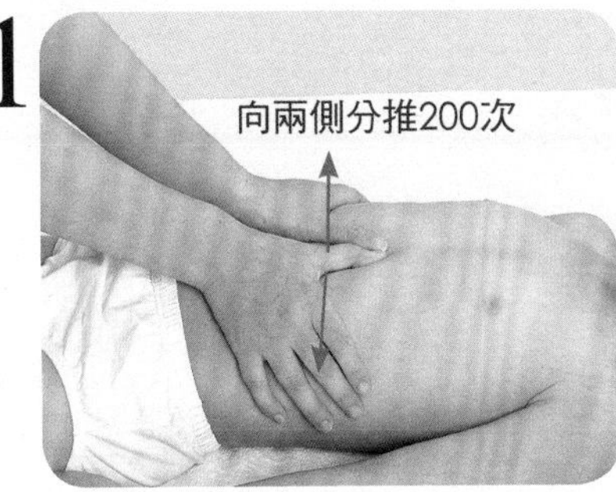

1分推腹陰陽：以雙手掌大魚際部著力從前正中線向兩側分推200次。

2摩腹：以單手掌面順時針揉摩腹部10至15分鐘。

3揉臍：以單手掌根部順時針揉臍300次。

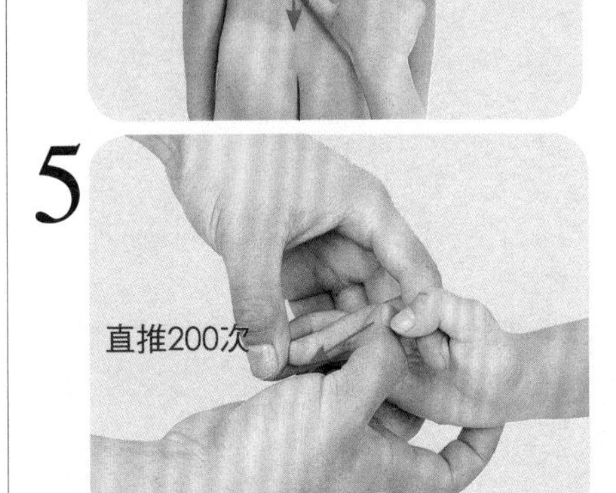

4推下七節骨：以拇指自上而下直推七節骨300次。

5清大腸：以拇指螺紋面自指根向指尖方向直推大腸經200次。

嘔吐

嘔吐在嬰幼兒時期較為常見，可見於多種病症，如急性胃炎、賁門痙攣、幽門痙攣、梗阻等，嘔吐屬於主症之一。中醫學認為凡外感邪氣（如受涼）、內傷乳食、大驚卒恐（突然受到驚嚇）以及其他臟腑疾病影響到胃的正常功能，導致胃失和降、胃氣上逆，都會引起嘔吐。

寶寶嘔吐一般有下面幾種類型，辨證出寶寶屬於哪一種嘔吐類型，就可有針對性地按摩。

- 寒吐：寶寶喜熱惡寒、神疲肢冷、面色蒼白、食入不化、吐次多而吐出少、無酸臭，多為寒吐。
- 熱吐：寶寶面赤唇紅、發燒煩躁、口渴飲冷、嘔吐次數少而吐出物多、吐出物有酸餿氣味、小便色赤、大便乾，可能屬於熱吐型。
- 傷食吐：傷食吐的寶寶一般會噯氣（打嗝）吞酸、厭食、脘腹脹滿、煩躁不安、嘔吐之物有酸餿之氣味、吐後平靜。

老中醫小叮嚀
嘔吐嚴重的寶寶，每天按摩治療2次；嘔吐較輕的寶寶，每天按摩治療1次即可。

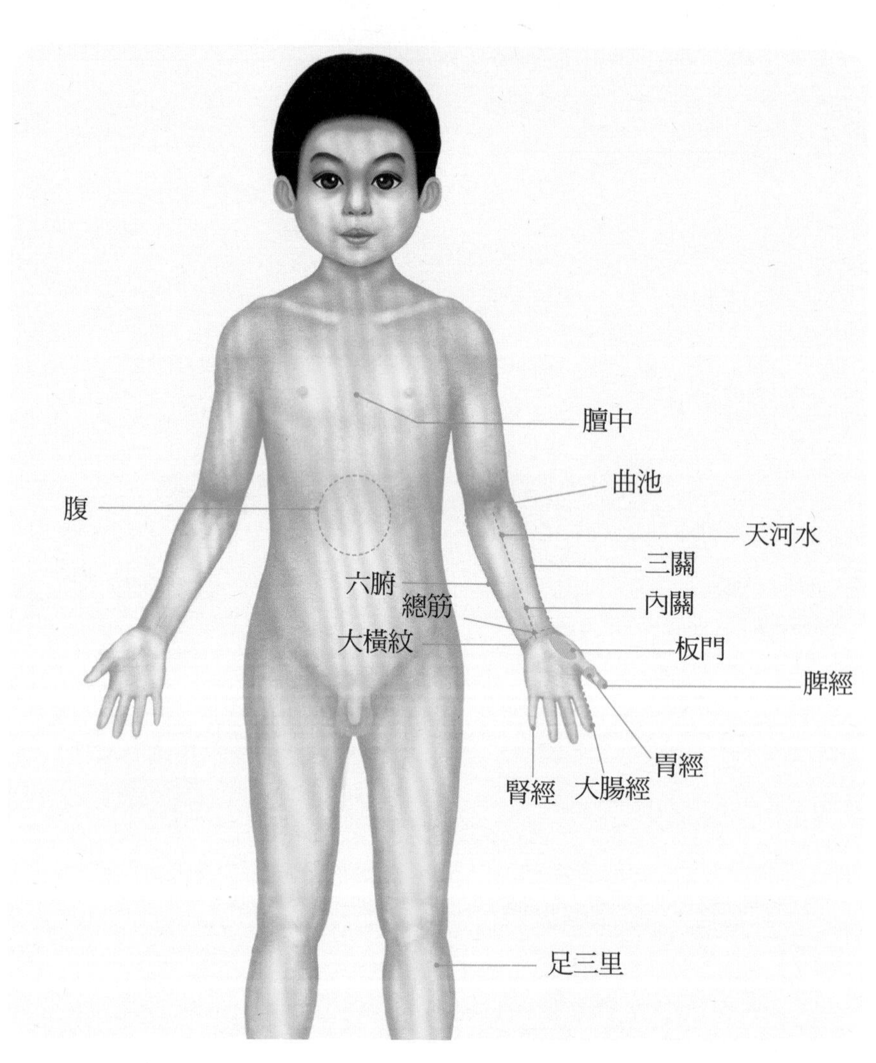

提前熟悉穴位：治療寶寶嘔吐的按摩穴位，大部分都集中在上肢部，在胸腹部也有極少的穴位。121至123頁所提及的穴位可在本頁查看具體位置。

基本按摩方法

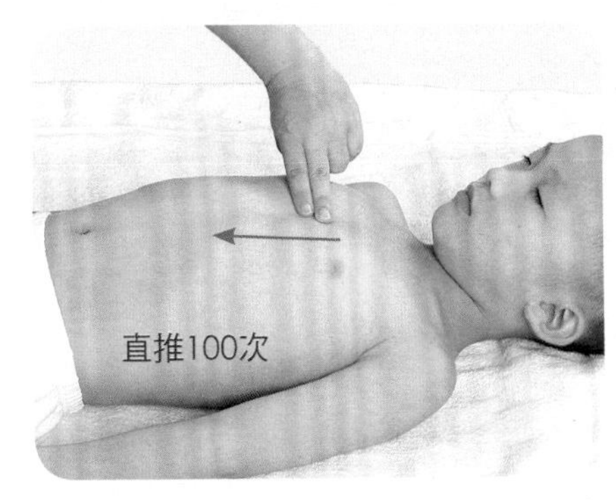

1 推膻中：以食指、中指指面自膻中向下直推100次。

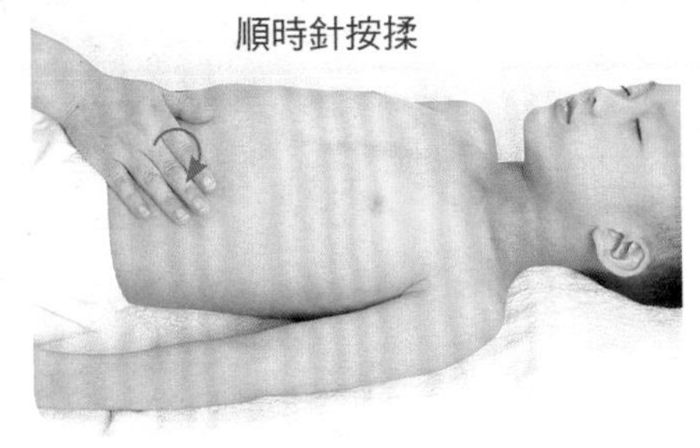

2 摩腹：以單手掌面順時針摩腹5分鐘。

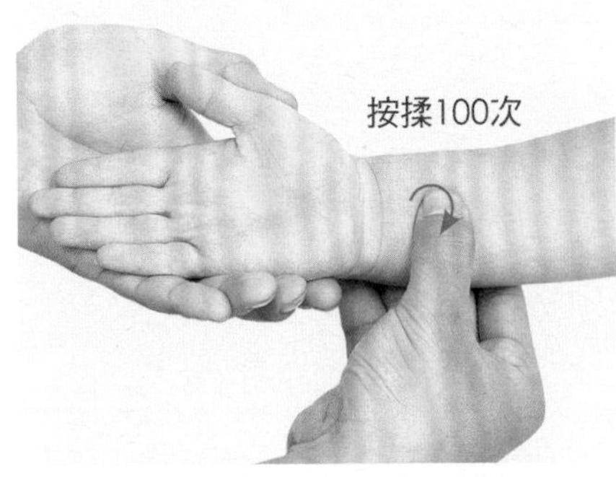

3 按揉內關：以拇指指端按揉內關100次。

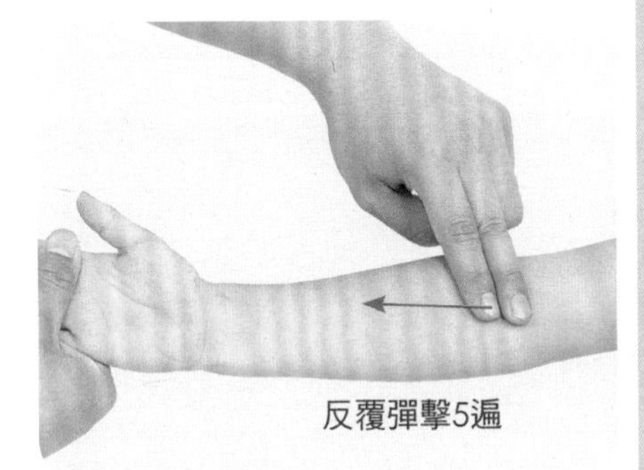

4 飛經走氣：以右手拿住寶寶手指，左手指從曲池彈擊至總筋，反覆5遍後，拿住陰穴、陽穴，右手屈伸擺動寶寶四指5次。

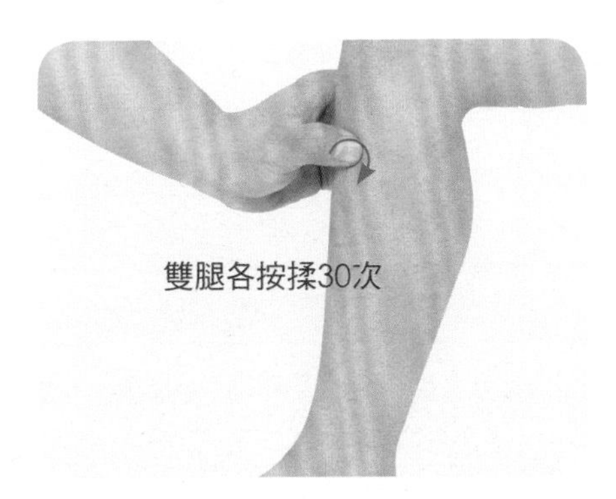

5 按揉足三里：以拇指指端按揉雙腿足三里各30次。

預防寶寶嘔吐3步驟

寶寶吃不下飯，或者吃什麼吐什麼，有時候把吃下去的藥都吐出來了。看著寶寶難受的樣子，家長們又著急又心疼。寶寶嘔吐是脾胃不和所致，可按照下面的按摩手法來預防寶寶嘔吐。

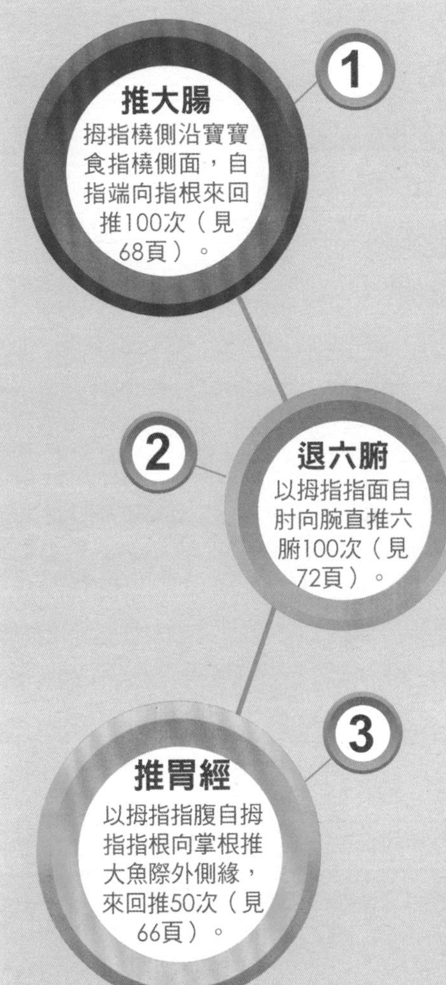

寒吐

• 飲食、生活宜忌

宜 在治療期間節制飲食

忌 吃生冷、油膩的食物

• 寒吐宜溫補

寒吐因寶寶脾胃虛寒引起，表現為早晨吃晚上吐，或晚上吃早晨吐。

• 老中醫私人處方

✤ 揉板門（見步驟1）、推三關（見步驟2）。

✤ 應採取溫補，可吃些山藥粥、胡蘿蔔粥及麵食。

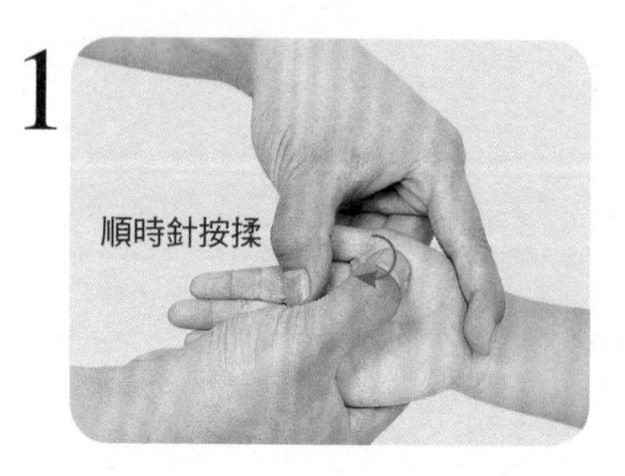

1揉板門：以拇指指端按揉板門100次。

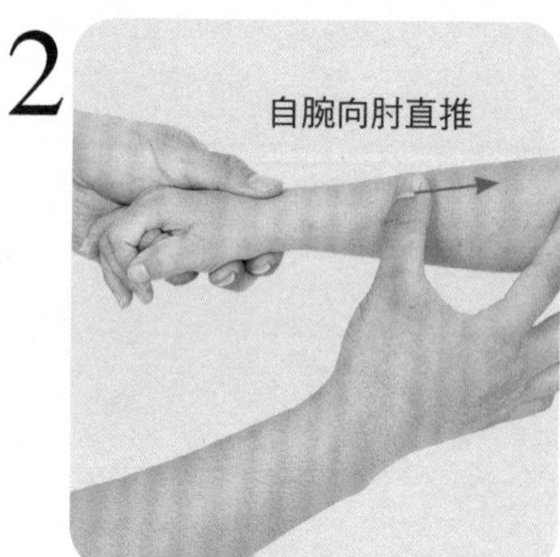

2推三關：以拇指橈側面或食指、中指指面，自腕向肘推三關300次。

熱吐

• 飲食、生活宜忌

宜 吃清熱去火食物

忌 吃辛辣、熱性食物

• 熱吐宜清熱

熱吐指胃有積食，上火導致嘔吐。表現為食入即吐，並伴有口苦。

• 老中醫私人處方

✤ 推胃經（見步驟1）、退六腑（見步驟2）、橫紋推向板門（見步驟3）。

✤ 輕症嘔吐每天按摩1次，嚴重時每天早晚各按摩1次。

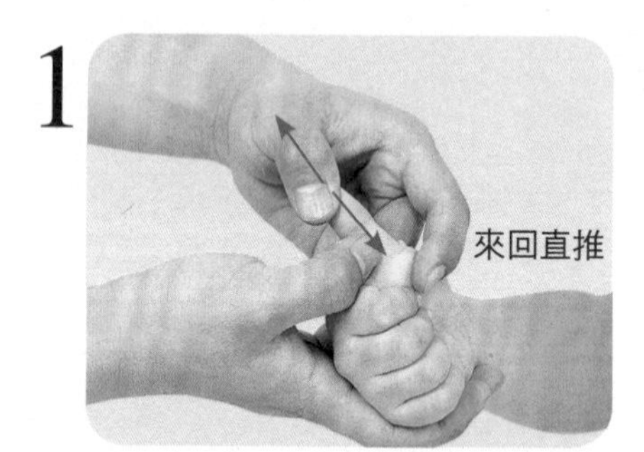

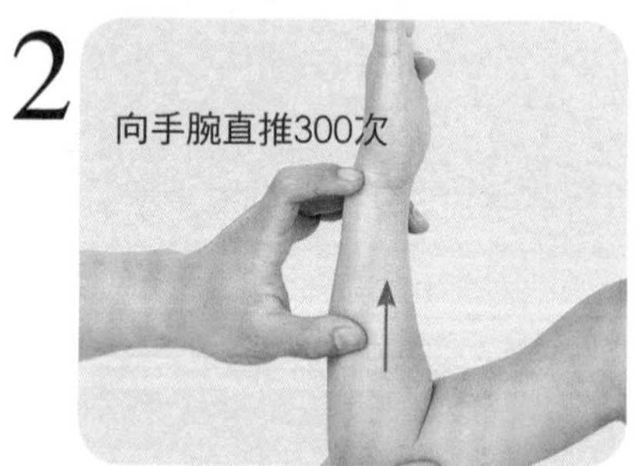

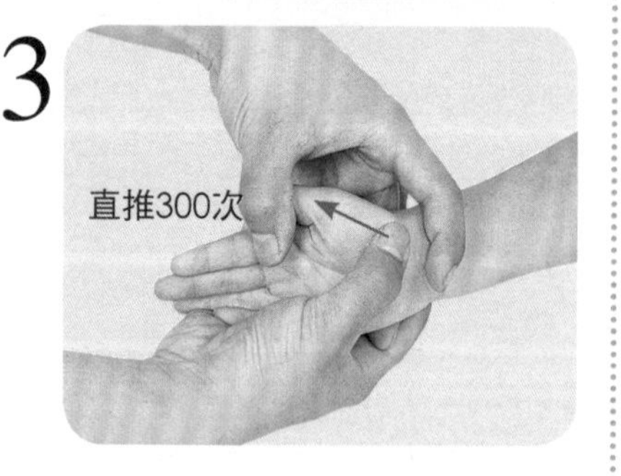

1推胃經：以拇指螺紋面來回直推胃經400次。

2退六腑：以拇指指面自肘向腕直推六腑300次。

3橫紋推向板門：以拇指螺紋面從大橫紋向板門直推300次。

傷食吐

- 飲食、生活宜忌

宜 適當減少食量

宜 培養健康的飲食習慣

宜 補充水分

忌 灌服湯藥

- 傷食吐要消食化積

有的家長為了讓寶寶長得快，經常讓寶寶吃得太多，長久下來，食物囤積，會引起嘔吐。想要治療這類嘔吐首先要消食化積。

- 老中醫私人處方

✤ 揉板門（見步驟1）、橫紋推向板門（見步驟2）、推脾經（見步驟3）、清大腸（見步驟4）、摩腹（見步驟5）。

✤ 白糖50克加水煎稠，加山楂末100 克和適量薑汁攪勻，晾涼食用。可治傷肉食及傷乳食。

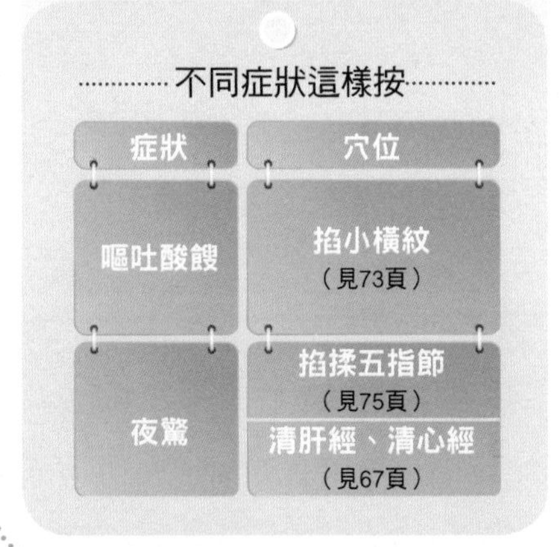

不同症狀這樣按

症狀	穴位
嘔吐酸餿	掐小橫紋（見73頁）
夜驚	掐揉五指節（見75頁）
	清肝經、清心經（見67頁）

1

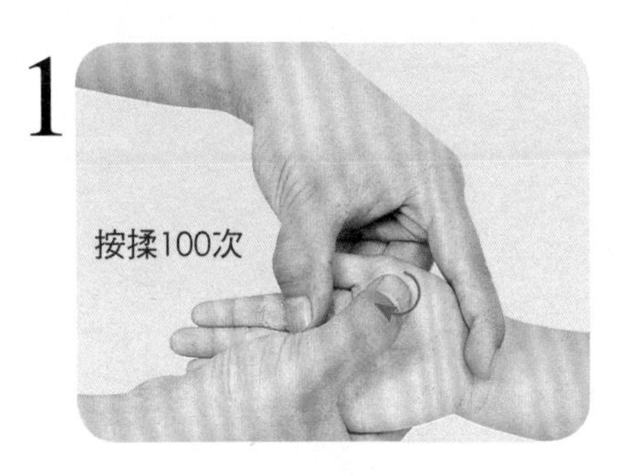

1揉板門：以拇指指端按揉板門100次。

2

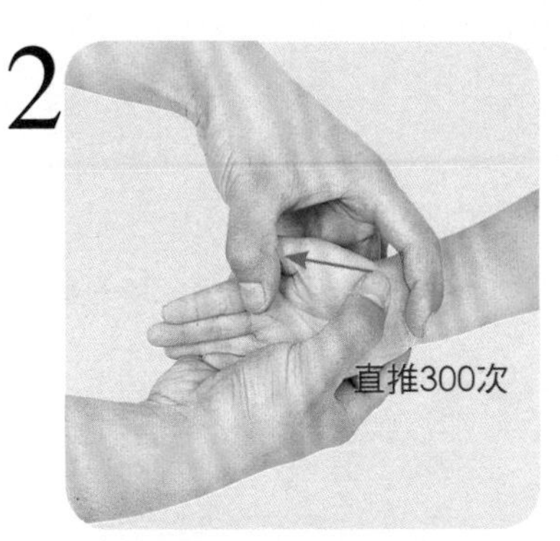

3

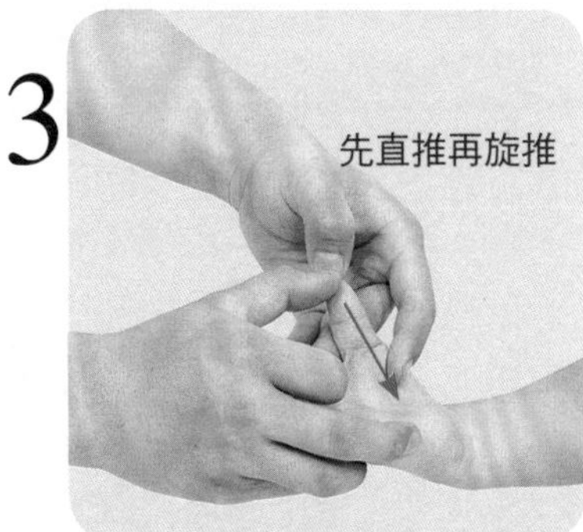

4

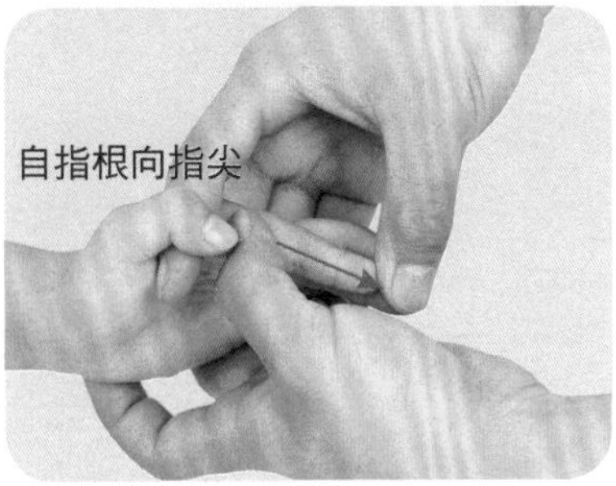

自指根向指尖

5

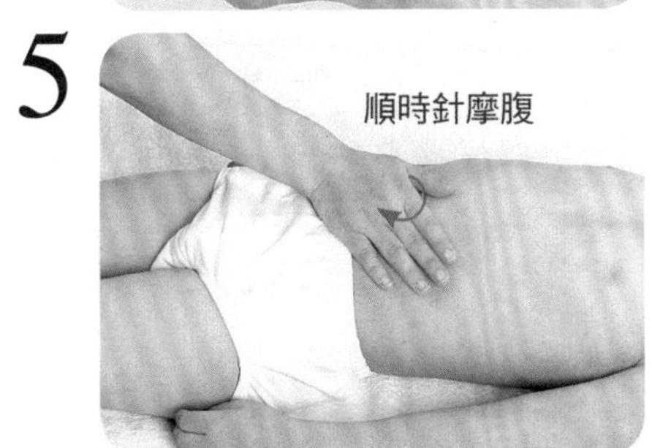

2橫紋推向板門：以拇指螺紋面，從大橫紋向板門直推300次。

3推脾經：先以拇指螺紋面，向寶寶拇指指根方向直推脾經300次，再以拇指螺紋面旋推脾經400次。

4清大腸：以拇指螺紋面，自食指指根向指尖方向直推大腸經300次。

5摩腹：以手掌根順時針摩腹5分鐘。

支氣管哮喘

支氣管哮喘是一種發作性的過敏性疾病，多在幼兒期起病，常有過敏史，由各種不同的過敏原所引起。中醫認為，肺、脾、腎三臟不足，特別是先天稟賦不足，是哮喘發病的主要因素。按摩治療要著重於宣肺、健脾、補腎。

引起寶寶哮喘的病因，一般來說有以下4種類型。

- 寒喘：寒喘的寶寶一般喘急胸悶，伴有咳嗽、咯痰稀薄、面色發白、苔薄白、小便色清。
- 熱喘：寶寶熱喘，除了喉嚨中有嗚嗚的聲音之外，還伴有喘促氣粗，嚴重者還會出現鼻翼扇動、咳嗽痰黃而稠，面色發紅、愛出汗、舌質紅等症狀。
- 痰多喘咳：寶寶氣喘咳嗽，痰多而黏、咯出不爽，甚至喉中有痰鳴聲、胸中滿悶。
- 哮喘反覆：寶寶咳痰無力，氣短聲低，口唇發紫，反覆發作，且一活動病情就加重。

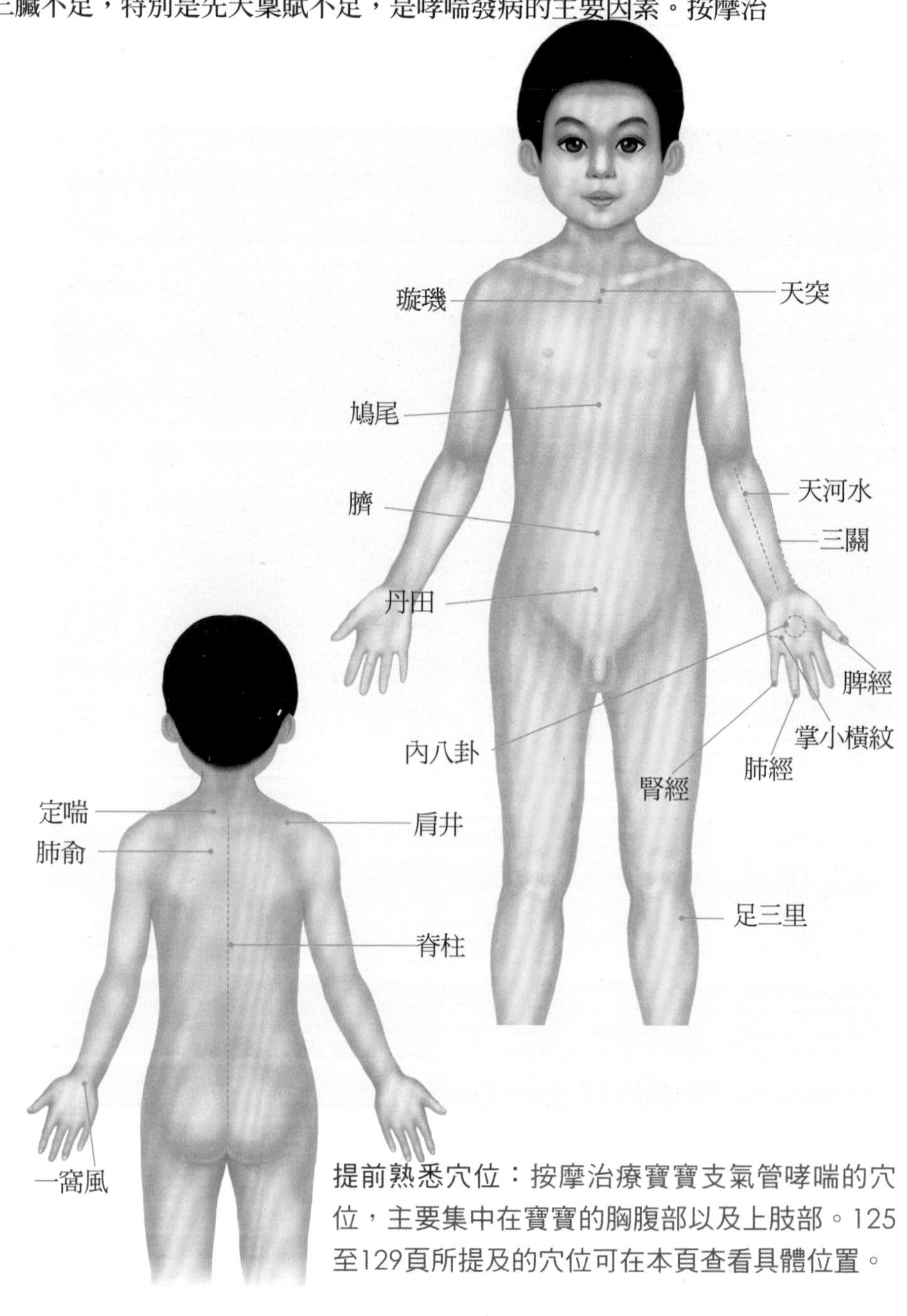

老中醫小叮嚀
按摩治療每天2次，緩解期每天1次。哮喘加重時，要及時就醫，按醫囑以藥物治療。

提前熟悉穴位：按摩治療寶寶支氣管哮喘的穴位，主要集中在寶寶的胸腹部以及上肢部。125至129頁所提及的穴位可在本頁查看具體位置。

基本按摩方法

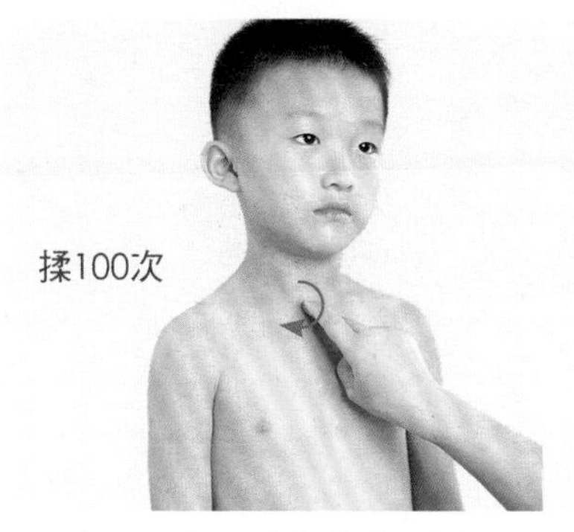

1 揉天突：以中指指端螺紋面揉天突100次。

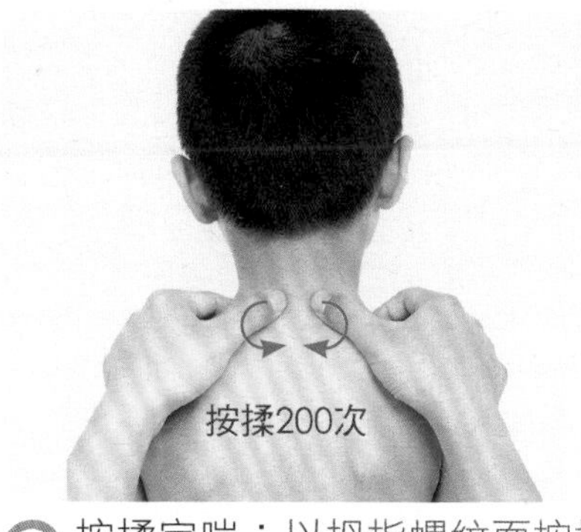

2 按揉定喘：以拇指螺紋面按揉定喘200次。

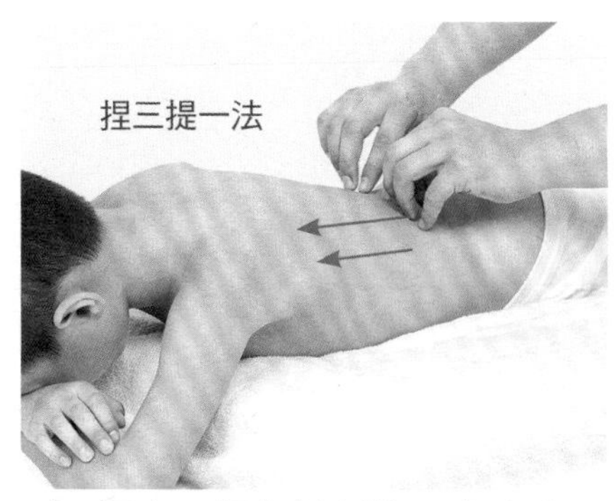

3 捏脊：拇指橈側緣頂住皮膚，食指、中指前按，每捏3次，向上提拿1次。共操作3至5遍。

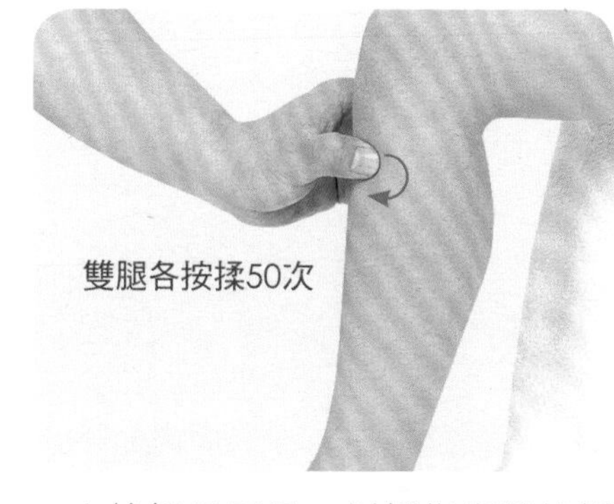

4 按揉足三里：以拇指指端按揉足三里50次。

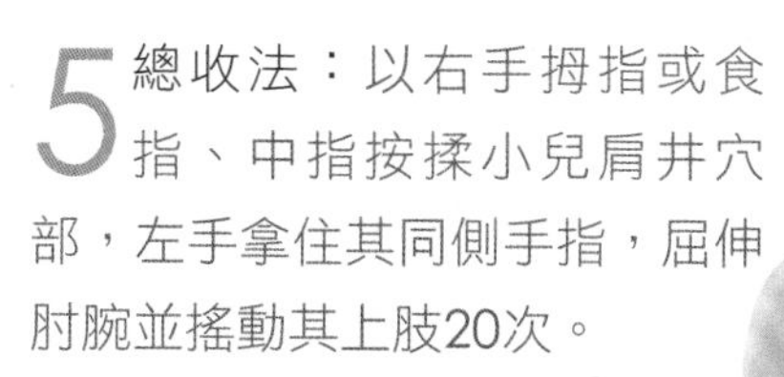

5 總收法：以右手拇指或食指、中指按揉小兒肩井穴部，左手拿住其同側手指，屈伸肘腕並搖動其上肢20次。

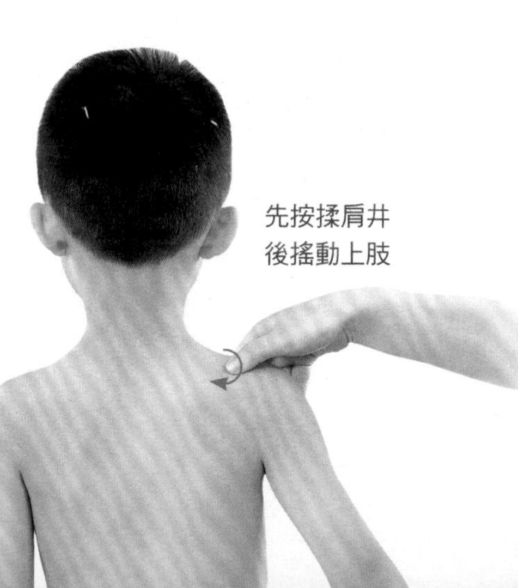

寶寶哮喘時會喘鳴，有時候痰多，有時還會呼吸困難，即使這次好轉了，沒過多久又再發作。除了要找到相應的原因來避免之外，還可依照下面的手法每天幫寶寶按摩1次，可以預防、緩解寶寶哮喘。

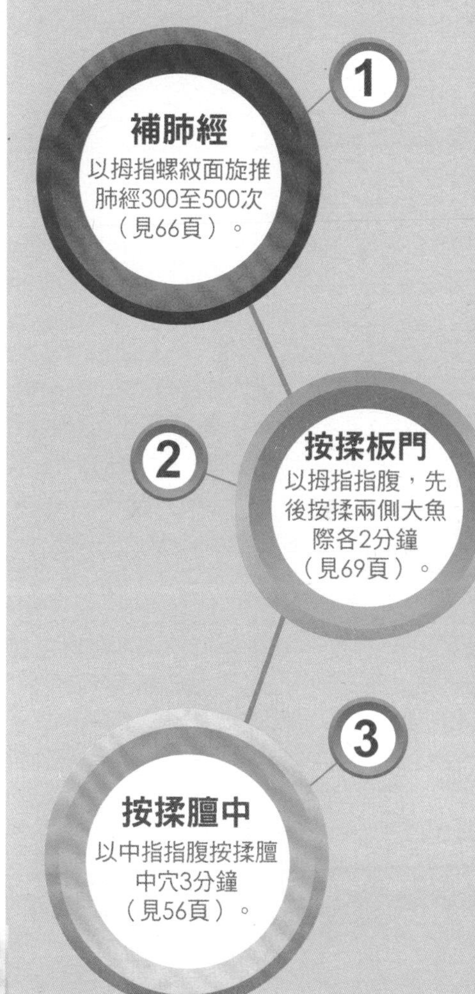

寒喘

◆ 飲食、生活宜忌

宜 吃清淡的半流食或軟飯

宜 多去戶外活動、曬太陽

忌 吃魚、蝦等寒涼食物

◆ 寒喘應散寒宣肺

寒喘即風寒襲肺型哮喘，多是因遭受風寒，肺氣不暢通所致咳喘，一般採用散寒宣肺的治療方法。

◆ 老中醫私人處方

- 推三關（見步驟1）、按揉肺俞（見步驟2）、捏脊（見步驟3）。
- 寒喘嚴重的寶寶可再揉合谷（別名虎口。在手背，第1、2掌骨間，當第2掌骨橈側的中點處）、風池（見51頁）各1分鐘。

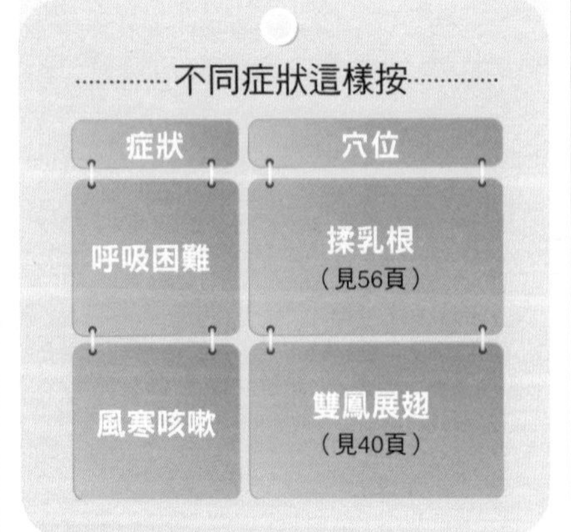

不同症狀這樣按

症狀	穴位
呼吸困難	揉乳根（見56頁）
風寒咳嗽	雙鳳展翅（見40頁）

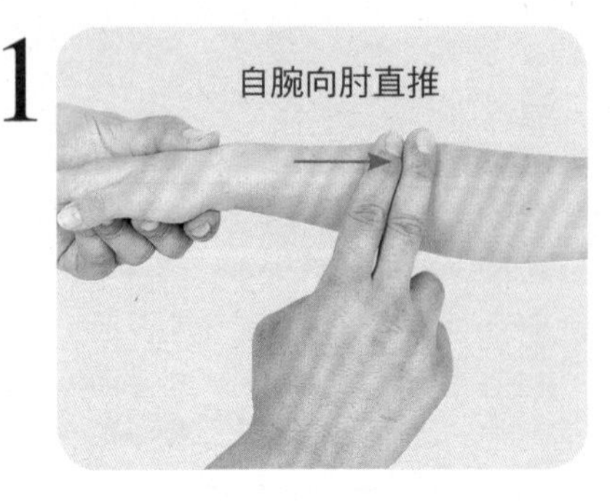

1推三關：以拇指橈側面或食指、中指指面，自腕向肘推三關300次。

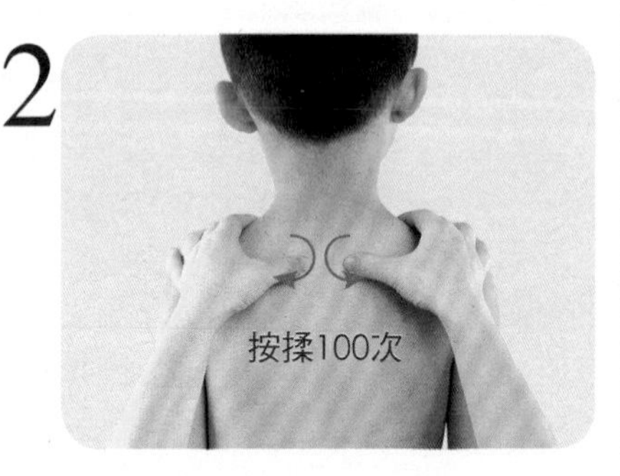

2按揉肺俞：以拇指螺紋面按揉肺俞100次。

3捏脊：以拇指橈側緣頂住寶寶脊柱兩旁的皮膚，食、中二指前按，三指同時用力提拿肌膚，雙手交替撚動，每捏3次，向上提拿1次。共操作5遍。

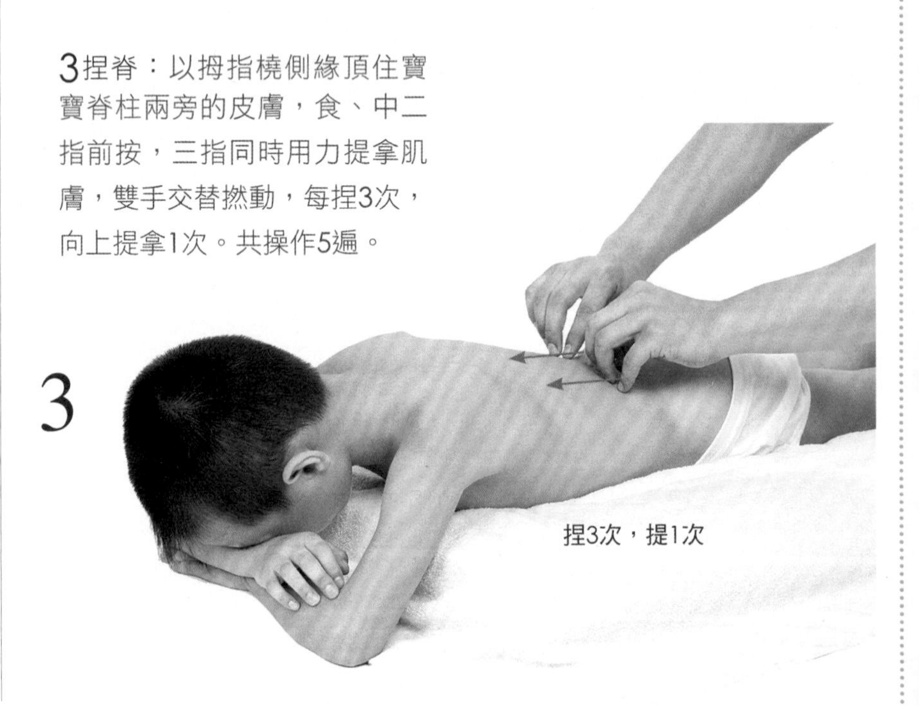

熱喘

- 飲食、生活宜忌

宜 吃清熱、清淡的食物

宜 適度鍛鍊身體

忌 吃過甜、過鹹食物

- 熱喘宜清燒止咳

熱喘即風熱犯肺型哮喘，多是由外感風熱或風寒日久化熱，致肺氣不降所致咳喘。治療時首要的就是清熱止咳。

- 老中醫私人處方

✤ 掐揉一窩風（見步驟1）、清天河水（見步驟2）、推掌小橫紋（見步驟3）。

✤ 按摩治療宜每天進行2次，緩解期每天按摩1次即可。

不同症狀這樣按

症狀	穴位
痰多	揉膻中（兩乳頭連接中點，見56頁）
	揉豐隆（見76頁）

1

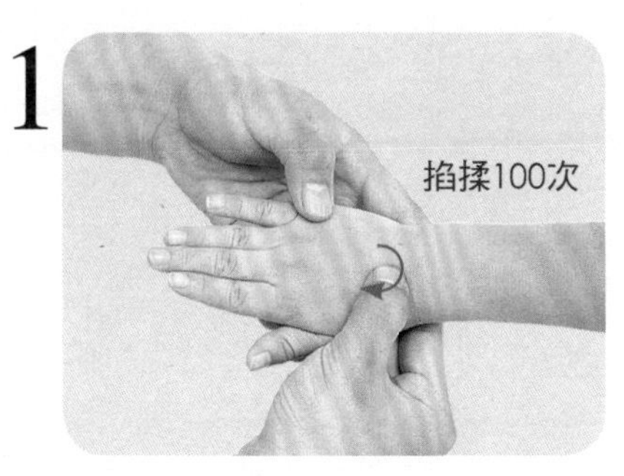

1掐揉一窩風：以拇指指端掐揉一窩風100次。

2

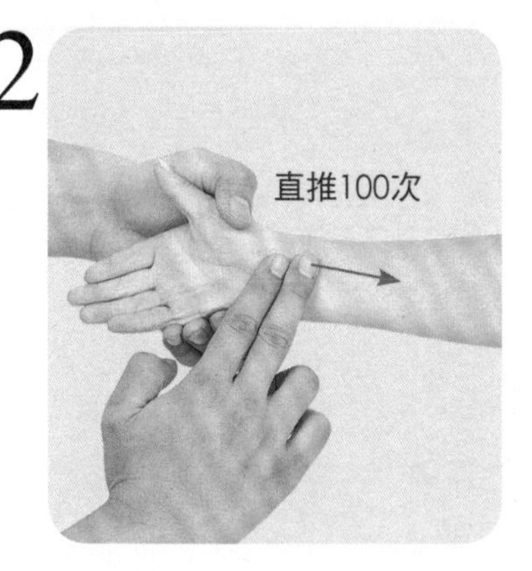

2清天河水：以食指、中指指面，自腕向肘直推天河水100次。

3

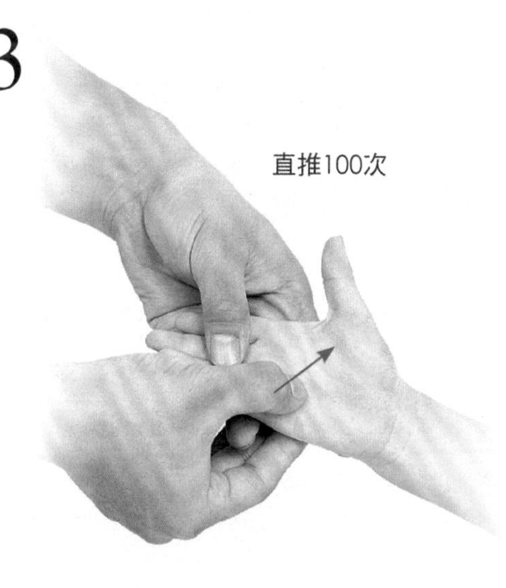

3推掌小橫紋：以拇指橈側緣從小指側向拇指側直推掌小橫紋100次。

痰多喘咳

◆ 飲食、生活宜忌

宜 加強運動鍛鍊

宜 吃梨、藕等清熱化痰食物

忌 吃油膩、辛辣食物

◆ 痰多宜祛濕化痰

痰多咳喘一般是痰濁阻肺型哮喘，是由風寒暑濕燥火侵襲肺部，加上過食生冷、油膩食物，損傷肺胃所致。可使用祛濕化痰的方法進行治療。

◆ 老中醫私人處方

- 掐揉一窩風（見步驟1）、清天河水（見步驟2）、開璇璣（見步驟3）。
- 按摩治療每天進行2次，緩解期每天按摩1次。
- 要訓練寶寶咳痰，以便將痰排出。

1

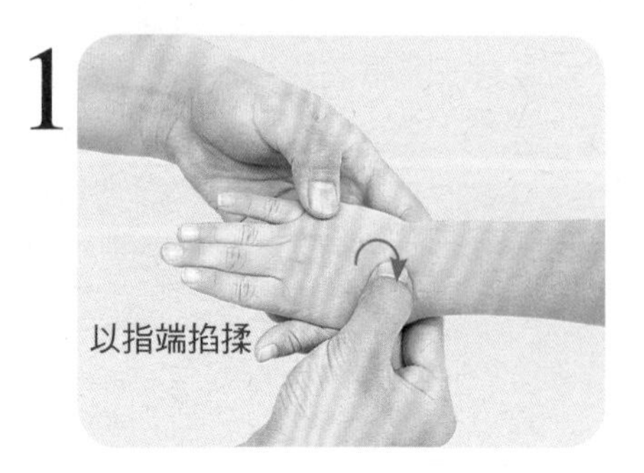

1掐揉一窩風：以拇指指端掐揉一窩風100次。

2

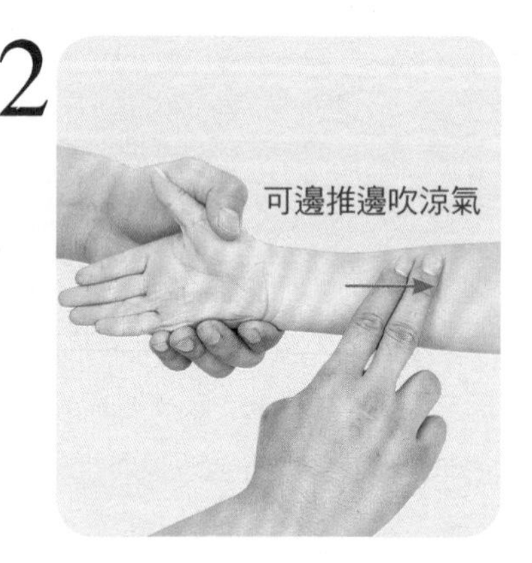

2清天河水：以食指、中指指面，自腕向肘直推天河水100次。

3開璇璣：自璇璣始，沿胸肋間自上而下向兩旁分推，再從鳩尾處向下直推至臍，然後摩臍，最後從臍向下直推小腹。操作3至5遍。

3

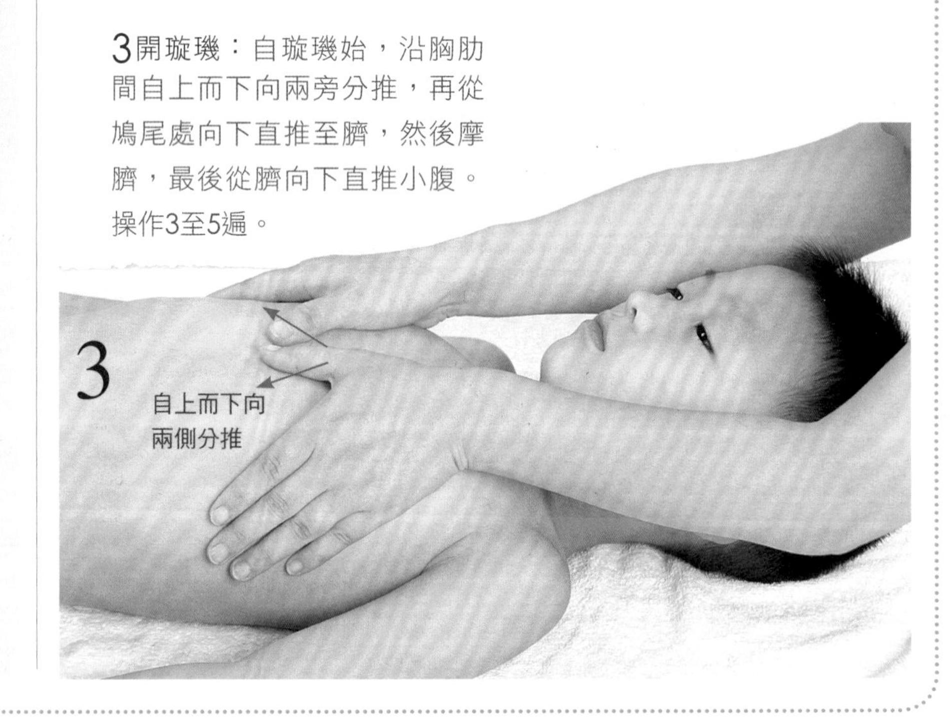

哮喘反覆

- 飲食、生活宜忌

宜 以清淡營養的飲食為主

宜 加強運動鍛鍊

忌 油膩、辛辣食物

- 哮喘反覆要補肺益腎

哮喘反覆是肺腎兩虛型哮喘，是由哮病久發，精氣虧乏，導致肺腎失常，氣不歸元所致。此時可通過補肺益腎來進行治療。

- 老中醫私人處方

✤ 補脾經、腎經、肺經（見步驟1）、運內八卦（見步驟2）、推三關（見步驟3）。

✤ 寶寶痊癒後，要經常以125頁的預防方法做按摩，以防止復發。

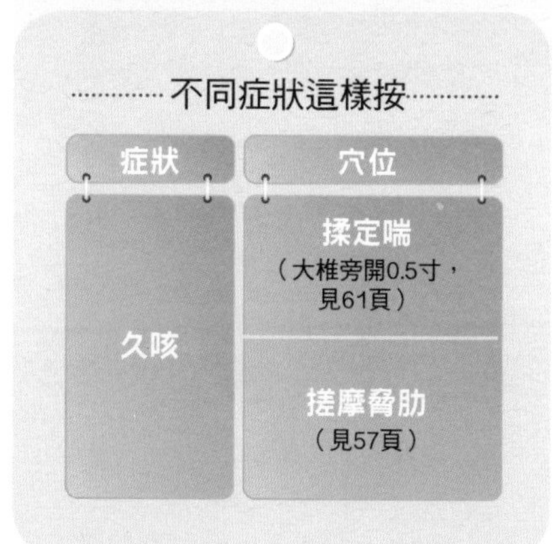
不同症狀這樣按

症狀	穴位
久咳	揉定喘（大椎旁開0.5寸，見61頁）
	搓摩脅肋（見57頁）

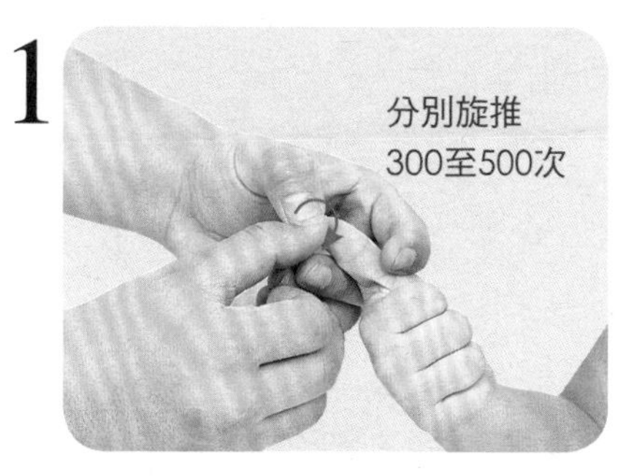

1補脾經、腎經、肺經：以拇指螺紋面，旋推脾經、腎經、肺經各300至500次。

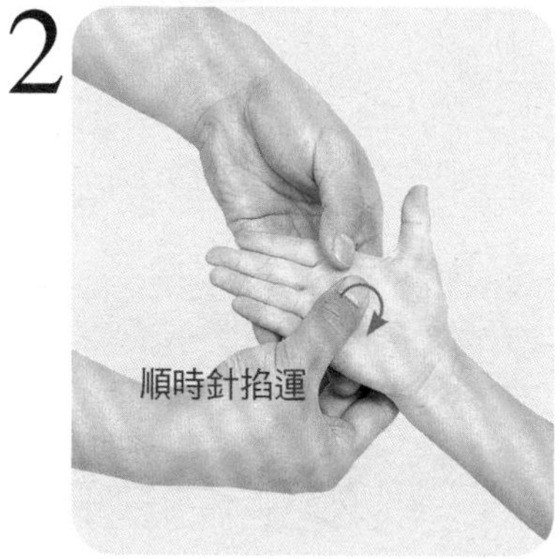

2運內八卦：以拇指指端順時針掐運內八卦300次。

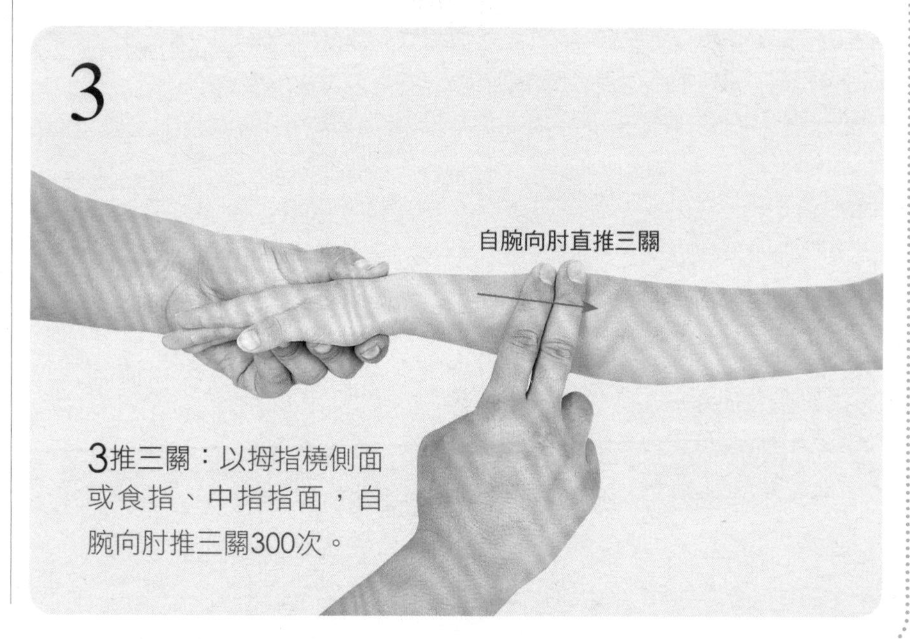

3推三關：以拇指橈側面或食指、中指指面，自腕向肘推三關300次。

肺炎

肺炎為小兒常見病，**3**歲以內的嬰幼兒在冬、春季患肺炎較多，可由病毒或細菌引起。不論哪種病原體引起的肺炎，孩子均有不同程度的發燒、咳嗽、呼吸急促、呼吸困難和肺部囉音等。肺炎的起病可緩可急，一般多在上呼吸道感染後數天至**1**週左右發病。

不論是哪種類型的肺炎，都要先到醫院採取藥物治療，然後再以相應的按摩手法輔助治療。

- 咳嗽氣急：寶寶表現為發燒、惡寒、咳嗽、呼吸氣粗且急、痰稀、苔薄而白、脈浮緊的症狀，多為風寒型肺炎。
- 氣促痰稠：寶寶發燒不怕冷、咳嗽氣急、口渴痰稠、苔薄而黃、舌紅，可能是風熱型肺炎。
- 氣喘痰鳴：如果寶寶痰黃且稠，伴有痰鳴，高燒面紅、呼吸氣粗、舌紅苔黃膩，應該為痰熱型肺炎。

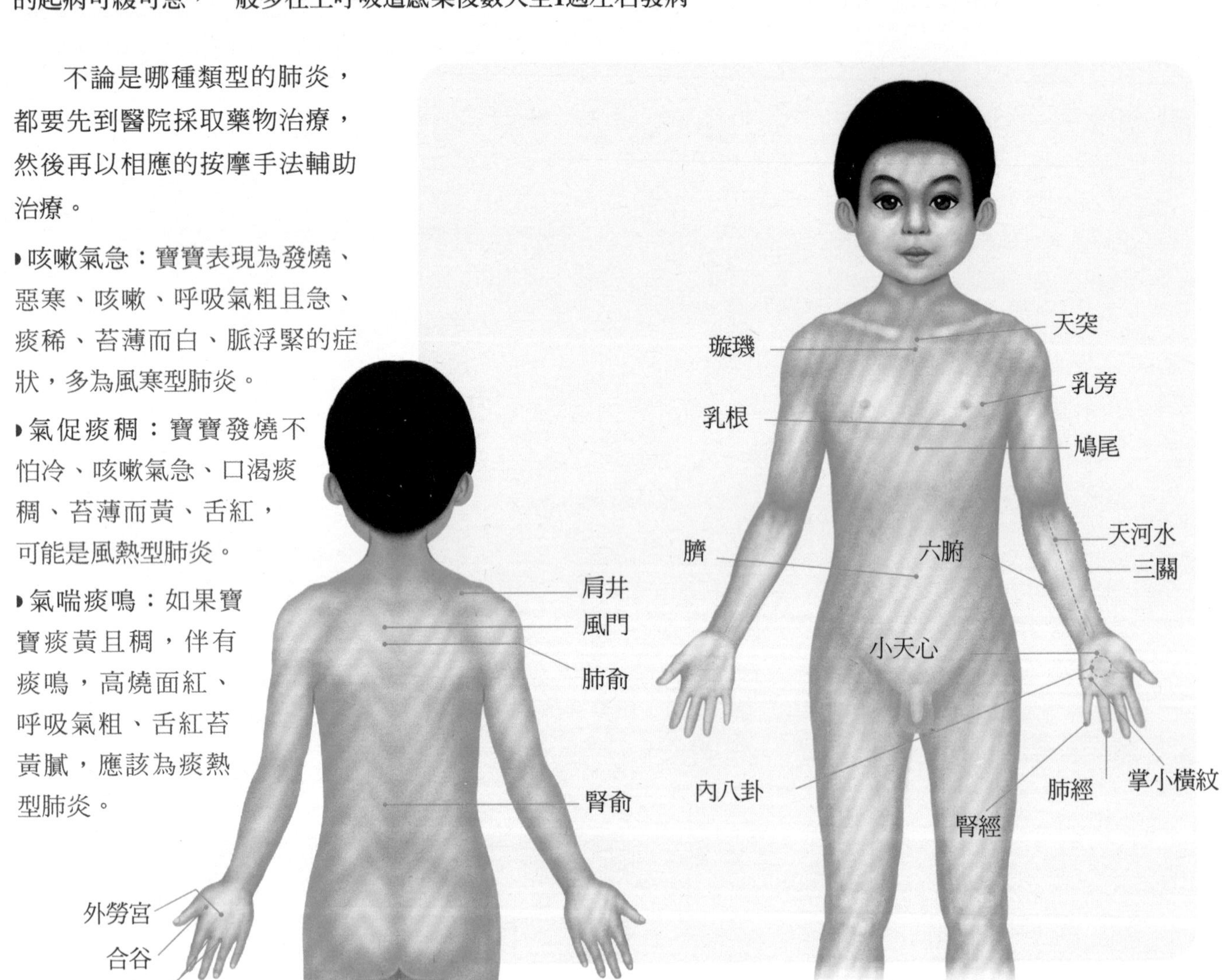

提前熟悉穴位：寶寶肺炎也可透過按摩的手法來治療、緩解。通常按摩治療寶寶肺炎的穴位，主要集中在胸腹部及上肢部。131至133頁所提及的穴位可在本頁查看具體位置。

基本按摩方法

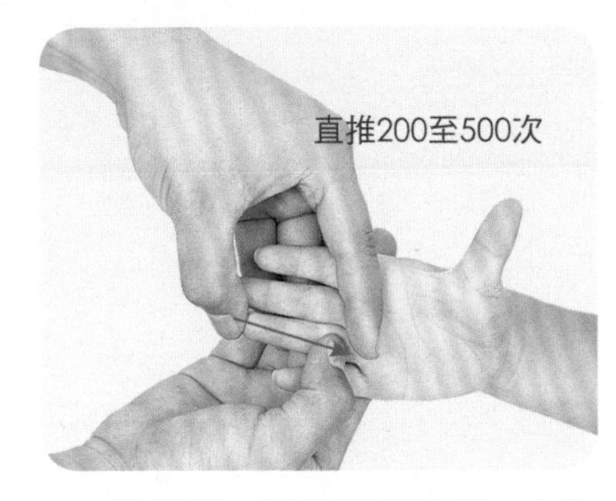

1 清肺經：以拇指螺紋面，向無名指指根方向直推肺經200至500次。

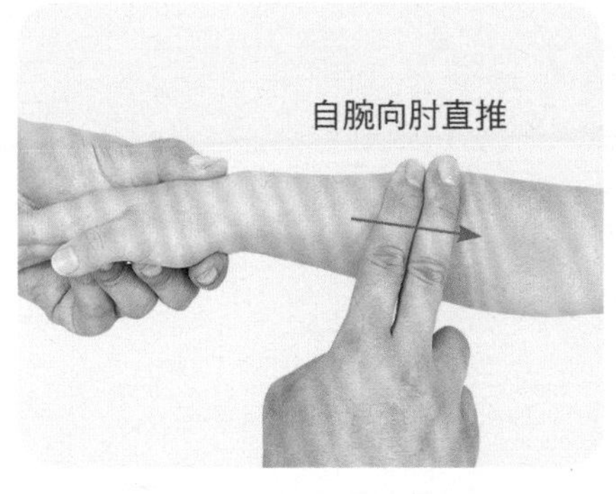

2 推三關：以拇指橈側面或食指、中指指面，自腕向肘推三關100至300次。

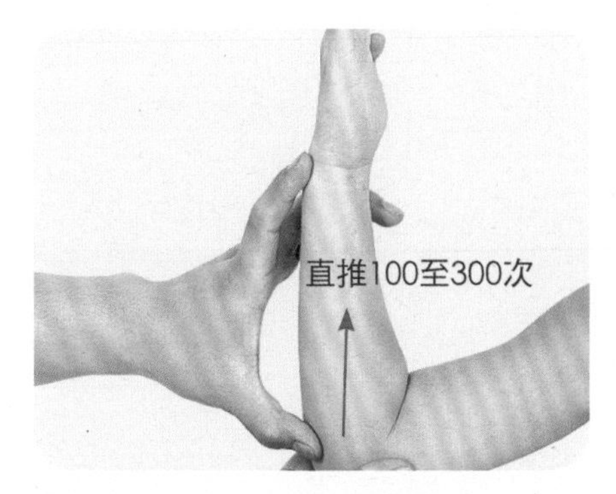

3 退六腑：以拇指螺紋面自肘向腕直推六腑100至300次。

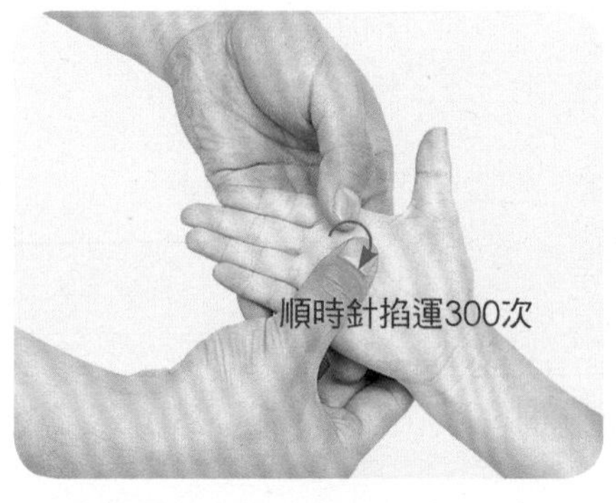

4 運內八卦：以拇指指端順時針掐運內八卦300次。

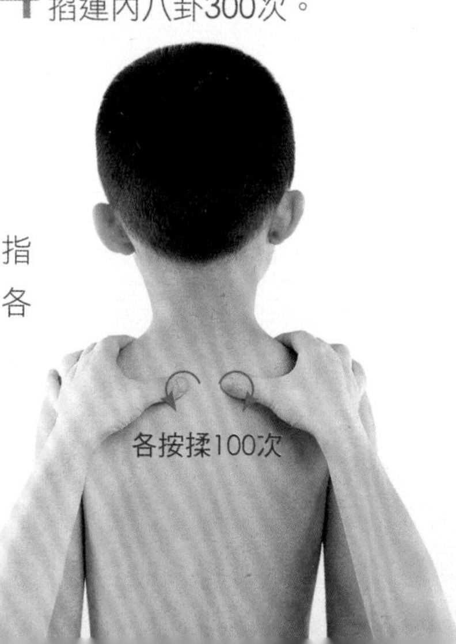

5 揉肺俞、風門：以拇指指端按揉肺俞、風門各100次。

預防肺炎3步驟

當寶寶出現體溫升高，吃藥後也總是反反覆覆，並伴有咳嗽，嚴重時還有呼吸困難的症狀，此時就要警惕寶寶是否有患肺炎的可能。在寶寶感冒咳嗽初期，就按照下面的手法每天按摩1次，能讓寶寶遠離肺炎。

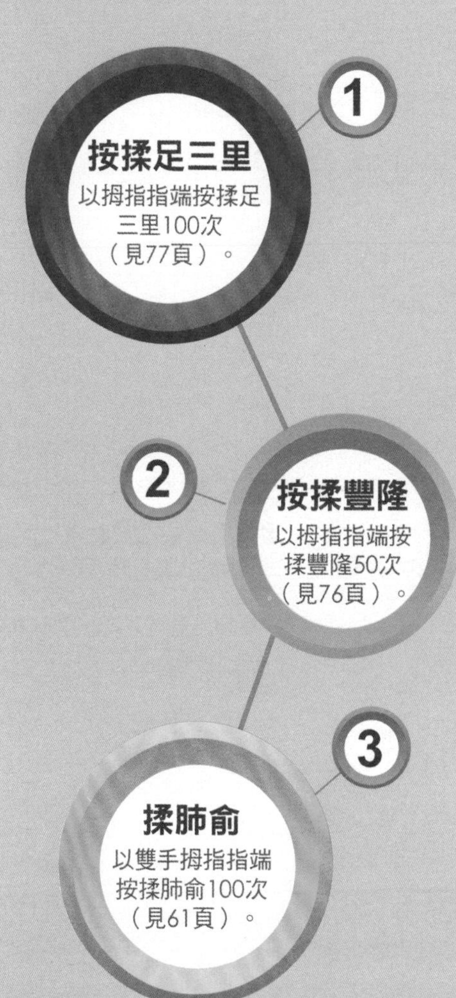

咳嗽氣急

◆ 飲食、生活宜忌

宜 適當飲水

忌 穿衣、蓋被太厚

◆ 咳嗽氣急，宜宣肺止咳

多是由外感風寒侵襲肺部，使肺氣不暢所致。宜用宣肺化痰療法。

◆ 老中醫私人處方

- 揉外勞宮（見步驟1）、補腎經（見步驟2）、拿合谷（見步驟3）。
- 發燒時可使用涼水作介質進行按摩。

1

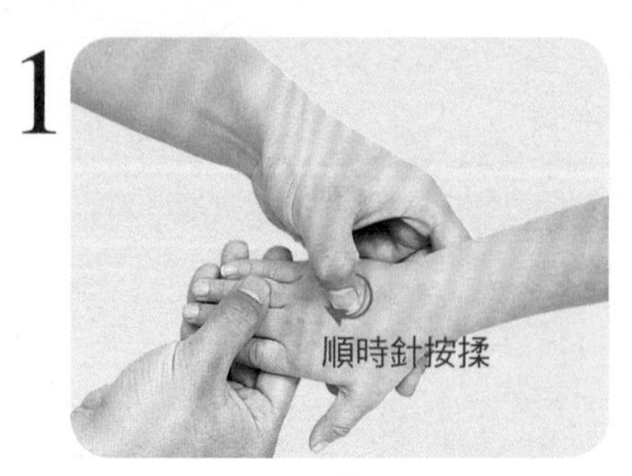

2

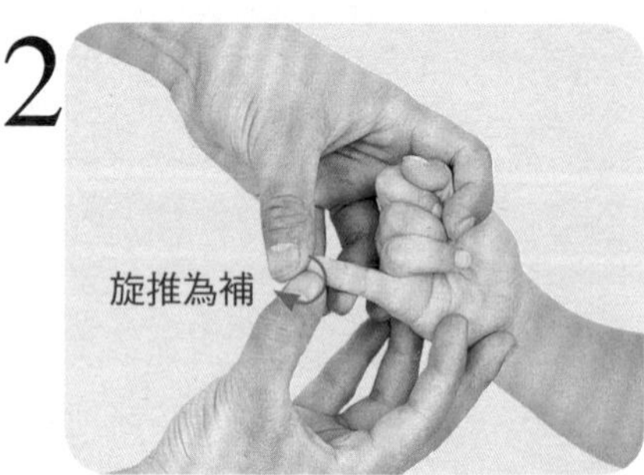

1揉外勞宮：以拇指指端按揉外勞宮300次。

2補腎經：以拇指螺紋面旋推腎經200至500次。

3拿合谷：以拇指、食指螺紋面相對用力拿捏合谷20次。

3

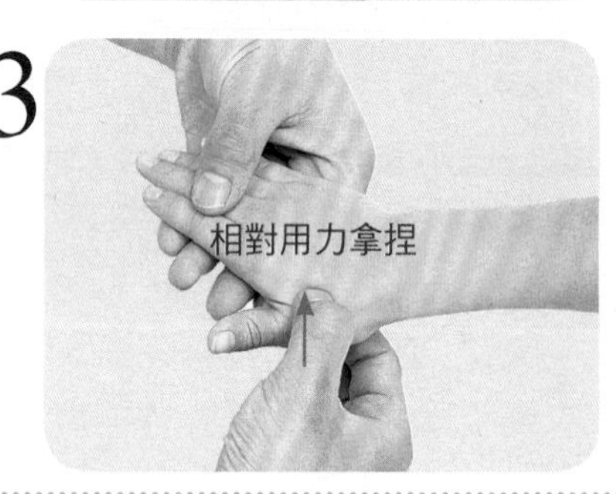

氣促痰稠

◆ 飲食、生活宜忌

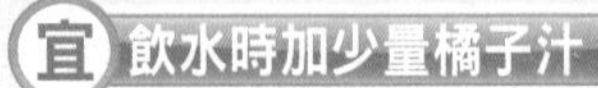

忌 開窗通風時對風直吹

◆ 氣促痰稠，宜清熱宣肺

是因外感風熱，風熱襲肺，導致肺熱引起，多用清熱化痰療法。

◆ 老中醫私人處方

- 掐揉二扇門（見步驟1）、掐揉小天心（見步驟2）、清天河水（見步驟3）。
- 患風熱犯肺型肺炎的寶寶可加運太陽（見50頁）1分鐘。

1

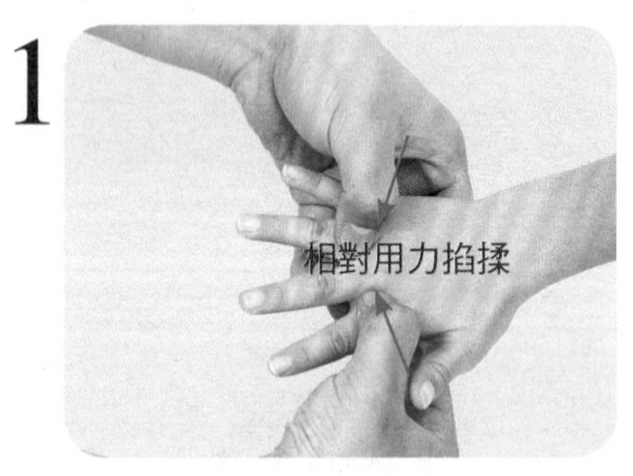

2

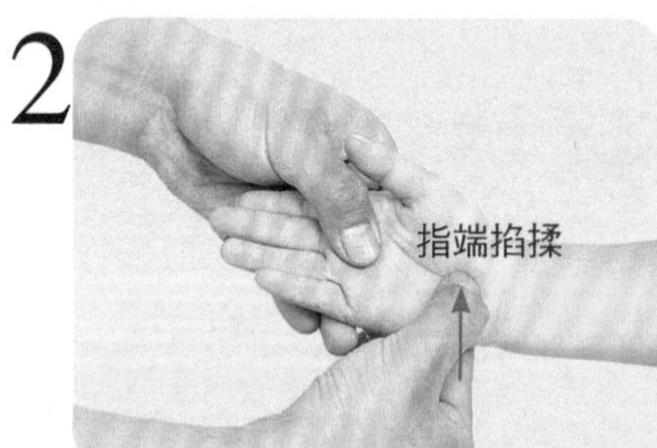

1掐揉二扇門：以拇指指端掐揉二扇門100次。

2掐揉小天心：以拇指指端掐揉小天心100至300次。

3清天河水：以食指、中指指面，自腕向肘直推天河水300次。

3

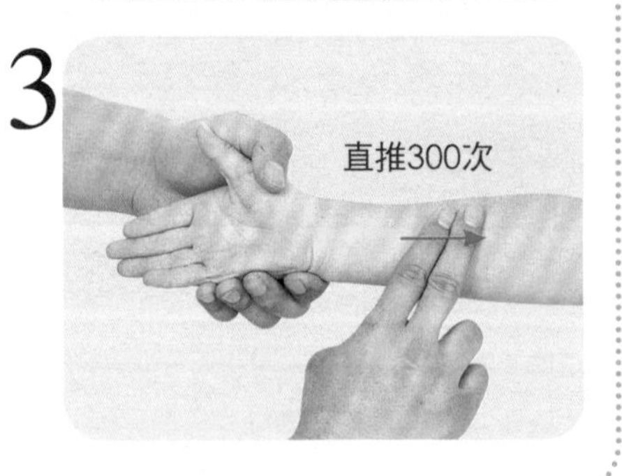

氣喘痰鳴

◆ 飲食、生活宜忌

宜 多喝水

宜 吃清熱瀉火的食物

宜 持續散步及慢跑

忌 食過鹹、生冷、辛辣的食物

◆ 氣喘痰鳴，宜清肺排痰

氣喘痰鳴屬於痰熱閉肺型肺炎，主要由邪犯氣道，致肺經實熱、生痰，痰與熱相結，使痰熱阻於肺部引起。首要就是清肺化痰。

◆ 老中醫私人處方

✤ 清天河水（見步驟1）、掐揉小天心（見步驟2）、掐揉掌小橫紋（見步驟3）、開璇璣（見步驟4）、按揉乳旁、乳根（見步驟5）。

✤ 寶寶高燒時，可擠捏天突至劍突的連線（胸骨中間豎線）和大椎至第1腰椎兩側。

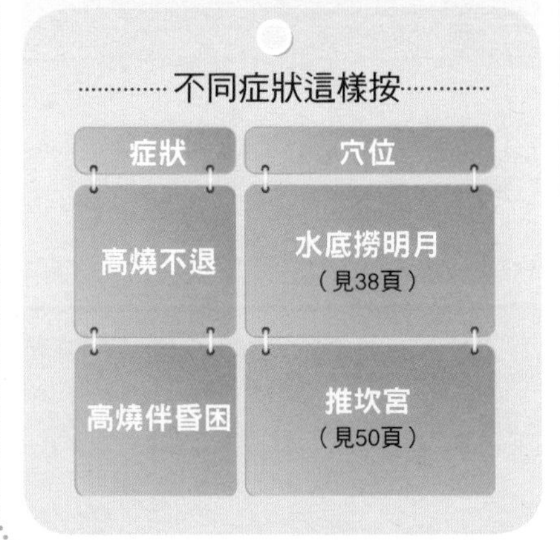

不同症狀這樣按

症狀	穴位
高燒不退	水底撈明月（見38頁）
高燒伴昏困	推坎宮（見50頁）

1

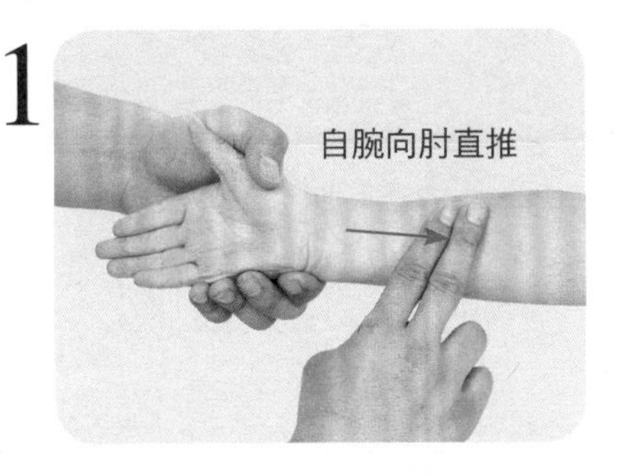

2

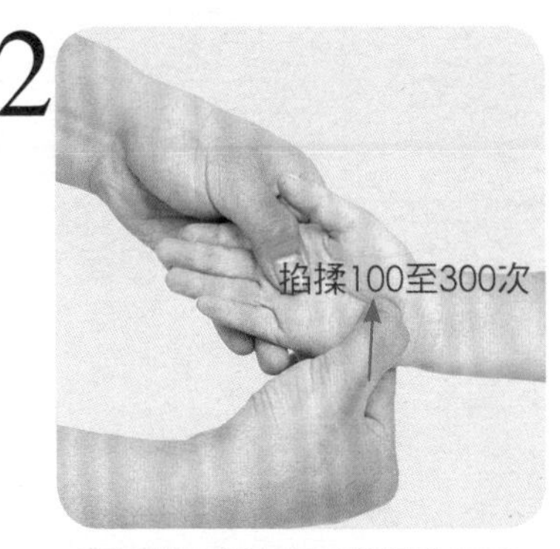

3

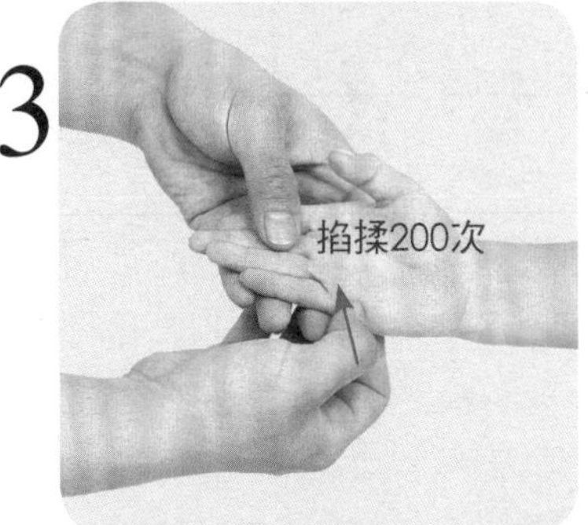

1 清天河水：以食指、中指指面，自腕向肘直推天河水300次。

2 掐揉小天心：以拇指指端掐揉小天心100至300次。

3 掐揉掌小橫紋：以拇指指端掐揉掌小橫紋200次。

4

5

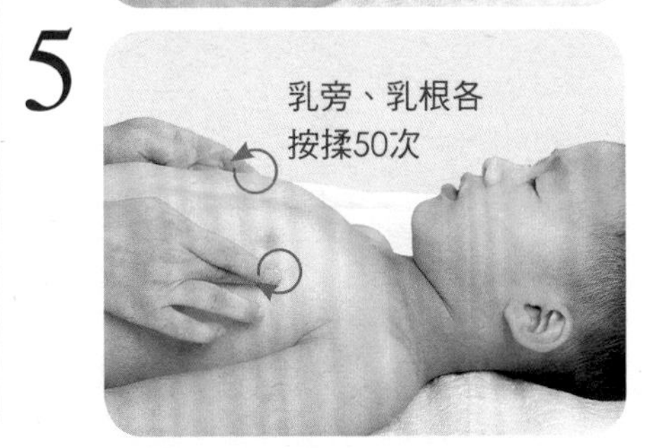

4 開璇璣：自璇璣穴始，沿胸肋間向兩旁分推，再從鳩尾處向下直推至臍，摩臍，然後從臍向下直推小腹。操作3至5遍。

5 按揉乳旁、乳根：以拇指指端按揉乳旁、乳根各50次。

驚風

小兒驚風也稱小兒驚厥，是小兒常見病症之一，以肢體抽搐、兩目上視和意識不清為特徵。臨床上分為急驚、慢驚兩種。急驚風往往高燒39℃以上，面紅氣急，躁動不安，繼而出現神志昏迷、兩目上視、牙關緊閉、四肢抽搐等。慢驚風表現為嗜睡無神、雙手握拳、抽搐無力、時作時止，有時小兒會在沉睡中突發痙攣。

如果寶寶發生急驚風時，可採掐人中、按合谷穴的方法急救，以爭取時間，然後立即到醫院診治。驚風發作時，要加強保護，可將裹了紗布的筷子放在孩子上、下牙齒之間咬住，以防咬破舌頭。

- 急驚風：寶寶突然高燒驚厥、煩躁不安、面紅唇赤、痰壅氣促、牙關緊咬，繼而四肢抽搐、神志昏迷，這屬於急驚風。
- 慢驚風：寶寶面色蒼白、嗜睡無神、抽搐無力、時作時止、雙手顫動，這是慢驚風所致。

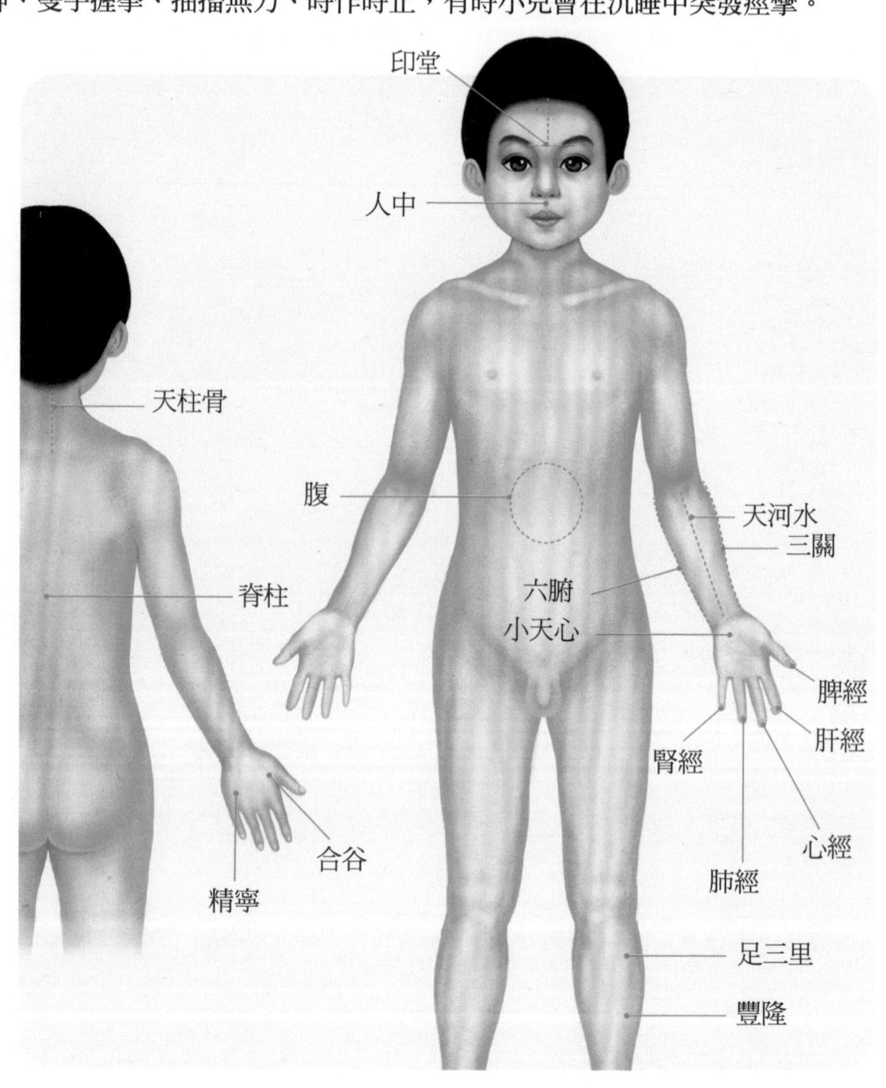

提前熟悉穴位：按摩治療小兒驚風的穴位主要集中在上肢部，有時針對不同類型引起的驚風，還要配合下肢部、頭頸部的穴位。135至137頁所提及的穴位可在本頁查看具體位置。

老中醫小叮嚀

寶寶高燒不退，有發生驚風的危險，要立即去醫院，不得貽誤。

基本按摩方法

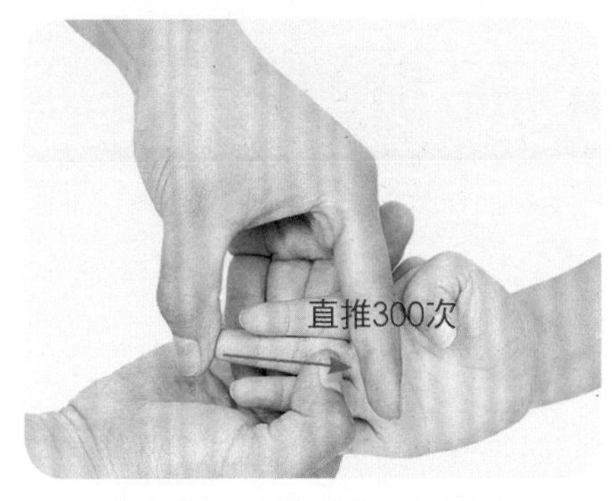

1 清心經：以拇指螺紋面向中指指根方向直推心經300次。

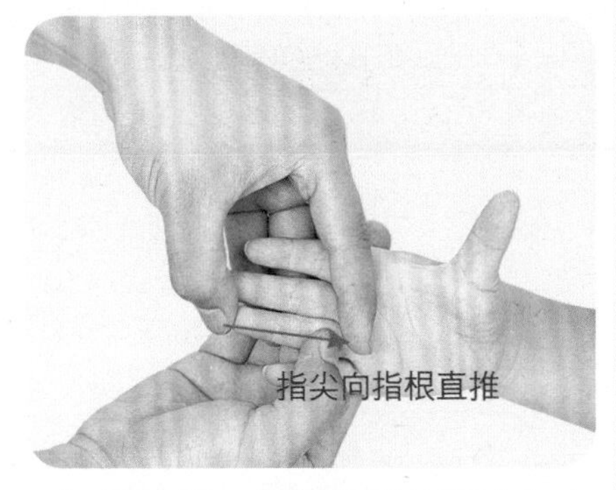

2 清肺經：以拇指螺紋面向無名指指根方向直推肺經300次。

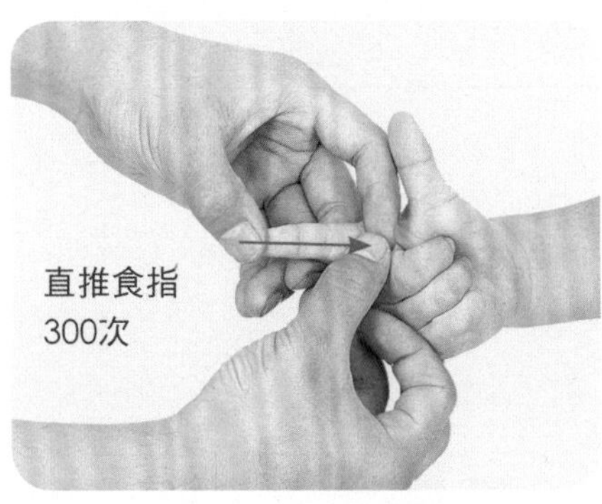

3 清肝經：以拇指螺紋面向食指指根方向直推肝經300次。

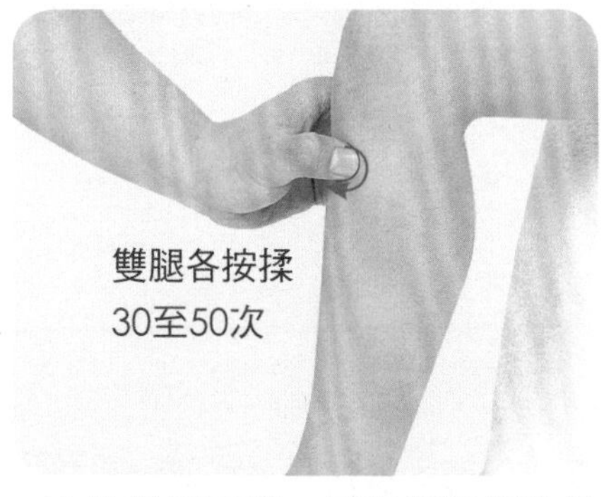

4 按揉足三里：以拇指指端按揉足三里30至50次。

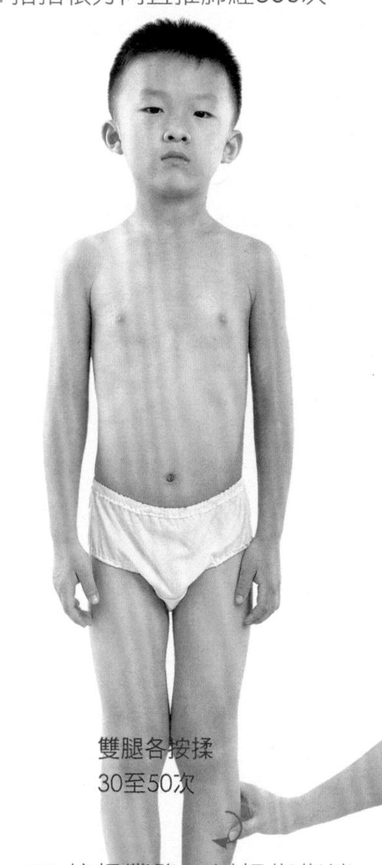

5 按揉豐隆：以拇指指端按揉豐隆30至50次。

預防驚風3步驟

小兒驚風以1至5歲的寶寶為多見，一般來勢凶猛，變化迅速，嚴重時可威脅寶寶生命。平常就可按照下面的手法為寶寶按摩，以預防驚風。在操作下面按摩手法時，還可加補脾經和肺經100次，減少發作機率。

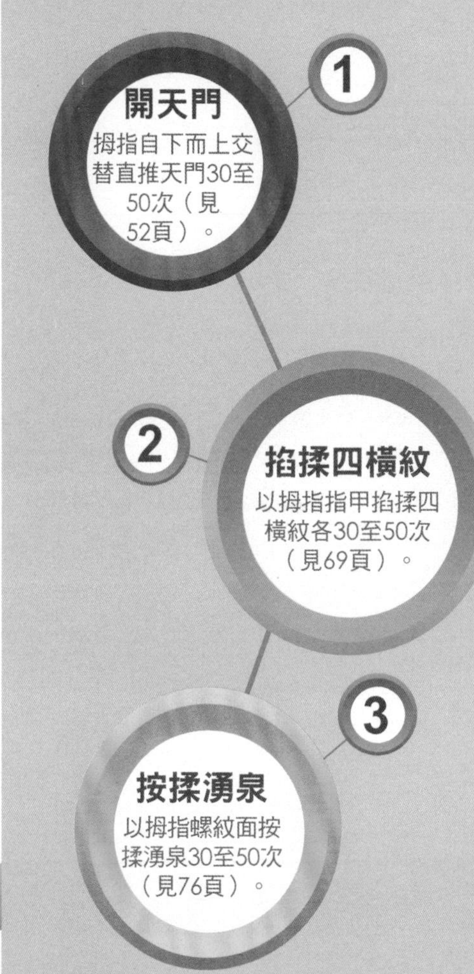

急驚風

- 飲食、生活宜忌

宜 吃清淡營養的食物

宜 安靜休息

宜 減少刺激

忌 驚風時搖晃寶寶

- 急驚風，應清熱鎮驚

急驚風的病因以風溫邪氣、內蘊痰熱食積為主，主要是熱、痰、驚、風相互影響，進而發為急驚風。也見於暴受驚恐所致。

- 老中醫私人處方

✤ 掐印堂、人中、精寧（見步驟1）、推刮天柱骨（見步驟2）、退六腑（見步驟3）、清天河水（見步驟4）、搗小天心（見步驟5）。

✤ 有高燒驚厥史的寶寶，在外感發燒初期時，要及時降溫，以免引發急驚風。

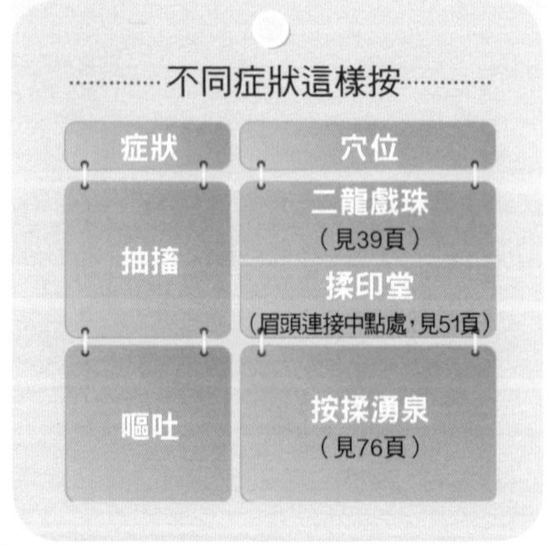

不同症狀這樣按

症狀	穴位
抽搐	二龍戲珠（見39頁）
	揉印堂（眉頭連接中點處，見51頁）
嘔吐	按揉湧泉（見76頁）

1

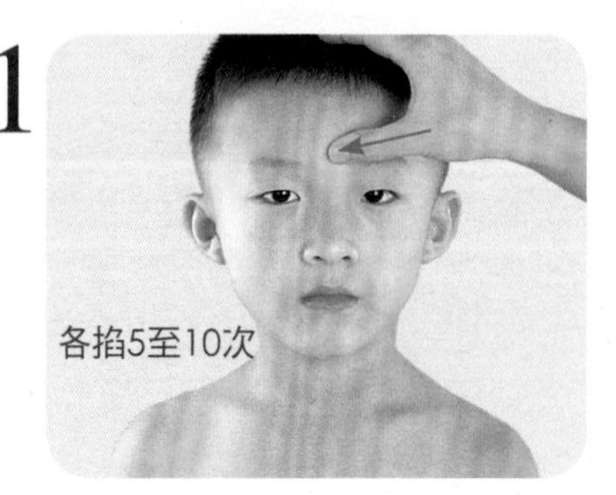

2

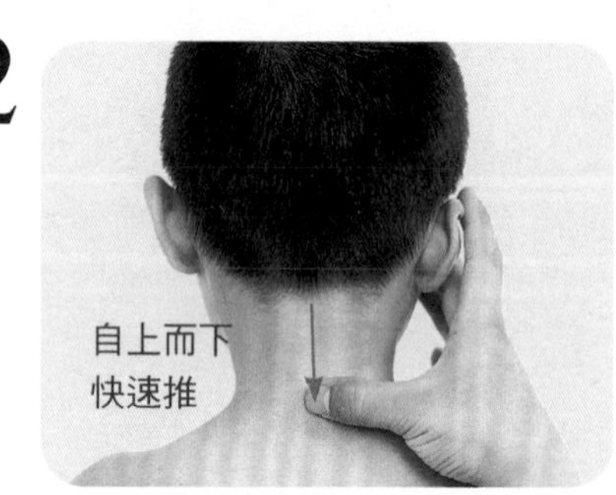

1掐印堂、人中、精寧：以拇指指甲掐印堂、人中、精寧各5至10次。切勿掐破皮膚。

2推刮天柱骨：以拇指橈側面或食指、中指指面部蘸水後，單方向快速推動天柱骨100次。

3

直推300次

3退六腑：以拇指指面或中指指面，自肘向腕直推六腑300次。

4

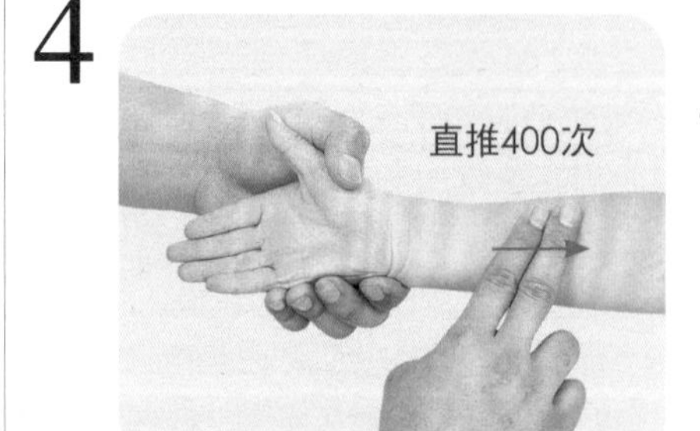

4清天河水：以食指、中指指面，自腕向肘直推天河水400次。

5

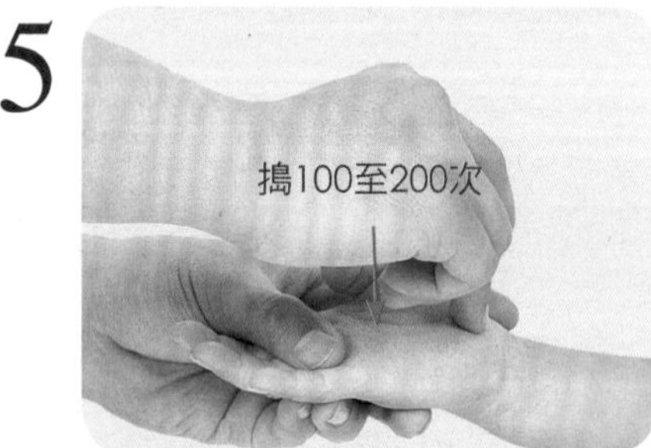

5搗小天心：以中指指端搗小天心100至200次。

慢驚風

◆ 飲食、生活宜忌

- 宜 飲食均衡
- 宜 加強營養
- 宜 保持室內安靜
- 忌 抽搐時強行牽拉

◆ 慢驚風，應以補虛為主

脾虛肝旺，治以健脾平肝；脾腎陽虛，治以溫補脾腎；陰虛風動，治以滋陰補虛。治療過程中，可結合活血通絡、化痰行瘀之法。

◆ 老中醫私人處方

✤ 補脾經（見步驟1）、補腎經（見步驟2）、推三關（見步驟3）、摩腹（見步驟4）、捏脊（見步驟5）。

✤ 昏迷、抽搐、痰多的寶寶，應注意保持呼吸道通暢，防止窒息。

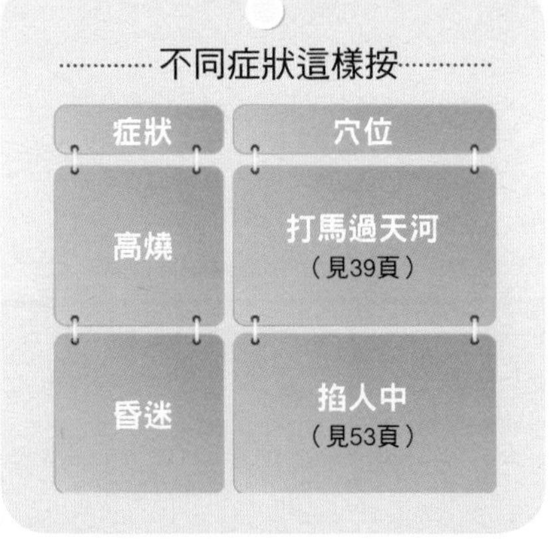

不同症狀這樣按

症狀	穴位
高燒	打馬過天河（見39頁）
昏迷	掐人中（見53頁）

1

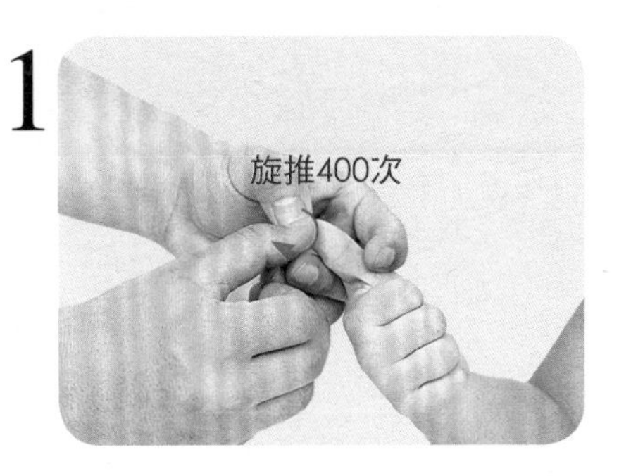

2

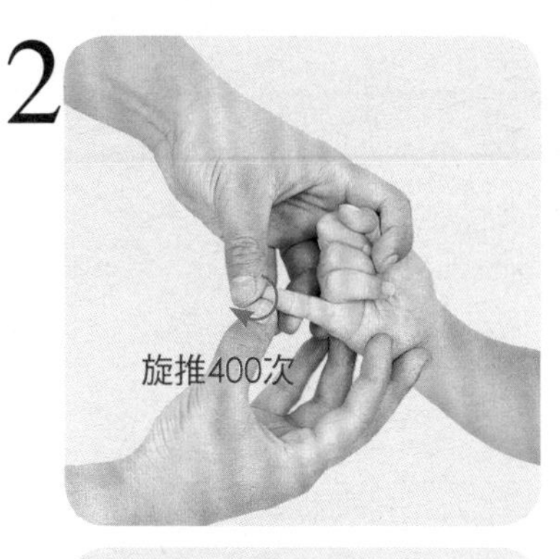

1補脾經：以拇指螺紋面旋推脾經400次。

2補腎經：以拇指螺紋面旋推腎經400次。

3推三關：以拇指橈側面或食指、中指指面，自腕向肘推三關100次。

3

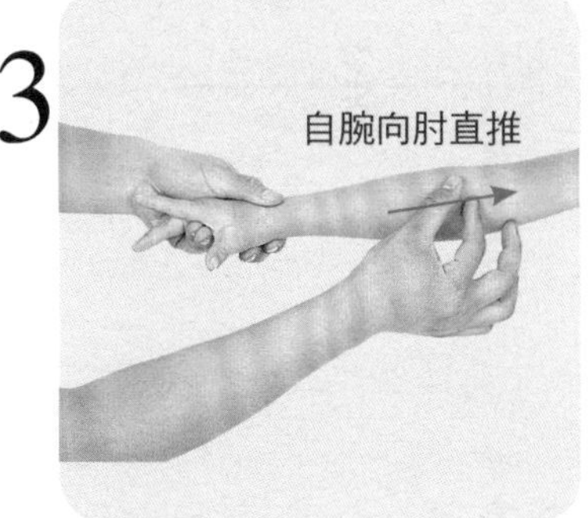

4

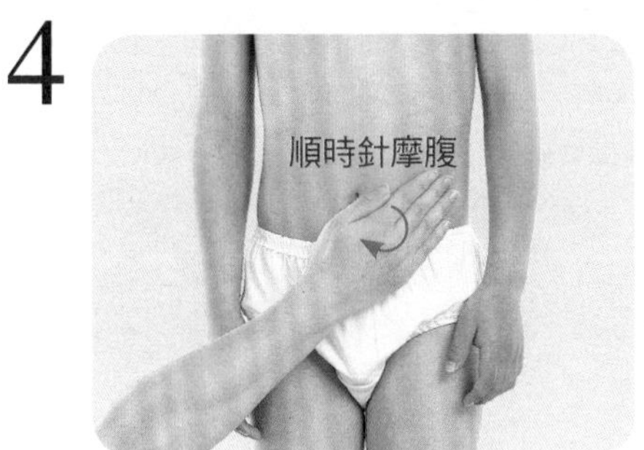

5

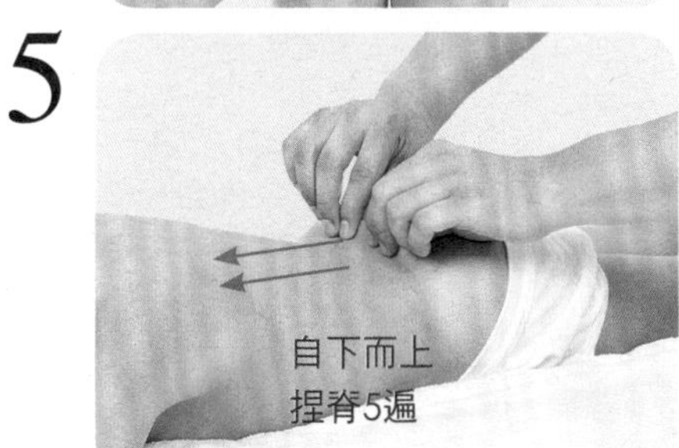

4摩腹：以單手掌面順時針揉摩腹部5分鐘。

5捏脊：以拇指橈側緣頂住脊柱兩側的皮膚，食指、中指前按，三指同時用力提拿肌膚，雙手交替撚動，每捏3次，向上提拿1次。共操作5遍。

腹瀉

嬰幼兒腹瀉是由多種原因引起的臨床症狀，不包括菌痢、傷寒、霍亂等腸道傳染病。發病年齡多在3歲以下，尤其是1歲以下的嬰兒，夏秋季多見。臨床除腹瀉和嘔吐外，還常伴有發燒、脫水等症狀。

寶寶腹瀉有很多類型，觀察症狀就能很快知道寶寶是屬於哪一種腹瀉，然後採取相應的按摩手法以止瀉。

- 便稀多沫：大便清稀多沫、呈綠色或帶有奶塊、色淡不臭，常伴有腸鳴腹痛、小便清長、苔白膩，一般屬寒濕瀉。
- 便水腥臭：寶寶出現身熱、肛門紅、大便稀薄如水樣或蛋花湯樣、便帶有腥臭味、尿少色黃的症狀，則應考慮是濕熱瀉。
- 傷食腹瀉：寶寶腹脹，有時嘔吐，大便稀並有酸臭味，小便少，屬傷食瀉。
- 脾虛腹瀉：寶寶吃得少、腹瀉久、身體消瘦、精神倦怠，一般是脾虛瀉。

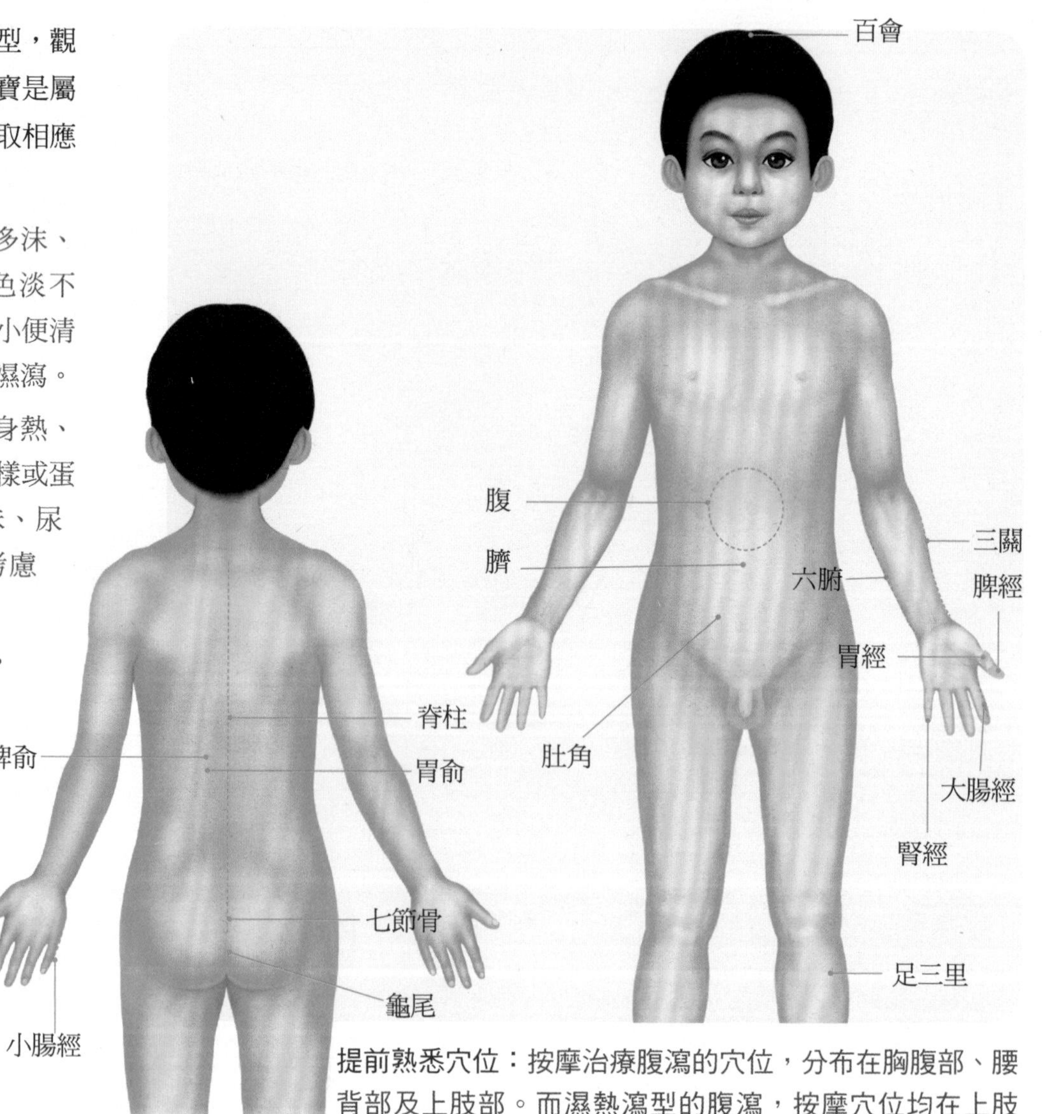

提前熟悉穴位：按摩治療腹瀉的穴位，分布在胸腹部、腰背部及上肢部。而濕熱瀉型的腹瀉，按摩穴位均在上肢部。139至143頁所提及的穴位可在本頁查看具體位置。

基本按摩方法

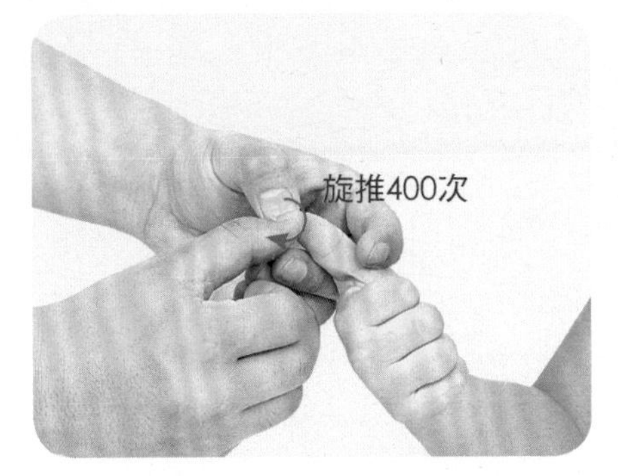

1 補脾經：以拇指螺紋面旋推脾經400次。

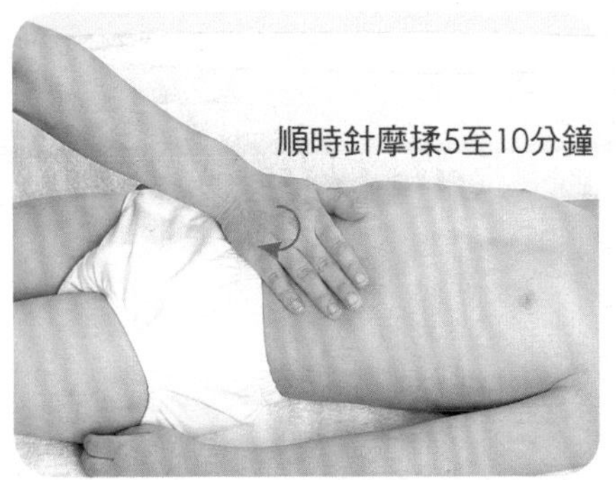

2 摩腹：以手掌摩揉腹部5至10分鐘。傷食、濕熱引起的腹瀉要順時針摩腹。

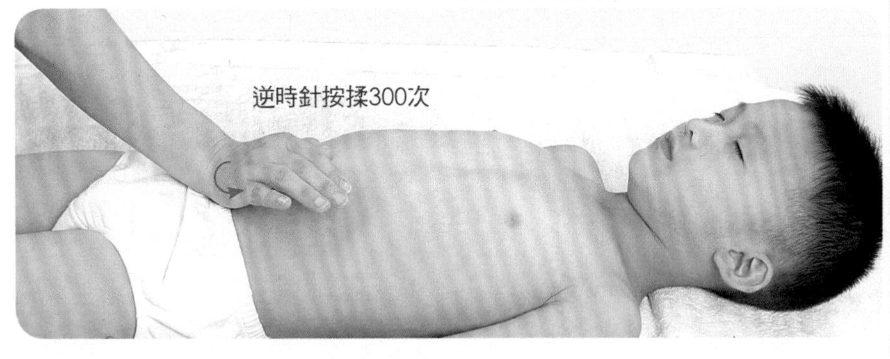

3 揉臍：以單手掌根部逆時針按揉臍部300次。

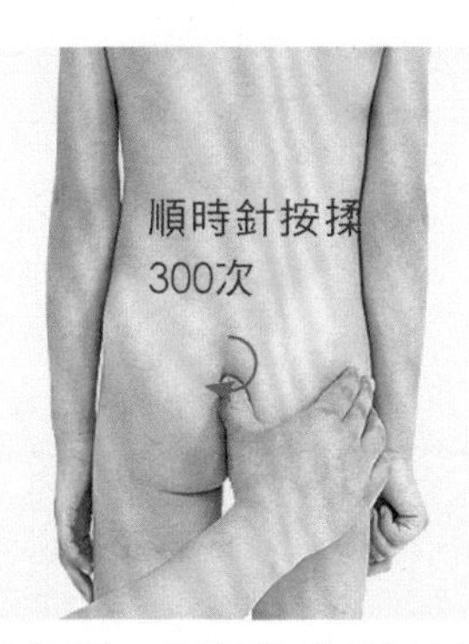

4 揉龜尾：以拇指指端按揉龜尾300次。

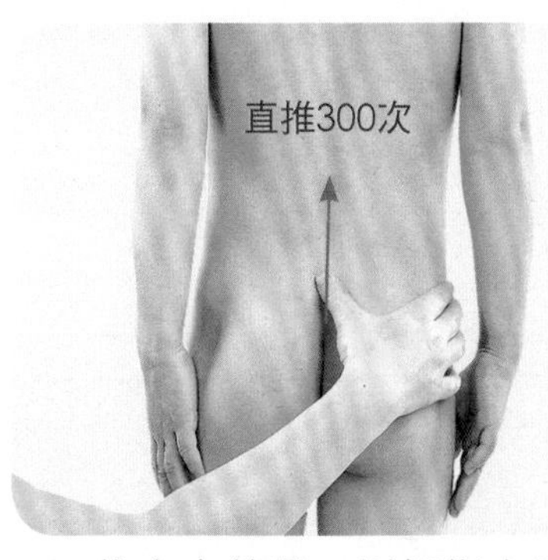

5 推上七節骨：以拇指自下而上直推七節骨300次。傷食、濕熱所引起的腹瀉要推下七節骨。

預防腹瀉3步驟

寶寶腹瀉由3種病因引起。一是由病毒、真菌感染；二是由消化不良，引起腸道消化功能紊亂；三是由於護理不當，飲食不衛生或氣候突變引起。可經常照下面的手法為寶寶按摩。每天一兩次，10至15天為一個療程，預防寶寶腹瀉。

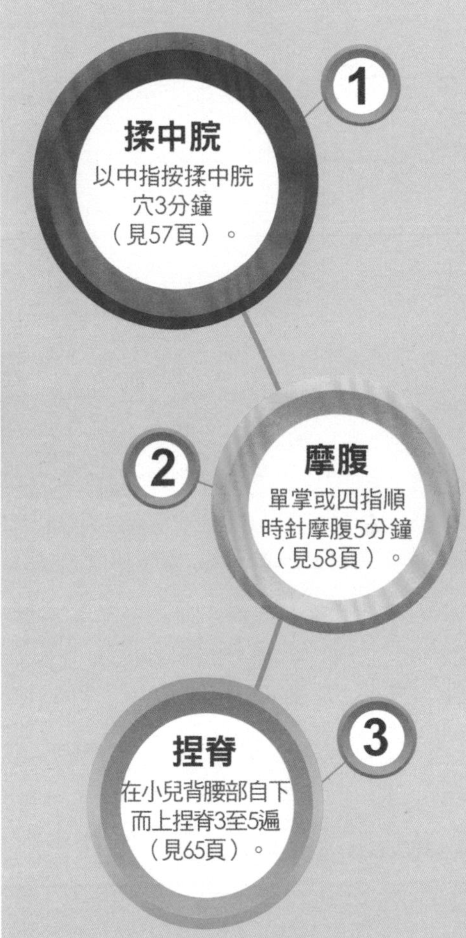

便稀多沫

◆ 飲食、生活宜忌

- 宜 吃清淡、易消化的食物
- 宜 母乳餵養
- 宜 注意保暖
- 忌 食生冷、海鮮等食物

◆ 便稀多沫，應散寒祛濕

寶寶便稀多沫係由寒濕困在體內而損傷脾陽，或脾腎陽虛而寒濕內停所引起。治療一定要散寒與祛濕並重，以達到止瀉的目的。

◆ 老中醫私人處方

✤ 補脾經（見步驟1）、補大腸（見步驟2）、推三關（見步驟3）、拿肚角（見步驟4）、捏脊（見步驟5）、推上七節骨（見步驟6）。

✤ 治療期間要注意補充水分，保暖，不要讓腹部再次受寒。

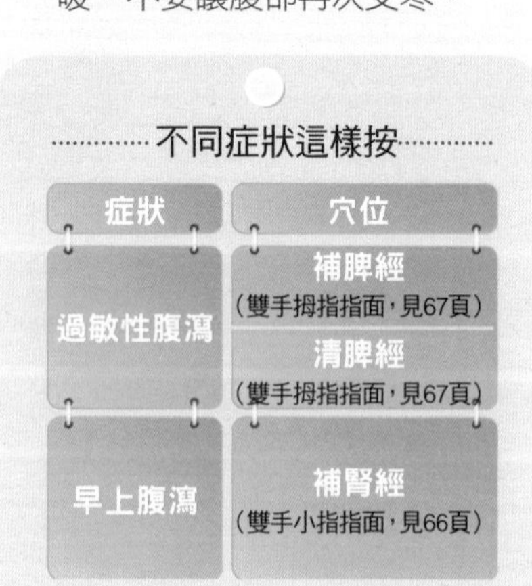

不同症狀這樣按

症狀	穴位
過敏性腹瀉	補脾經（雙手拇指指面，見67頁）
	清脾經（雙手拇指指面，見67頁）
早上腹瀉	補腎經（雙手小指指面，見66頁）

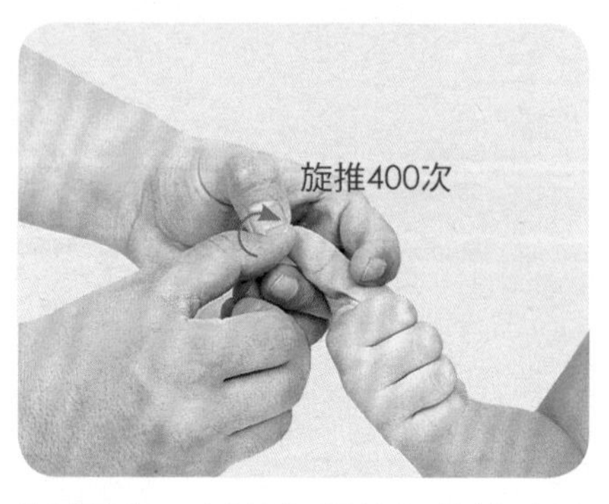

1 補脾經：以拇指螺紋面旋推脾經400次。

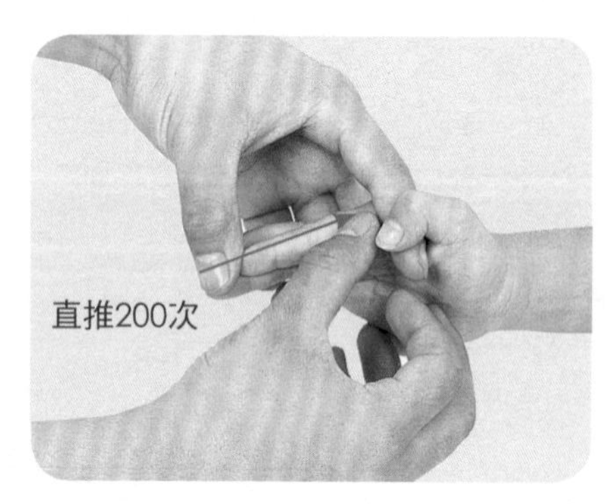

2 補大腸：從食指尖直線推動至虎口200次。

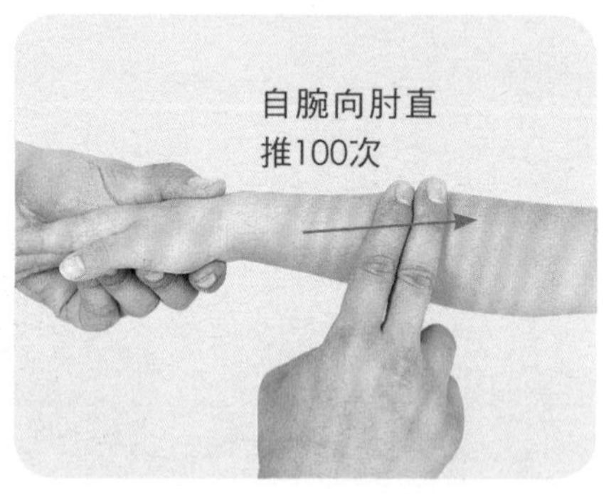

3 推三關：以拇指橈側面或食指、中指指面，自腕向肘推三關100次。

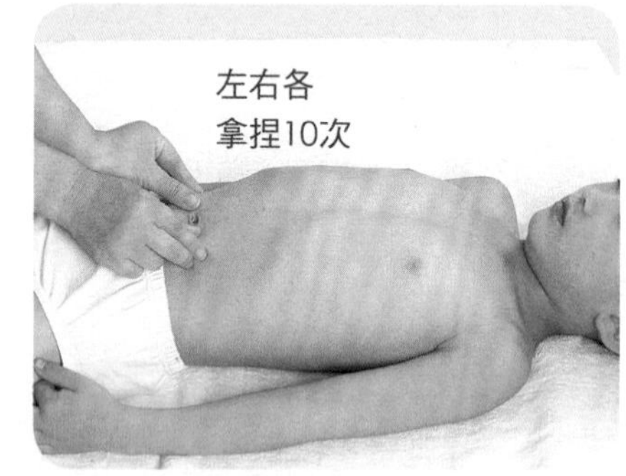

4 拿肚角：以拇指和食指、中指相對用力拿捏肚角，左右各10次。

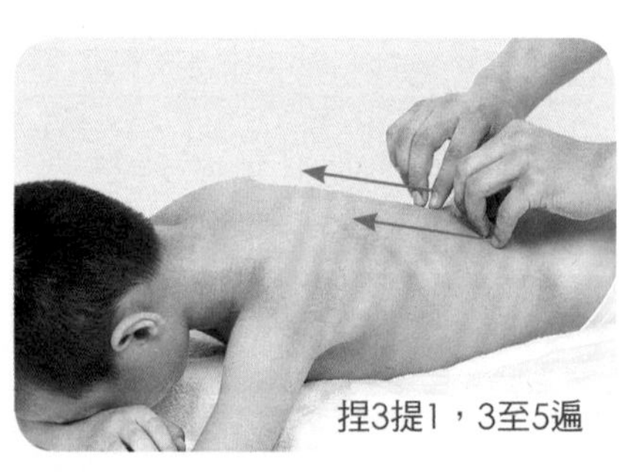

5 捏脊：拇指、食指、中指拿捏皮膚向前推行，每捏3提1次，施作3至5遍。

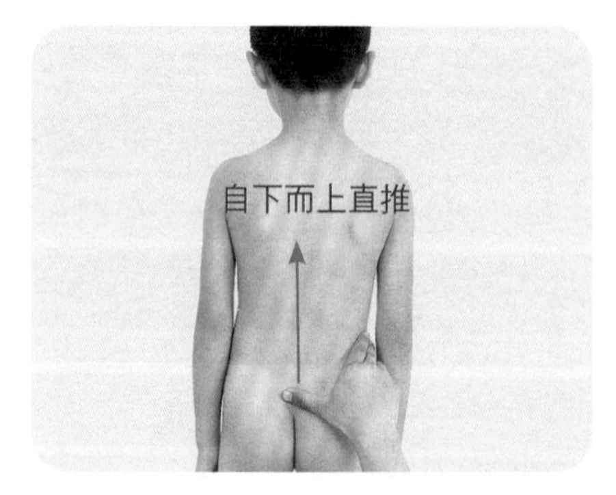

6 推上七節骨：以拇指自下而上推上七節骨200次。

便水腥臭

- 飲食、生活宜忌

宜 多吃流食補充水分

宜 適當運動

忌 吃油膩、生冷食物

- 便水腥臭，應解表化濕

濕熱腹瀉是腸道感染中最常見的類型，多發於夏秋之交。主要因外受濕熱疫毒之氣侵及腸胃，傳化失常而發生腹瀉。一般採用解表化濕、理氣和中的療法。

- 老中醫私人處方

✤ 清胃經（見步驟1）、退六腑（見步驟2）、清小腸（見步驟3）、推大腸（見步驟4）。

✤ 腹瀉好轉後，不要馬上恢復正常飲食，要按照從稀到稠、從軟到硬的原則逐漸過渡，還要少量多餐。

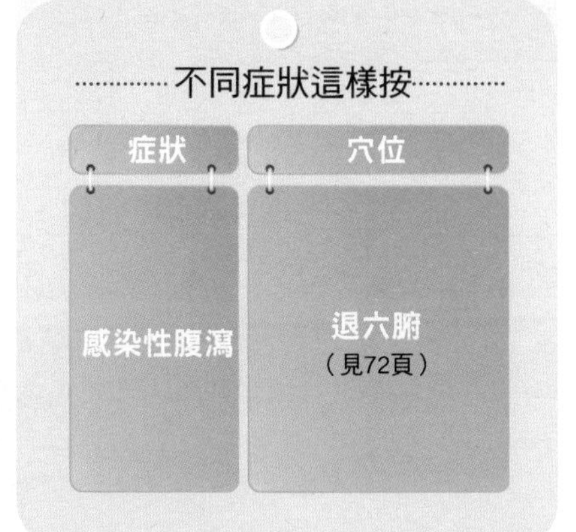

不同症狀這樣按

症狀	穴位
感染性腹瀉	退六腑（見72頁）

1

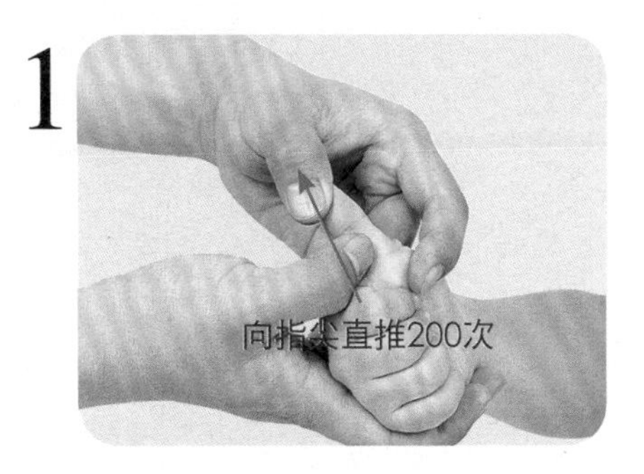

1清胃經：以拇指螺紋面向指尖方向直推胃經200次。

2

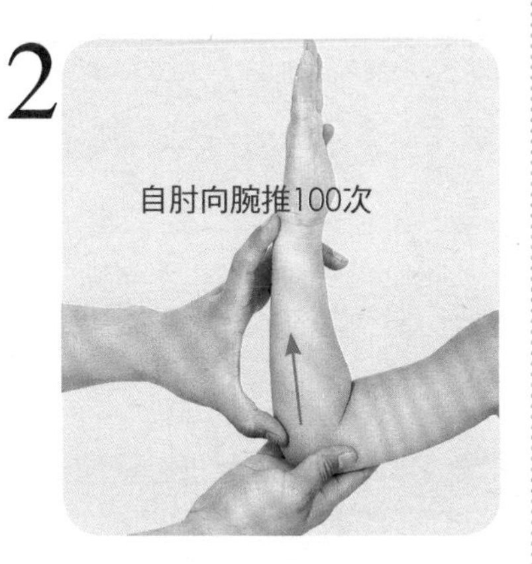

2退六腑：以拇指螺紋面自肘向腕推六腑100次。

3

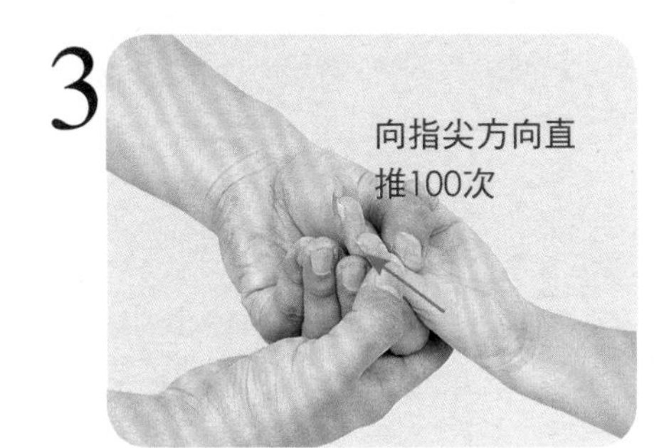

3清小腸：以拇指螺紋面向指尖方向直推小腸經100次。

4

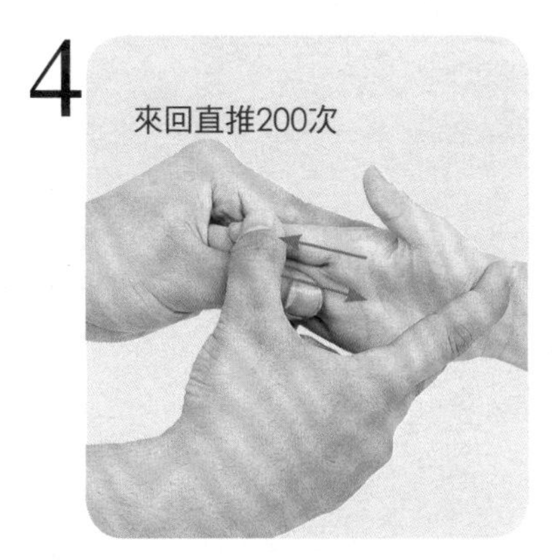

4推大腸：以拇指螺紋面來回直推大腸經各200次。

傷食腹瀉

- 飲食、生活宜忌

宜 吃易消化的食物

宜 減少飲食量

忌 暴飲暴食

- 傷食腹瀉，應促進消化

傷食腹瀉多由餵養不當致使胃腸功能紊亂，這類寶寶往往都是過早、過多添加副食品以致如此。應促進寶寶的消化，可緩解腹瀉。

- 老中醫私人處方

✤ 推大腸（見步驟1）、拿肚角（見步驟2）、按胃俞（見步驟3）、推下七節骨（見步驟4）。

✤ 對於較小的寶寶來說，添加副食品要遵循由少到多、由細到粗，由一種到多種的原則。

✤ 對於較大的寶寶來說，飲食要適量，不可一次進食過多。

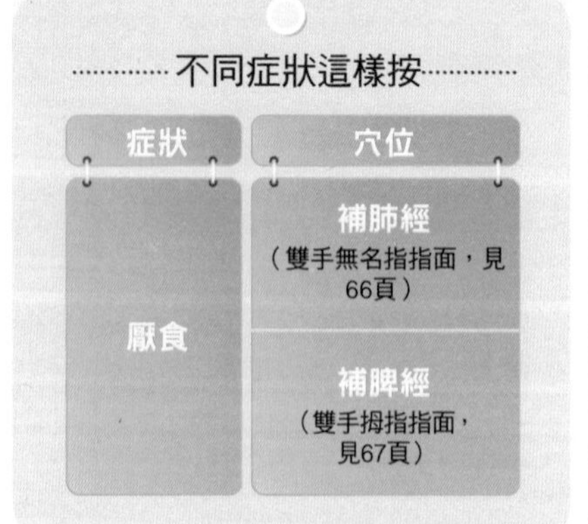

不同症狀這樣按

症狀	穴位
厭食	補肺經（雙手無名指指面，見66頁）
	補脾經（雙手拇指指面，見67頁）

1

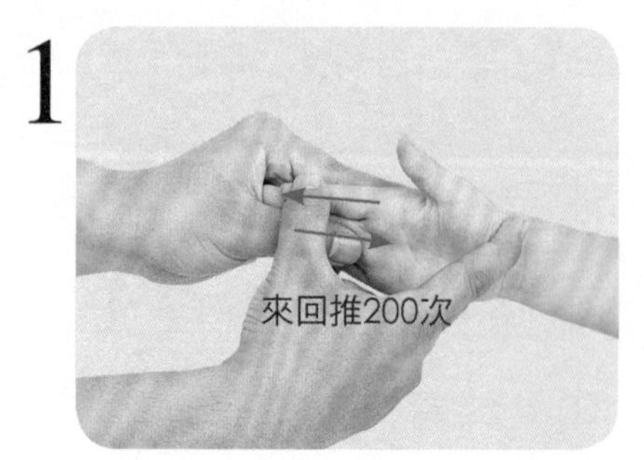

1推大腸：以拇指螺紋面來回直推大腸經各200次。

2

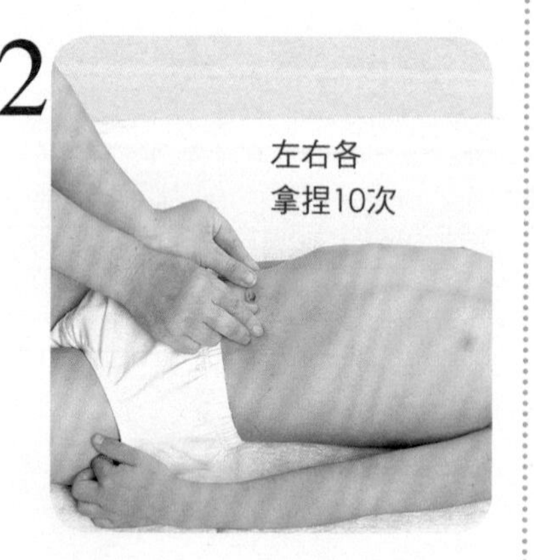

2拿肚角：以拇指和食指、中指相對用力拿捏肚角，左右各10次。

3

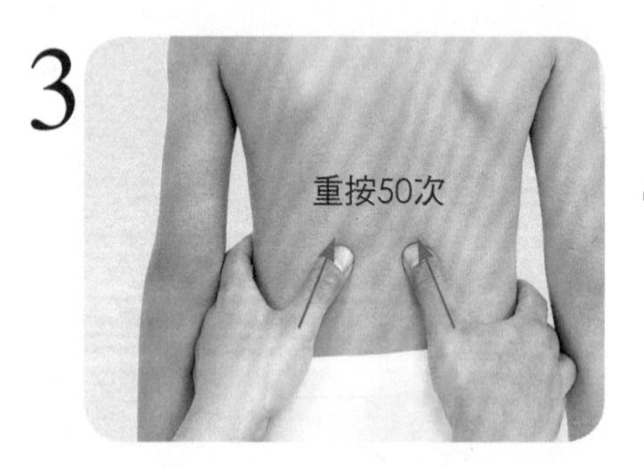

3按胃俞：以拇指指端重按胃俞50次。

4

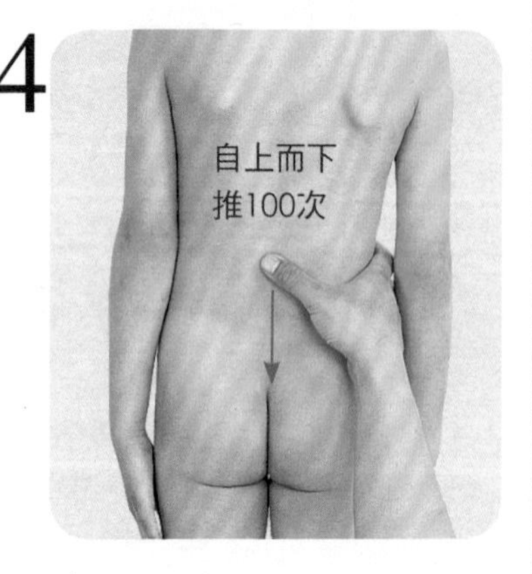

4推下七節骨：以拇指自上而下直推下七節骨100次。

脾虛腹瀉

◆ 飲食、生活宜忌

- 宜 正確添加副食品
- 宜 培養健康飲食習慣
- 宜 適當增加活動量
- 忌 吃滋補食物

◆ 脾虛腹瀉，健脾是關鍵

脾虛腹瀉是指寶寶脾胃功能虛弱，導致經常腹瀉，腹瀉後不易痊癒。因此治療這類腹瀉，健脾是關鍵。

◆ 老中醫私人處方

✤ 按揉百會（見步驟1）、按脾俞（見步驟2）、捏脊（見步驟3）、補脾經（見步驟4）、按揉足三里（見步驟5）。

✤ 餵養要適當，如需添加副食品最好在6個月時添加。平常不要給寶寶吃太多。

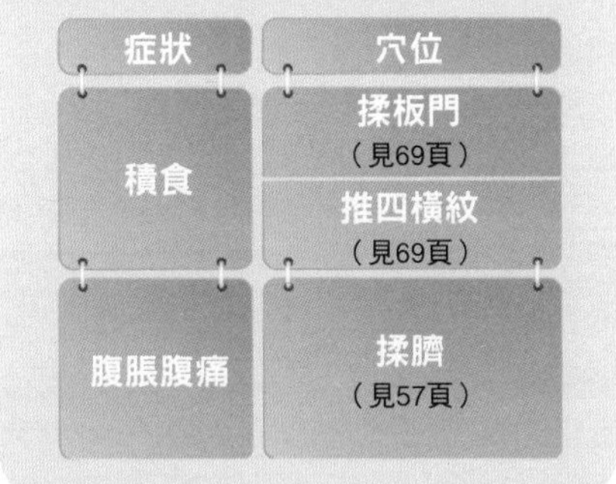

不同症狀這樣按

症狀	穴位
積食	揉板門（見69頁）
	推四橫紋（見69頁）
腹脹腹痛	揉臍（見57頁）

1

2

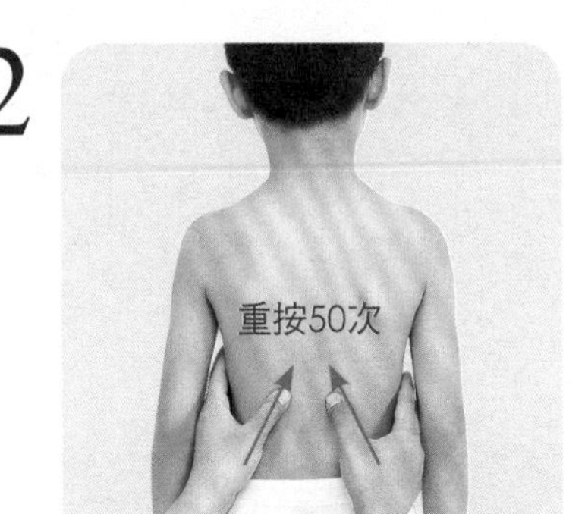

1按揉百會：以拇指螺紋面按揉百會100至300次。

2按脾俞：以拇指指端重按脾俞50次。

3

3捏脊：以拇指橈側緣頂住脊柱兩側的皮膚，食指、中指前按，三指同時用力提拿肌膚，雙手交替撚動，自下而上，向前推行，每捏3次，向上提拿1次。共操作3至5遍。

4

5

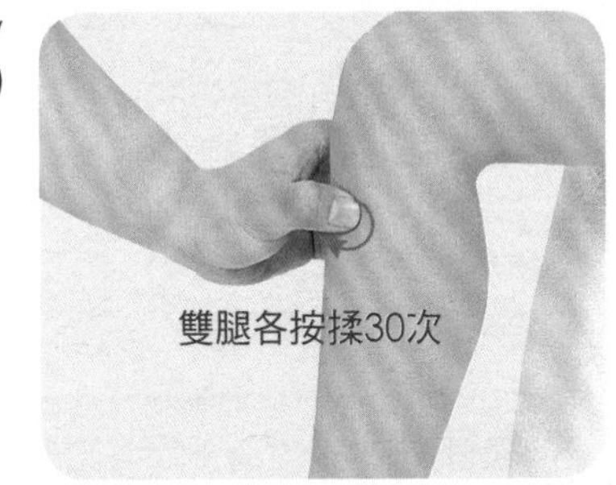

4補脾經：以拇指螺紋面旋推脾經400次。

5按揉足三里：以拇指指端按揉足三里30次。

鵝口瘡

鵝口瘡，俗稱白口糊，為口腔黏膜白色念珠菌感染所致。常見於新生兒和3個月以下的嬰兒，營養不良和抵抗力弱的小兒也容易發生。可經產道感染，或出生後因不潔奶瓶，或哺乳時不注意衛生而引起。營養不良、長期腹瀉、濫用抗生素及激素等亦可致病。

鵝口瘡好發於頰、舌、軟齶及口唇部的黏膜，以棉棒或紗布輕輕擦拭不易擦掉，且愈來愈多。同時寶寶伴有哭鬧、胃口不佳的症狀。按照病因不同，鵝口瘡分為兩種類型。

- 口瘡集中呈紅色：口腔黏膜布滿白屑，周圍紅暈較甚，蔓延迅速，伴面赤、口臭、大便乾結、小便短赤、舌苔黃。屬心脾積熱型。
- 口瘡分散紅暈不明顯：屬脾虛濕盛型，常表現為口腔黏膜白屑分散，時好時發，周圍紅暈不明顯，伴形體消瘦虛弱、面色白、大便稀溏、小便清、舌苔白。

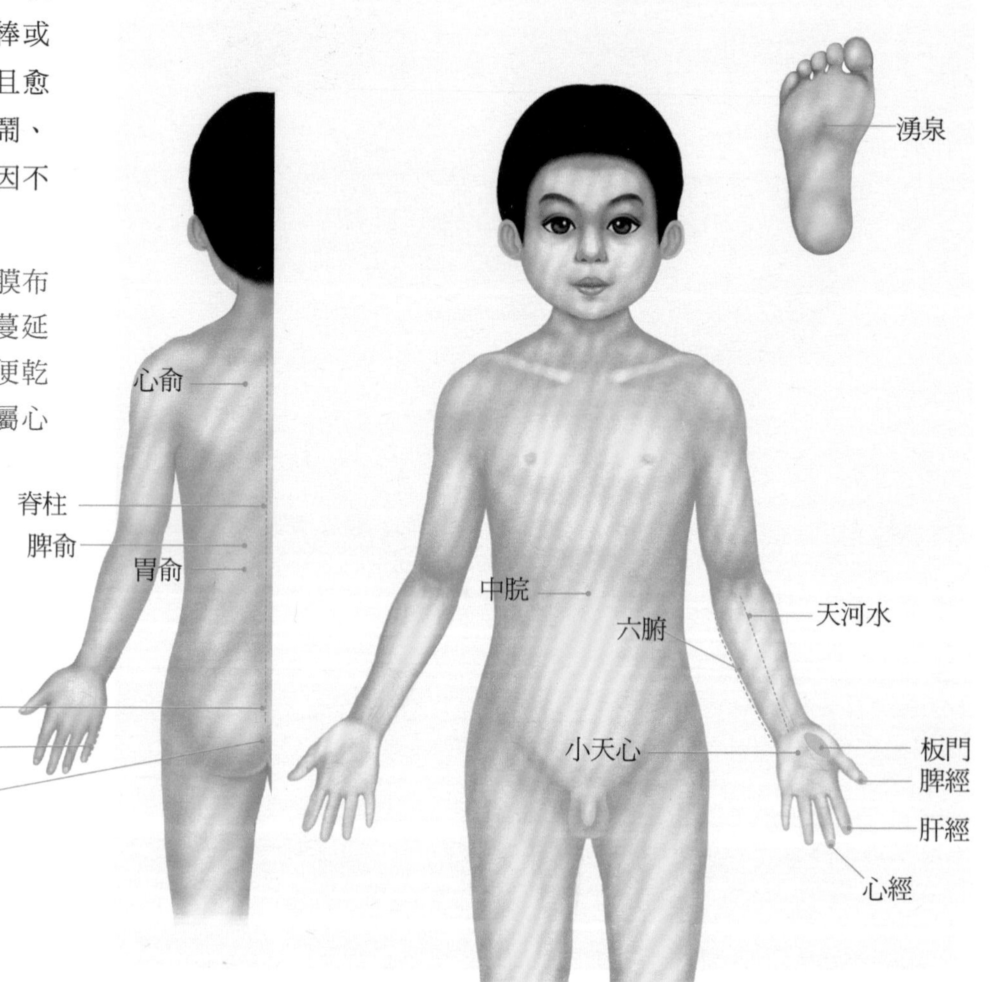

提前熟悉穴位：鵝口瘡也可藉按摩的手法加以治療，一般按摩治療鵝口瘡的穴位，分布在胸背部及上肢部。145至147頁所提及的穴位可在本頁查看具體位置。

基本按摩方法

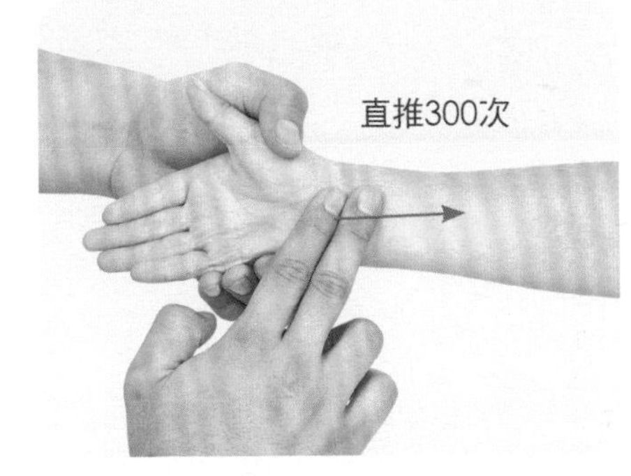

1 清天河水：自腕橫紋向肘直推天河水300次。

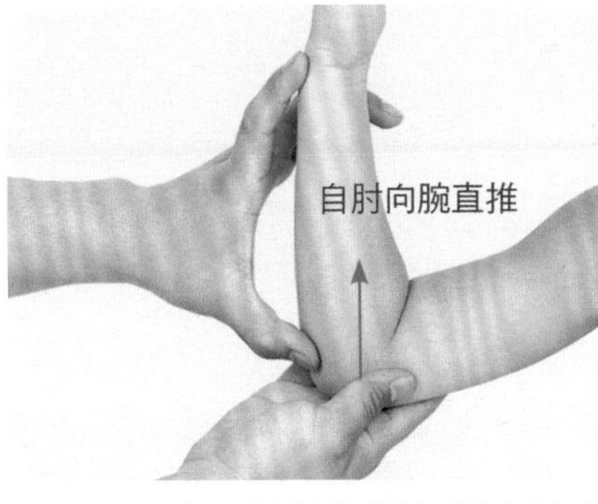

2 退六腑：以拇指螺紋面自肘向腕直推六腑100次。

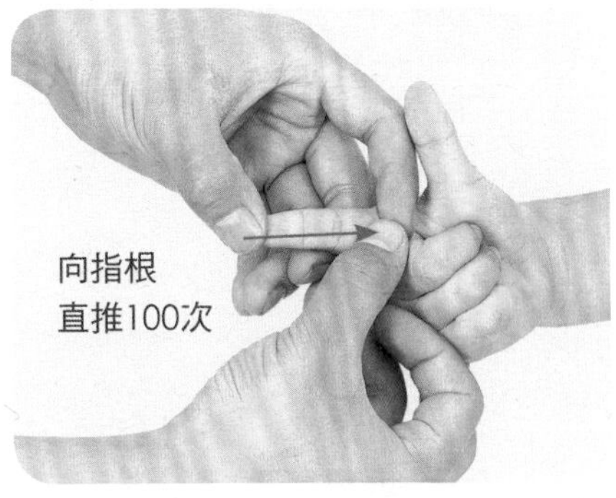

3 清肝經：以拇指螺紋面，向指根方向直推肝經100次。

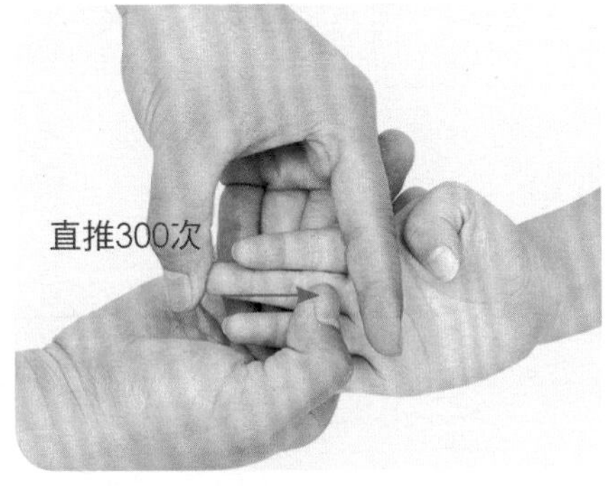

4 清心經：以拇指螺紋面，向中指指根方向直推心經300次。

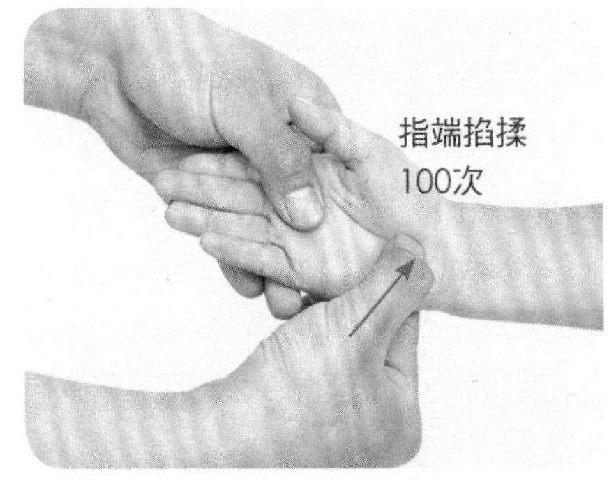

5 掐揉小天心：以拇指指端掐揉小天心100次。

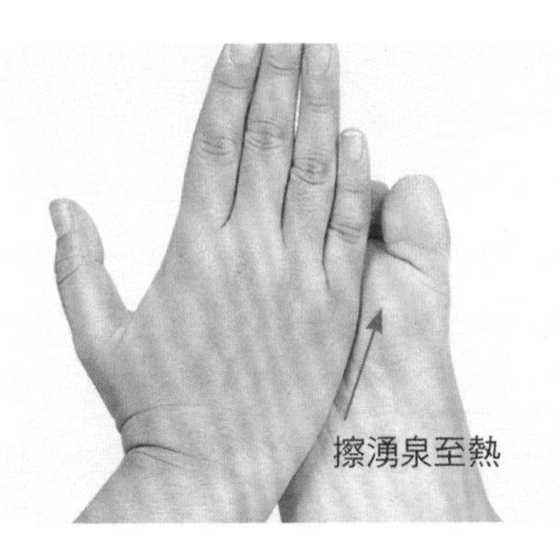

6 擦湧泉：一手托住寶寶腳跟，另一手小魚際擦湧泉至熱。

預防鵝口瘡3步驟

預防鵝口瘡要從懷孕時就加以注意。懷孕期間若有陰道疾病要積極治療，切斷傳染途徑。此外哺乳前要以溫水清洗乳頭，對於寶寶的生活用品要定期消毒。同時還可依照下面的方法為寶寶按摩，以達到防治鵝口瘡的目的。

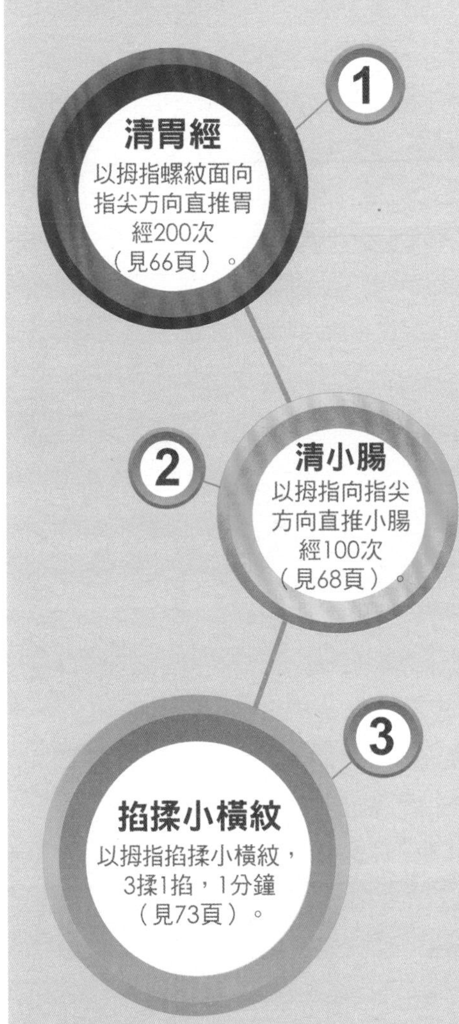

口瘡集中呈紅色

- 飲食、生活宜忌

宜 飲食定時定量

宜 多喝水

宜 保持餐具和食物清潔

忌 無節制飲食

- 口瘡集中呈紅色，宜清心瀉火

飲食、餵養不當，造成寶寶體內上火，火熱內蘊，侵入心脾，表現在口舌，即舌邊生白色瘡。治宜以清心瀉火為主。

- 老中醫私人處方

✣ 清脾經（見步驟1）、清心經（見步驟2）、推下七節骨（見步驟3）、按揉心俞（見步驟4）、按揉脾俞（見步驟5）。

✣ 奶瓶、奶嘴、餐具要定期消毒。餵奶或餵食後可給寶寶喝水以清潔口腔，或以淡鹽水漱口。

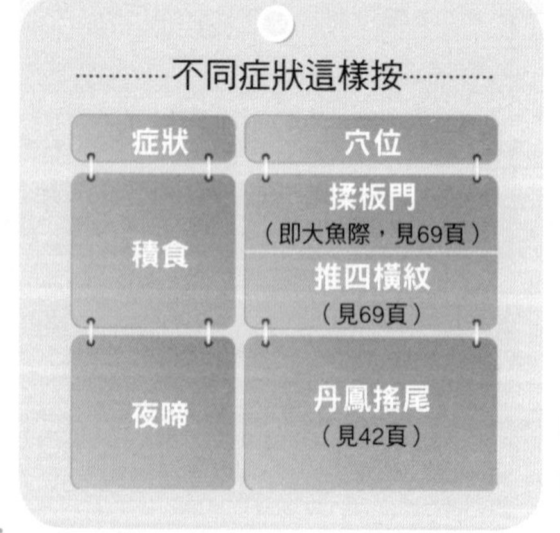
不同症狀這樣按

症狀	穴位
積食	揉板門（即大魚際，見69頁）
	推四橫紋（見69頁）
夜啼	丹鳳搖尾（見42頁）

1
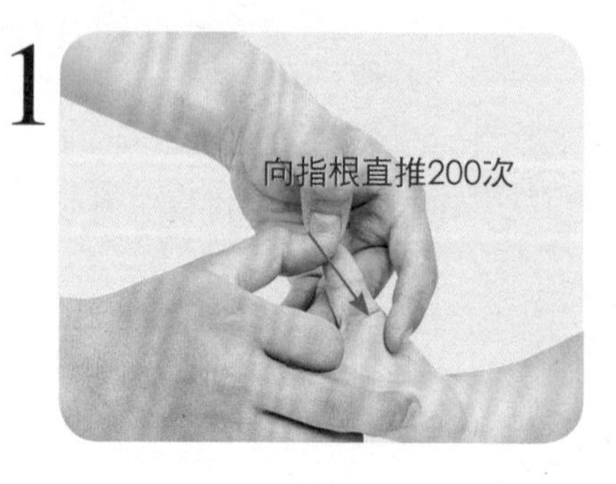

2
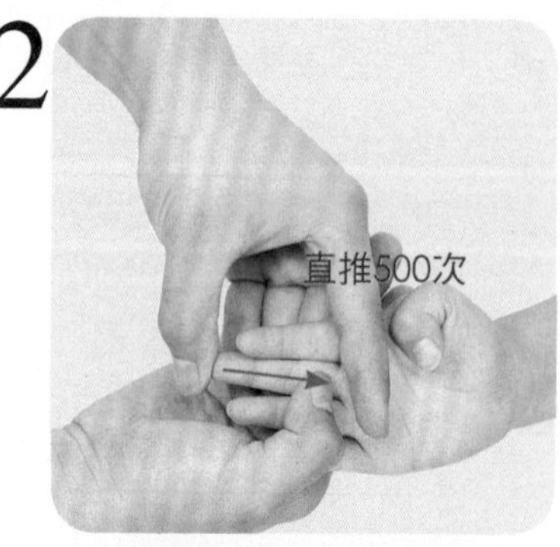

1清脾經：以拇指螺紋面，向寶寶拇指指根方向直推脾經200次。

2清心經：以拇指螺紋面，向中指指根方向直推心經500次。

3推下七節骨：以拇指自上而下直推下七節骨300次。

3
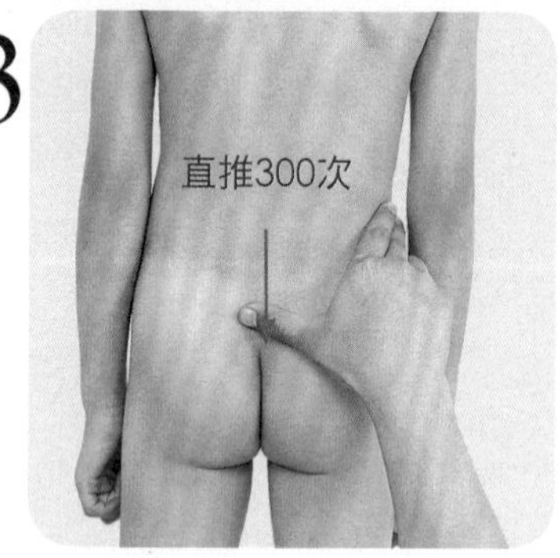

4
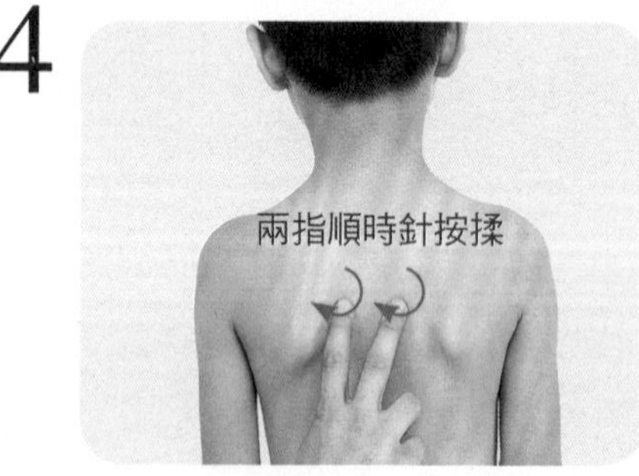

5
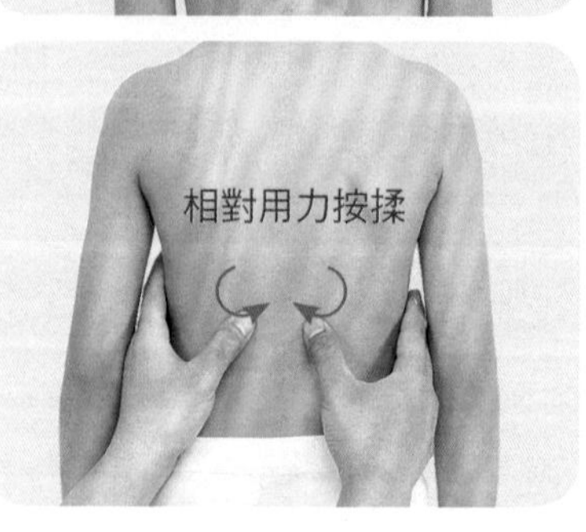

4按揉心俞：以食指、中指指端按揉心俞100次。

5按揉脾俞：以拇指指端按揉脾俞100次。

口瘡分散紅暈不明顯

- 飲食、生活宜忌

宜 飲食清淡、易消化

宜 吃富含維生素C的水果

忌 食生冷、煎炸等刺激食物

忌 睡眠不規律

- 此類鵝口瘡宜健脾祛濕

此症經常起於寶寶飲食不節制，或病後身體虛弱，導致脾胃受傷，水分代謝失常，積於體內，造成濕氣過重。濕氣遇熱表現在口腔中，形成口瘡。此時宜健脾益氣，清熱祛濕。

- 老中醫私人處方

✤ 摩中脘（見步驟1）、按揉脾俞、胃俞（見步驟2）、補脾經（見步驟3）、揉板門（見步驟4）、按揉足三里（見步驟5）。

✤ 堅持每天按摩2次，直至治癒。

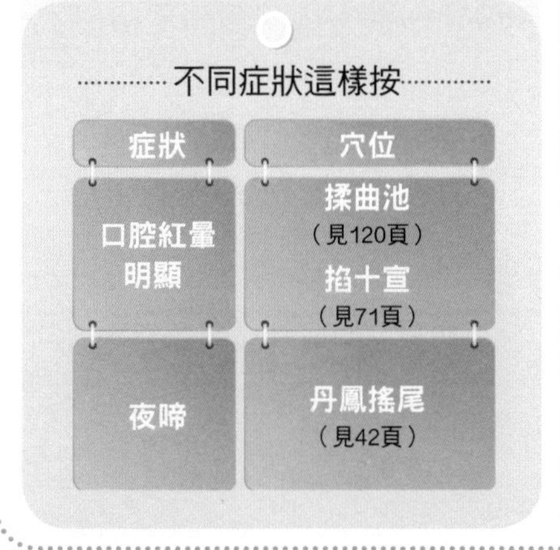

不同症狀這樣按

症狀	穴位
口腔紅暈明顯	揉曲池（見120頁） 掐十宣（見71頁）
夜啼	丹鳳搖尾（見42頁）

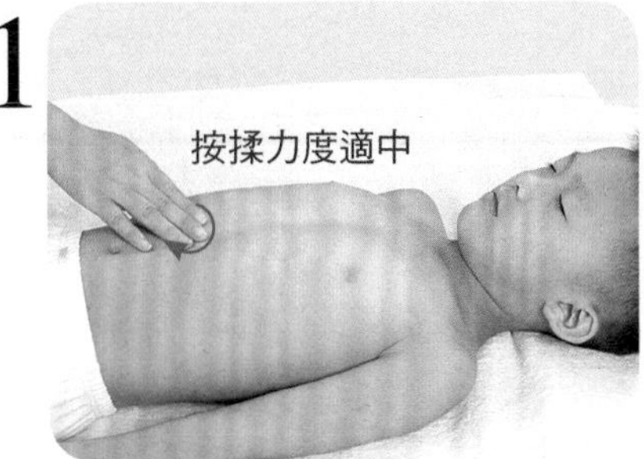

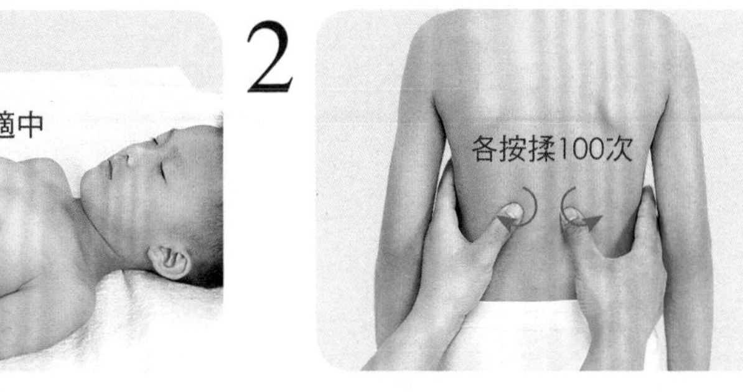

1摩中脘：以食指、中指、無名指三指摩中脘5分鐘。

2按揉脾俞、胃俞：以拇指指端按揉脾俞、胃俞各100次。

3補脾經：以拇指螺紋面旋推脾經400至600次。

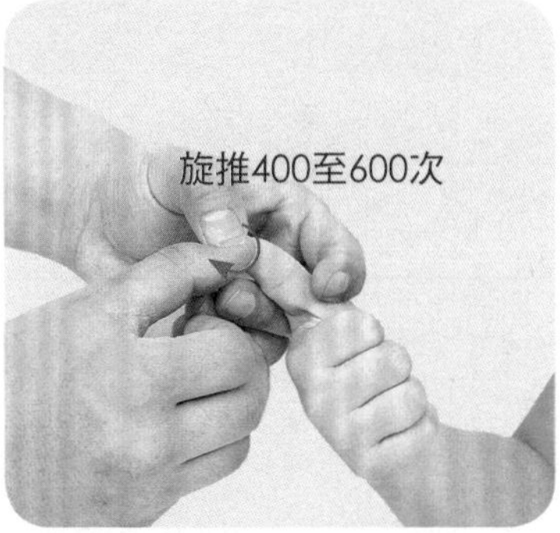

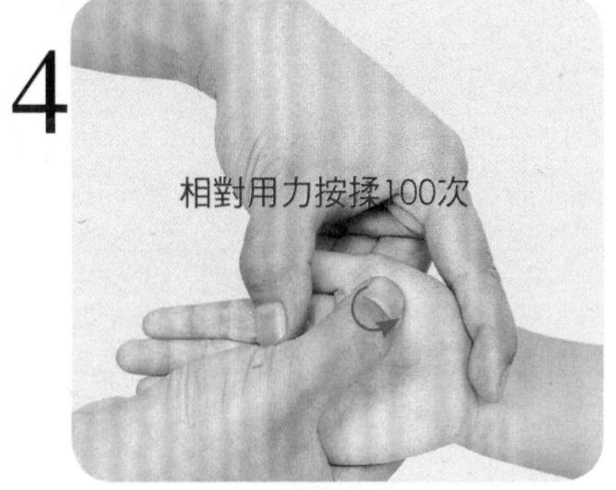

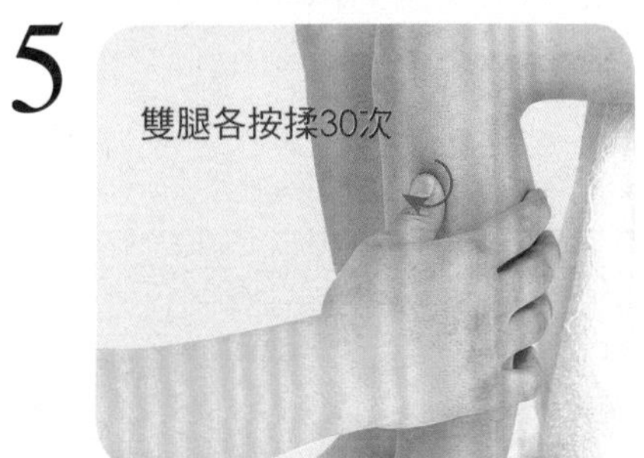

4揉板門：以拇指指端按揉板門100次。

5按揉足三里（見77頁）：以拇指指腹按揉足三里30次。

夜啼

小兒夜啼的表現是每到夜間即高聲啼哭，呈間歇發作，甚至通宵達旦啼哭不休，白天卻安靜不哭。此症多見於半歲以下寶寶，寶寶一般全身情況良好，與季節無明顯關係。但是時間久了，會影響寶寶的健康。按摩治療以安神寧志為主。

寶寶夜啼，照顧者深覺疲勞，更重要的是，夜啼會影響寶寶的生長發育。所以要盡快瞭解寶寶夜啼的原因，再對症加以按摩，讓寶寶踏踏實實一覺睡到天亮。

- 脾胃不好引起夜啼：寶寶夜啼時，發現他哭聲低微、面色青白、四肢欠溫、進食量小、大便稀溏，這是脾虛引起的夜啼。
- 受到驚嚇後啼：寶寶睡中驚啼，哭泣聲尖銳、心神不安、面色發青、時睡時醒，這可能是白天受到了驚嚇。

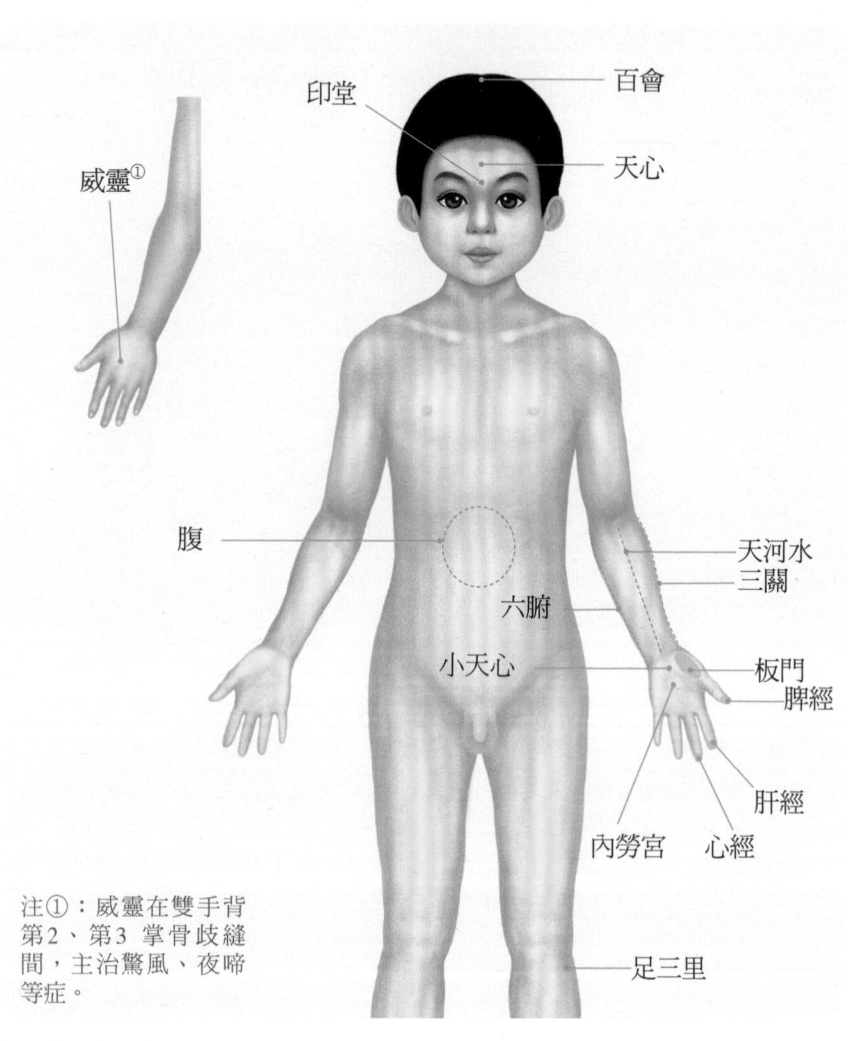

注①：威靈在雙手背第2、第3 掌骨歧縫間，主治驚風、夜啼等症。

提前熟悉穴位：按摩治療寶寶夜啼的穴位主要集中在上肢部。但是針對受到驚嚇引起的夜啼要增加頭部的穴位。149至151頁所提及的穴位可在本頁查看具體位置。

老中醫小叮嚀
寶寶夜晚哭鬧不止，要先弄清楚哭鬧的原因，再配合按摩輔助治療，同時要注意避免強光、噪音的刺激。

基本按摩方法

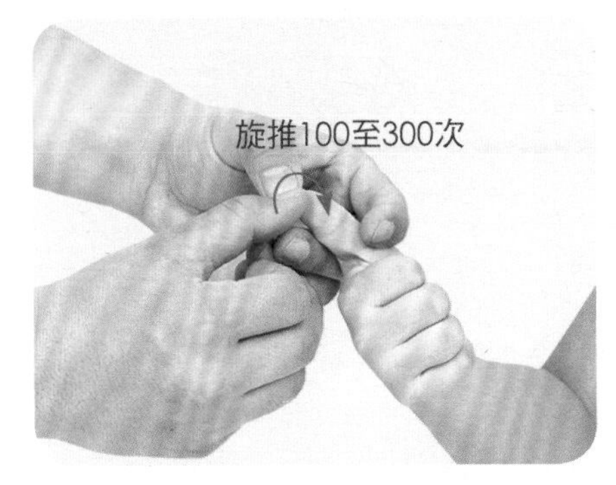

1 補脾經：以拇指螺紋面旋推脾經100至300次。

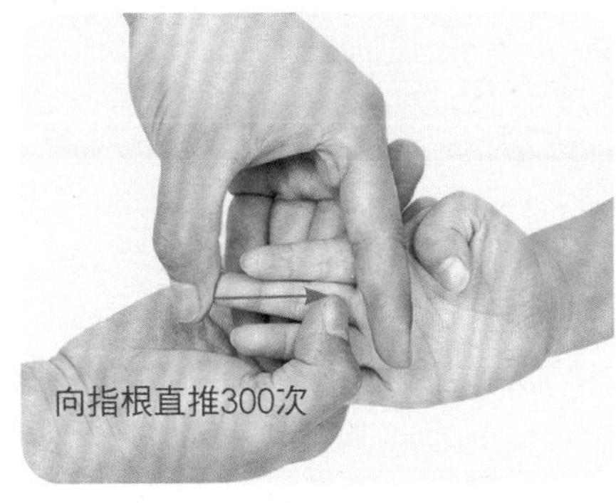

2 清心經：以拇指螺紋面，向中指指根方向直推心經300次。

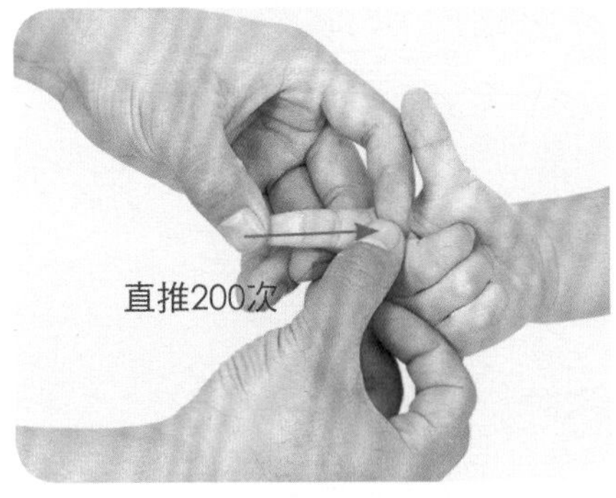

3 清肝經：以拇指螺紋面，向食指指根方向直推肝經200次。

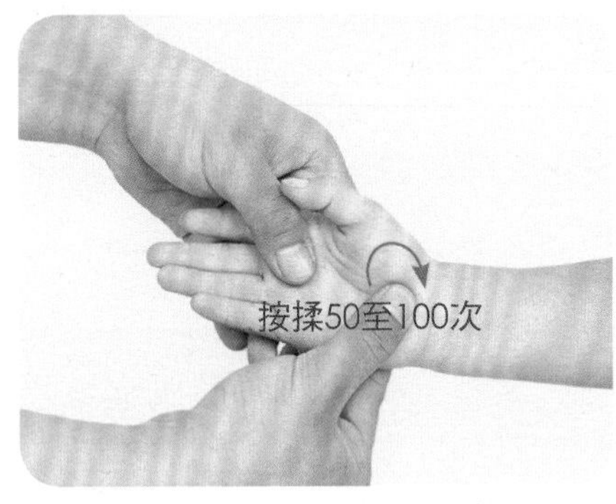

4 按揉小天心：以拇指指端按揉小天心50至100次。

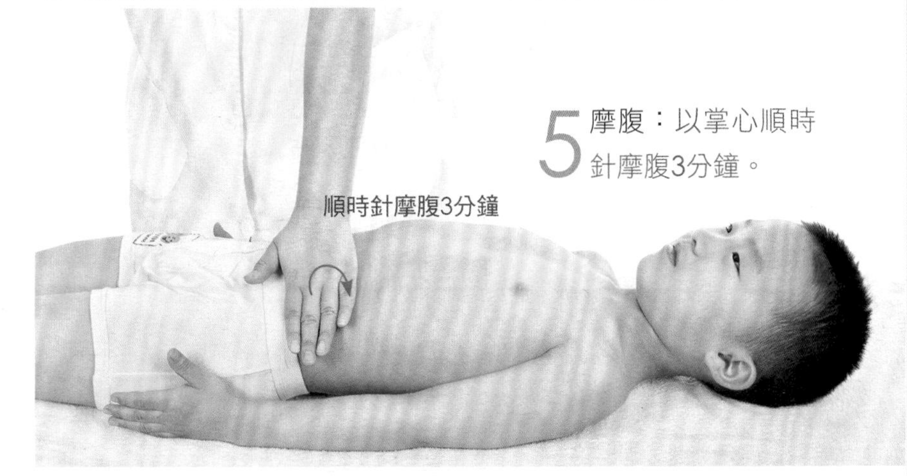

5 摩腹：以掌心順時針摩腹3分鐘。

預防夜啼3妙招

父母要注意培養寶寶健康的睡眠習慣。白天盡量不要讓寶寶睡太多，臨睡前讓寶寶小便，減少餵夜奶的次數，並照下面的手法進行按摩，可預防夜啼。

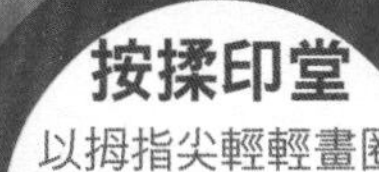

1 **按揉印堂**
以拇指尖輕輕畫圈按摩印堂100次，要小心避免指甲戳傷寶寶皮膚（見51頁）。

2 **按壓內勞宮**
以拇指指端輕輕畫圈按壓100次（見70頁）。

3 **按揉足三里**
以拇指指端按揉足三里100次（見77頁）。

脾胃不好引起夜啼

◆ 飲食、生活宜忌

- 宜 正確添加副食品
- 宜 培養健康飲食習慣
- 宜 適當增加活動量
- 忌 吃生冷、油膩、滋補食物

◆ 脾胃不好，健脾是關鍵

寶寶平常總吃性涼、生冷食物或護理不當，容易腹部受寒，導致寒氣入侵，脾胃功能虛弱，引起腹部疼痛或腹瀉，致使寶寶哭鬧。

◆ 老中醫私人處方

✤ 揉板門（見步驟1）、推三關（見步驟2）、摩腹（見步驟3）。

✤ 先加水煎白豆蔻3克和薑2片，取汁約30毫升，加入乳汁調勻。每次飲20至30毫升，適用於2歲以上脾胃虛寒型的夜啼寶寶。

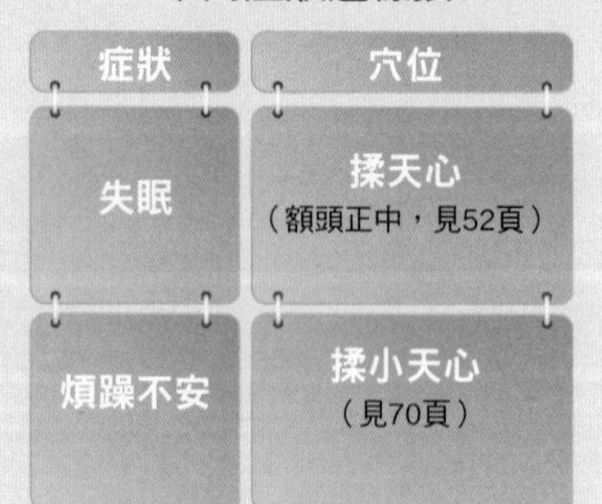

不同症狀這樣按

症狀	穴位
失眠	揉天心（額頭正中，見52頁）
煩躁不安	揉小天心（見70頁）

1

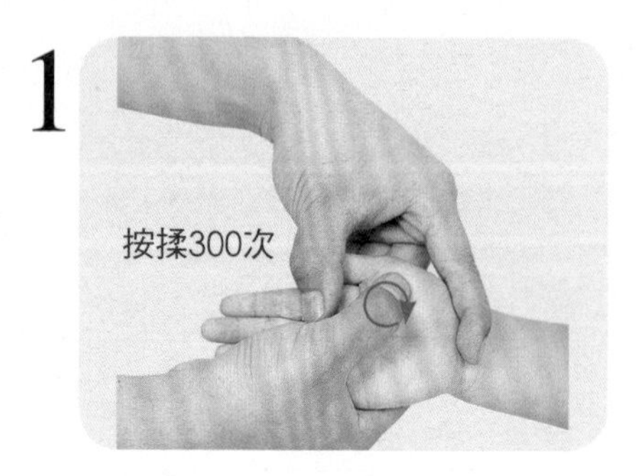

2

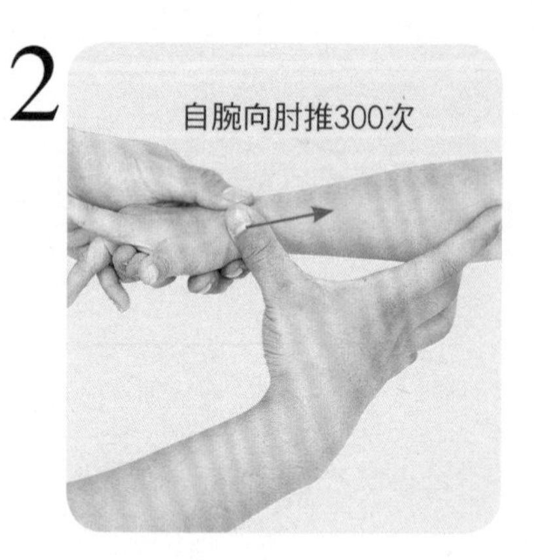

1揉板門：以拇指螺紋面按揉板門300次。

2推三關：以拇指橈側面或食指、中指指面，自腕向肘推三關300次。

3

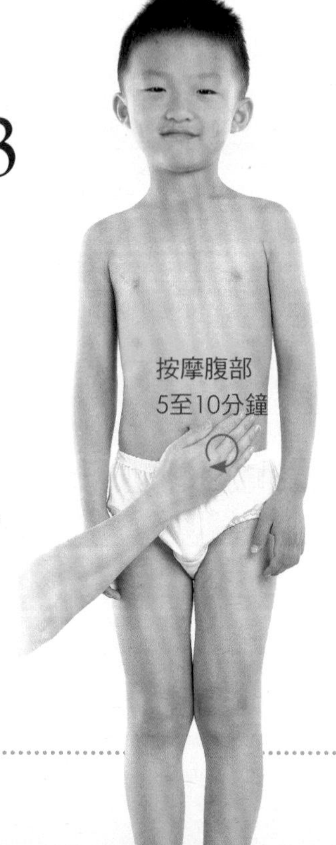

3摩腹：順時針摩腹5至10分鐘。

受到驚嚇後夜啼

◆ 飲食、生活宜忌

- 宜 多抽時間陪寶寶
- 宜 保持睡眠環境安靜
- 忌 頻繁帶寶寶去喧嘩的場所
- 忌 寶寶入睡時發出驚響

◆ 受到驚嚇應寧心安神

寶寶晚上突然驚醒，哭鬧不止，神情不安，多是由於白天或睡覺時受到驚嚇、刺激所致。對於這類寶寶首先要寧心安神，其次白天應少帶寶寶去喧嘩的場所。

◆ 老中醫私人處方

- 按揉百會（見步驟1）、按揉印堂（見步驟2）、掐揉小天心（見步驟3）、掐揉威靈（見步驟4）。
- 按摩最好晚上操作。手法力度適中，操作時間在半小時左右。

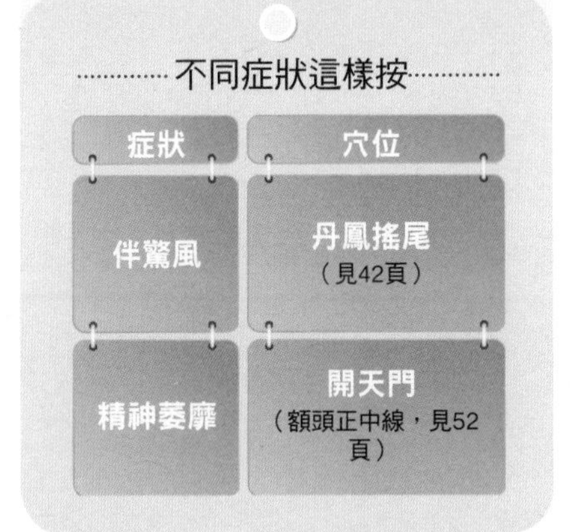

不同症狀這樣按

症狀	穴位
伴驚風	丹鳳搖尾 （見42頁）
精神萎靡	開天門 （額頭正中線，見52頁）

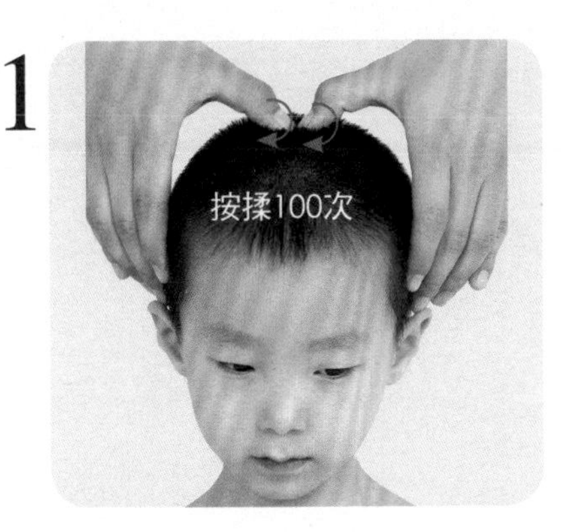

1按揉百會：以拇指螺紋面按揉百會100次。

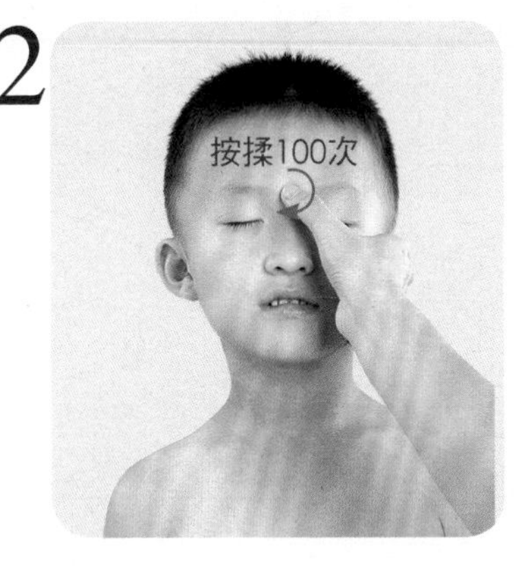

2按揉印堂：以拇指螺紋面按揉印堂100次。

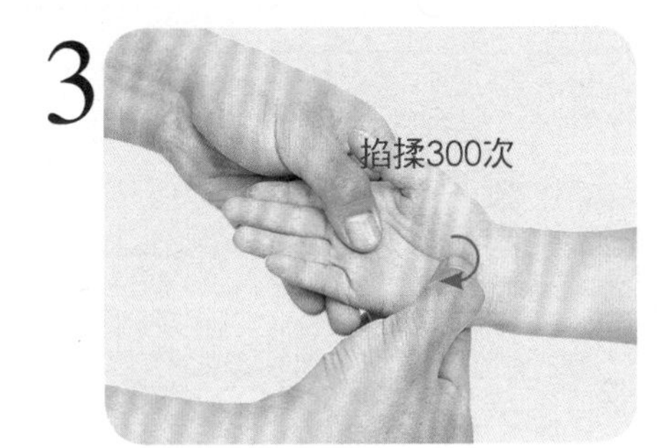

3掐揉小天心：以拇指指端掐揉小天心300次。

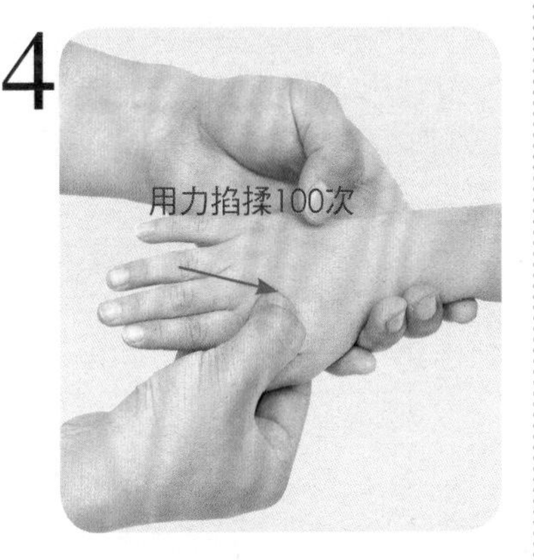

4掐揉威靈：以拇指指端掐揉威靈100次。

支氣管炎

小兒支氣管炎病發時，會出現咳嗽、發燒、胸痛、咯痰、嘔吐、呼吸困難等症狀。屬於中醫風濕病的範圍，主要是因為肺部受風寒所致。小兒按摩療法適用於病毒或細菌感染所引起的急性支氣管炎。在藥物治療的基礎上，配合按摩治療有利於消除發燒、咳嗽等症狀，進而縮短病程。

小兒支氣管炎如果得不到有效的治療，很有可能引發肺炎，父母在及時帶寶寶就醫的同時，可多為寶寶按摩，縮短病程。

- 高燒伴痰黃黏：寶寶一般高燒面紅，口渴，咳嗽痰黃且黏，或夾血絲，或為鐵鏽色痰，胸悶氣粗，胸痛，屬於痰熱壅肺型支氣管炎，要及時治療，警惕發展成為肺炎。
- 惡寒氣急：如果寶寶有發燒惡寒、汗少，頭痛，口微渴，咳嗽氣急，痰黏、色白、量少，胸脅隱痛的症狀，則大多是風熱犯肺型支氣管炎。

老中醫小叮嚀

按摩治療要持之以恆，每天堅持按摩一兩次，不拘療程，直至治癒。此後改為隔天1次，以鞏固療效。

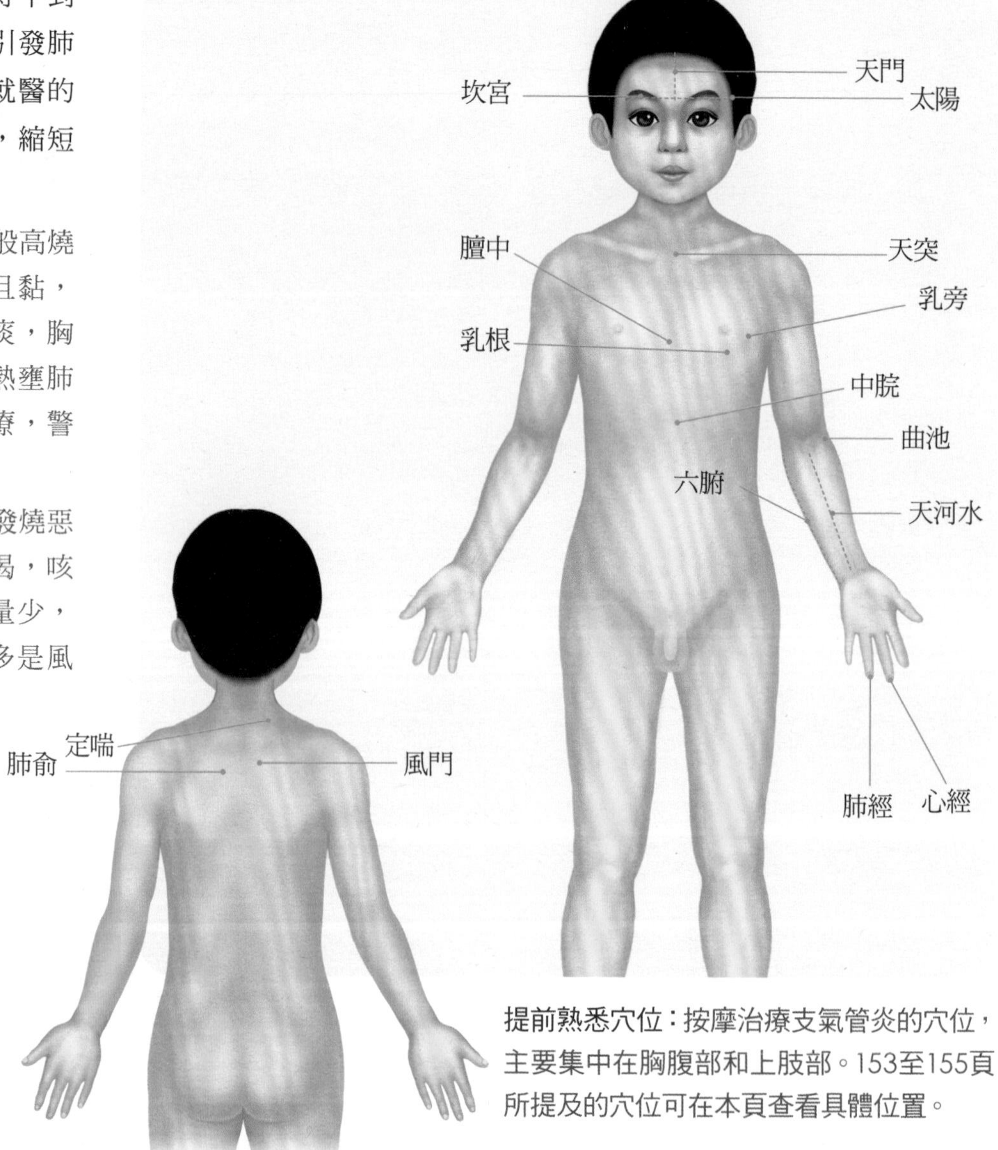

提前熟悉穴位：按摩治療支氣管炎的穴位，主要集中在胸腹部和上肢部。153至155頁所提及的穴位可在本頁查看具體位置。

基本按摩方法

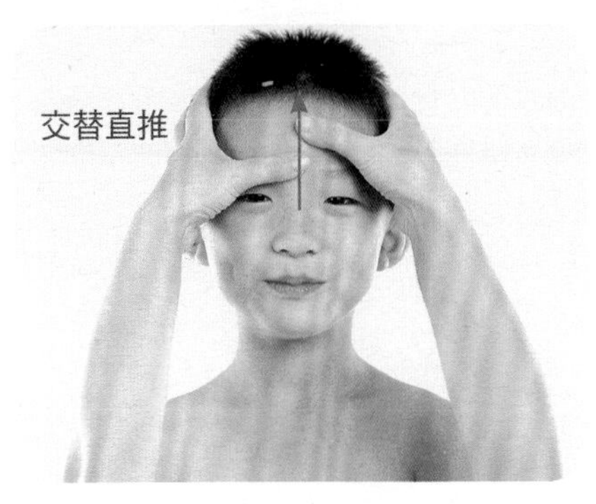

1 開天門：以雙手拇指自下而上交替直推天門100次。

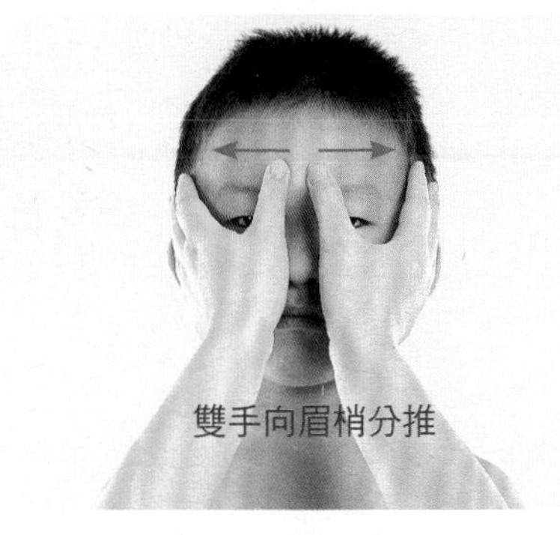

2 推坎宮：以雙手拇指螺紋面，自眉頭向眉梢分推坎宮100次。

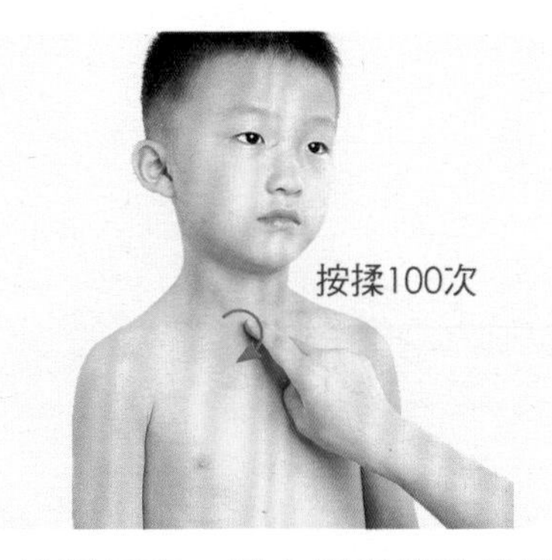

3 按揉天突：以中指指端按揉天突100次。

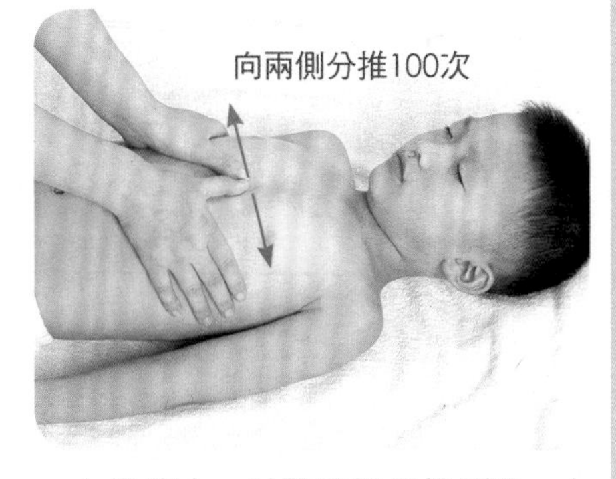

4 推膻中：以雙手拇指橈側緣，自膻中向兩側分推至乳頭下100次。

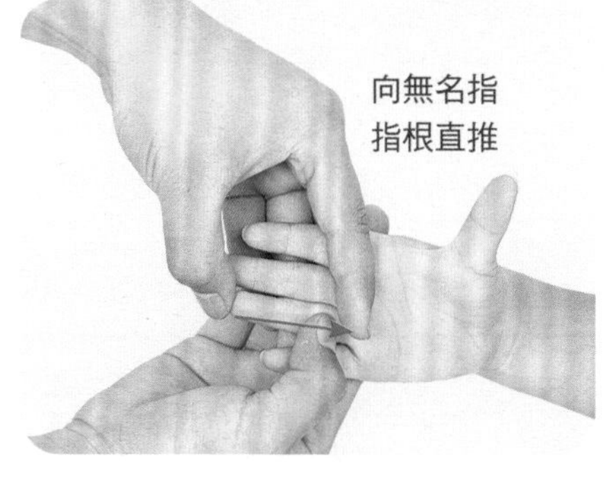

5 清肺經：向無名指指根方向直推肺經100次。

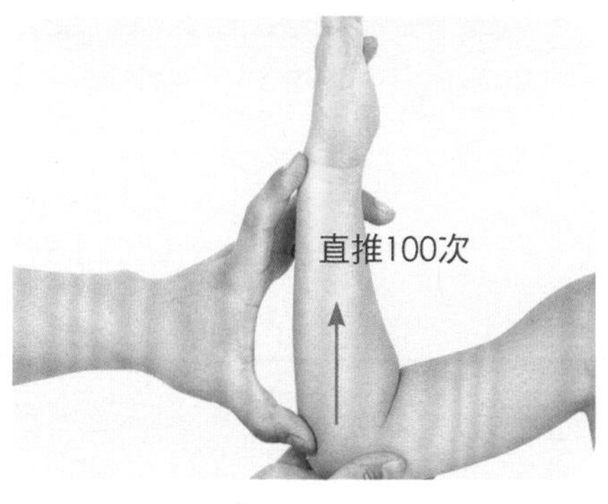

6 退六腑：以拇指指面自肘向腕直推六腑100次。

預防支氣管炎3步驟

支氣管炎是小兒常見的一種急性上呼吸道感染，以春季、冬季較多見。患病時，小兒常常有不同程度的發燒、咳嗽、食欲不振，或伴嘔吐、腹瀉等。較小的寶寶還可能發生喘憋。可在病情較輕時以下面的手法按摩，能有效防治。

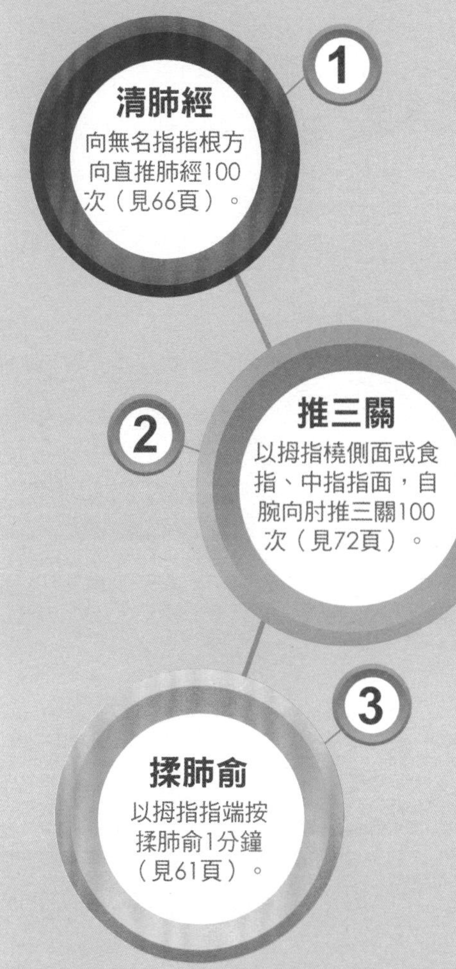

高燒伴痰黃黏

◆ 飲食、生活宜忌

宜 多喝水

宜 根據天氣增減衣物

宜 每天通風

忌 通風時吹對流風

◆ 高燒伴痰黃黏要化痰順氣

寶寶高燒伴痰黃黏屬於痰熱壅肺型支氣管炎，多因外感風邪侵入肺部，從而化熱、生痰，或因體內有宿痰未排，日久化熱，痰與熱結，久積於肺所致。

◆ 老中醫私人處方

✤ 揉中脘（見步驟1）、揉定喘（見步驟2）、清天河水（見步驟3）。

✤ 嚴重時，每天按摩2次，恢復期時，每天按摩1次。

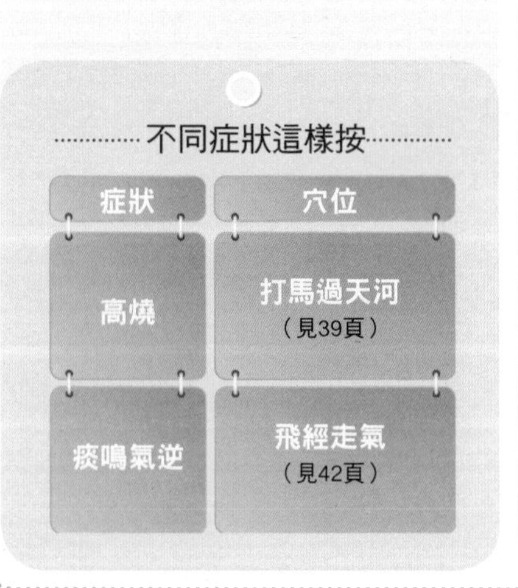

不同症狀這樣按

症狀	穴位
高燒	打馬過天河（見39頁）
痰鳴氣逆	飛經走氣（見42頁）

1

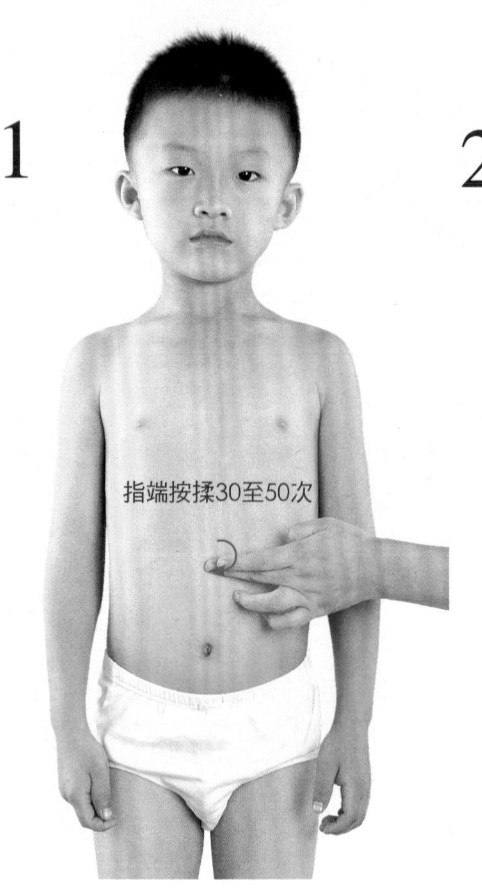

2

順時針按揉

1揉中脘：以中指指端按揉中脘30至50次。

2揉定喘：以食指、中指指端按揉定喘100次。

3

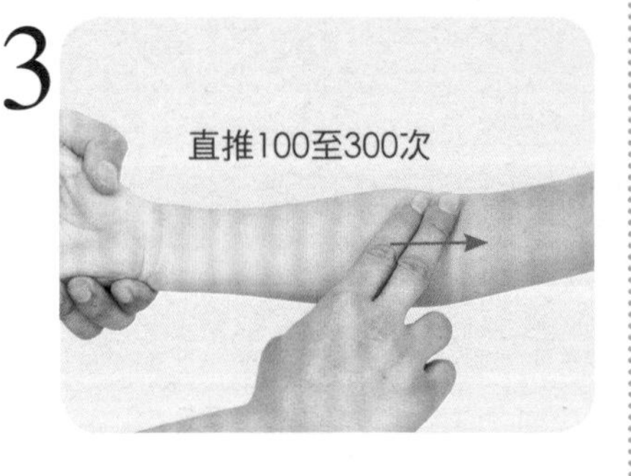

3清天河水：以食指、中指指面，自腕向肘推天河水100至300次。

惡寒氣急

飲食、生活宜忌

- 宜 多吃蔬菜水果
- 宜 適當運動
- 忌 吃生冷、油膩食物
- 忌 頻繁出入公共場所

惡寒氣急宜驅寒平喘

惡寒氣急是因外感風寒之邪，日久化熱，侵犯肺部，使肺部不通暢、不清爽所致。一般採用去除體內寒氣，肅肺化痰，以達到止咳平喘的目的。

老中醫私人處方

- 運太陽（見步驟1）、按揉肺俞（見步驟2）、按揉風門（見步驟3）、按揉曲池（見步驟4）。
- 運太陽時，力度要適中，太輕沒有效果，太重則會傷害寶寶。

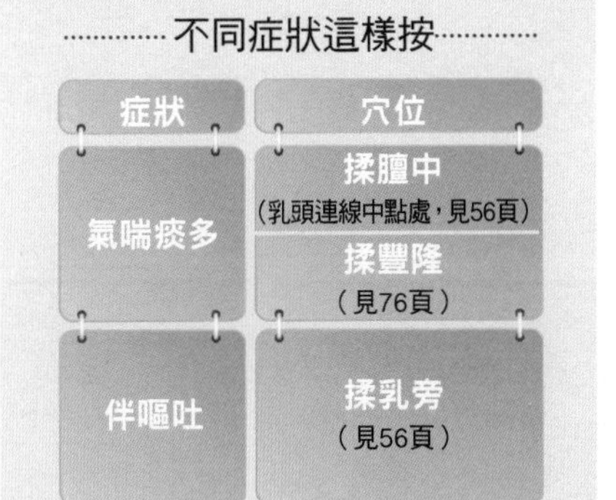

不同症狀這樣按

症狀	穴位
氣喘痰多	揉膻中（乳頭連線中點處，見56頁）
	揉豐隆（見76頁）
伴嘔吐	揉乳旁（見56頁）

1

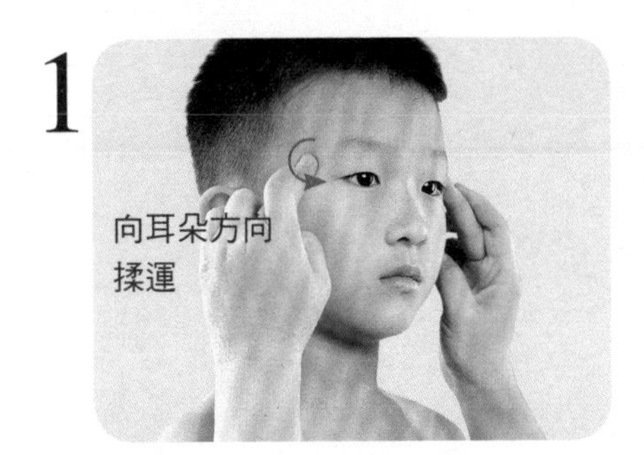

1運太陽：以中指指端向耳朵方向揉運太陽50至100次。

2

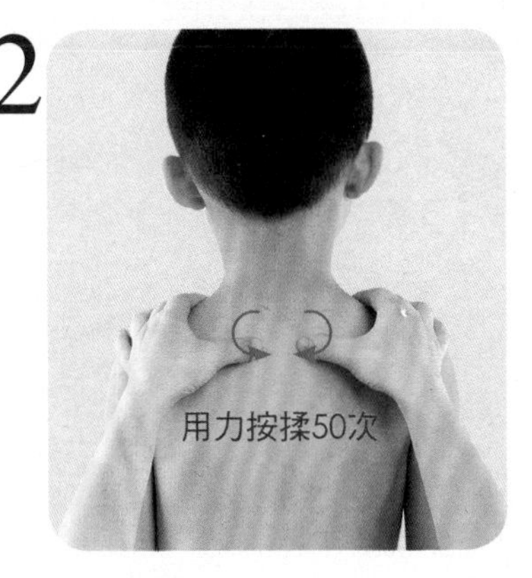

2按揉肺俞：以拇指指端按揉肺俞50次。

3

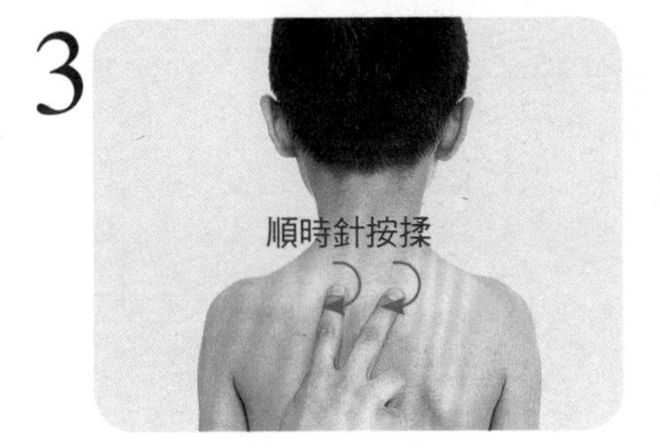

3按揉風門：以食指和中指按揉風門50次。

4

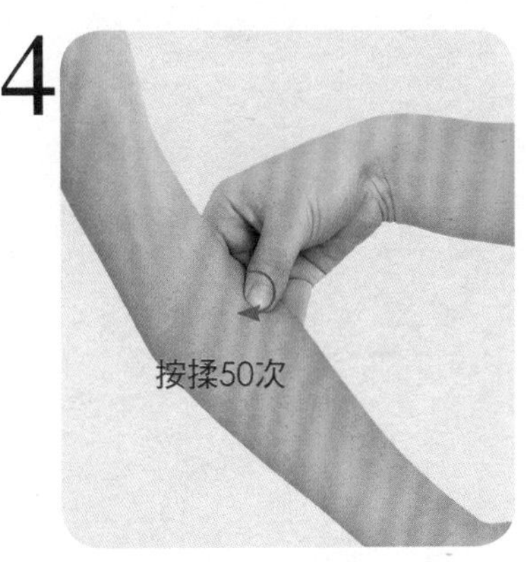

4按揉曲池：以拇指指端按揉曲池50次。

暑熱證

小兒暑天長期發燒，伴有口渴多飲、多尿、少汗或無汗，天氣愈熱體溫愈高，與氣候關係密切，多見於6個月至2歲者，故又稱「小兒夏季熱」。按摩治療本病以清熱解暑為主。

寶寶暑熱也分兩種類型，類型不同，按摩手法也不盡相同，父母要加以區分。

- 發燒煩躁：寶寶如果發燒、口渴多飲、多尿、無汗、精神萎靡、煩躁不安、面色蒼白、苔薄，則考慮是上盛下虛型暑熱。
- 發燒不退且無汗：寶寶發燒持續不退，並在午後增高，口渴多飲，無汗或少汗，唇紅乾燥，舌質紅，苔薄白或薄黃，這可能是被暑邪傷到了肺胃的表現。

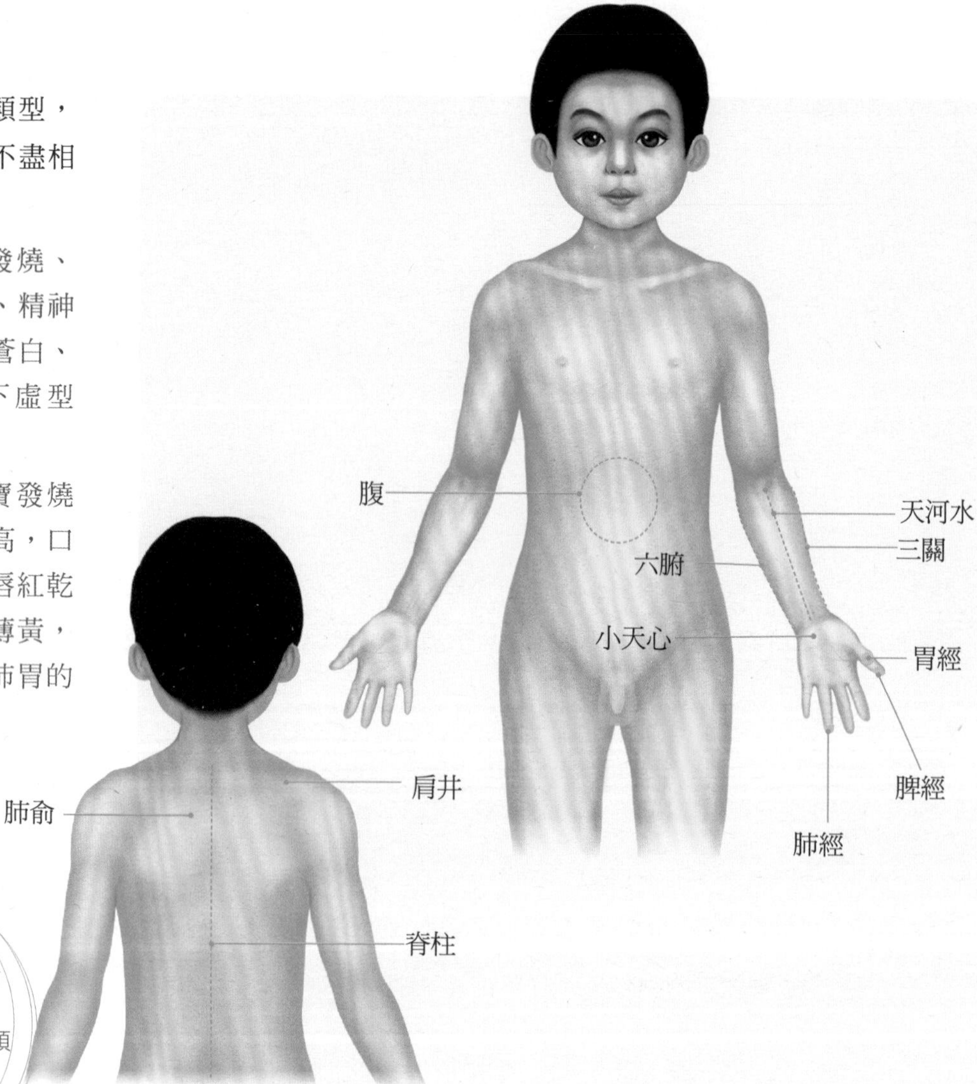

老中醫小叮嚀
如果連續發作3年，對已患過暑熱證的寶寶，在第2年夏季前應按摩預防，每天按摩1次，10次為一個療程。

提前熟悉穴位：按摩治療暑熱證的穴位，主要集中在上肢部。但根據不同類型的暑熱證，還需要配合按摩腹部和背部的穴位。157至159頁所提及的穴位可在本頁查看具體位置。

基本按摩方法

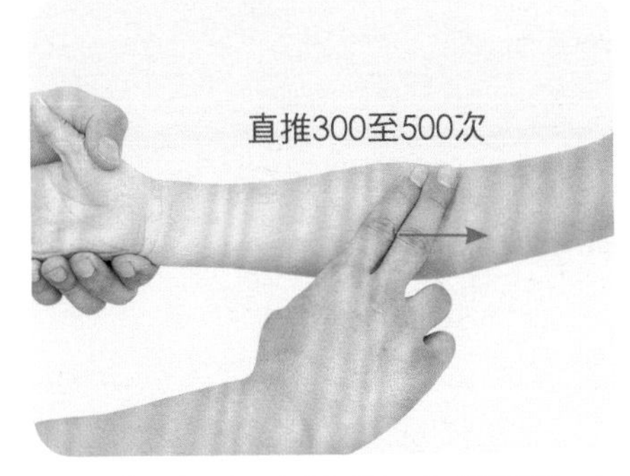

1 清天河水：以食指、中指指面，自腕向肘直推天河水300至500次。

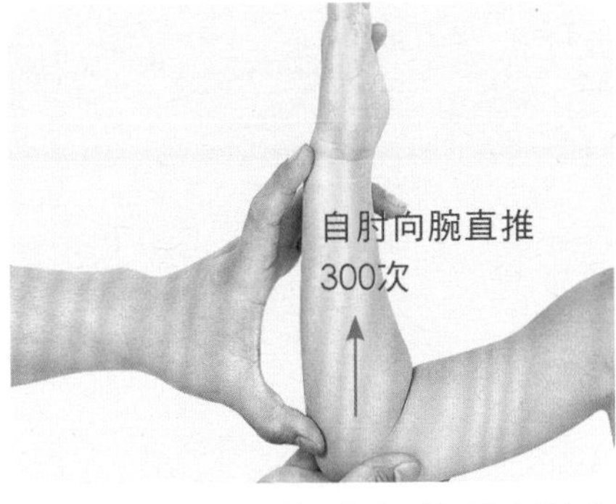

2 退六腑：以拇指螺紋面自肘向腕直推六腑300次。

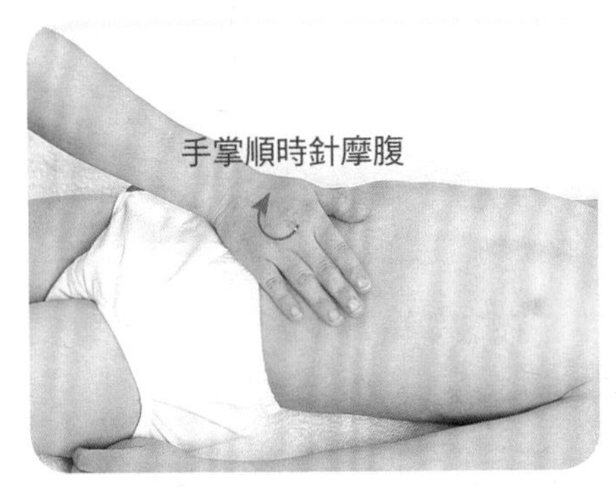

3 摩腹：以單手掌面順時針摩腹3分鐘。

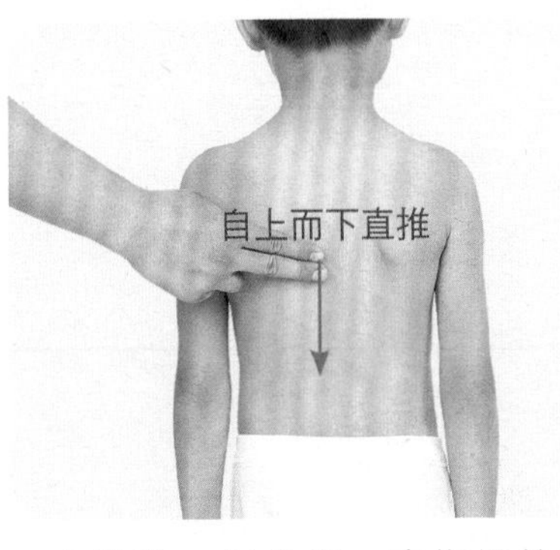

4 推脊：以食指、中指螺紋面自上而下直推脊柱100次。

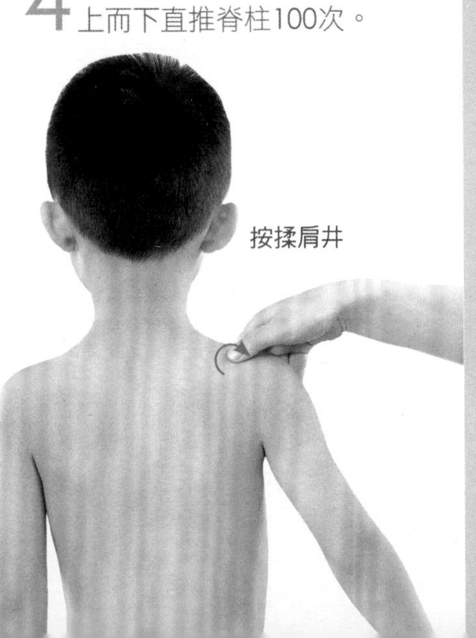

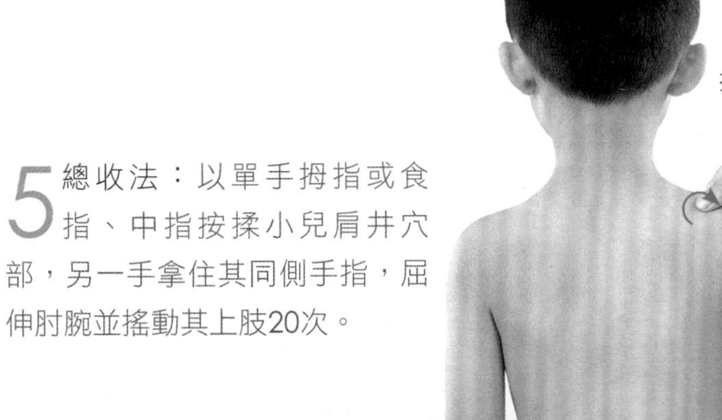

5 總收法：以單手拇指或食指、中指按揉小兒肩井穴部，另一手拿住其同側手指，屈伸肘腕並搖動其上肢20次。

清熱解暑3妙招

夏季天氣炎熱，家長應注意不要讓孩子長時間待在冷氣房裡，也不要讓他們在烈日下玩耍。除了幫孩子們做好清涼避暑的措施之外，每天還可依照下面的方法按摩，以預防暑熱證。

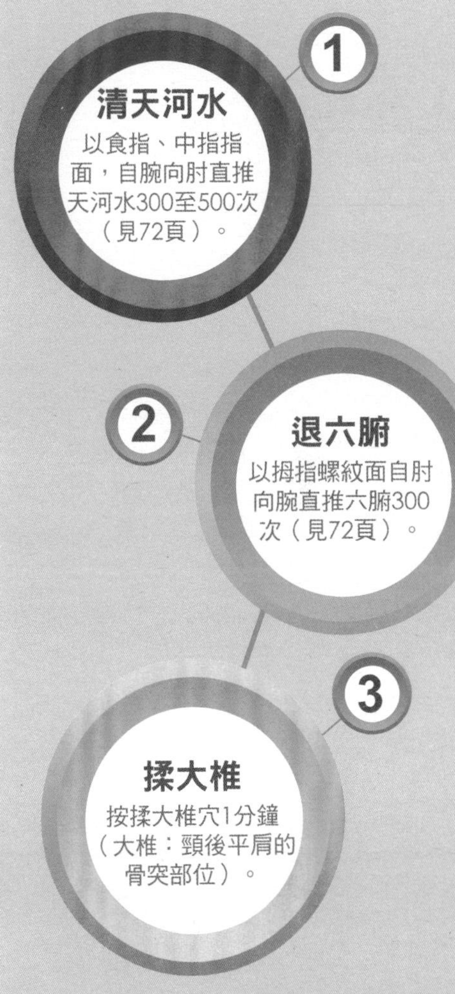

發燒煩躁

◆ 飲食、生活宜忌

宜 吃富含維生素C的食物

宜 保持屋內空氣流通

忌 包裹太嚴

忌 不給寶寶洗澡

◆ 發燒煩躁要清心護陰

寶寶發燒煩躁多因久病或體虛，導致脾腎陽氣虛弱，外感暑熱後，熱邪過盛，陽氣虛衰。常以溫補腎陽，清心護陰來治療。

◆ 老中醫私人處方

- 補脾經（見步驟1）、推三關（見步驟2）、按揉肺俞（見步驟3）、推湧泉（見步驟4）。
- 定時為寶寶測量體溫，如果高燒不退要及時去醫院。
- 若寶寶伴中暑，要立刻抱到陰涼通風處，喝點淡鹽水。

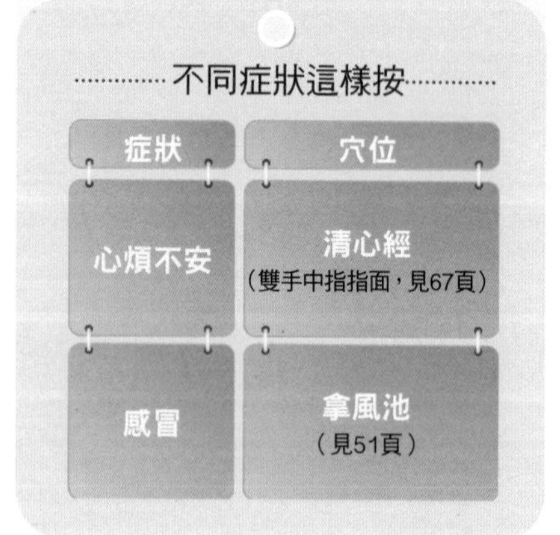

不同症狀這樣按

症狀	穴位
心煩不安	清心經（雙手中指指面，見67頁）
感冒	拿風池（見51頁）

1

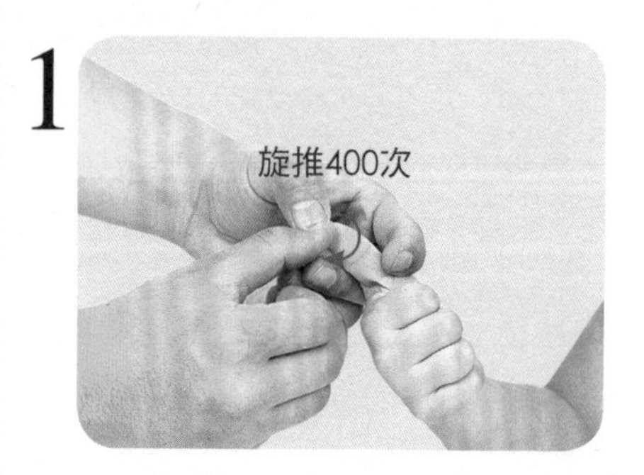

2

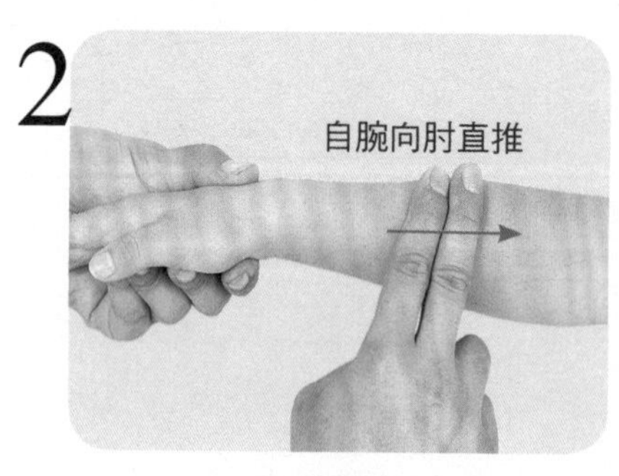

1補脾經：以拇指螺紋面旋推脾經400次。

2推三關：以拇指橈側面或食指、中指指面，自腕向肘推三關100次。

3按揉肺俞：以拇指指端按揉肺俞100次。

3

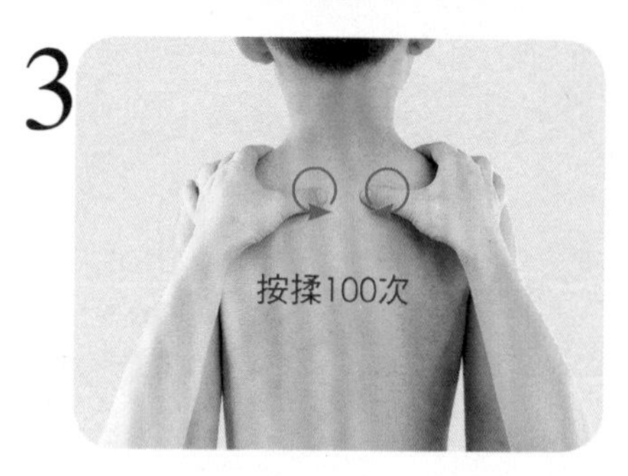

4

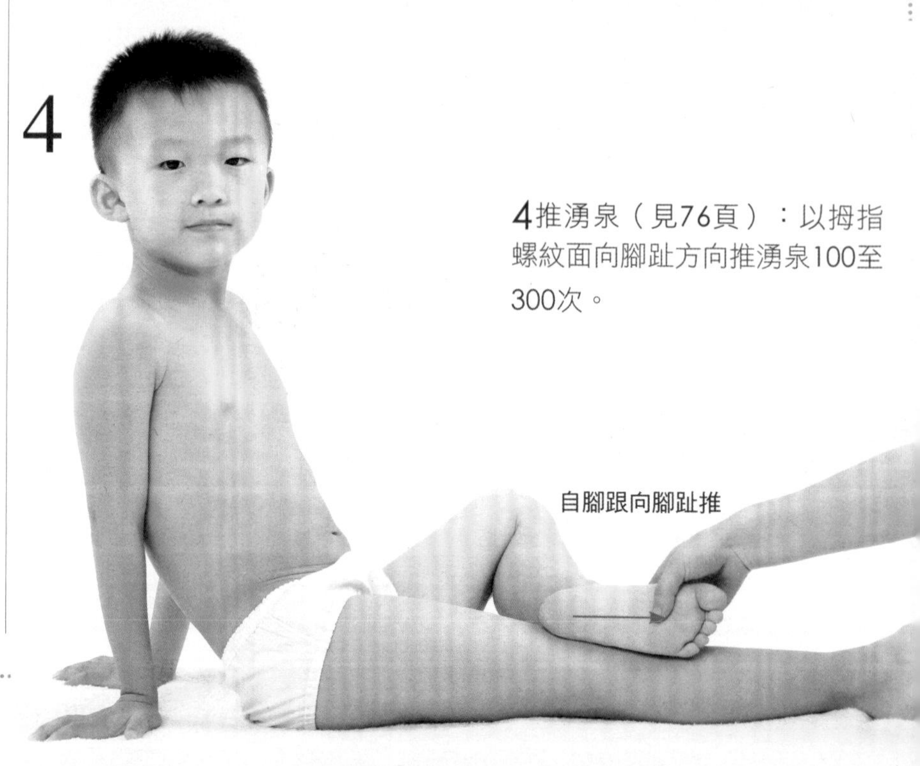

4推湧泉（見76頁）：以拇指螺紋面向腳趾方向推湧泉100至300次。

發燒不退且無汗

- 飲食、生活宜忌

宜 適當多喝綠豆湯

宜 喝些西瓜汁

宜 給寶寶洗溫水浴

忌 室內溫度過低

- 發燒不退且無汗要清熱解暑

發燒不退且無汗屬於暑傷肺胃型暑熱證，是因為外感暑熱，積於肺胃，灼傷陰津，津虧而內熱熾盛。如果出現以上症狀，要清熱解暑，養陰生津。

- 老中醫私人處方

✤ 清胃經（見步驟1）、清肺經（見步驟2）、清大腸（見步驟3）、掐揉小天心（見步驟4）。

✤ 每天按摩1次，10次為一個療程。

✤ 維持室內通風，且溫度保持在26至28℃為宜。

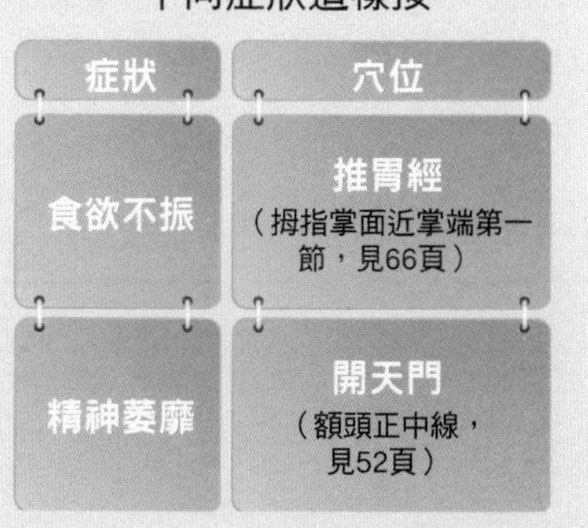

不同症狀這樣按

症狀	穴位
食欲不振	推胃經（拇指掌面近掌端第一節，見66頁）
精神萎靡	開天門（額頭正中線，見52頁）

1

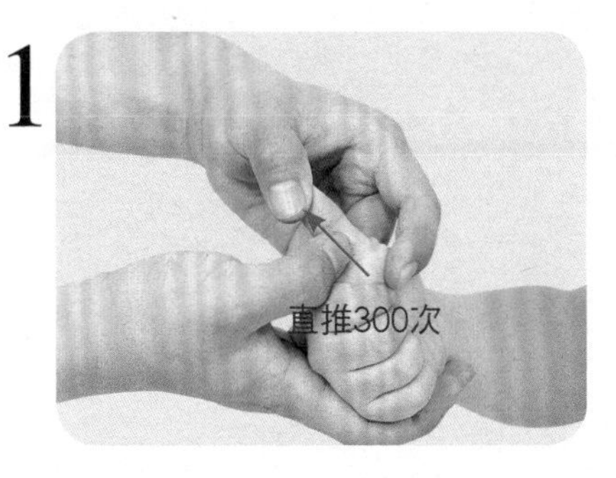

1清胃經：以拇指螺紋面，向拇指指尖方向直推胃經300次。

2

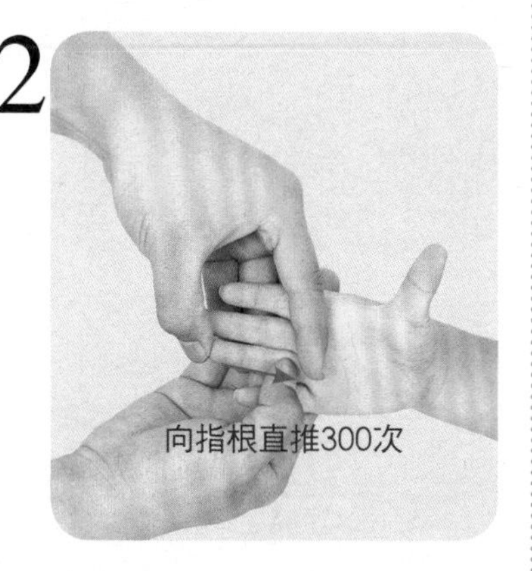

2清肺經：以拇指螺紋面，向無名指指根方向直推肺經300次。

3

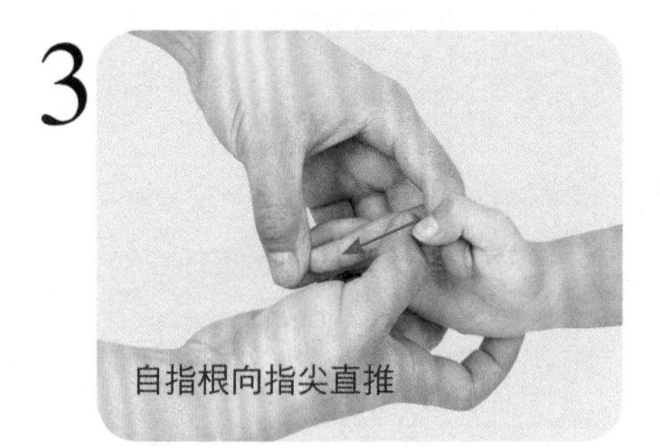

3清大腸：以拇指螺紋面，自指根向指尖方向直推大腸經100次。

4

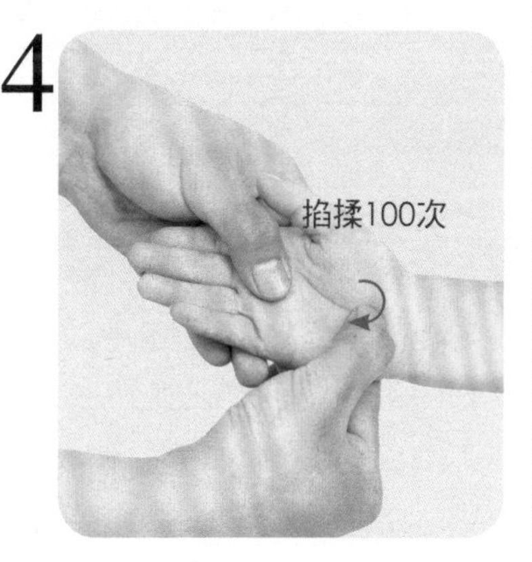

4掐揉小天心：以拇指指端掐揉小天心100次。

扁桃腺炎

小兒得了扁桃腺炎常表現為發高燒、發冷、嘔吐、咽痛等。扁桃腺反覆發炎會影響小兒的體質。按摩治療宜滋陰清熱利咽，活血散結消腫。

引起扁桃腺炎的病因有兩種。在按摩前，要先分清類型。

- 惡寒頭痛伴咽痛：寶寶發燒惡寒、咽痛難嚥、鼻塞、身體疲倦、頭身疼痛、咳嗽有痰，多是因風熱外侵引起的扁桃腺炎造成。
- 肺胃有熱：寶寶一般會高燒、口渴、嗓子疼、痰黃稠、口臭、小便黃、舌紅苔黃。出現這些症狀多是因寶寶肺胃有熱引起的。

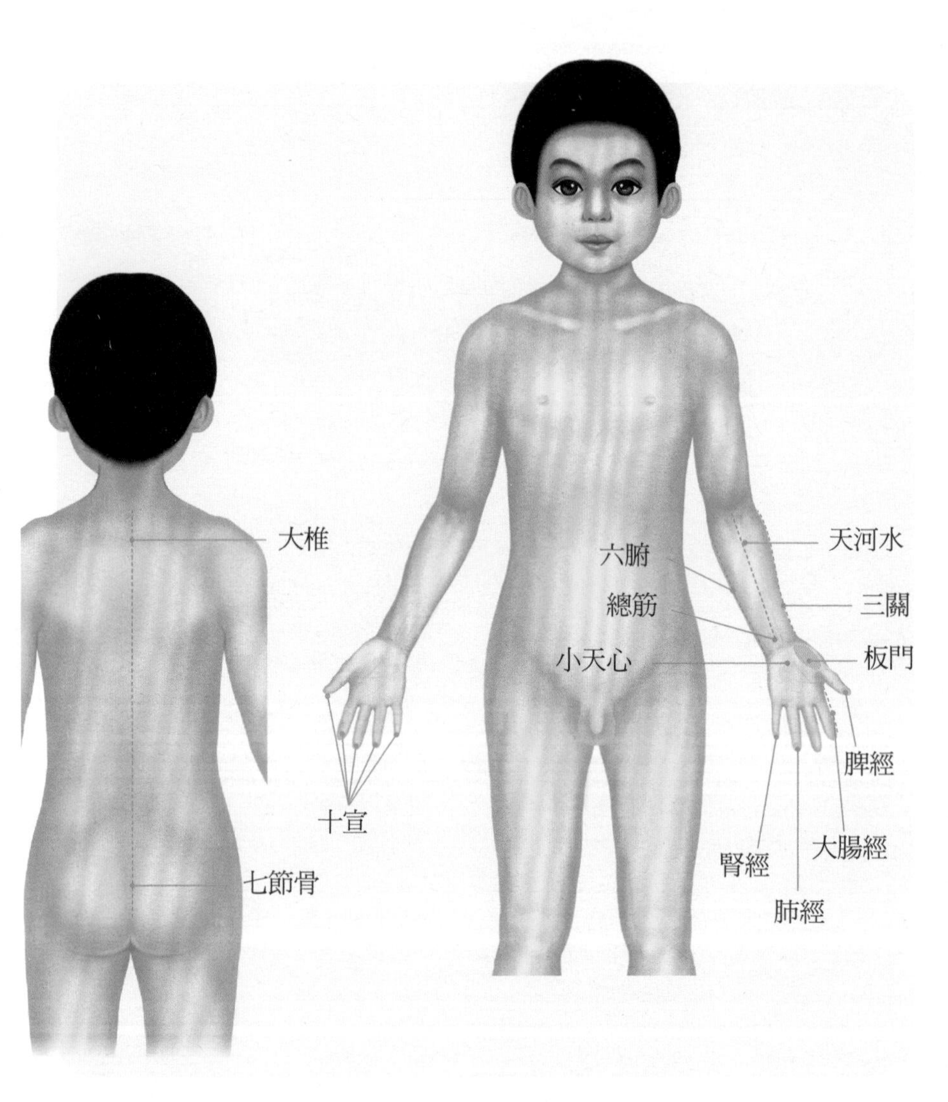

老中醫小叮嚀
按摩治療急性扁桃腺炎每天2次，5次為一個療程；慢性扁桃腺炎則每天1次，10次為一個療程。

提前熟悉穴位：治療扁桃腺炎的按摩穴位主要集中在上肢部，以手部為主。如果是肺胃有熱型，還要配合按摩背部的穴位。161至163頁所提及的穴位可在本頁查看具體位置。

基本按摩方法

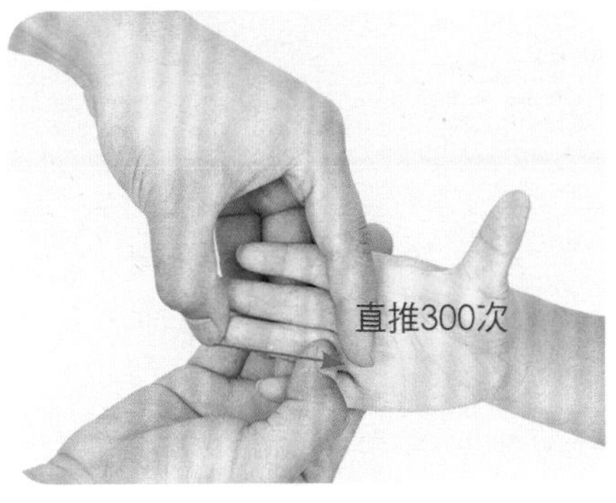

1 清肺經：以拇指螺紋面，向無名指指根方向直推肺經300次。

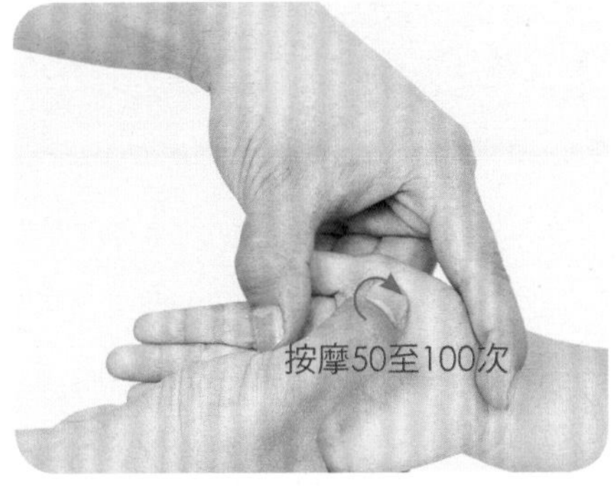

2 揉板門：以拇指指端揉板門50至100次。

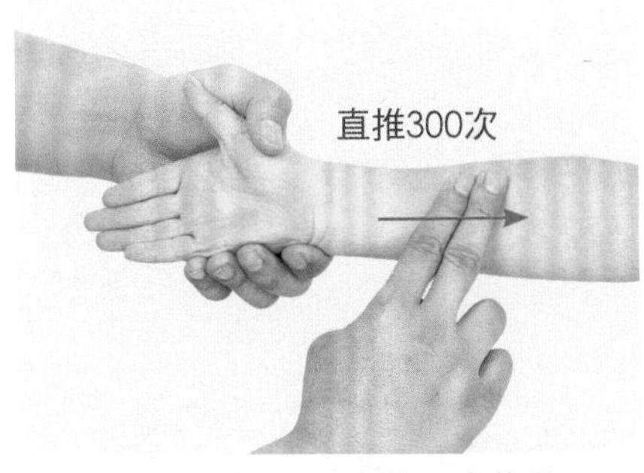

3 清天河水：以食指、中指指面，自腕向肘直推天河水300次。

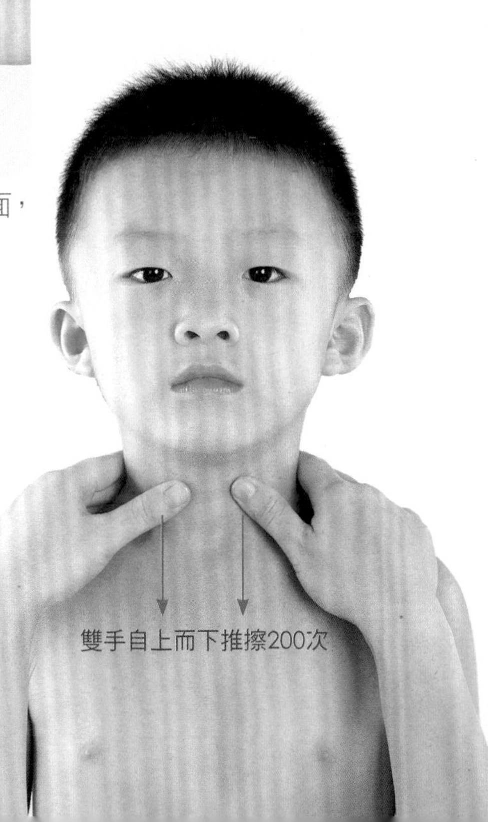

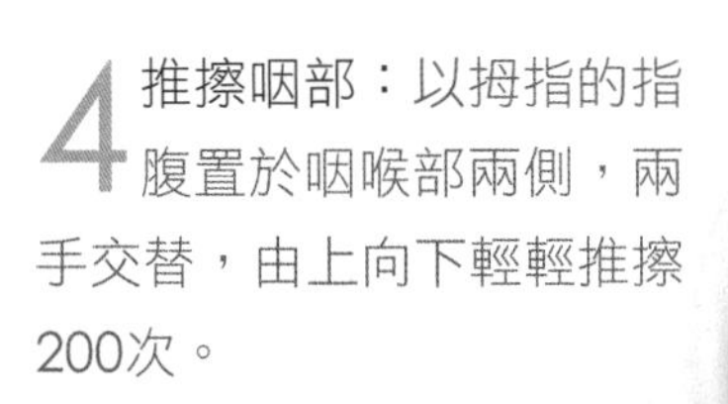

4 推擦咽部：以拇指的指腹置於咽喉部兩側，兩手交替，由上向下輕輕推擦200次。

預防扁桃腺炎的4步驟

1 按揉足三里
以拇指指端按揉足三里200次（見77頁）。

2 拿捏風池
以拇指和食指拿捏風池10次（見51頁）。

3 掐少商①
以拇指指腹掐按兩側少商10至20次。

4 掐商陽②
以拇指和中指掐運商陽10至20次。

注①：少商位於沿拇指指甲橈側緣和下緣各做一切線，連線交點處。
注②：商陽在食指末節橈側，距指甲角0.1寸。

惡寒頭痛伴咽痛

◆ 飲食、生活宜忌

宜 讓寶寶多喝水

宜 讓寶寶多休息

宜 讓寶寶適當運動

忌 吃辛辣、煎炸食物

◆ 惡寒頭痛伴咽痛，需清熱解毒

風熱外侵型扁桃腺炎是由外感風熱，侵入體內，日積月累形成熱毒，常表現為惡寒頭痛、咽喉腫痛，伴隨高燒。治療應以清熱、解毒、排膿為主。

◆ 老中醫私人處方

✤ 退六腑（見步驟1）、掐揉小天心（見步驟2）、掐十宣（見步驟3）、掐拿總筋（見步驟4）。

✤ 可先按照161頁基本按摩方法按摩1次，再對症按摩，效果更好。

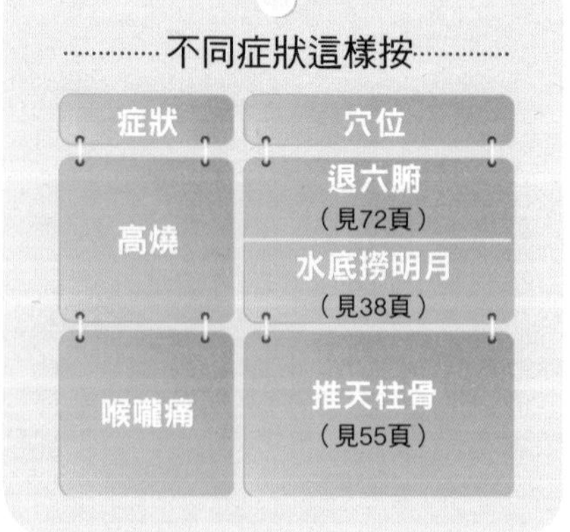

不同症狀這樣按

症狀	穴位
高燒	退六腑（見72頁） 水底撈明月（見38頁）
喉嚨痛	推天柱骨（見55頁）

1

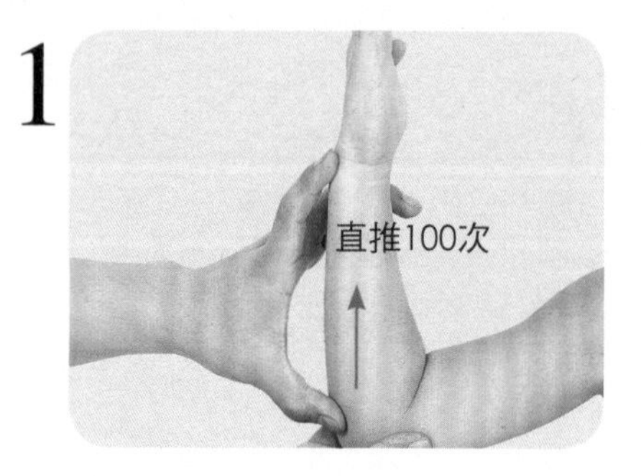

2

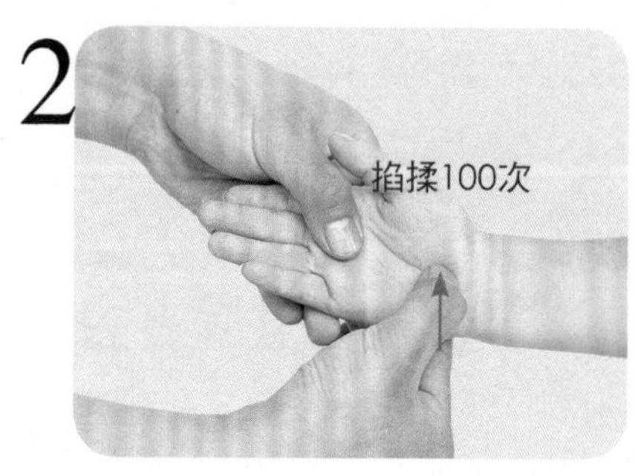

1退六腑：以拇指螺紋面自肘向腕直推六腑100次。

2掐揉小天心：以拇指指端掐揉小天心100次。

3掐十宣：以拇指指甲掐十宣各5至10次。

3

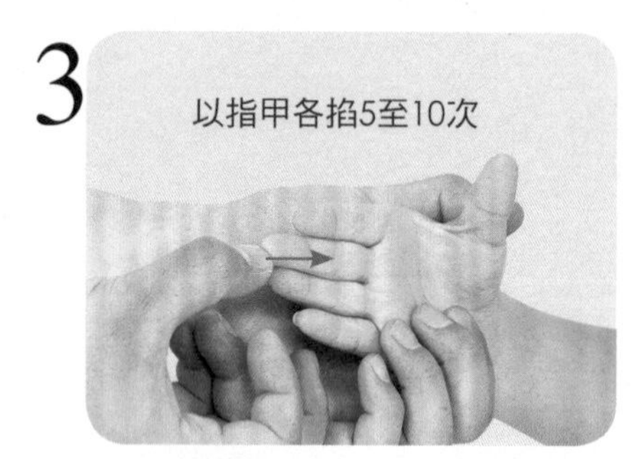

4

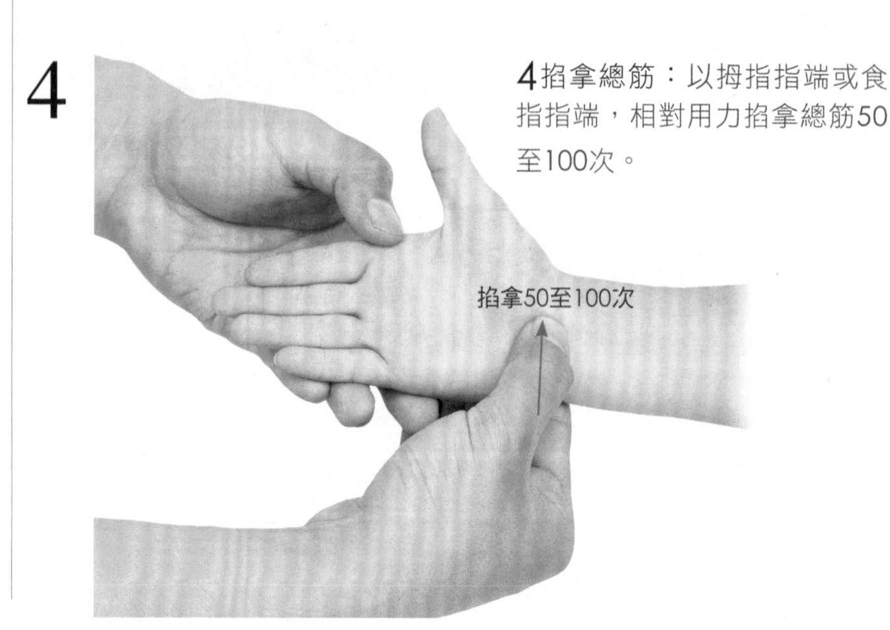

4掐拿總筋：以拇指指端或食指指端，相對用力掐拿總筋50至100次。

肺胃有熱

- 飲食、生活宜忌

宜 多吃梨、金橘等水果

宜 多喝水、鮮榨果汁

宜 飯後以溫水漱口

忌 吃辛燥的食物

- 肺胃有熱，應滋陰降火

肺胃有熱所致的扁桃腺炎，多是因體內有邪熱入侵，無法散出，在體內形成熱毒；或飲食不節制，暴飲暴食，積蓄為熱。常見的治療方法是滋陰降火，清利咽喉。

- 老中醫私人處方

- 按揉大椎（見步驟1）、推下七節骨（見步驟2）、清大腸（見步驟3）、退六腑（見步驟4）、按揉湧泉（見步驟5）。
- 每天按摩1次，按摩後讓寶寶以溫水漱口。

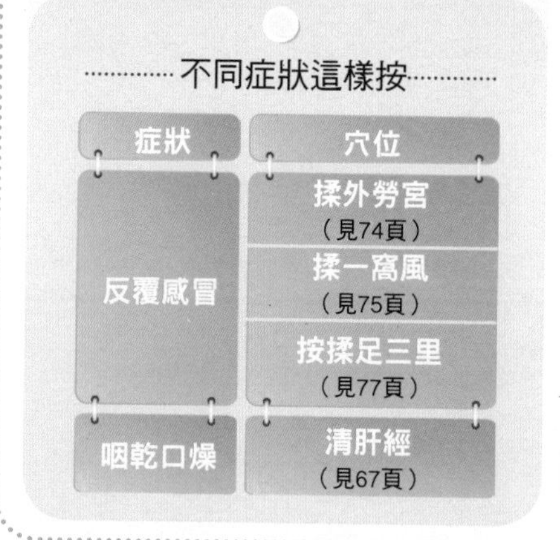

不同症狀這樣按

症狀	穴位
反覆感冒	揉外勞宮（見74頁）
	揉一窩風（見75頁）
	按揉足三里（見77頁）
咽乾口燥	清肝經（見67頁）

1

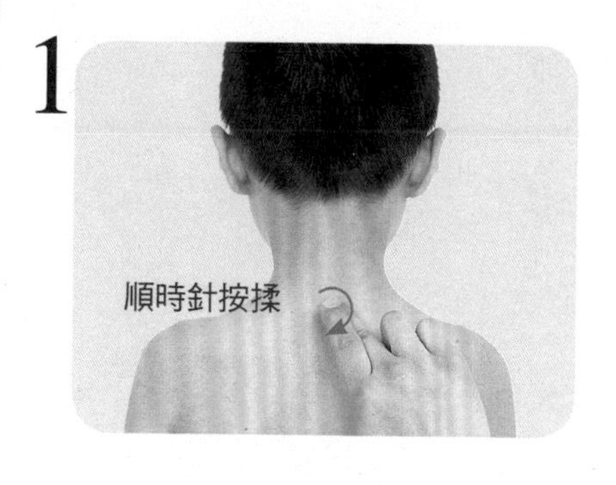

2

直推100次

1按揉大椎：按揉大椎1分鐘。

2推下七節骨：以拇指自上而下直推七節骨穴100次。

3清大腸：從虎口直推向食指尖300次。

3

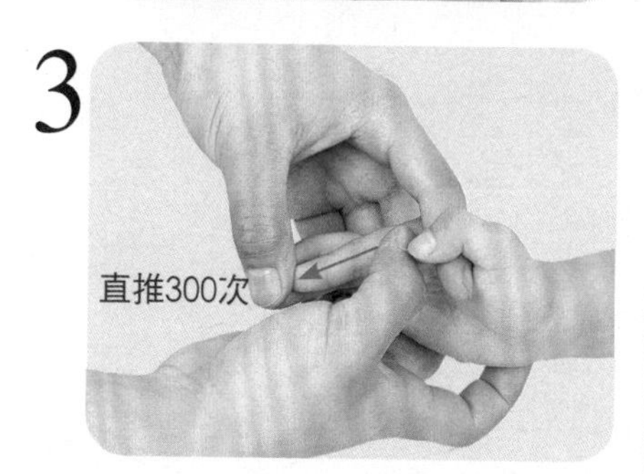

4

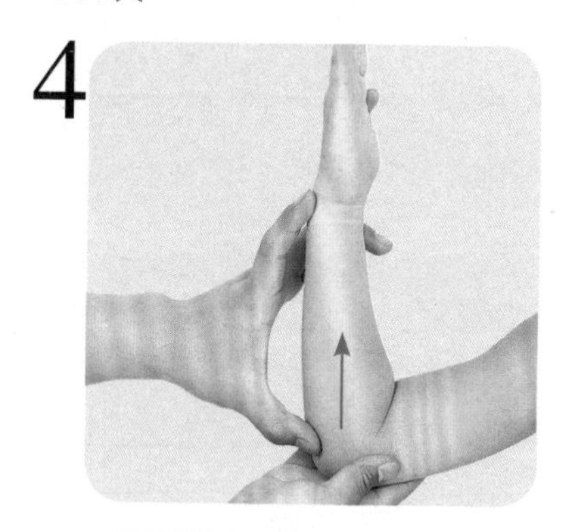

5

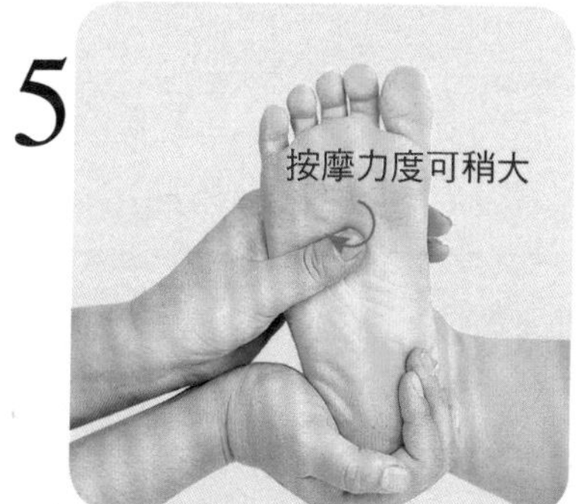

4退六腑：以拇指螺紋面，自肘向腕直推六腑300次。

5按揉湧泉（見76頁）：以拇指螺紋面按揉湧泉300次。

盜汗

健康寶寶多數會因天氣炎熱，或在跑跳玩鬧之後、穿得過多或睡時蓋得太嚴、睡前喝了高熱量的奶粉等原因引起出汗，這是正常的出汗。而盜汗通常是在寶寶安靜狀態下出現的，大多睡時汗出，醒後即收，父母應高度重視。

中醫認為寶寶盜汗是體內陰陽失調的表現，多與心、肺、腎三臟陰虛有關。採用按摩療法往往效果甚佳。

- 一活動就出汗：寶寶精神好、大便祕結，口氣重，雖消瘦也不感疲乏，一天到晚玩耍不停，一活動就一身汗，晚上睡覺汗多，容易上火、感冒，這類屬於脾胃積熱引起的盜汗。
- 睡覺一身汗：寶寶夜晚睡覺時容易出汗，且汗多出在額頭、頸部、胸背部，口舌紅乾、手足心熱、飲水多但不解渴，糞便乾且呈粒狀，多是由陰虛內熱引起。

老中醫小叮嚀

寶寶盜汗，應加以重視，及時採取治療措施，適當進行調理，否則容易導致寶寶體內電解質失衡，不利健康。

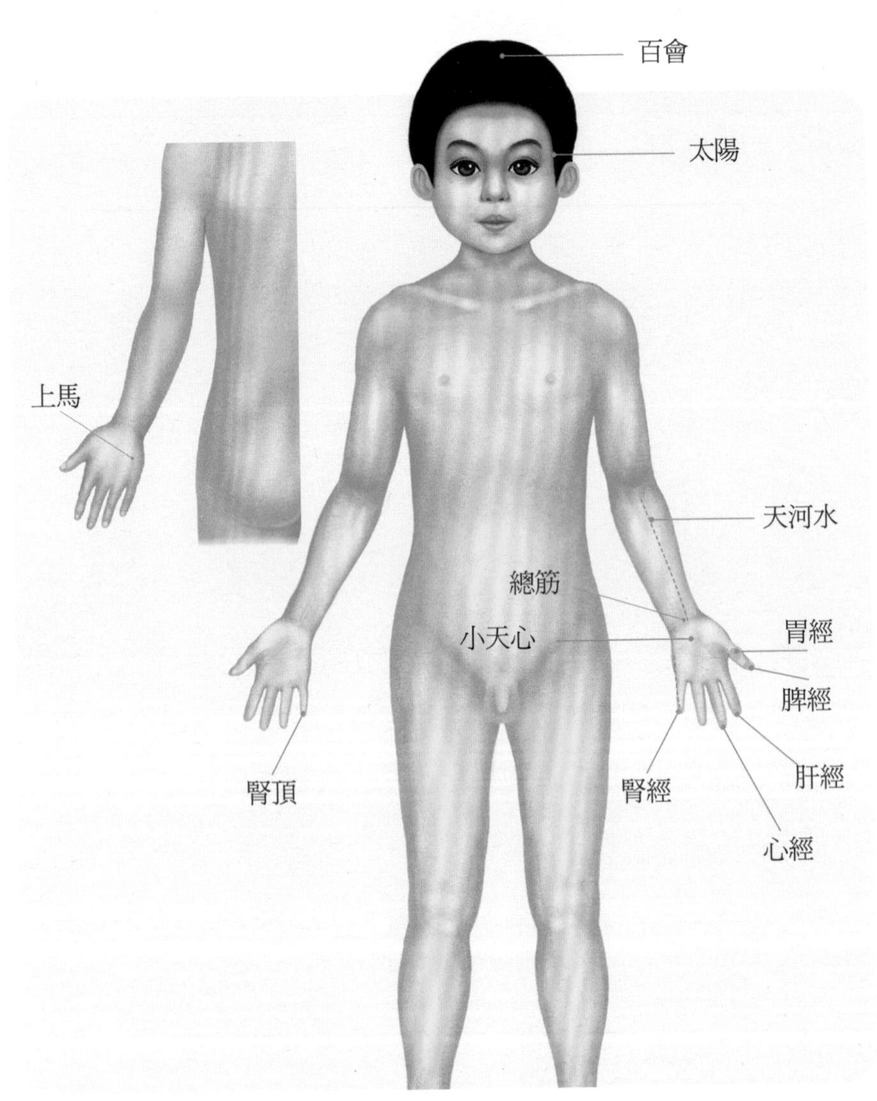

提前熟悉穴位：按摩治療寶寶盜汗的穴位主要集中在手部。對於陰虛內熱引起的盜汗，還要配合背部捏脊。165至167頁所提及的穴位可在本頁查看具體位置。

基本按摩方法

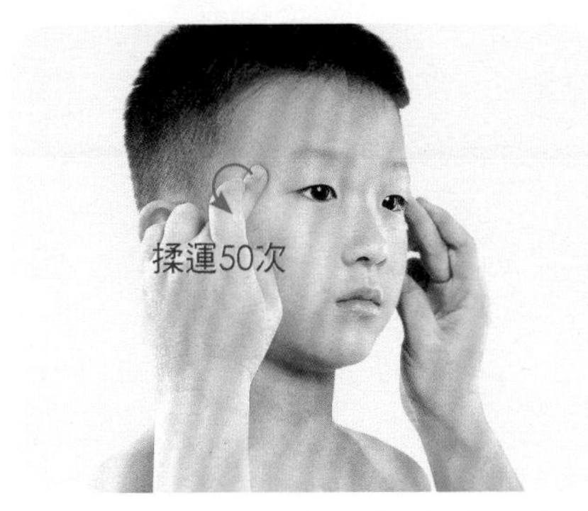

1 運太陽：以中指指端向耳朵方向揉運太陽50次。

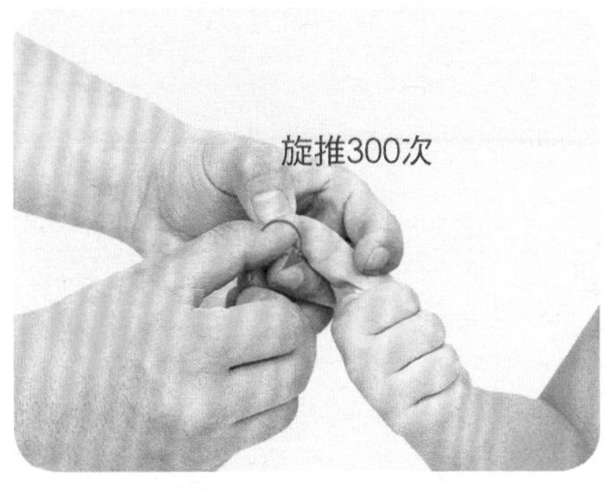

2 補脾經：以拇指螺紋面旋推脾經300次。

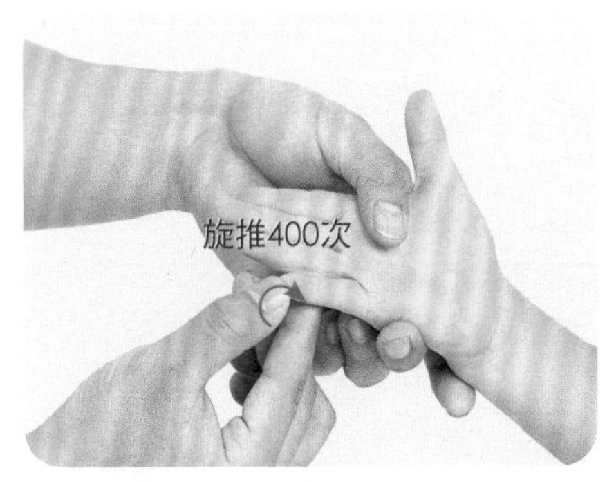

3 補腎經：以拇指螺紋面旋推腎經400次。

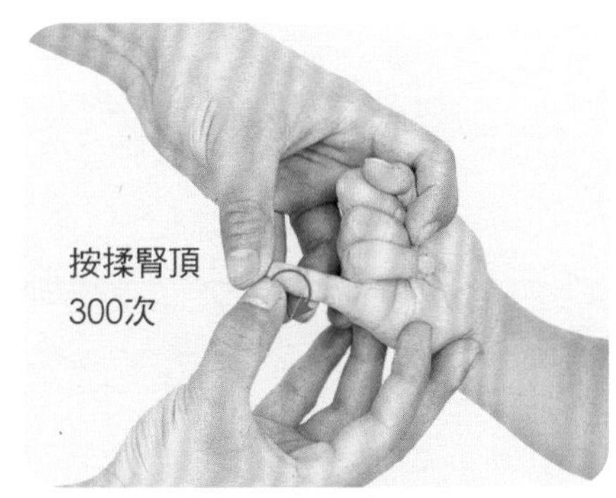

4 揉腎頂：以拇指螺紋面按揉腎頂300次。

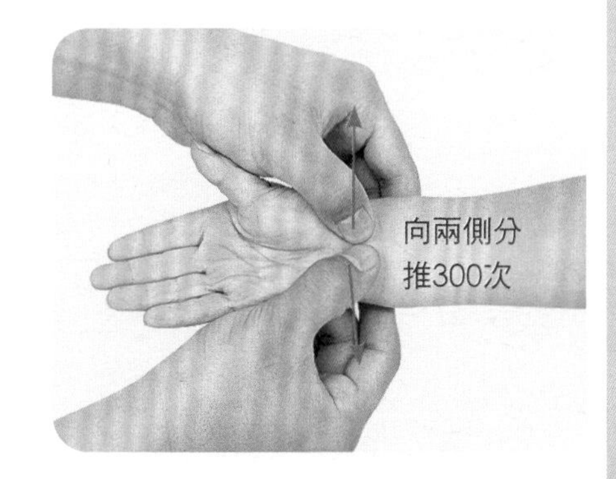

5 分陰陽：以雙手拇指螺紋面，自總筋向兩側分推大橫紋300次。

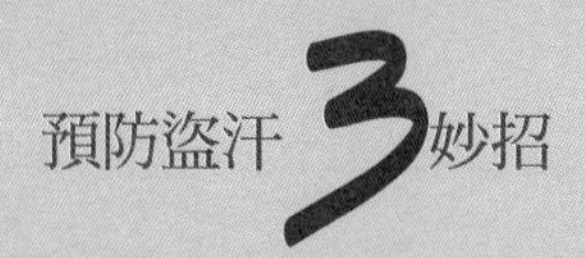

若發現寶寶盜汗，要有意識地調整寶寶的飲食和生活習慣，飲食以清淡為主，避免辛辣、刺激的食物；睡前避免激烈的運動；適當調節臥室溫度，注意增減被褥。同時，也可配合下面的手法按摩，能有效防治寶寶盜汗。

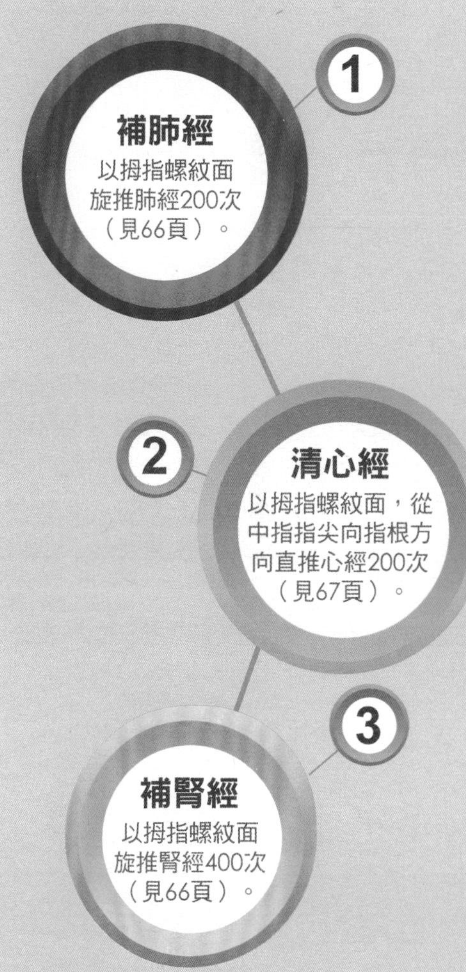

一活動就出汗

- 飲食、生活宜忌

宜 吃新鮮水果

宜 勤換衣服

忌 食油膩、辛辣食物

忌 出汗後吹風

- 一活動就出汗，應清熱固表

寶寶一活動就出汗，屬於脾胃積熱型盜汗，多因平時飲食不規律，暴飲暴食，使脾胃不健，易體內積食，日久生熱，便大量出汗，並伴有口臭、便祕等症狀。

- 老中醫私人處方

✤ 清脾經（見步驟1）、清心經（見步驟2）、清胃經（見步驟3）、掐揉小天心（見步驟4）。

✤ 要注意培養寶寶健康的飲食習慣，飲食有度，科學搭配，不挑食。

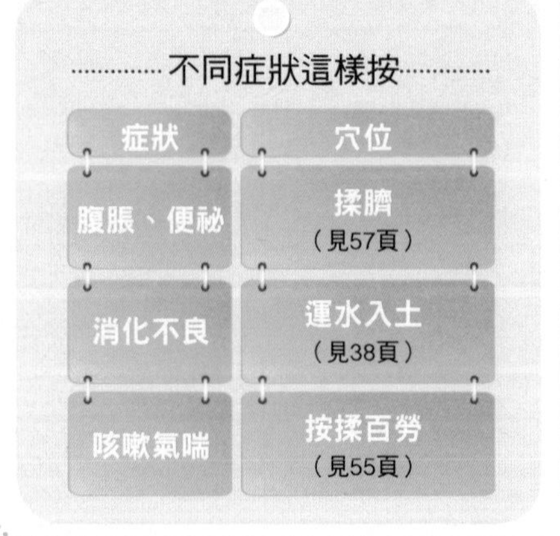

不同症狀這樣按

症狀	穴位
腹脹、便祕	揉臍（見57頁）
消化不良	運水入土（見38頁）
咳嗽氣喘	按揉百勞（見55頁）

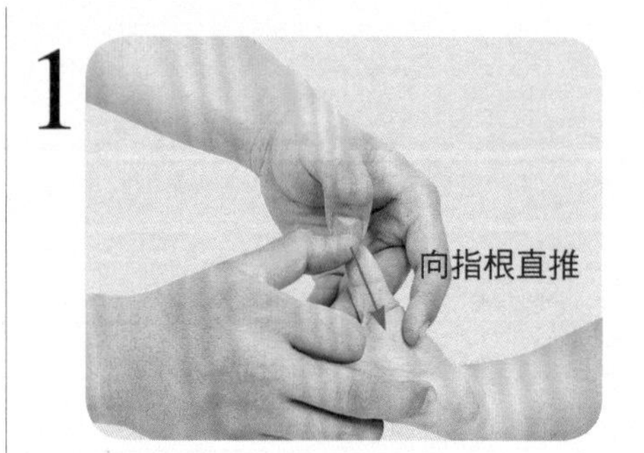

1清脾經：以拇指螺紋面，向寶寶拇指指根方向直推脾經200次。

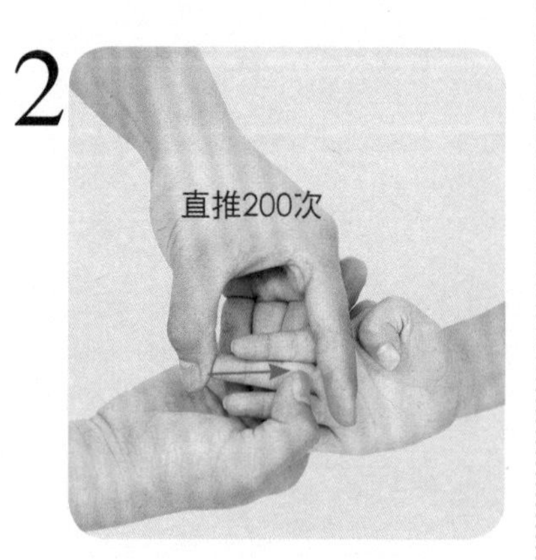

2清心經：以拇指螺紋面，從指尖向中指指根方向直推心經200次。

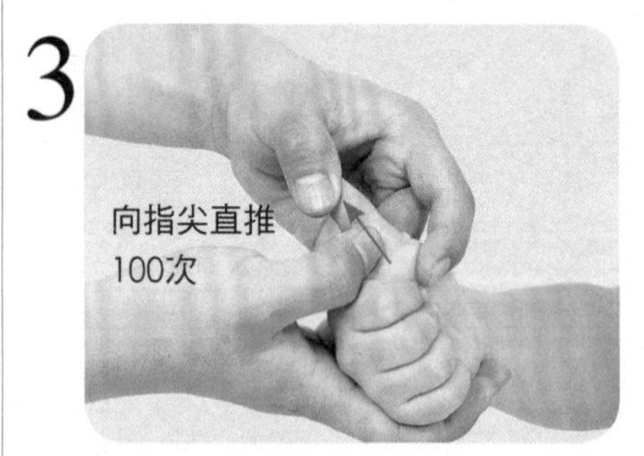

3清胃經：以拇指螺紋面，向指尖方向直推胃經100次。

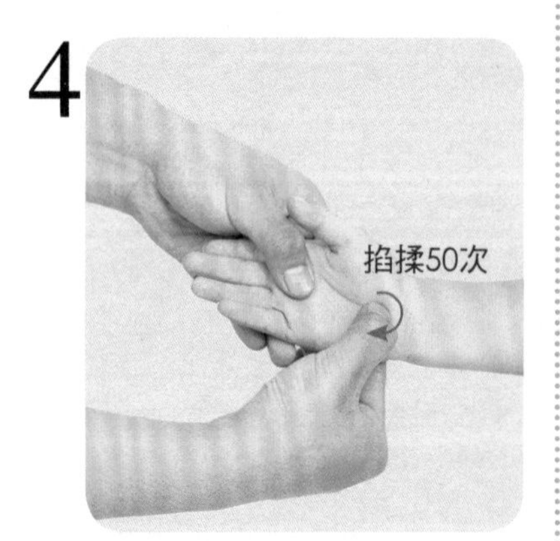

4掐揉小天心：以拇指指端掐揉小天心50次。

睡覺一身汗

◆ 飲食、生活宜忌

宜 吃些銀耳、鴨肉等食物

宜 及時更換汗濕的衣物

忌 吃上火食物如羊肉、桂圓

◆ 睡覺一身汗，宜滋陰降火

睡覺一身汗多是陰虛內熱型盜汗，是由於體內陰液虧虛，水不制火所致，出現身體燥熱、潮熱盜汗、兩頰紅赤。治療宜養陰清熱、滋陰降火。

◆ 老中醫私人處方

✤ 按揉百會（見步驟1）、捏脊（見步驟2）、揉上馬（見步驟3）、清天河水（見步驟4）、清肝經（見步驟5）。

✤ 按摩治療每天1次，5次為一個療程，直至治癒。以後可隔天1次，以鞏固療效。

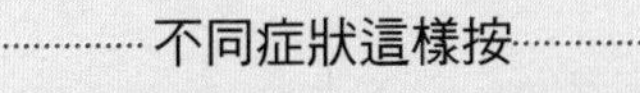
不同症狀這樣按

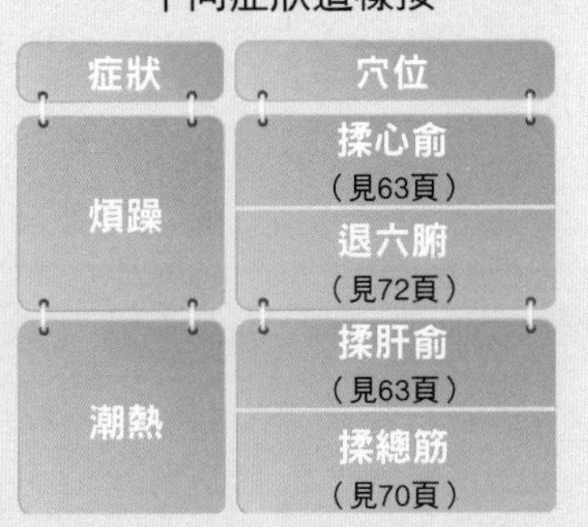

症狀	穴位
煩躁	揉心俞（見63頁）
	退六腑（見72頁）
潮熱	揉肝俞（見63頁）
	揉總筋（見70頁）

1

按揉100次

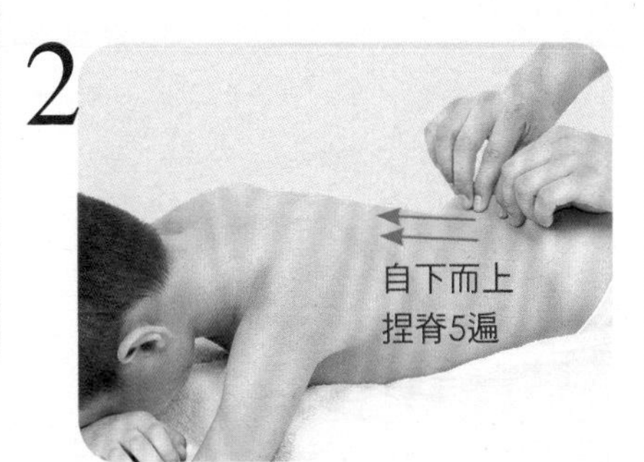

1按揉百會：以拇指螺紋面按揉100次。

2捏脊：以拇指橈側緣頂住脊椎兩側的皮膚，食指、中指前按，三指同時用力提拿肌膚，雙手交替撚動，自下而上，向前推行，每捏3次，向上提拿1次。共操作5遍。

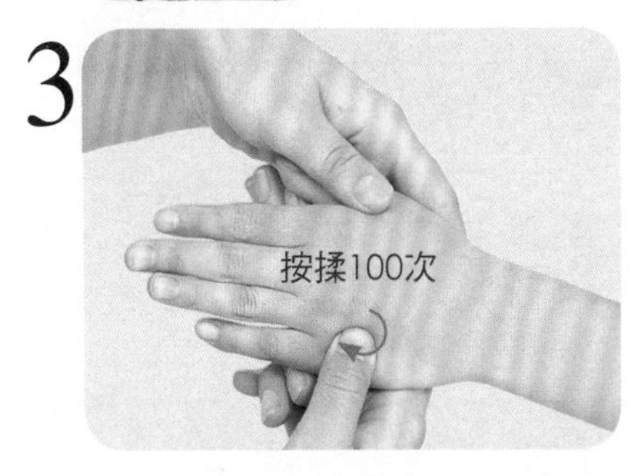

3揉上馬：以拇指螺紋面按揉上馬100次。

4清天河水：以食指、中指指面，自腕向肘直推天河水100次。

5清肝經：將寶寶食指伸直，由食指指端向指根方向直推200次。

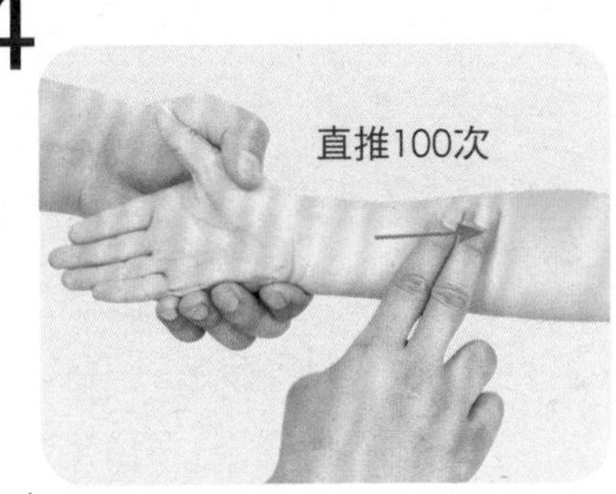

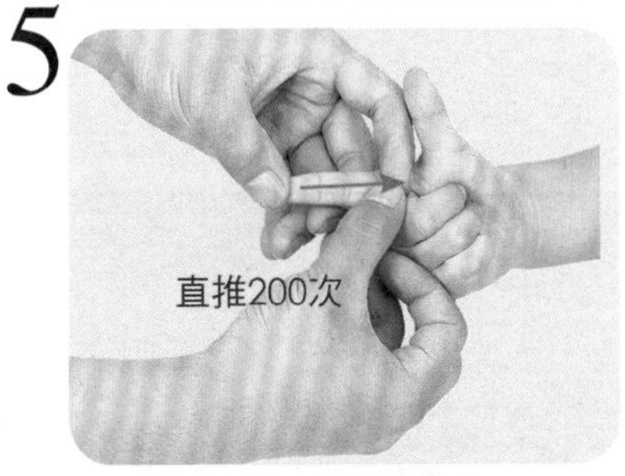

遺尿

遺尿，又稱尿床，是指3歲以上的寶寶，在睡眠中小便不能控制而自行排出的一種病症。中醫學認為小兒遺尿多為先天腎氣不足、下元虛冷所致，所以治療以補腎益氣為主。

由各種疾病引起的脾肺虛損、氣虛下陷，可能出現遺尿。此外，精神緊張、遺傳因素等也會引起遺尿。以按摩的方法防治效果較好。

- 經常尿床：寶寶晚上入睡沉迷不醒，尿床要尿兩三次，並伴出汗，面色萎黃，食欲不振，膀胱濕熱，大便溏薄等症狀。這屬於脾肺氣虛引起的遺尿。
- 尿頻：寶寶小便次數多且尿黃量少，性情急躁，多夢，或夜間磨牙，手足心熱，面赤唇紅，口渴多飲，甚或白睛紅赤、舌紅、苔黃，常因肝經濕熱引起。

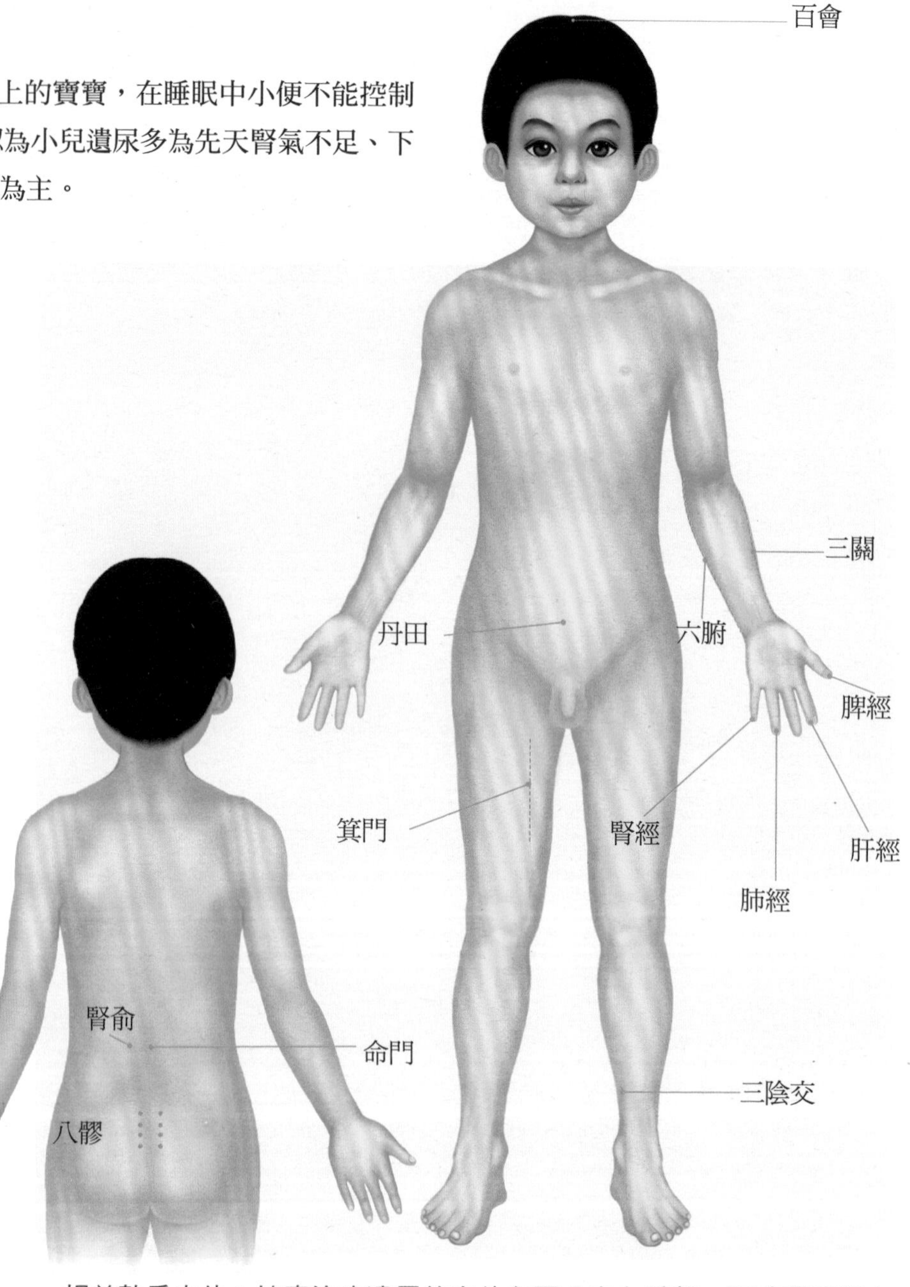

老中醫小叮嚀
遺尿症必須及早治療，如不及時治療，時間久了，會妨礙寶寶的身心健康，影響發育。

提前熟悉穴位：按摩治療遺尿的穴位主要分布在手部，同時還要配合腹部、腰部和頭部的穴位。169至171頁所提及的穴位可在本頁查看具體位置。

基本按摩方法

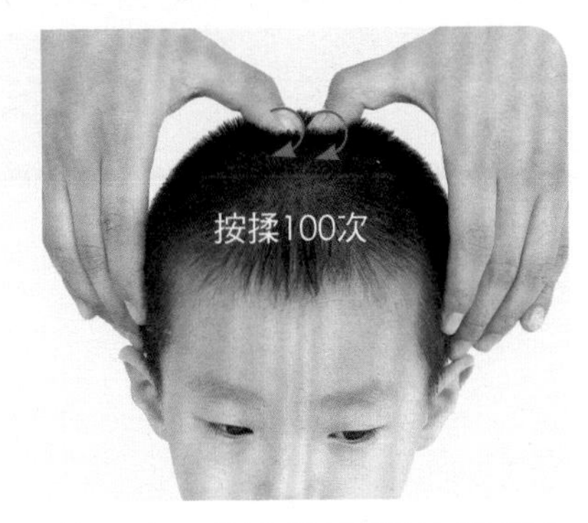

1 按百會：以拇指指端按揉百會100次。

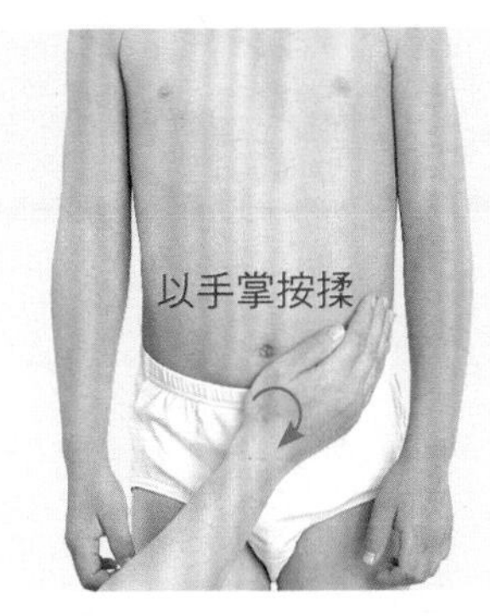

2 揉丹田：以中指、食指和無名指三指指端或手掌根部，按揉丹田100次。

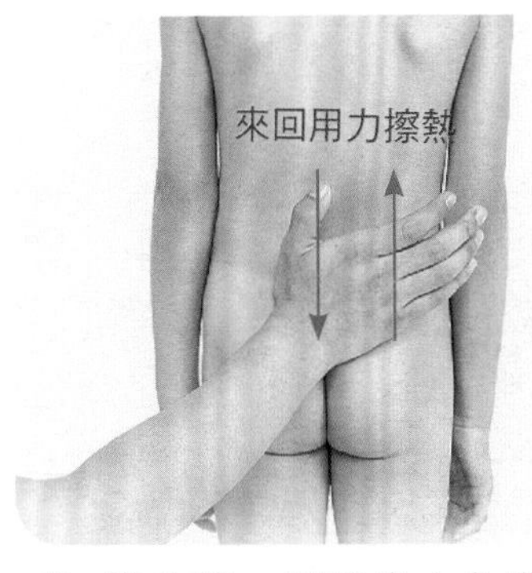

3 擦八髎：以手掌小魚際部來回著力擦八髎至熱。

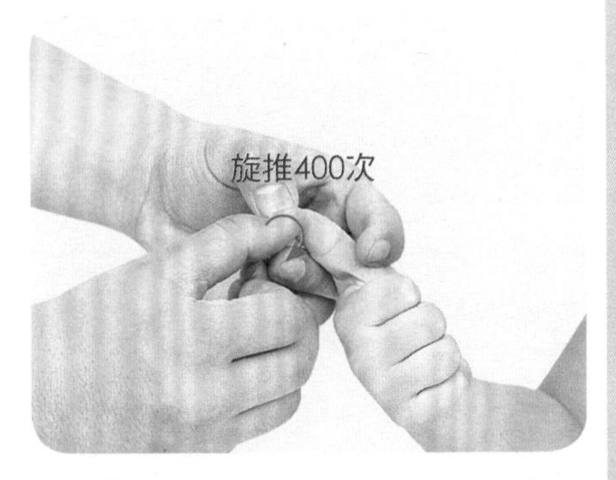

4 補脾經：以拇指螺紋面旋推脾經400次。

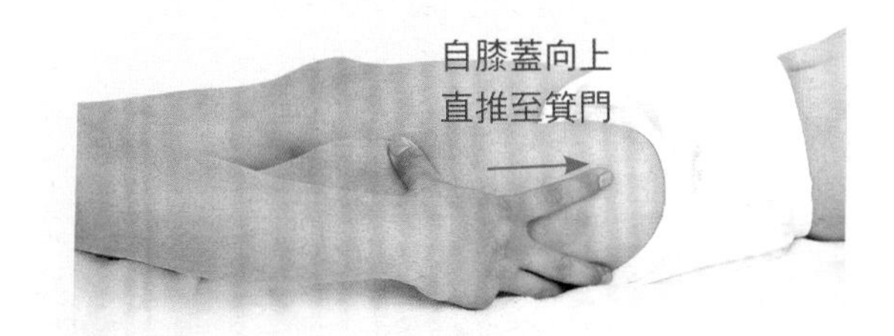

5 推箕門：以拇指橈側緣，自寶寶膝蓋內上邊緣至腹股溝部直推箕門100次。

預防遺尿3妙招

寶寶遺尿多是由於腎氣不足所致，平常可多為寶寶以下面的手法按摩，增強腎氣，預防遺尿。此外，還要注意培養寶寶健康的排便習慣，不要讓寶寶憋尿、擠尿。

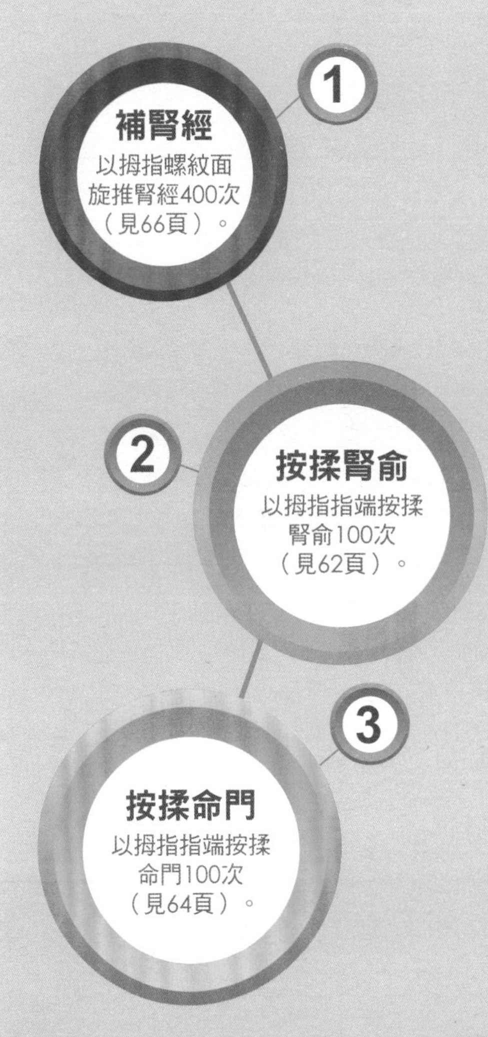

經常尿床

- 飲食、生活宜忌

宜 睡前排淨小便

宜 及時更換尿濕被褥和衣褲

忌 嚴厲責備寶寶

忌 睡前飲水過多

- 經常尿床宜補脾補肺

寶寶老是尿床，屬於脾肺氣虛引起的遺尿，多是因為飲食不節制，或偏食、挑食引起的脾虛，再加上寶寶缺乏運動，肺活量不足導致肺虛。兩者相加通常會發生遺尿。

- 老中醫私人處方

✤ 補肺經（見步驟1）、推三關（見步驟2）、按揉腎俞（見步驟3）。

✤ 按摩治療每天1次，10次為一個療程。好轉後還應堅持按摩以鞏固療效。

✤ 睡前按摩效果更佳。

不同症狀這樣按

症狀	穴位
小便清長	摩丹田（見58頁）
	按揉命門（見64頁）
咳嗽	補肺經（雙手無名指指面，見66頁）

1

旋推200次

1補肺經：以拇指螺紋面旋推肺經200次。

2

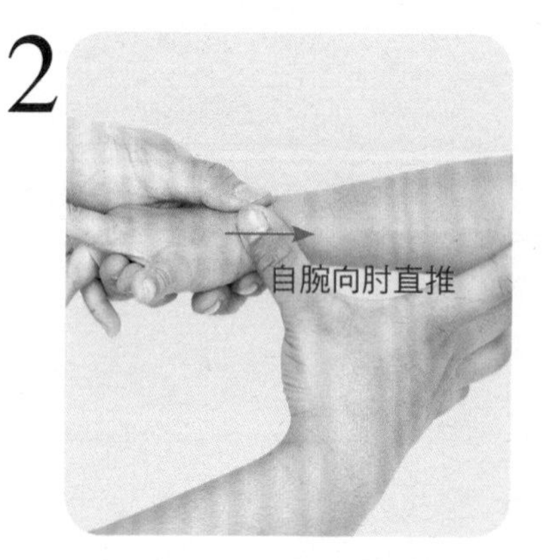

2推三關：以拇指橈側面或食、中指螺紋面，自腕部向肘部推三關300次。

3

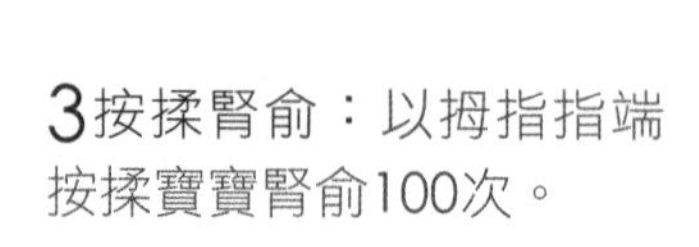
3按揉腎俞：以拇指指端按揉寶寶腎俞100次。

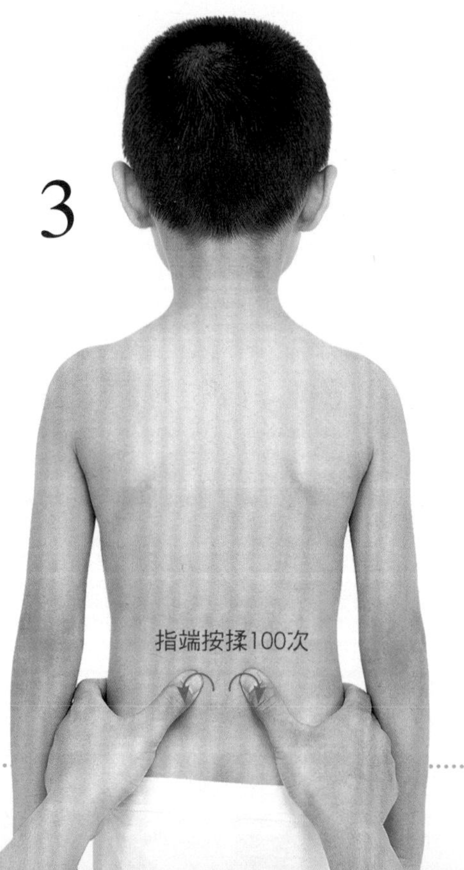

尿頻

◆ 飲食、生活宜忌

宜 建立良好的生活規律

宜 吃些偏乾的食物

忌 吃西瓜、梨等利尿食物

忌 過於疲勞和緊張

◆ 尿頻宜清熱祛濕

寶寶尿頻，色黃味腥，屬肝經濕熱型遺尿。常因外感風熱，熱侵入體內，與體內濕氣結合，積於肝所致。常採用清熱祛濕的療法。

◆ 老中醫私人處方

✤ 按揉三陰交（見步驟1）、清肝經（見步驟2）、退六腑（見步驟3）。

✤ 按摩手法力度宜輕柔，每天1次，10次為一個療程。病程短者，一般一至兩個療程；病程長者，一般四至六個療程。

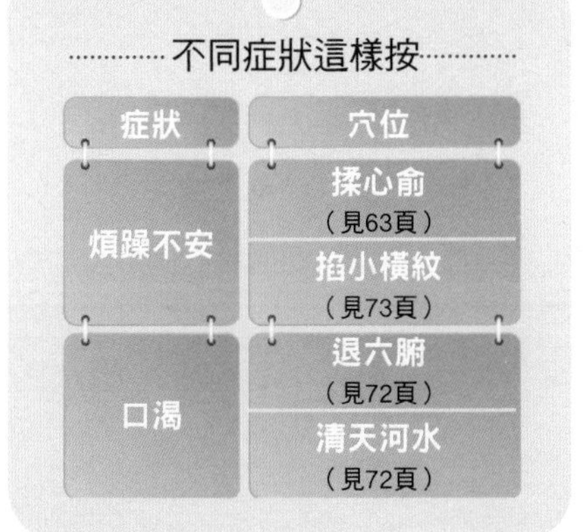

不同症狀這樣按

症狀	穴位
煩躁不安	揉心俞（見63頁）
	掐小橫紋（見73頁）
口渴	退六腑（見72頁）
	清天河水（見72頁）

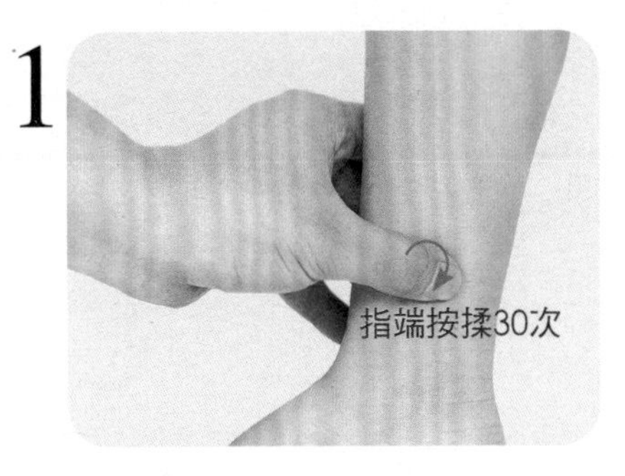

1按揉三陰交：以拇指指端按揉寶寶三陰交30 次。

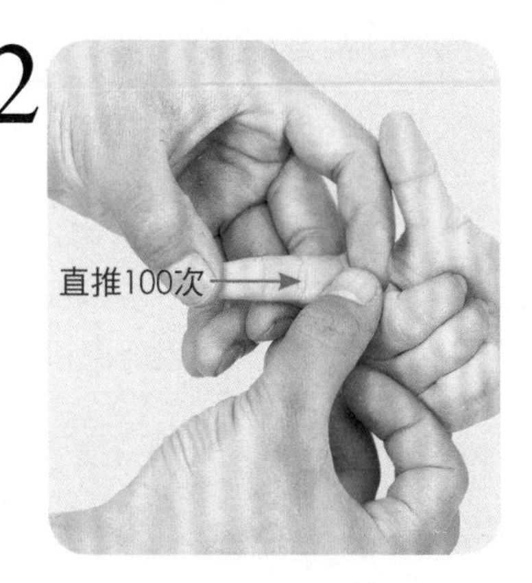

2清肝經：以拇指螺紋面，向指根方向直推肝經100次。

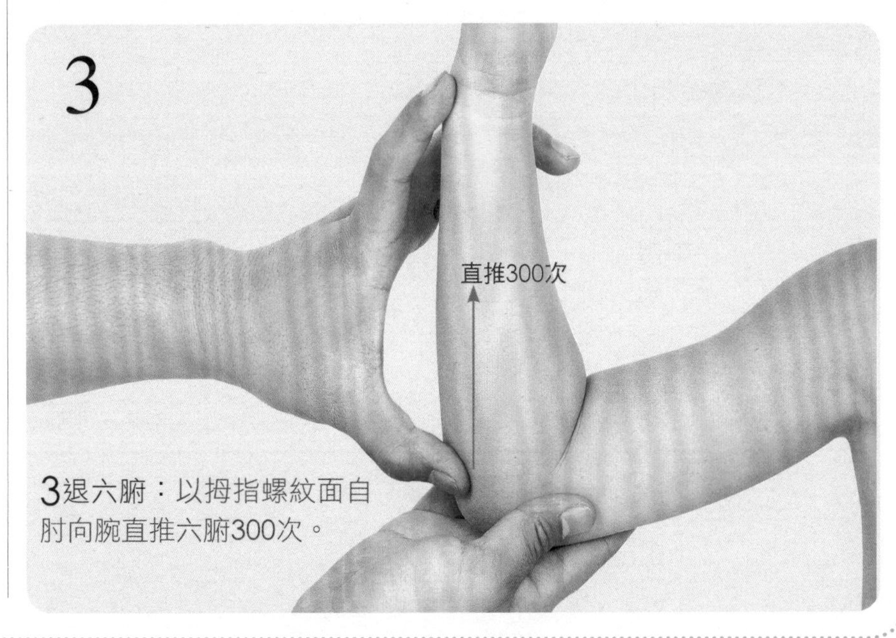

3退六腑：以拇指螺紋面自肘向腕直推六腑300次。

鼻炎

小兒鼻炎是指鼻腔黏膜和黏膜下組織的炎症。除了鼻塞、多膿涕之外，亦伴有發燒咳嗽、精神萎靡、煩躁不安，或伴發中耳炎、鼻出血和關節痛，較大兒童會有頭痛現象。

鼻炎屬於慢性疾病，父母可以中醫按摩的方法，逐漸改善寶寶的症狀直至痊癒。一般引起鼻炎的病因主要有以下幾種。

- 過敏性鼻炎：表現為鼻癢，常接連打噴嚏幾個至十幾個，突然鼻塞，溢清水樣涕。檢查可見鼻黏膜水腫、色淡白或灰白色，或呈紫灰色。
- 感冒引起的鼻炎：這類鼻炎和感冒的症狀很相似，表現為鼻塞、流清水涕、鼻癢、喉部不適、咳嗽等症狀，但常伴有頭痛，或耳朵、眼睛發癢且持續時間長。

老中醫小叮嚀
按摩是治療鼻炎的有效手段，堅持每天按摩1次，10次為一個療程。好轉後，隔天1次，以鞏固療效。

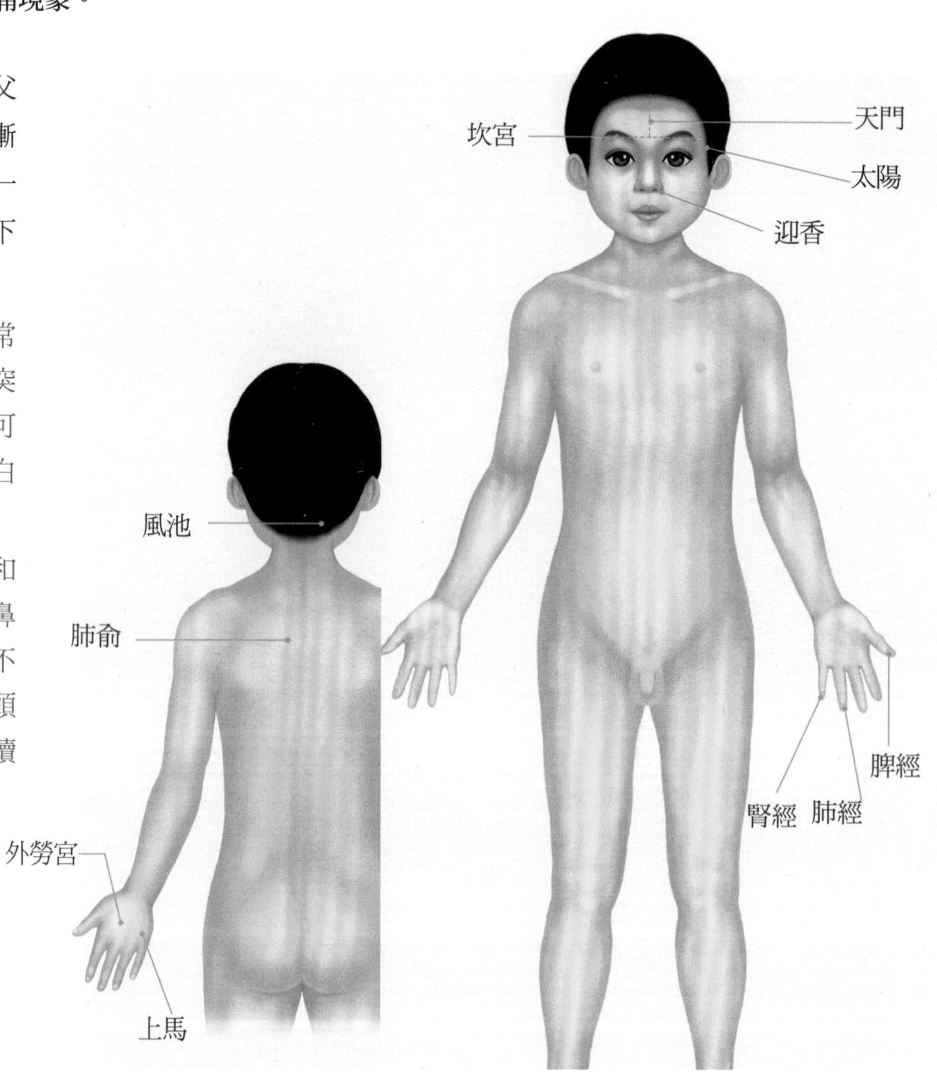

提前熟悉穴位：按摩治療鼻炎的穴位集中在鼻部。同時，還要配合頭部的穴位，才能達到最佳效果。173至175頁所提及的穴位可在本頁查看具體位置。

基本按摩方法

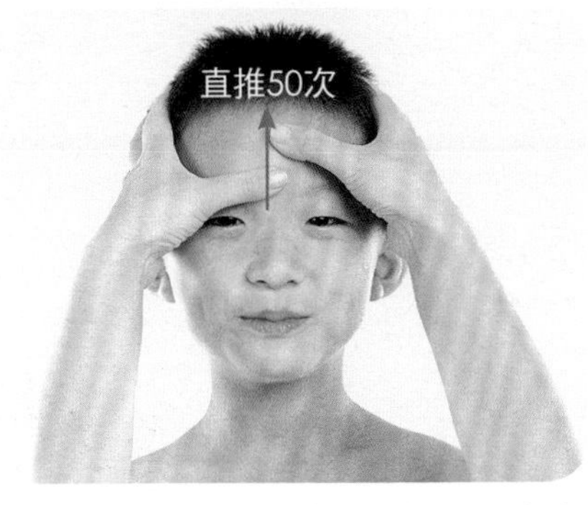

1 開天門：雙手拇指自下而上交替直推天門50次。

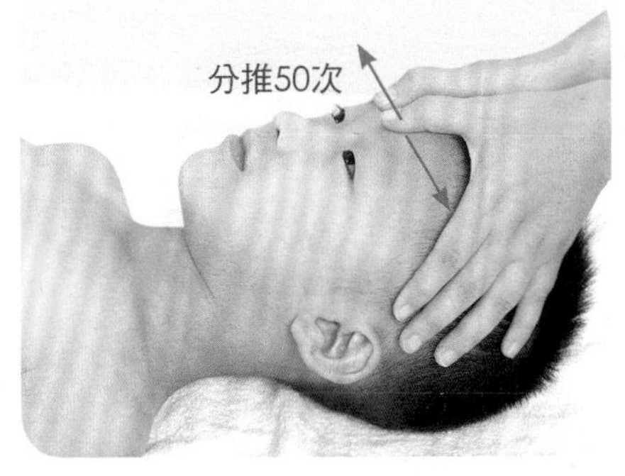

2 推坎宮：以雙手拇指螺紋面，自眉頭向眉梢分推坎宮50次。

左手逆時針，
右手順時針

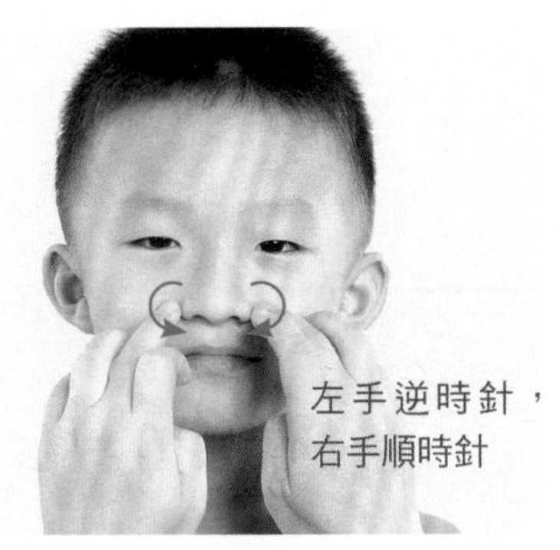

3 按揉迎香：中指指端按揉迎香50次。

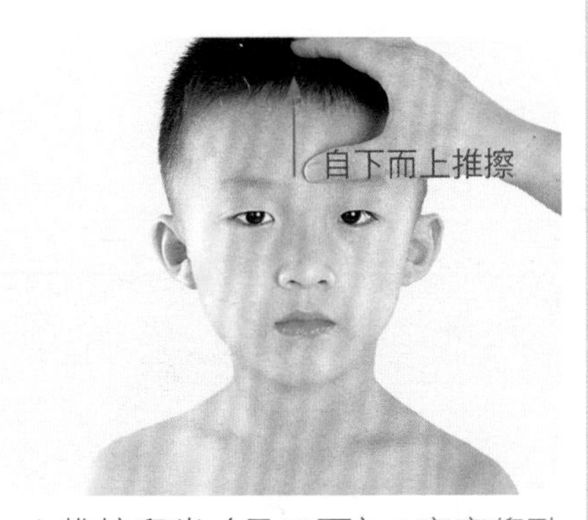

4 推擦印堂（見51頁）：寶寶仰臥位，以拇指推擦印堂穴50次。

5 拿捏合谷：以拇指、食指螺紋面，相對用力拿捏合谷50至100次。合谷即虎口，在手背，第1、2掌骨間，當第2掌骨橈側的中點處。

力度以寶寶感覺
不疼為宜

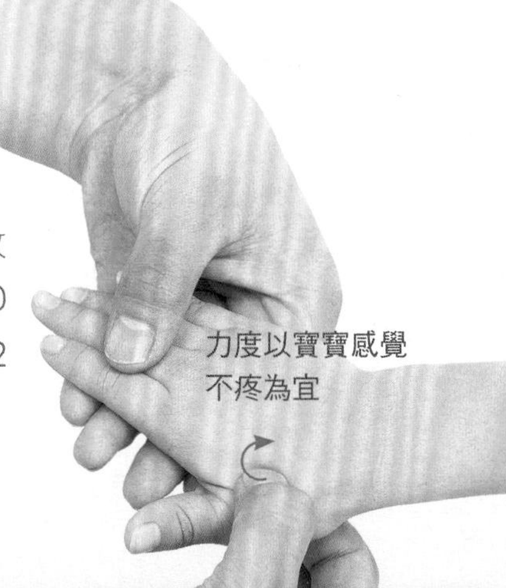

預防鼻炎4步驟

① **開天門**
雙手拇指自下而上交替直推天門50次（見52頁）。

② **推坎宮**
以雙手拇指螺紋面，自眉頭向眉梢分推坎宮50次（見50頁）。

③ **按揉迎香**
中指指端按揉迎香50次（見50頁）。

④ **揉耳後高骨**
以雙手中指指端揉耳後高骨50次（見51頁）。

過敏性鼻炎

◆ 飲食、生活宜忌

宜 飲食清淡

宜 避寒保暖

宜 涼水洗臉、洗鼻腔

忌 霧霾天進行戶外活動

◆ 過敏性鼻炎，宜增強適應能力

過敏性鼻炎常因過敏原引起，如魚、蝦、牛奶等，其他還有塵埃、花粉、毛髮、寒冷等。過敏性鼻炎很難根除，因此要加強寶寶的適應性並配合按摩。

◆ 老中醫私人處方

- 開天門（見步驟1）、推坎宮（見步驟2）、運太陽（見步驟3）、按揉迎香（見步驟4）、擦鼻翼（見步驟5）。
- 按摩治療每天1次，10次為一個療程。

不同症狀這樣按

症狀	穴位
反覆咳嗽	清肺經（雙手無名指指面，見66頁） 搓摩脅肋（見57頁）
反覆感冒	掐揉二扇門（見75頁）

1

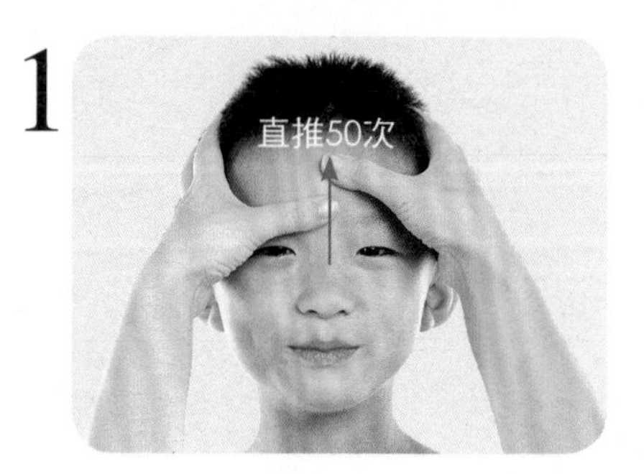

2

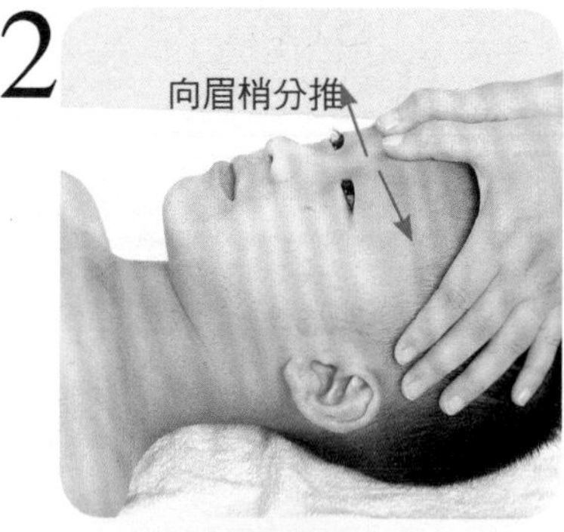

1開天門：雙手拇指自下而上交替直推天門50次。

2推坎宮：以雙手拇指螺紋面，自眉頭向眉梢分推坎宮50次。

3運太陽：以中指指端，向耳朵的方向揉運太陽50次。

3

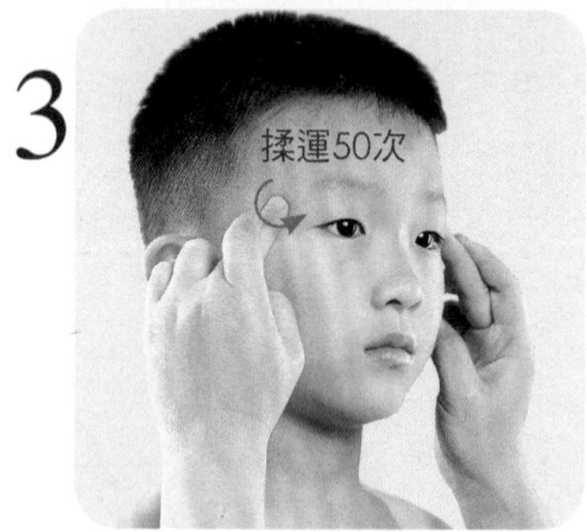

4

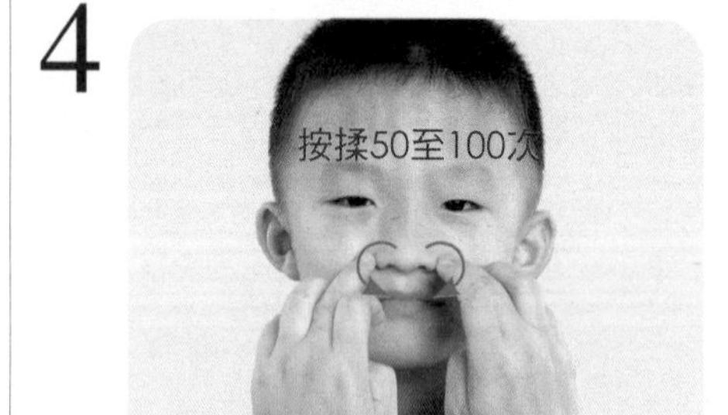

5

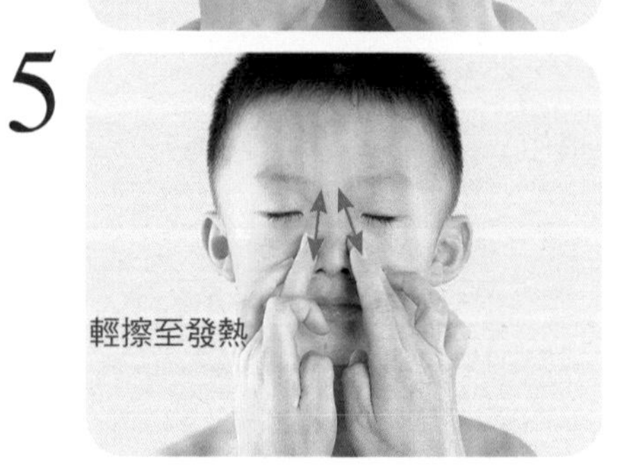

4按揉迎香：以中指指端按揉迎香50至100次。

5擦鼻翼：以雙手中指橈側緣擦鼻翼兩側，至發熱為度。

感冒引起的鼻炎

- 飲食、生活宜忌

宜 多喝水

宜 注意保暖

宜 多加運動

忌 粗暴挖鼻子

- **感冒引起的鼻炎，應發散通竅**

此類型的鼻炎是由感冒所引起，感冒和鼻炎的症狀很相似，有時會耽誤治療。初見寶寶鼻塞、流涕和打噴嚏時，先按感冒治療，重在發散祛邪。

- 老中醫私人處方

✤ 開天門（見步驟1）、推坎宮（見步驟2）、運太陽（見步驟3）、擦鼻翼（見步驟4）、掐揉二扇門（見步驟5）、揉外勞宮（見步驟6）。

✤ 按摩鼻部以潮紅和發熱為度。

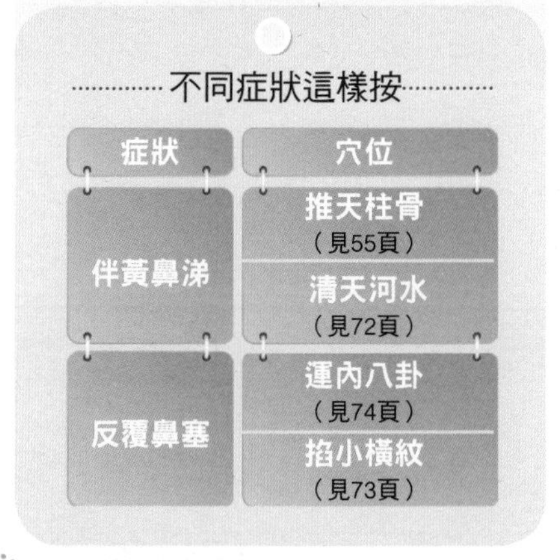

不同症狀這樣按

症狀	穴位
伴黃鼻涕	推天柱骨（見55頁）
	清天河水（見72頁）
反覆鼻塞	運內八卦（見74頁）
	掐小橫紋（見73頁）

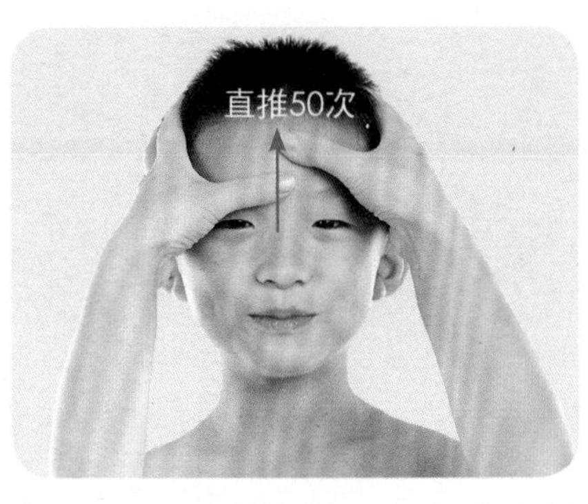

1開天門：雙手拇指自下而上交替直推天門50次。

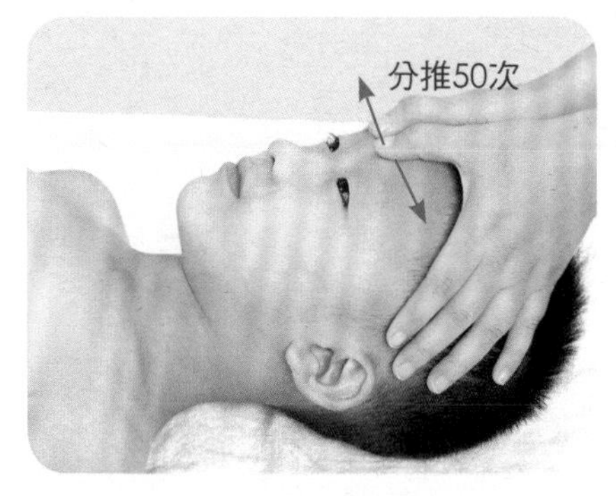

2推坎宮：以雙手拇指螺紋面，自眉頭向眉梢分推坎宮50次。

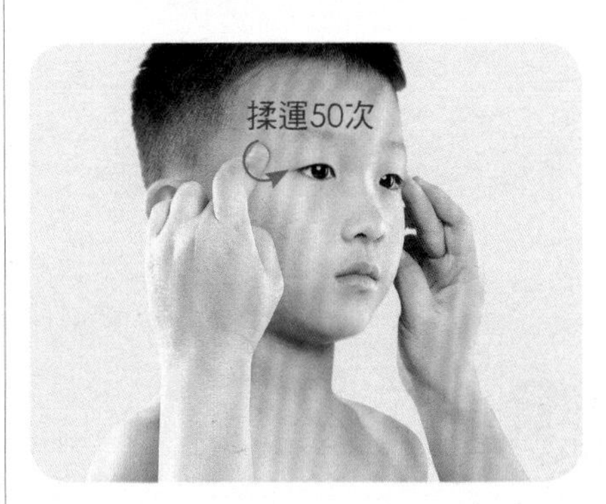

3運太陽：以中指指端向耳的方向揉運太陽50次。

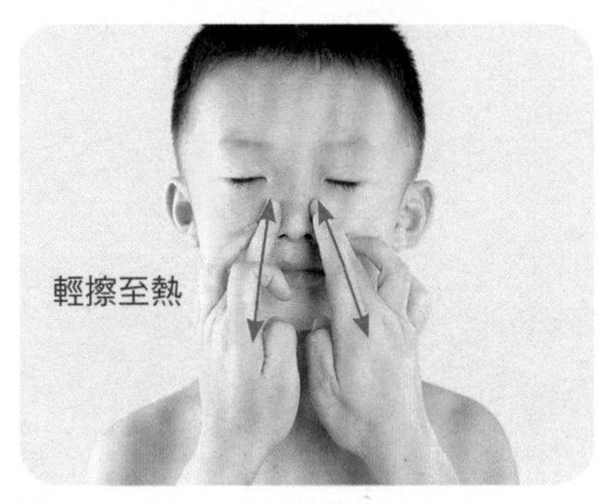

4擦鼻翼：以雙手中指橈側緣擦鼻翼兩側，至發熱為度。

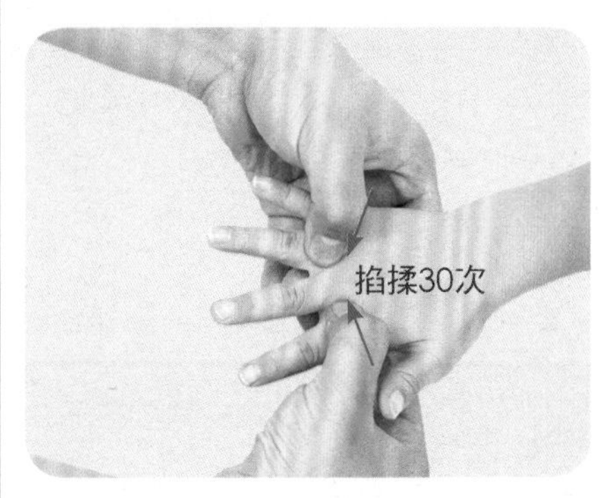

5掐揉二扇門（見75頁）：以拇指指端掐揉二扇門30次。

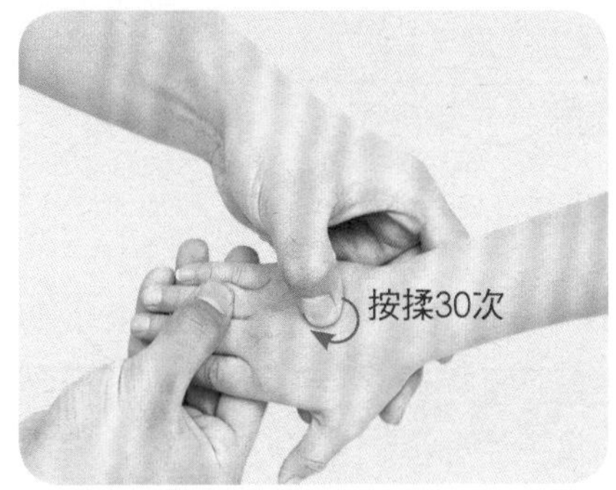

6揉外勞宮：以拇指指端按揉外勞宮30次。

流鼻血

小兒流鼻血要注意找出原因，一方面可能是由於小兒鼻腔容易發炎，如果治療不及時，可能會轉為慢性鼻炎，發炎的鼻黏膜更加脆弱、充血，非常容易出血。另一方面這可能是全身性疾病的表現，主要是血液系統的疾病，如血小板減少性紫癜等。按摩治療應考慮清熱涼血，瀉肝止血。

如果經常出現鼻出血，應該積極就醫，找出病因，治療原發病。出血時要立即止血，以免失血過多。一般有過鼻出血的寶寶，可採用按摩的方法進行防治，效果較好。

- 上火：寶寶上火引起流鼻血多屬於風熱犯肺型，主要表現為鼻出血或涕中帶血、口乾咽痛、咳嗽少痰、發燒惡風、頭身疼痛。
- 氣血不足：主要表現為鼻孔出血、血色淡紅，伴神疲乏力、頭昏目眩、腰痠腿軟、食欲較差。

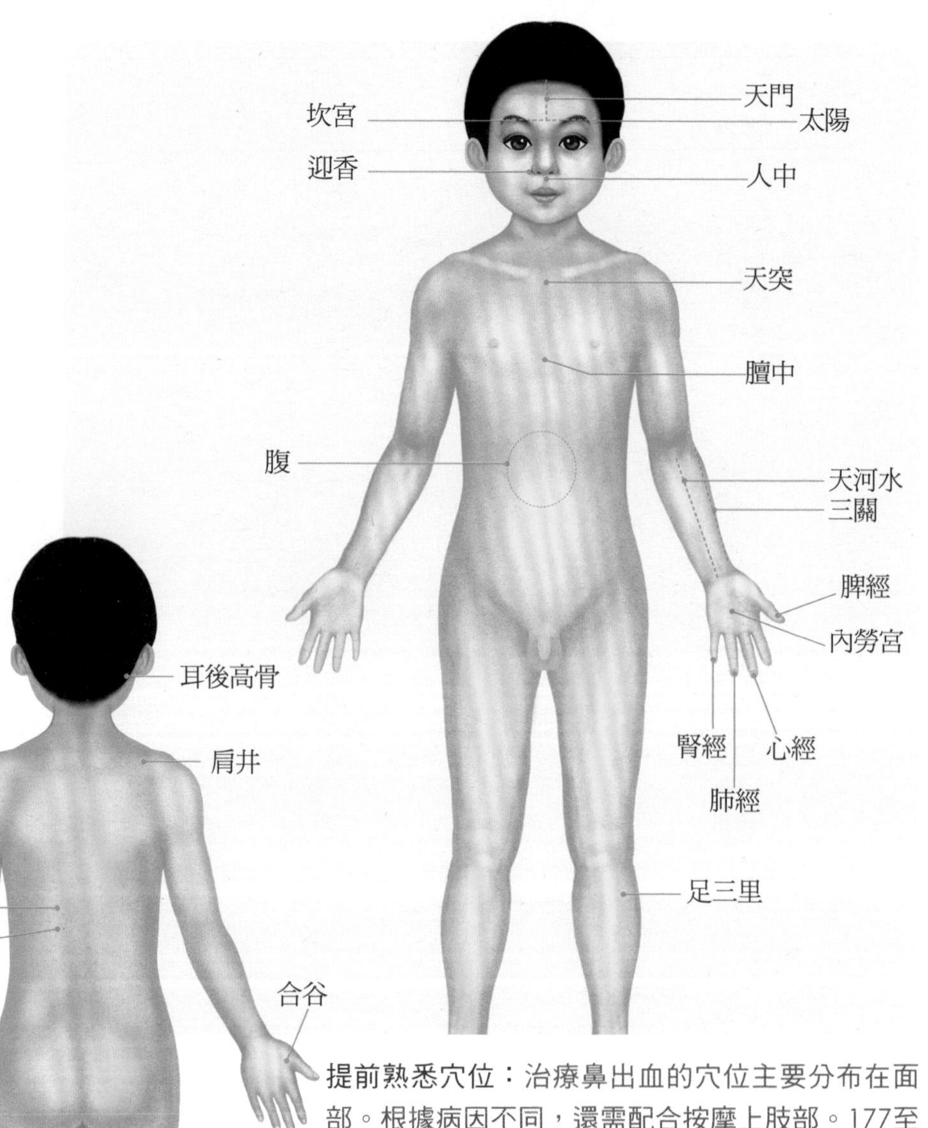

提前熟悉穴位：治療鼻出血的穴位主要分布在面部。根據病因不同，還需配合按摩上肢部。177至179頁所提及的穴位可在本頁查看具體位置。

老中醫小叮嚀

寶寶容易流鼻血，可按照177頁的預防手法按摩，每天早晚各1次，5天為一個療程。搓摩鼻翼時手法要由輕漸重。

基本按摩方法

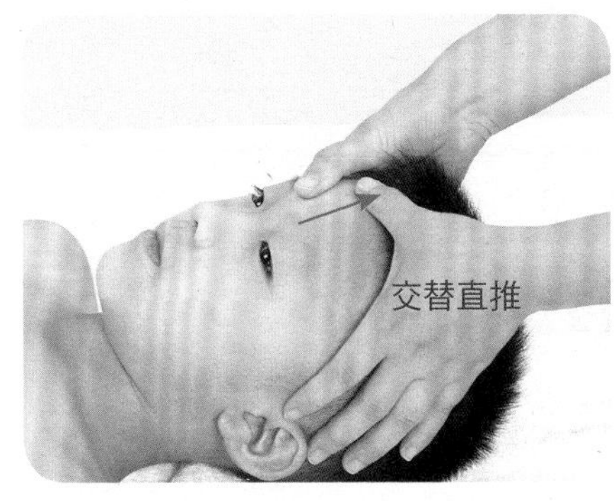

1 開天門：拇指自下而上交替直推天門100至300次。

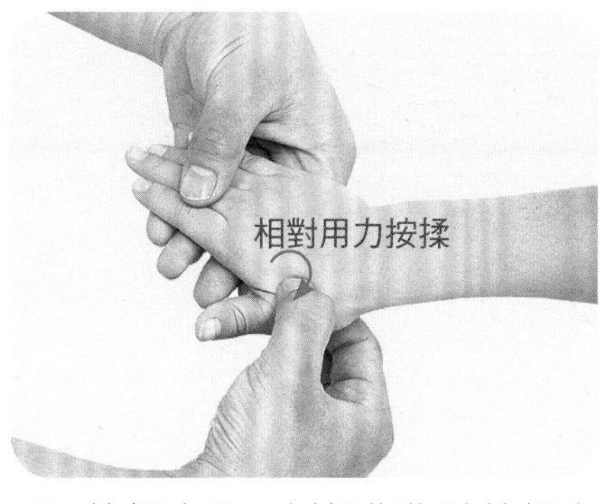

2 按揉合谷：以拇指指端按揉合谷30次。

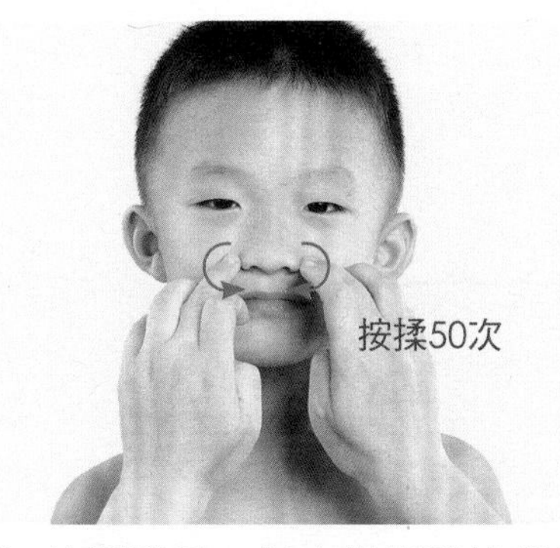

3 按揉迎香：以中指指端按揉迎香50次。

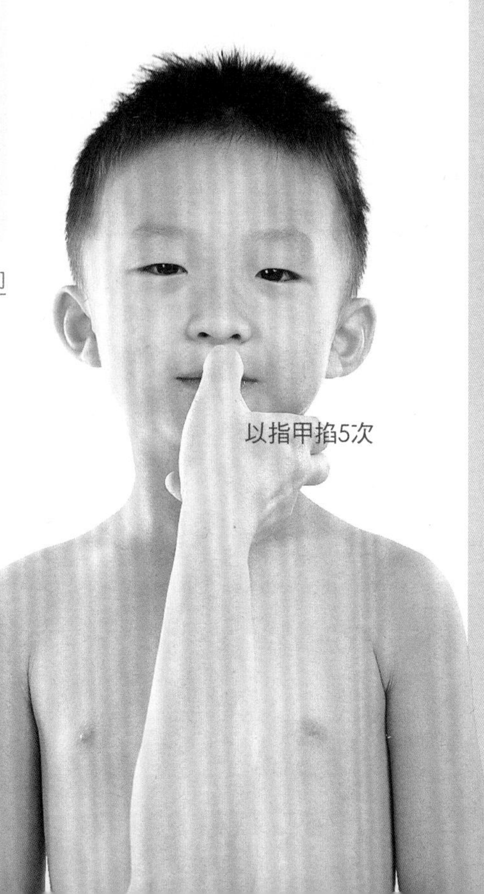

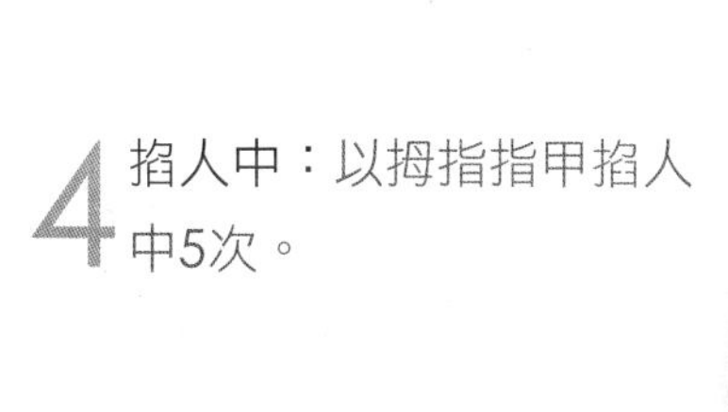

4 掐人中：以拇指指甲掐人中5次。

預防流鼻血2步驟

如果寶寶平時沒有受外傷，卻經常流鼻血且血量多，止血過後，每天早晚按照下面的手法持續為寶寶按摩，能預防寶寶流鼻血。

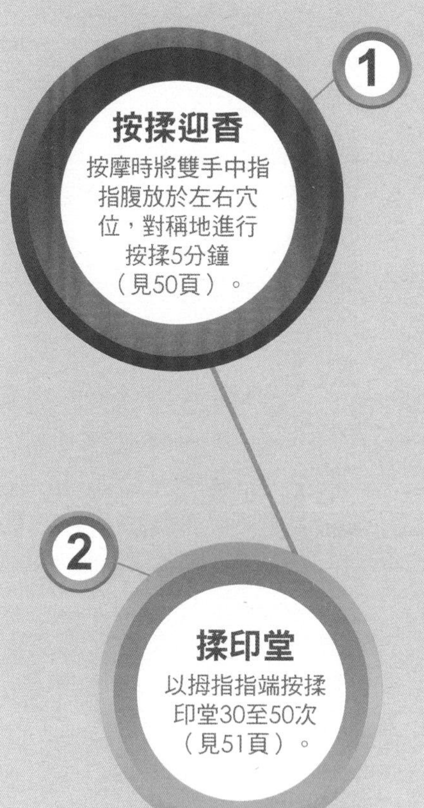

上火

◆ 飲食、生活宜忌

宜 注意多休息

宜 多喝水

忌 寶寶流鼻血時仰臥

忌 經常挖鼻孔

◆ 上火，應潤燥去熱

寶寶平時喝水少，飲食過量，會造成脾胃有熱或肝火旺盛，導致流鼻血。除了盡快止血之外，還要潤燥去熱，消滅火氣。

◆ 老中醫私人處方

- 清天河水（見步驟1）、清肺經（見步驟2）、按揉足三里（見步驟3）。
- 按摩時可以冷水為介質，血遇冷就會凝固，有利於止血。
- 平時也可取白茅根、生地、桑葉、菊花等煎水內服。

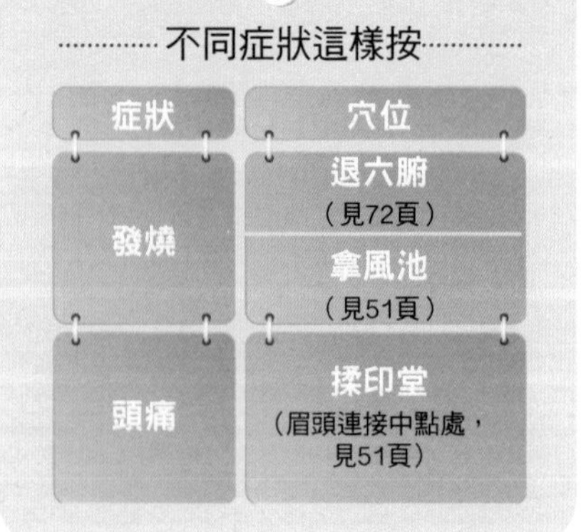

不同症狀這樣按

症狀	穴位
發燒	退六腑（見72頁）
	拿風池（見51頁）
頭痛	揉印堂（眉頭連接中點處，見51頁）

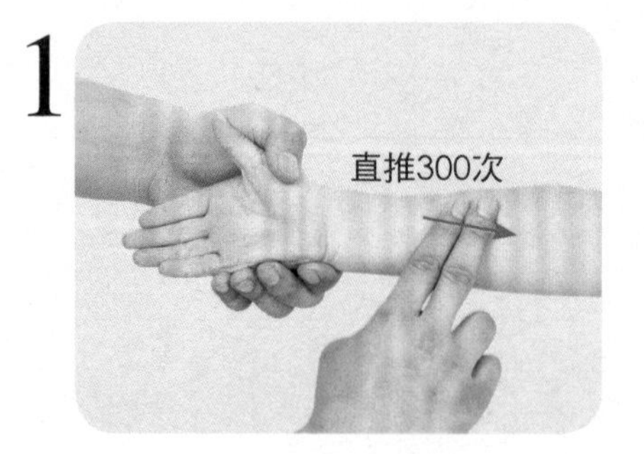

1清天河水：以食指、中指指面，自腕向肘直推天河水300次。

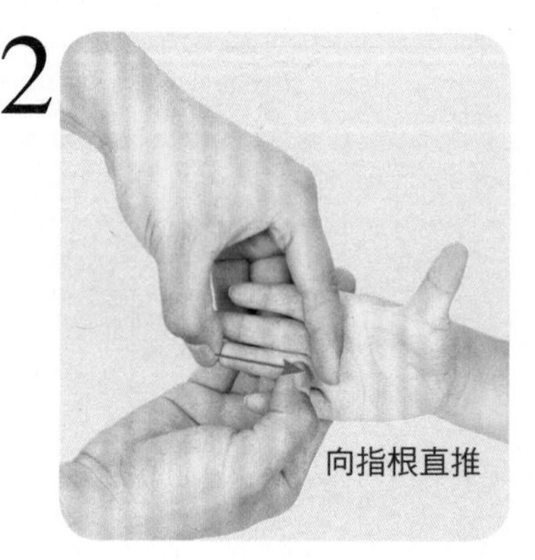

2清肺經：以拇指螺紋面，向無名指指根方向直推肺經300次。

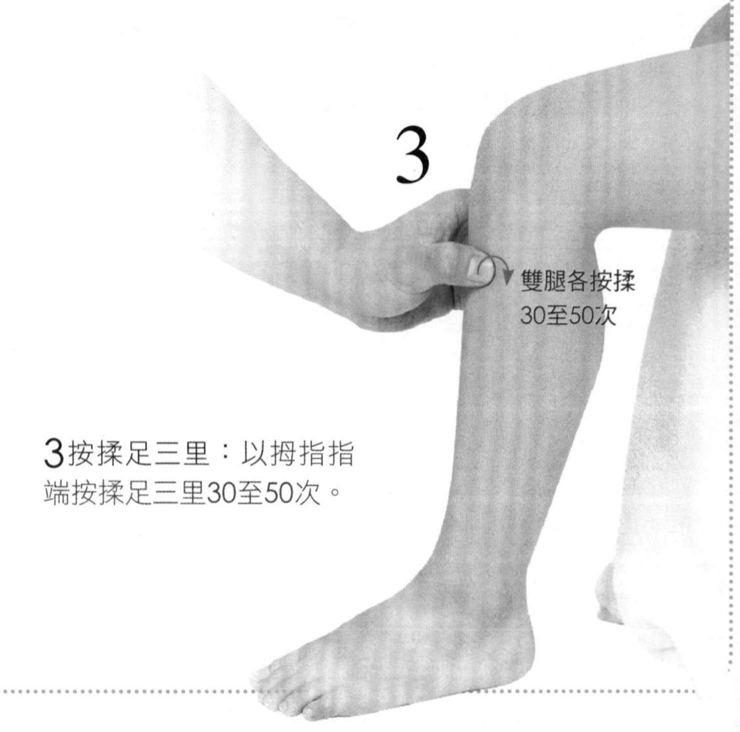

3按揉足三里：以拇指指端按揉足三里30至50次。

氣血不足

• 飲食、生活宜忌

宜 採用壓迫止血法

宜 以溫水濕潤鼻腔

忌 以紙捲、棉花亂塞

• 氣血不足，應補氣養血

寶寶缺乏營養或者體內缺乏鐵元素，容易造成血虛並導致氣虛，引起滲出性鼻出血。此時宜採用補血補氣的方法進行治療。

• 老中醫私人處方

- 補腎經（見步驟1）、補脾經（見步驟2）、按揉脾俞（見步驟3）、按揉胃俞（見步驟4）。
- 寶寶氣血不足，要堅持按摩一兩個月甚至更長時間。
- 平時可取紅棗、花生、銀耳等熬湯給寶寶食用。

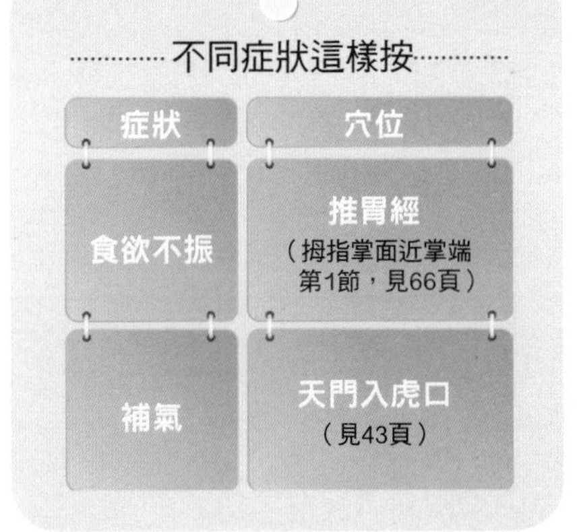

不同症狀這樣按

症狀	穴位
食欲不振	推胃經（拇指掌面近掌端第1節，見66頁）
補氣	天門入虎口（見43頁）

1

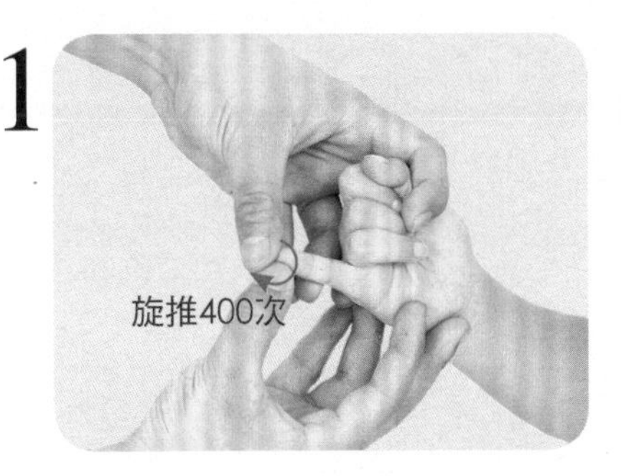

1補腎經：以拇指螺紋面旋推腎經400次。

2

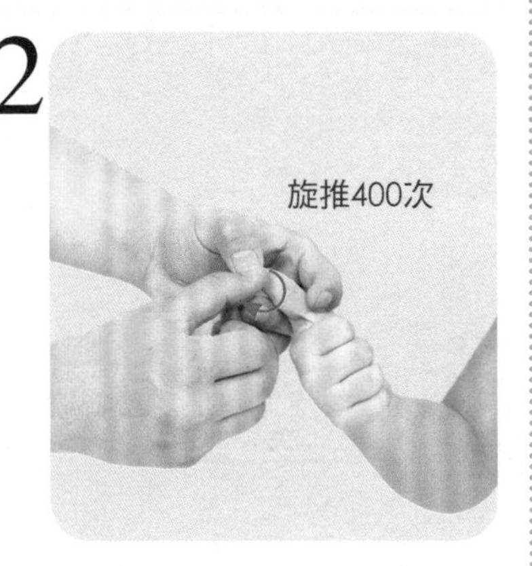

2補脾經：以拇指螺紋面旋推脾經400次。

3

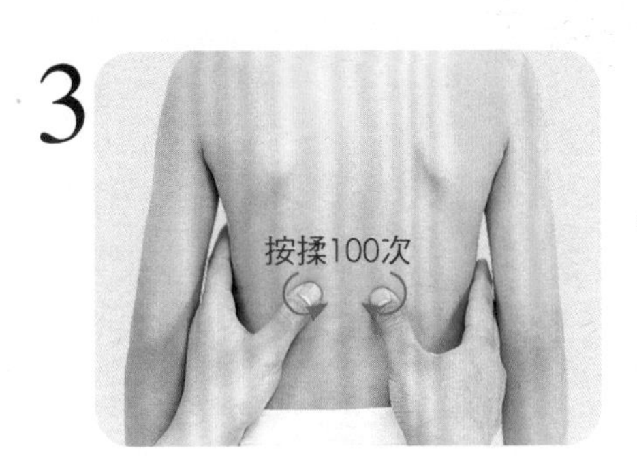

3按揉脾俞：以拇指指端按揉脾俞100次。

4

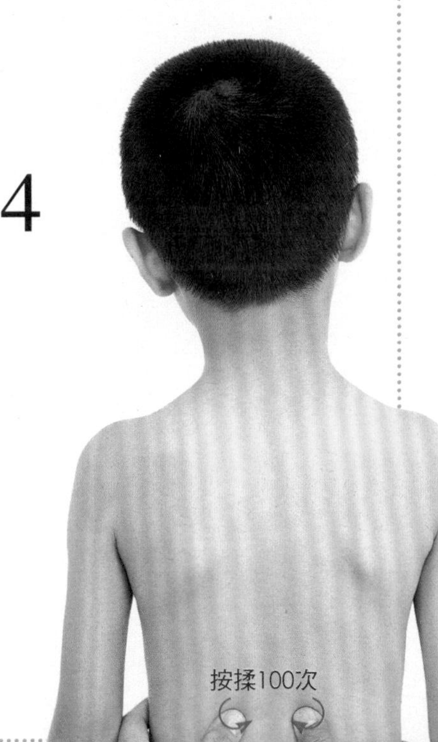

4按揉胃俞：以拇指指端按揉胃俞100次。

近視

中醫認為近視因肝腎不足所致。由於眼的調節器官痙攣所引起的近視，稱假性近視。按摩治療假性近視效果較好，具有養血安神、明目定志、消除痙攣的作用。近視還與遺傳因素、用眼習慣有關，例如燈光照明不良、坐位姿勢不良、看電視時間過長或距離太近等。

寶寶近視也分兩種，父母要分清症狀，對症按摩，堅持下去，寶寶視力會改善。

- 眼眶脹痛近視：遠看東西時模糊，近視清楚，眼睛乾澀，眼眶脹痛。
- 脾胃虛弱近視：遠看東西時模糊，近視清楚，腰膝痠軟，久視會疲勞，失眠多夢。

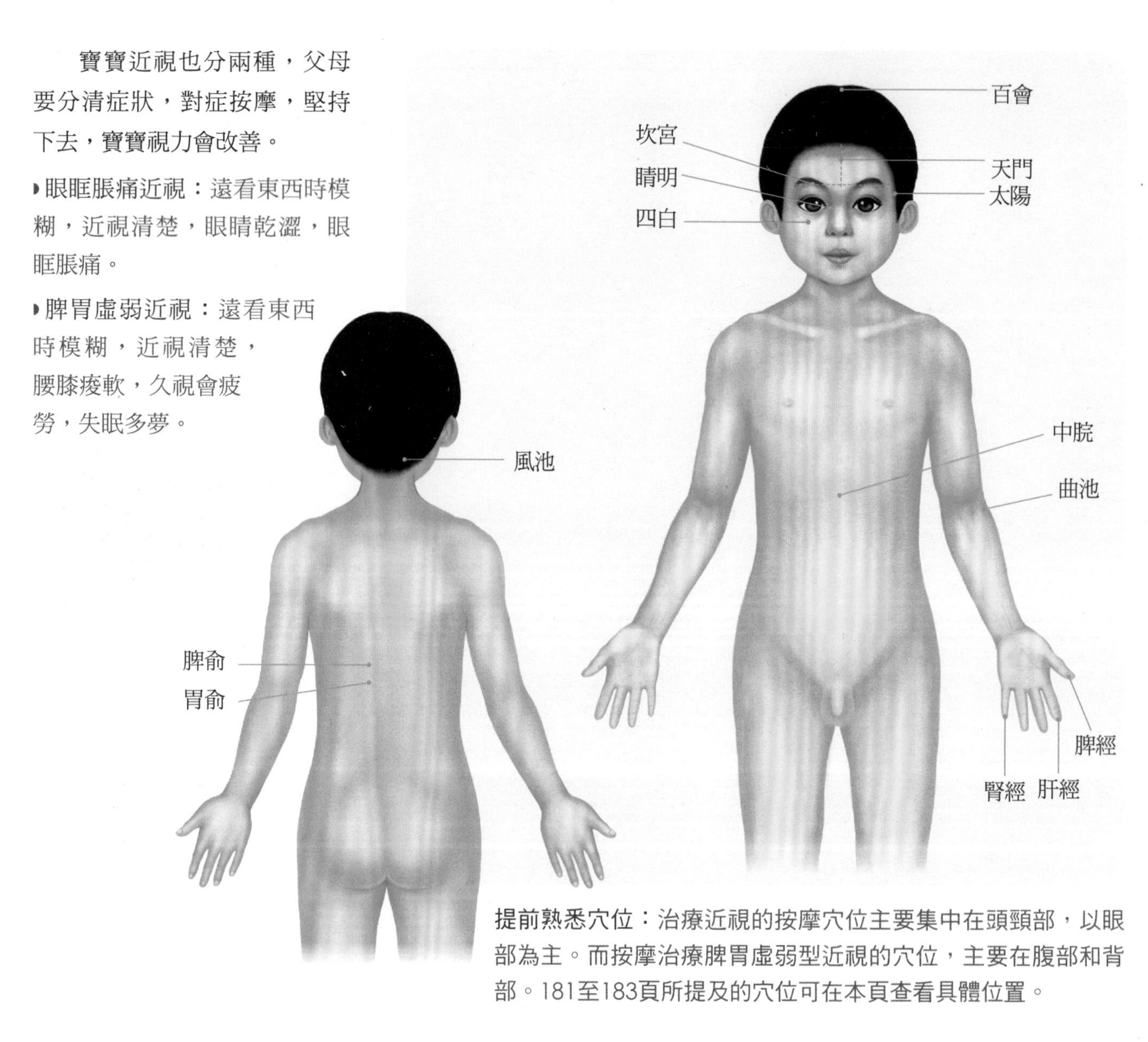

提前熟悉穴位：治療近視的按摩穴位主要集中在頭頸部，以眼部為主。而按摩治療脾胃虛弱型近視的穴位，主要在腹部和背部。181至183頁所提及的穴位可在本頁查看具體位置。

基本按摩方法

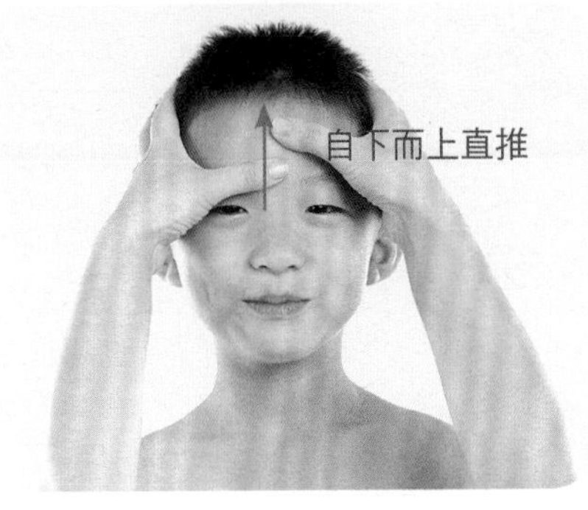

1 開天門：雙手拇指自下而上交替直推天門100次。

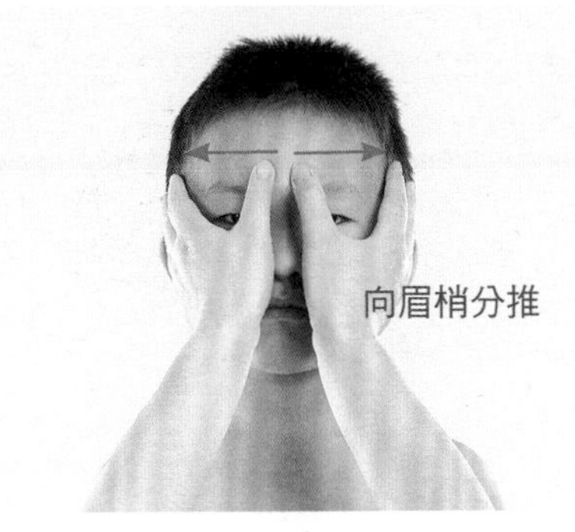

2 推坎宮：以雙手拇指螺紋面，自眉頭向眉梢分推坎宮100次。

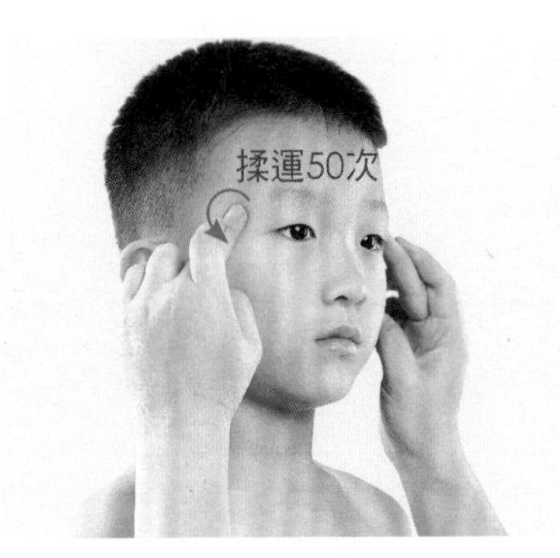

3 運太陽：以雙手中指指端，向耳的方向揉運太陽50次。

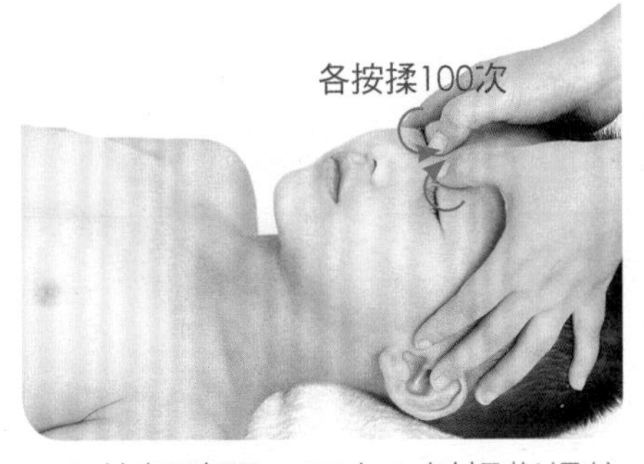

4 按揉睛明、四白：以拇指螺紋面按揉睛明、四白各100次。

5 拿風池：用力拿捏風池10至20次，以局部產生較強的痠脹感為佳。

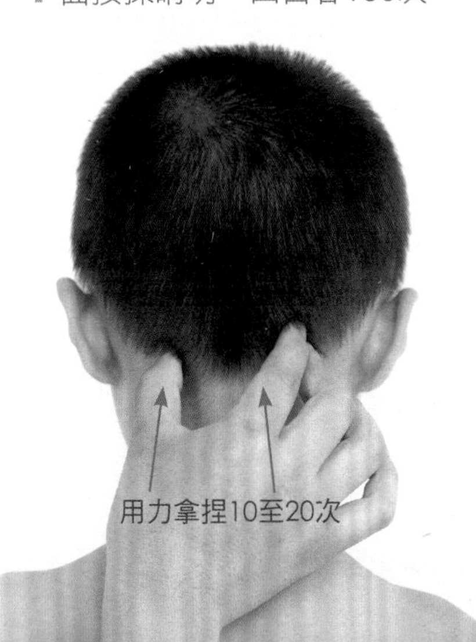

預防近視4步驟

1 推坎宮
以雙手拇指螺紋面，自眉頭向眉梢分推坎宮100次（見50頁）。

2 揉睛明
以拇指螺紋面按揉睛明100次（見54頁）。

3 揉魚腰①
以食指按揉魚腰1分鐘。

4 按壓內勞宮
以拇指輕輕畫圈按壓100次（見70頁）。

注①：魚腰位於額部，瞳孔直上，眉毛中。

眼眶脹痛近視

◆ 飲食、生活宜忌

宜 經常為寶寶按摩眼部

宜 吃富含維生素B1的食物

忌 躺著看書

忌 長時間玩電子產品

◆ 眼眶脹痛，應緩解疲勞

平時寶寶喜歡盯著某些新奇的事物看，或喜歡看電子產品，均會使寶寶眼睛疲勞，眼眶脹痛。日積月累容易形成近視。

◆ 老中醫私人處方

✤ 按揉百會（見步驟1）、推抹眼眶（見步驟2）、補腎經（見步驟3）、補肝經（見步驟4）、拿曲池（見步驟5）。

✤ 每天按摩一兩次，長期堅持下去，對真、假性近視都有很好的效果。

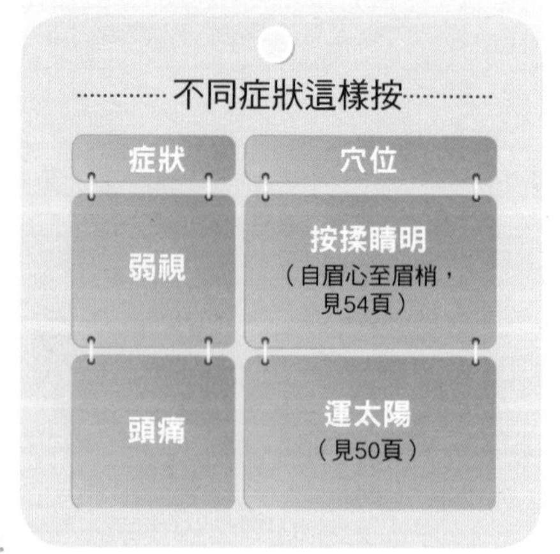

不同症狀這樣按

症狀	穴位
弱視	按揉睛明（自眉心至眉梢，見54頁）
頭痛	運太陽（見50頁）

1

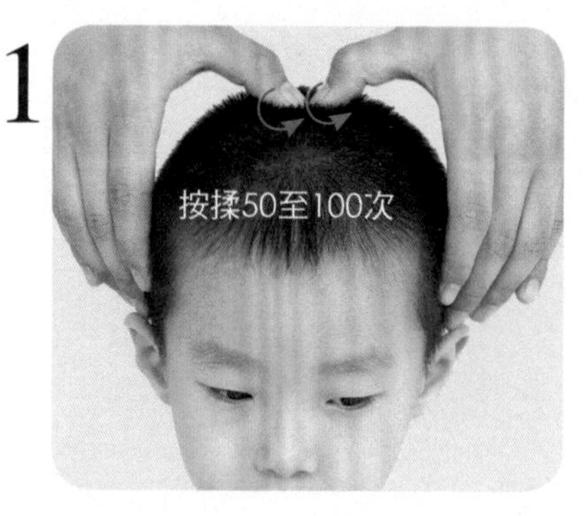

2

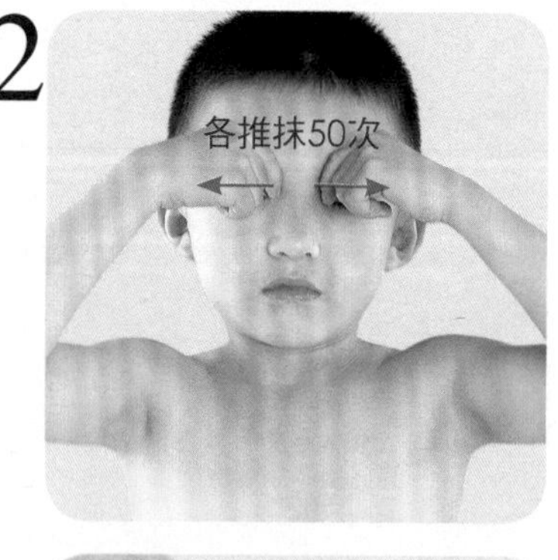

1按揉百會：以拇指螺紋面按揉百會50至100次。

2推抹眼眶：雙手食指微屈，以食指橈側緣從內向外推抹上下眼眶，上下各50次。

3補腎經：以拇指螺紋面旋推腎經200次。

3

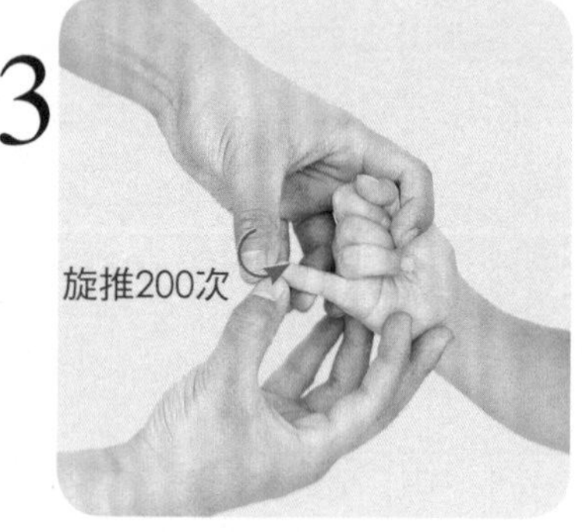

4

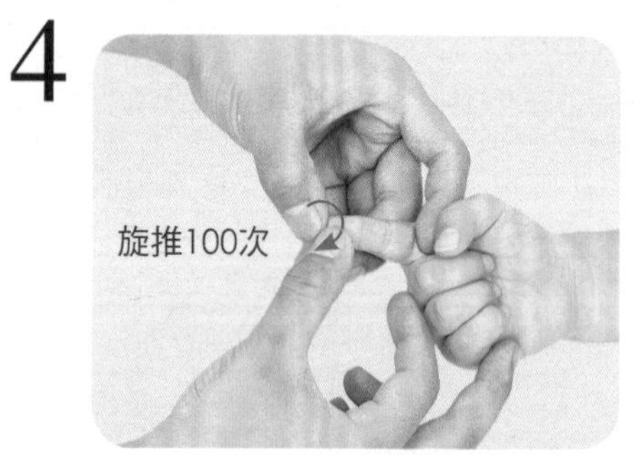

5

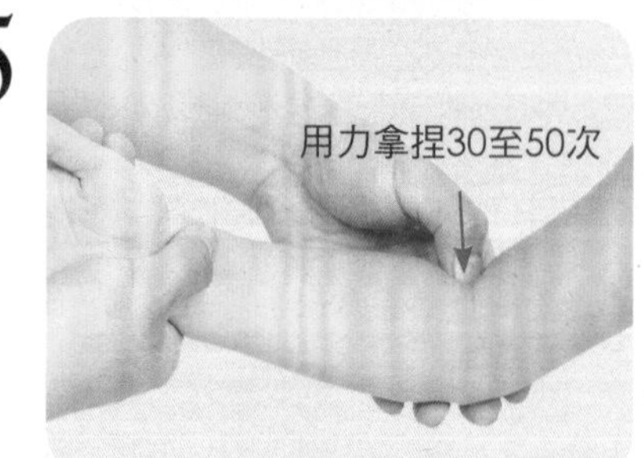

4補肝經：以拇指螺紋面旋推肝經100次。

5拿曲池：以拇指螺紋面著力拿捏曲池30至50次。

脾胃虛弱近視

◆ 飲食、生活宜忌

宜 定時消毒餐具

宜 保持室內空氣流通

宜 多喝水

忌 吃零食及無營養的食物

◆ 脾胃虛弱，應補脾養胃

寶寶體質較差，使脾胃虛弱，造成體內氣虛，無法為眼睛提供充足的氣血來調節眼睛周圍的肌肉，長期會引起弱視、近視。此時需補肝腎、調脾胃來治療。

◆ 老中醫私人處方

✤ 補脾經（見步驟1）、摩中脘（見步驟2）、按揉脾俞（見步驟3）、按揉胃俞（見步驟4）。

✤ 宜給寶寶適量吃些羊肝、豬肝等明目的食物。

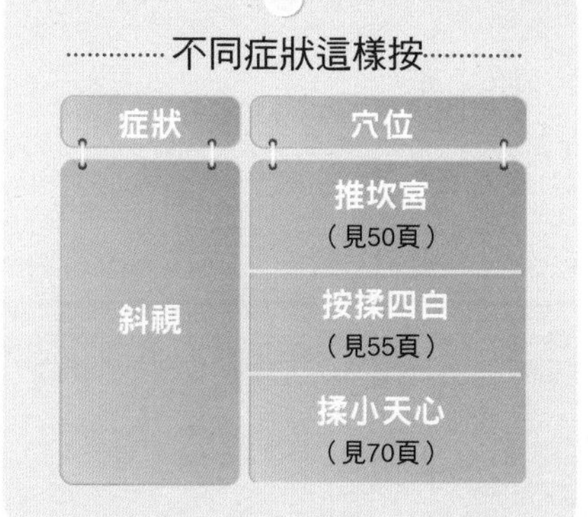

不同症狀這樣按

症狀	穴位
斜視	推坎宮（見50頁）
	按揉四白（見55頁）
	揉小天心（見70頁）

1

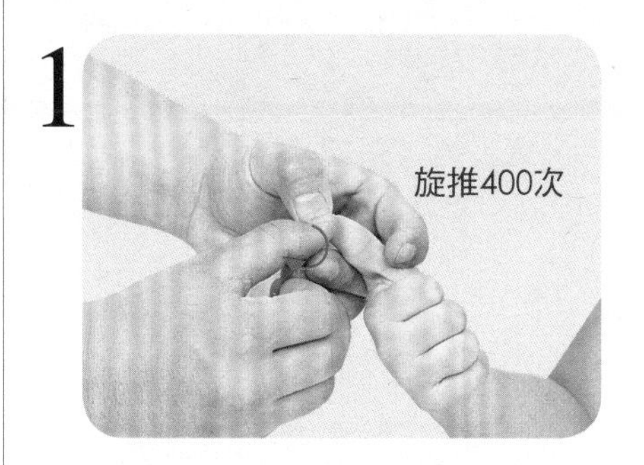

1補脾經：旋推脾經400次。

2

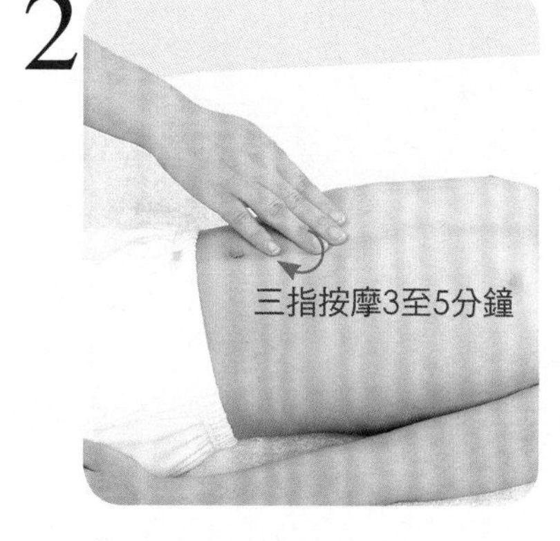

2摩中脘：以食指、中指、無名指摩中脘3至5分鐘。

3

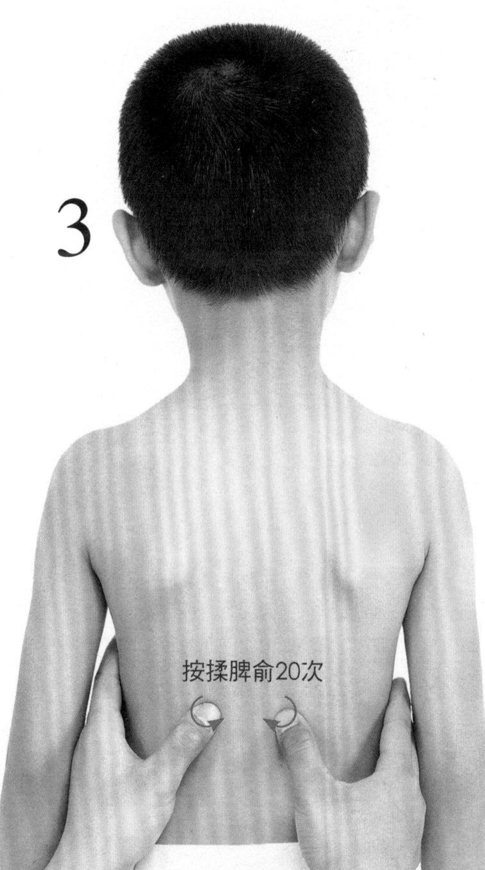

4

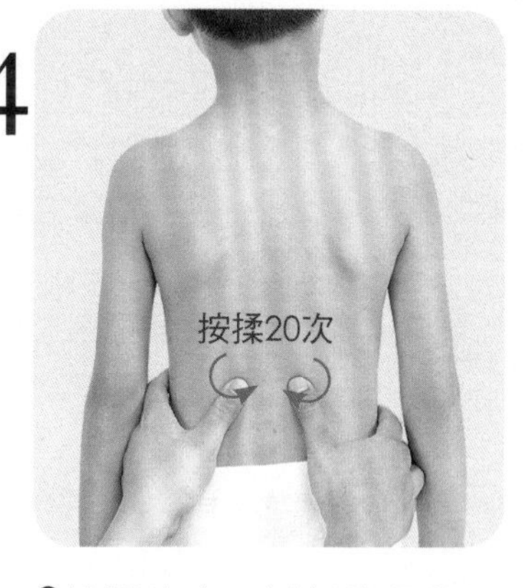

3按揉脾俞：以拇指螺紋面按揉脾俞20次。

4按揉胃俞：以拇指螺紋面按揉胃俞20次。

痢疾

痢疾在夏秋季發病較多，大多發生於幼兒和學齡前兒童。主要表現為大便次數增多、量少，腹部疼痛，裡急後重，下赤白膿血，並常伴畏寒、發燒、食欲不振或噁心嘔吐、形體消瘦等症。

寶寶患病的病因不同，症狀不同，所以相應的按摩手法也不同，父母要加以區分。

- 便血伴發燒：腹部疼痛、裡急後重、下痢膿血，發燒、口渴不欲飲，小便短赤，多屬於濕熱引起的痢疾。
- 大便色白如黏凍：寶寶如果出現下痢黏滯白凍，怕寒喜暖、四肢欠溫，腹痛腸鳴，食少神疲的症狀，則可能是寒濕型細菌性痢疾。

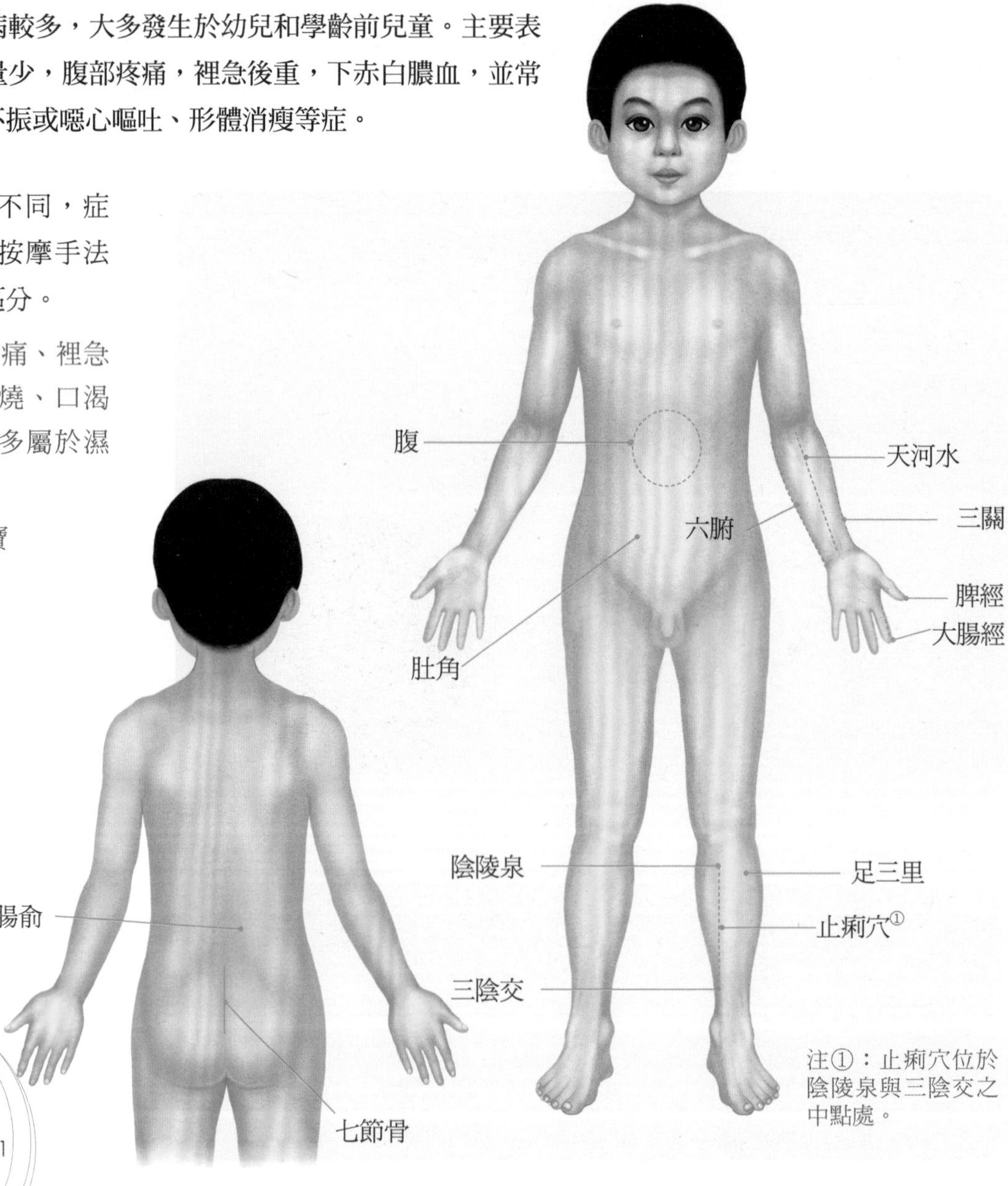

腹
天河水
三關
六腑
脾經
大腸經
肚角
陰陵泉
足三里
止痢穴[1]
大腸俞
三陰交
七節骨

注①：止痢穴位於陰陵泉與三陰交之中點處。

老中醫小叮嚀
按摩治療每天2次，至治癒為止。以後可隔天1次，並堅持按摩，以鞏固療效。

提前熟悉穴位：按摩治療痢疾的穴位主要集中在上肢部。同時，還要配合按摩腹部穴位以及腰背部穴位，才能達到最佳效果。185至187頁所提及的穴位可在本頁查看具體位置。

基本按摩方法

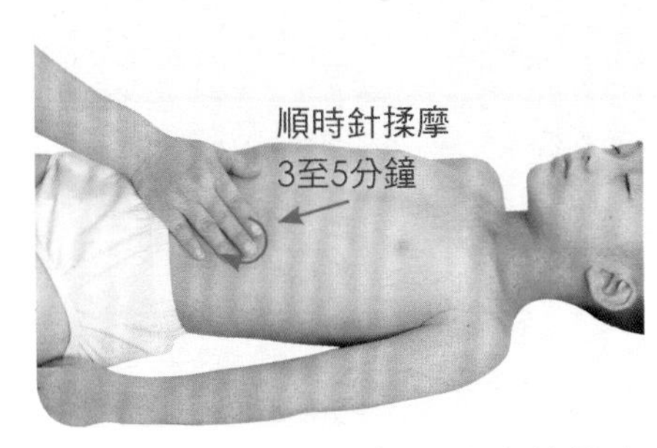

1 摩腹：以單手掌面順時針揉摩腹部3至5分鐘。

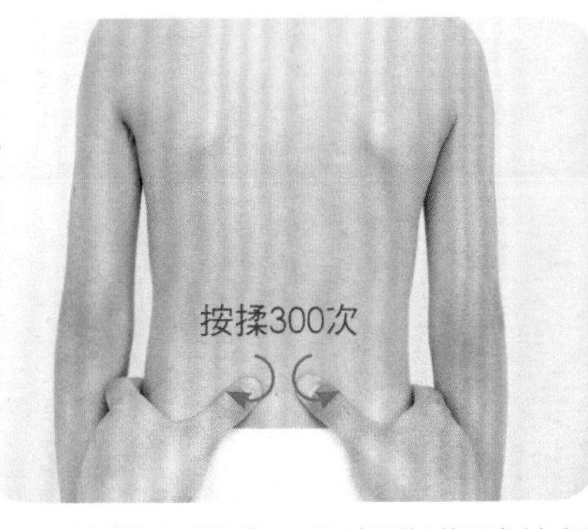

2 按揉大腸俞：以拇指指端按揉大腸俞300次。

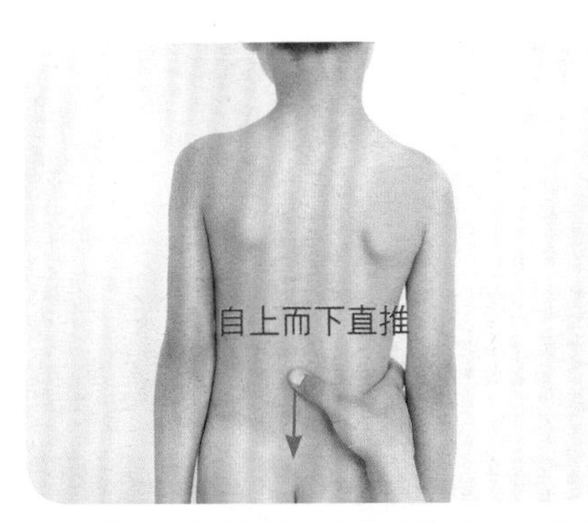

3 推下七節骨：以拇指自上而下直推下七節骨100至300次。

4 揉拿止痢穴：先以拇指指端按揉止痢穴200次，再以拇指螺紋面重拿10次。

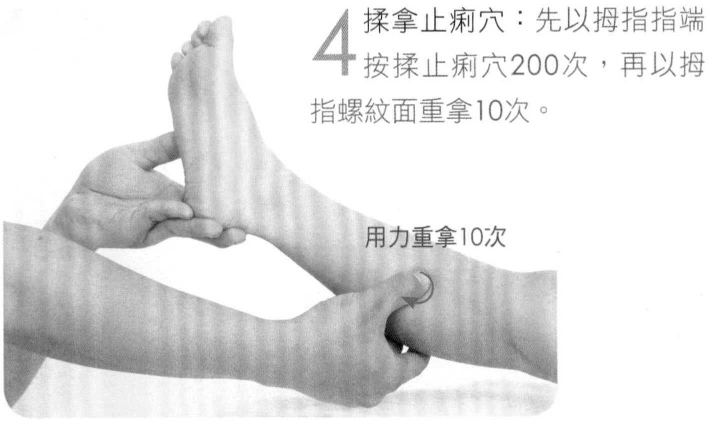

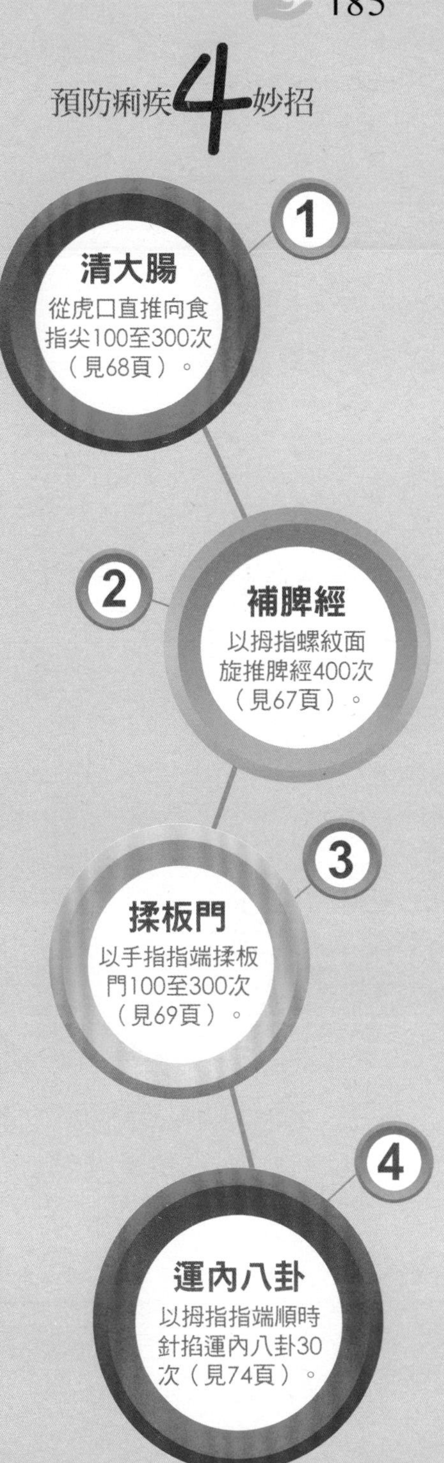

便血伴發燒

◆ 飲食、生活宜忌

宜 定時消毒餐具

宜 保持室內空氣流通

宜 多喝水

忌 吃路邊攤的食物

◆ 便血伴發燒，應清熱祛濕

寶寶因飲食不當，積食不消化，體內產生濕熱，儲存在脾胃中，導致大便伴有膿血，肛門灼熱，還會有發燒症狀。此時需清熱祛濕，理氣通滯。

◆ 老中醫私人處方

✤ 清大腸（見步驟1）、退六腑（見步驟2）、清天河水（見步驟3）、推下七節骨（見步驟4）。

✤ 寶寶痊癒後，要再繼續按摩5至7天，以鞏固療效。

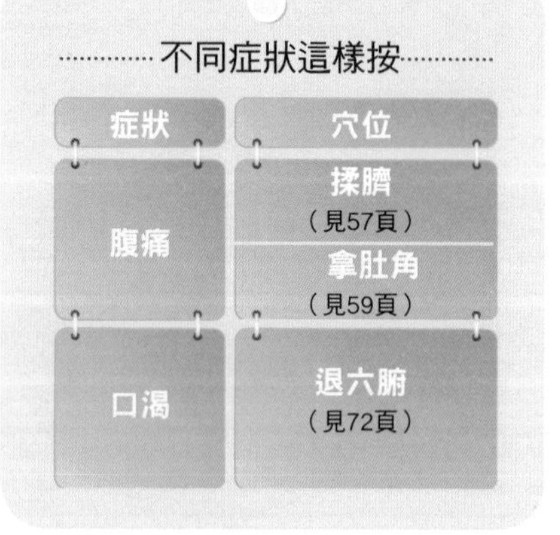

不同症狀這樣按

症狀	穴位
腹痛	揉臍（見57頁）
	拿肚角（見59頁）
口渴	退六腑（見72頁）

1

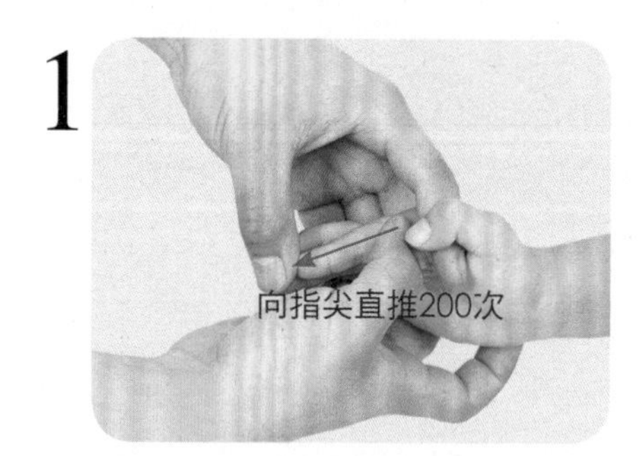

1清大腸：以拇指橈側，從虎口直推向食指尖200次。

2

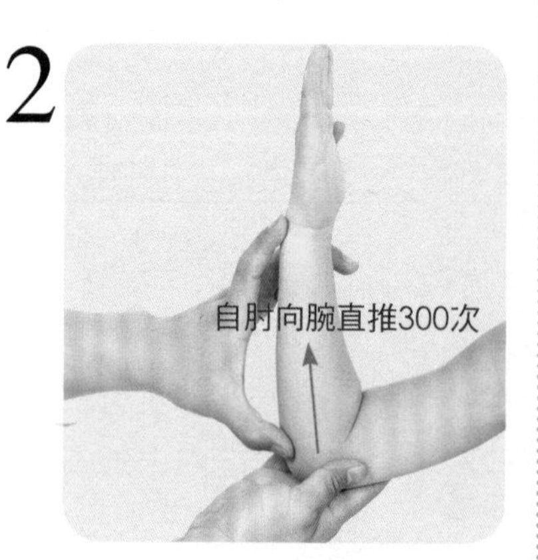

2退六腑：以拇指螺紋面，自肘向腕直推六腑300次。

3

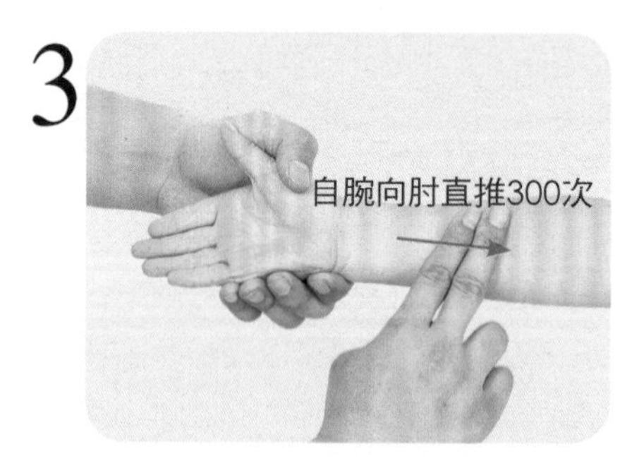

3清天河水：以食指、中指指面，自腕向肘推天河水300次。

4

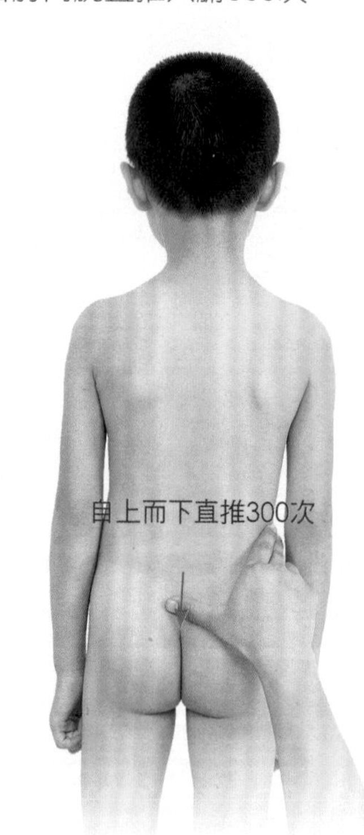

4推下七節骨：以拇指自上而下直推七節骨300次。

大便色白如黏凍

◆ 飲食、生活宜忌

宜 吃新鮮、熟透的食物

宜 飯前便後洗手

忌 吃生冷、性寒的食物

忌 吃隔夜食物

◆ 大便色白如黏凍，應祛寒化濕

因飲食不潔，餵養不當，加上過食油膩、味重食物，使食物無法消化堆積在腸內，濕濁內生，表現為大便色白，黏稠如鼻涕。治療需溫中祛寒，健脾化濕。

◆ 老中醫私人處方

✤ 補脾經（見步驟1）、推三關（見步驟2）、補大腸（見步驟3）、拿肚角（見步驟4）、按揉足三里（見步驟5）。

✤ 按摩時要以補大腸為主，而不是清大腸，父母不要混淆。

不同症狀這樣按

症狀	穴位
腹脹	摩腹（見58頁）
精神萎靡	開天門（額頭的正中線，見52頁）

1

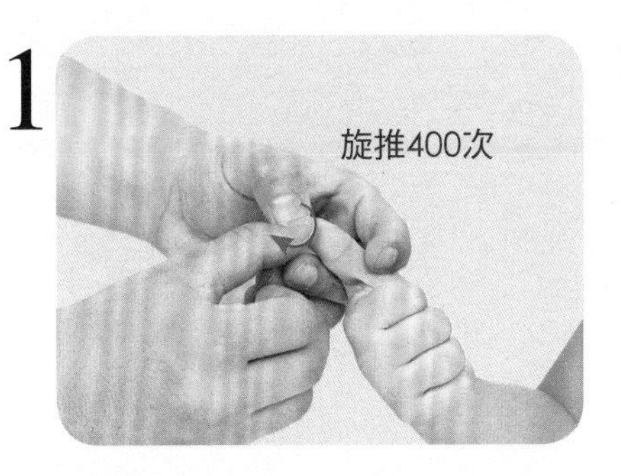

2

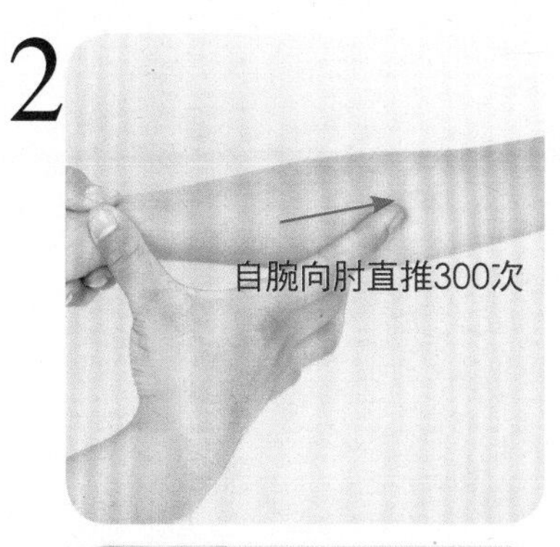

1補脾經：以拇指螺紋面旋推脾經400次。

2推三關：以拇指橈側面，自腕向肘推三關300次。

3補大腸：以拇指螺紋面，從食指尖直推向虎口100至300次。

3

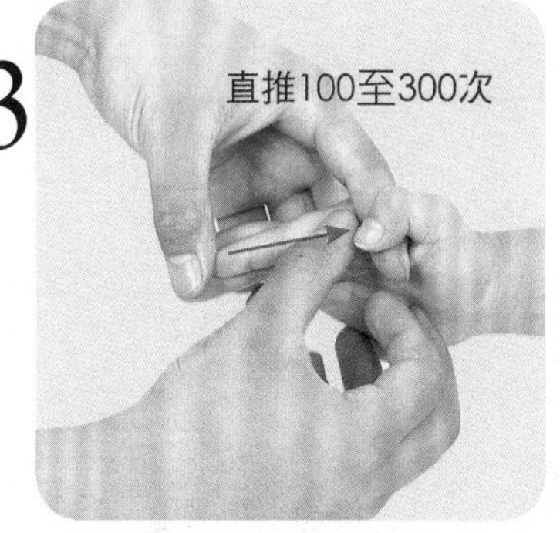

4

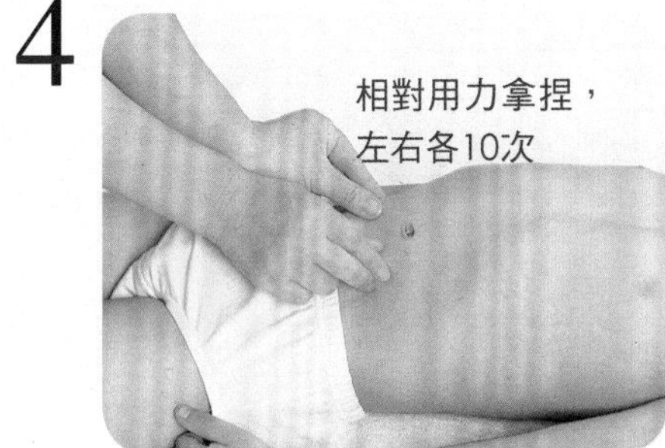

5

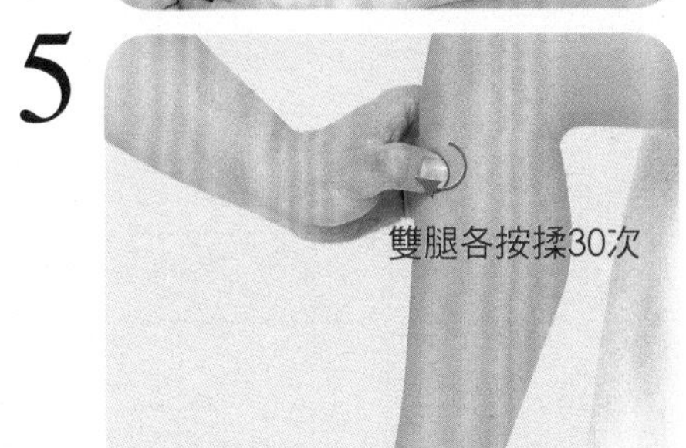

4拿肚角：以拇指和食指、中指，相對用力拿捏肚角，左右各10次。

5按揉足三里：以拇指螺紋面按揉足三里30次。

腮腺炎（痄腮）

流行性腮腺炎，俗稱「痄腮」，一年四季均可能發病，以冬春季多見，**4**至**15**歲的兒童發病率較高。潛伏期為**7**天，傳染性比較強，常在幼稚園和小學中發生流行。按摩治療本病以疏風清熱，散結消腫為主。

腮腺炎一般一、兩週就會好，但生病期間，寶寶會出現發燒、頭痛、身體不舒服。如果根據寶寶的病型做按摩，能緩解寶寶的不適，還會縮短病程。

- **腮部痠痛伴發燒**：主要表現為寶寶惡寒發燒、頭痛、輕微咳嗽、耳下腮部痠痛、咀嚼不便等。這類屬於溫毒在表型腮腺炎。
- **腮部腫脹疼痛**：邪毒內陷厥陰脈絡型腮腺炎，多表現為在睾丸一側或雙側腫脹疼痛、小腹痛、小便短少、腮部漫腫疼痛，伴有發燒、發抖、嘔吐等症狀。要立即帶寶寶就醫，並輔以按摩。

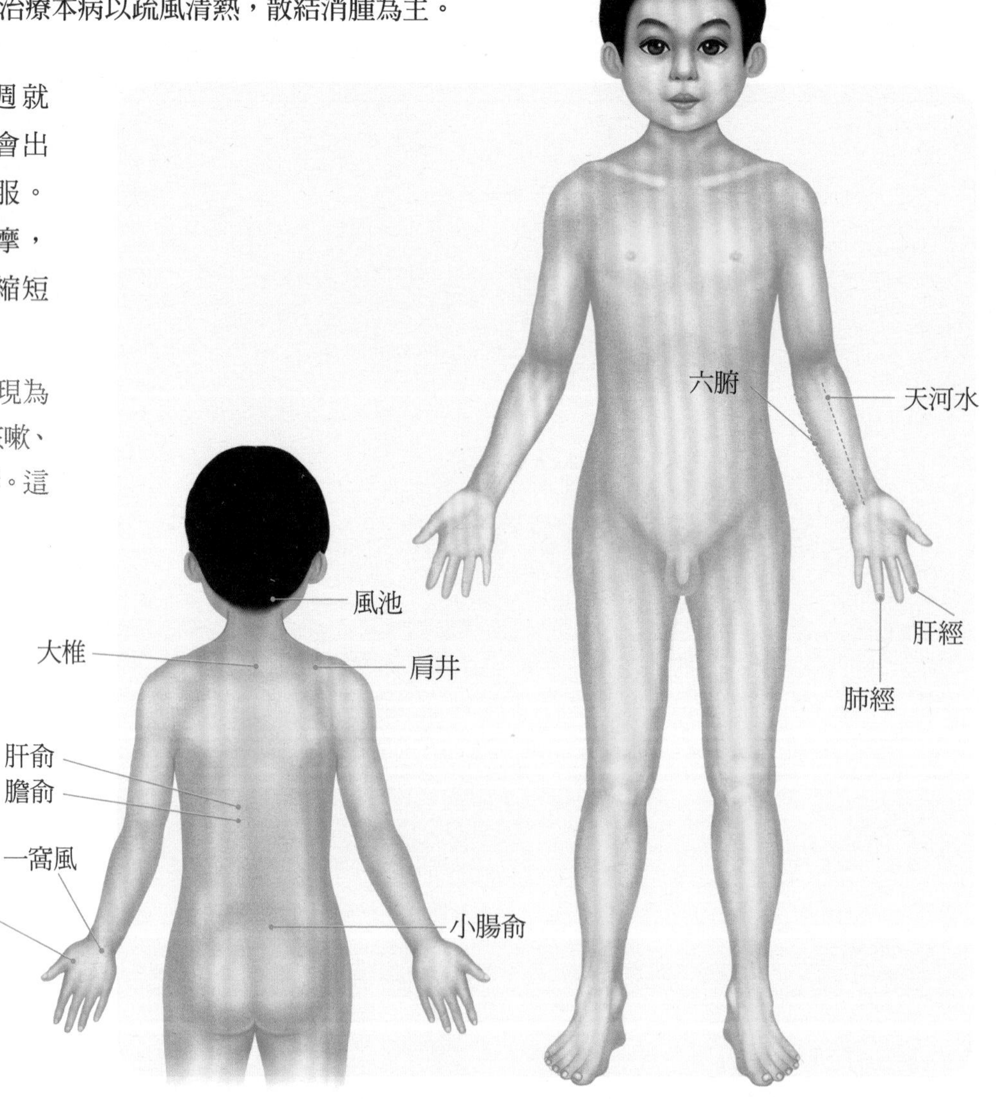

提前熟悉穴位：治療腮腺炎時，一般按摩的穴位集中在背部。而熱毒引起的腮腺炎，要按摩手部的穴位。189至191頁所提及的穴位可在本頁查看具體位置。

基本按摩方法

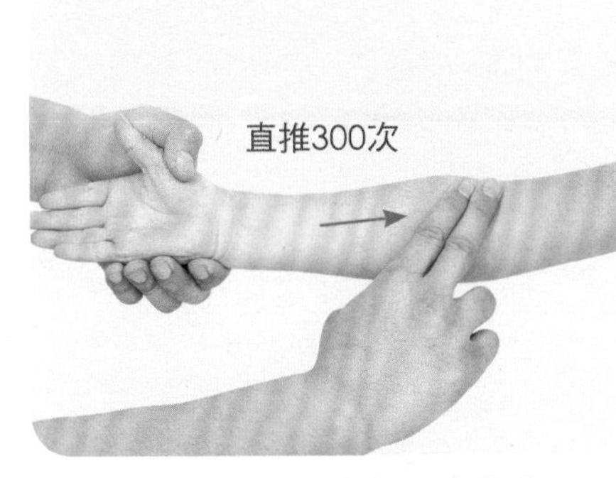

1 推天河水：以食指、中指指面，自腕向肘直推天河水300次。

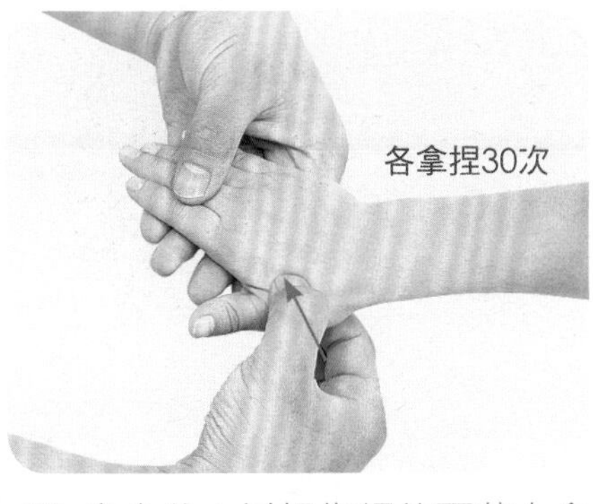

2 拿合谷：以拇指螺紋面著力拿捏雙手合谷各30次。

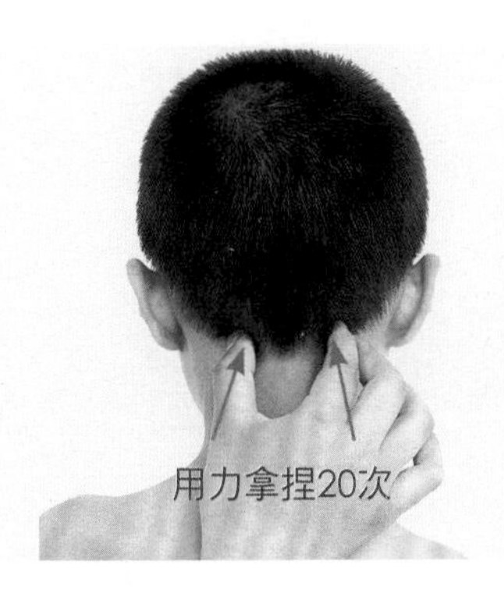

3 拿風池：以拇指和食指指端，相對用力拿捏風池20次。

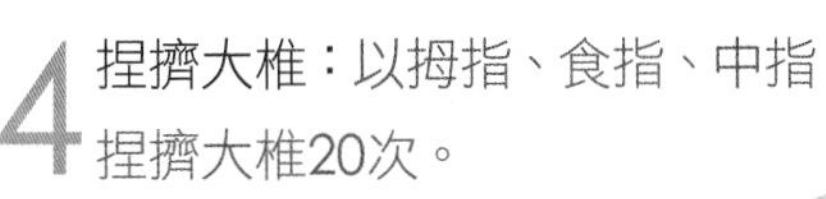

4 捏擠大椎：以拇指、食指、中指捏擠大椎20次。

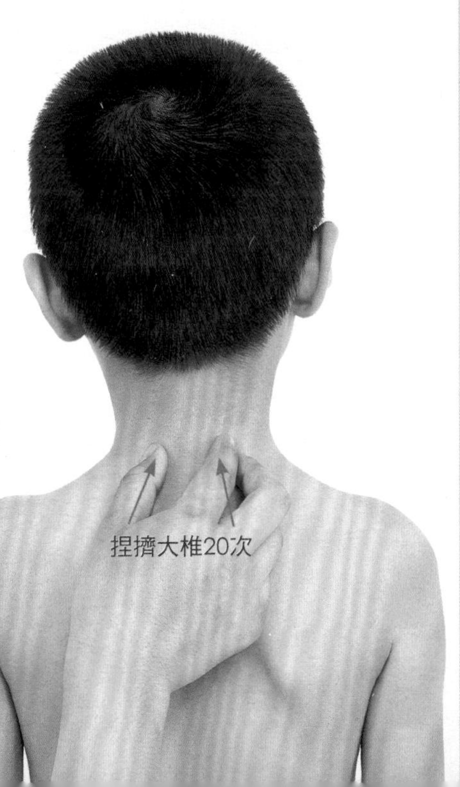

預防腮腺炎2步驟

一般腮腺炎的潛伏期為兩、三週，平均18天。前驅期很短，為數小時至2天。腮腺炎以冬春季為高發期，此時按照下面手法，每天按摩1次，有助於預防腮腺炎。

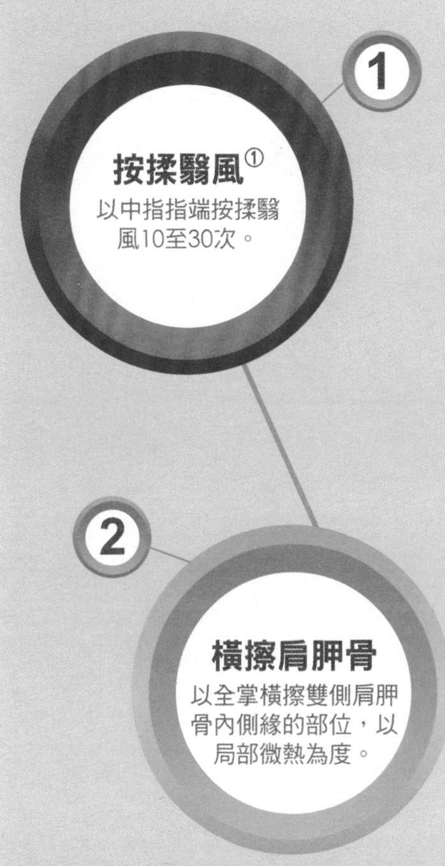

注①：翳風位於耳垂後方，乳突下端前方凹陷處。

腮部痠痛伴發燒

◆ 飲食、生活宜忌

宜 進行隔離

宜 多休息

忌 使用抗生素治療

忌 吃酸、辣、甜味食物

◆ **腮部痠痛伴發燒，應散熱解毒**

腮部痠痛、發燒屬於溫毒在表型腮腺炎，多是由邪毒侵犯肝經，造成氣滯血鬱，皮膚保衛功能失和，引起的腮部腫大。治療常採用散熱解毒。

◆ 老中醫私人處方

- 拿肩井（見步驟1）、清肺經（見步驟2）、退六腑（見步驟3）。
- 在按摩時配合189頁的按摩手法，寶寶很快就會好轉。

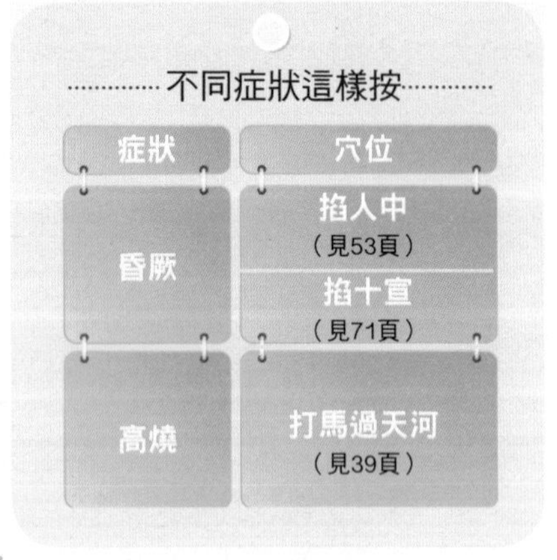

不同症狀這樣按

症狀	穴位
昏厥	掐人中（見53頁）
	掐十宣（見71頁）
高燒	打馬過天河（見39頁）

1

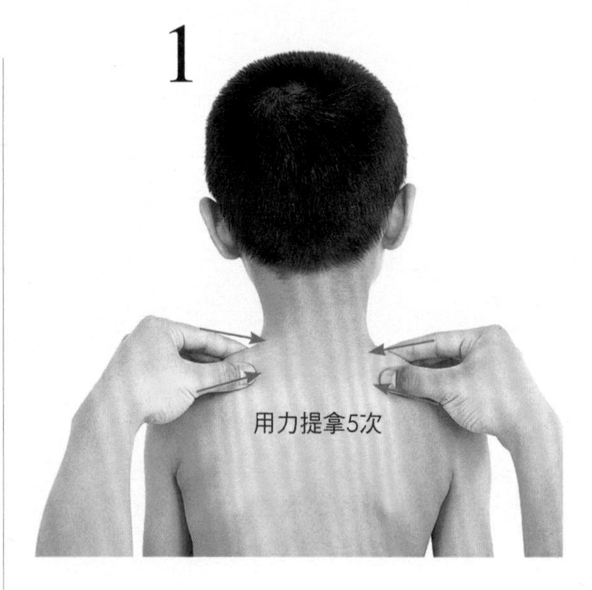

1拿肩井：以拇指與食指、中指，對稱用力提拿肩井5次。

2

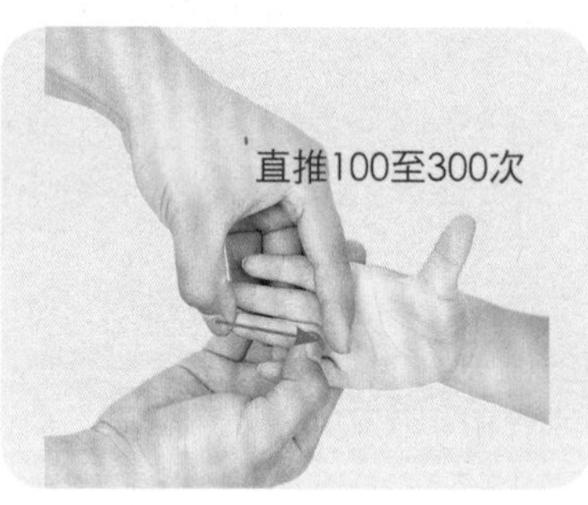

2清肺經：以拇指螺紋面，向無名指指根直推肺經100至300次。

3

自肘向腕直推
300次

3退六腑：以拇指螺紋面，自肘向腕直推六腑300次。

腮部腫脹疼痛

◆ 飲食、生活宜忌

宜 吃易消化的半流質食物

宜 採用物理方法退燒

宜 勤通風、勤曬被子

忌 吃乾硬的食物

◆ 腮部腫脹疼痛，應清熱宣竅

邪毒內陷厥陰脈絡引起的腮腺炎，常表現為腮部腫脹，是由外感邪熱之毒所致，邪毒侵入體內，無法外泄，內陷於厥陰脈絡，致使腮部腫脹。

◆ 老中醫私人處方

✤ 清肝經（見步驟1）、按揉一窩風（見步驟2）、按揉肝俞（見步驟3）、按揉膽俞（見步驟4）、按揉小腸俞（見步驟5）。

✤ 按摩完畢後最好使用鹽水給寶寶漱口，並休息半小時。

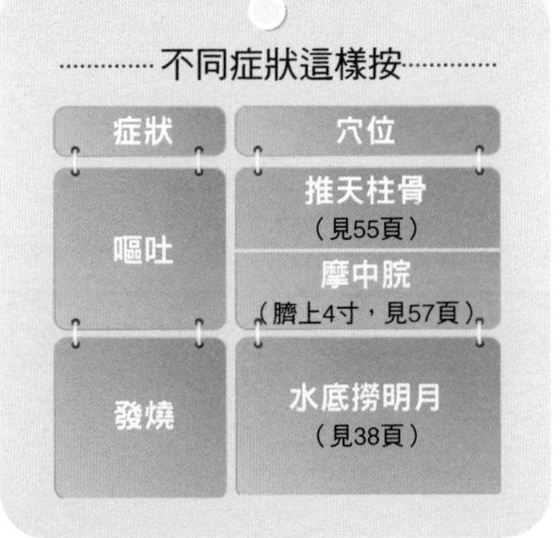

不同症狀這樣按

症狀	穴位
嘔吐	推天柱骨（見55頁）
	摩中脘（臍上4寸，見57頁）
發燒	水底撈明月（見38頁）

1

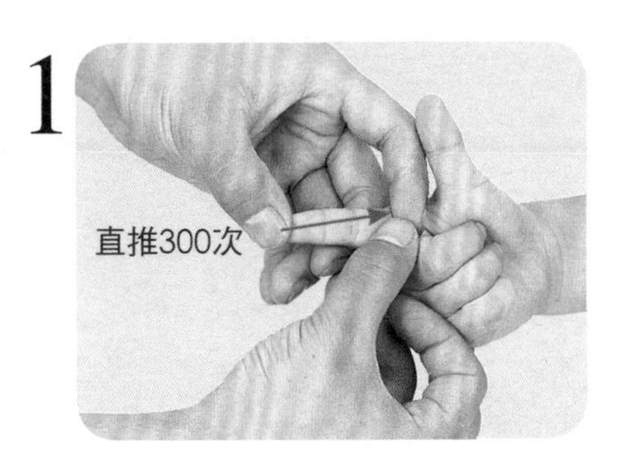

2

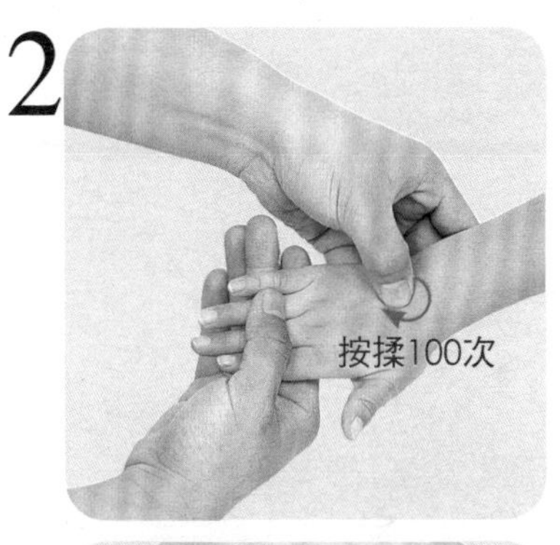

1 清肝經：以拇指螺紋面，向食指指根直推肝經300次。

2 按揉一窩風：以拇指指端按揉一窩風100次。

3 按揉肝俞：以拇指指腹按揉1分鐘。

3

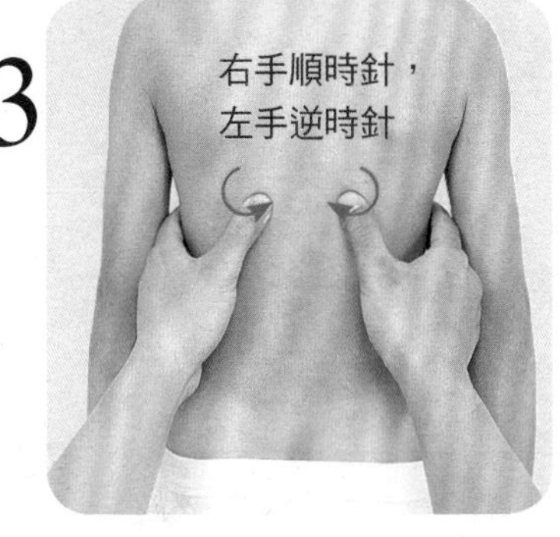

4

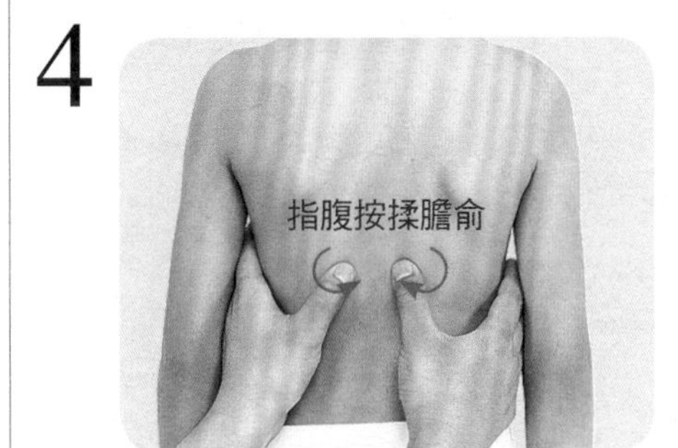

5

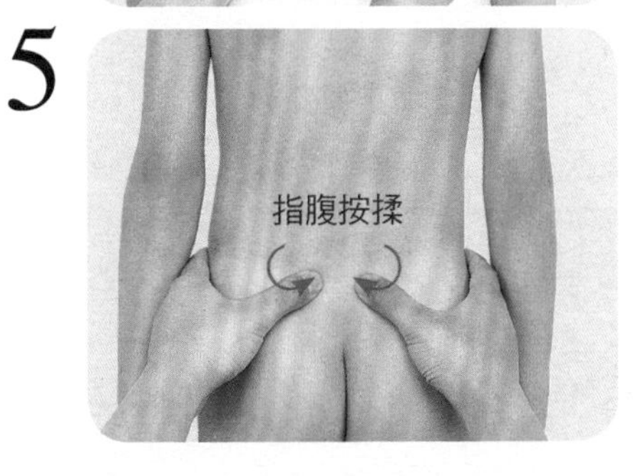

4 按揉膽俞：以拇指指腹按揉1分鐘。

5 按揉小腸俞：以拇指指腹按揉1分鐘。

牙痛

小兒牙痛以齲齒、牙齦炎多見。其主要症狀有：牙痛因咀嚼加重，或因遇冷熱酸甜刺激加重。中醫學認為牙痛主要分為兩種：一為胃火循經上蒸所致的實證；一為腎陰不足，虛火上炎所致的虛證。因此治療應清胃火、補腎陰，以止牙痛。按摩可較好地促進血液循環以消炎止痛。

除了參照以下的基本方法進行按摩之外，還要注意日常的護理。

- 定期口腔檢查：要定期帶寶寶去醫院進行口腔檢查，及時發現口腔問題。如有口腔問題要徹底治療。
- 養成良好衛生習慣：平時要多注意口腔衛生，堅持早晚刷牙，刷牙時採取正確的姿勢和方法。飯後要漱口，以免飯渣殘留在牙齒中。
- 注意飲食：牙痛時要以柔軟和半流質食物為主，期間避免吃油膩、辛辣等食物，多吃蔬果。

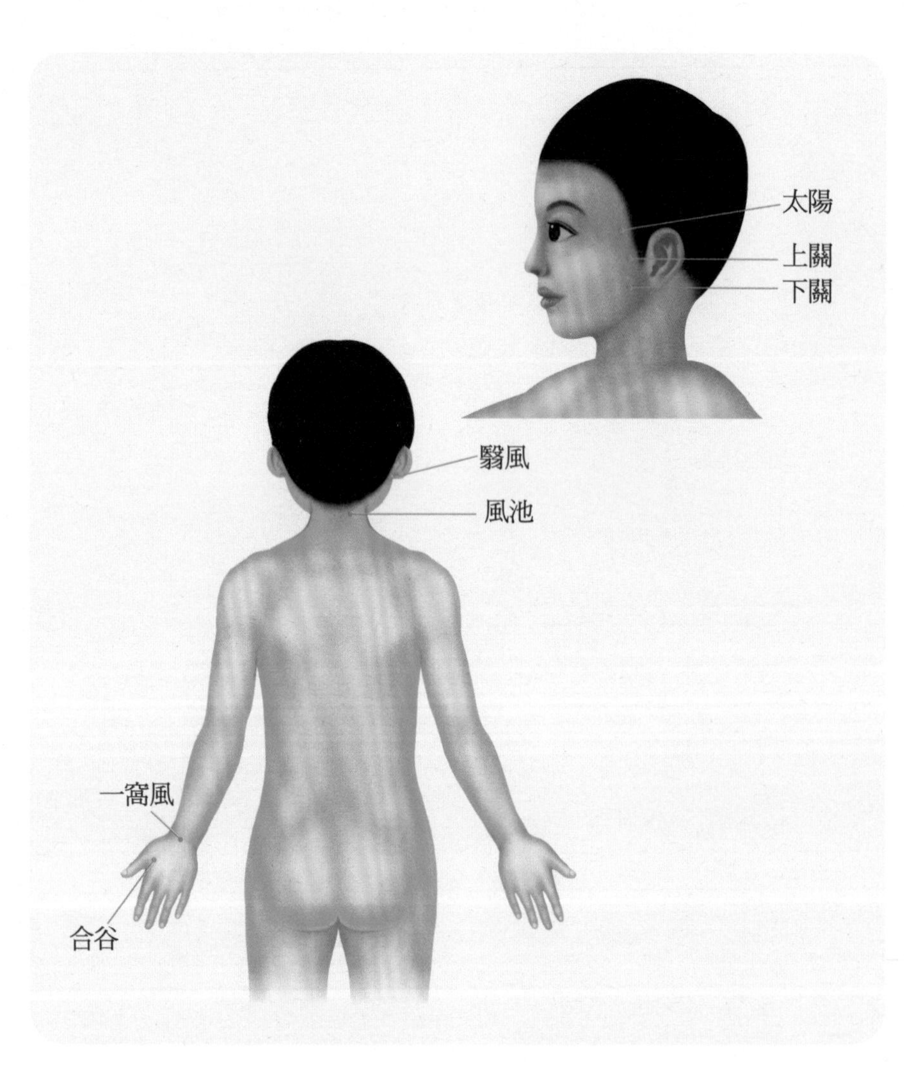

提前熟悉穴位：按摩治療牙痛的穴位，主要分布在手部和頭部。193頁所提及的穴位可在本頁查看具體位置。

老中醫小叮嚀

牙痛劇烈的寶寶，要及時至醫院查明原因，接受治療。同時可配合按摩，每天兩三次，反覆按摩至牙痛停止為止。

基本按摩方法

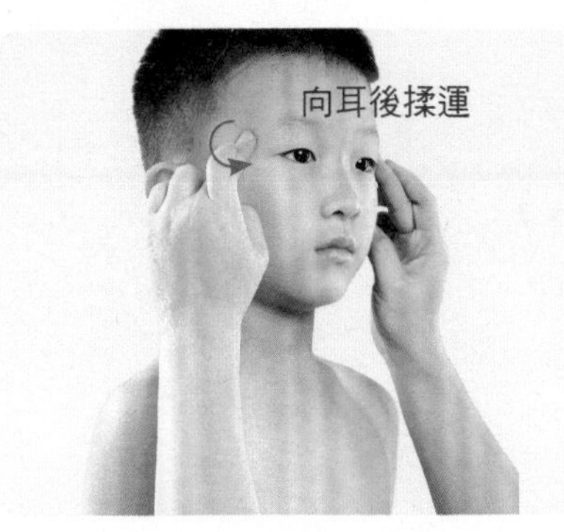

1 運太陽：雙手中指指端向耳朵方向揉運太陽50至100次。

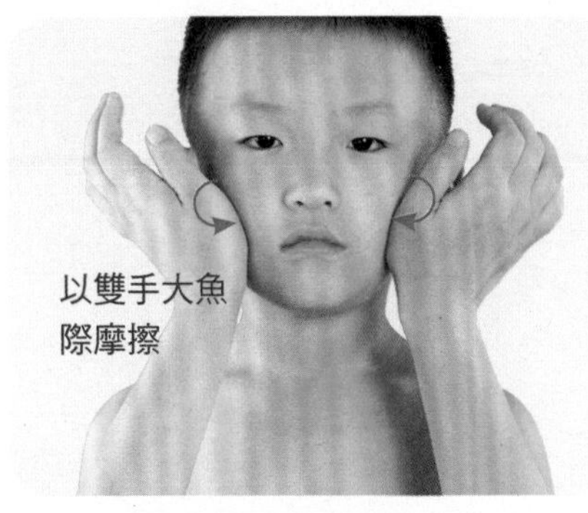

2 按摩面頰：以雙手大魚際，按揉摩擦面頰部2至3分鐘。

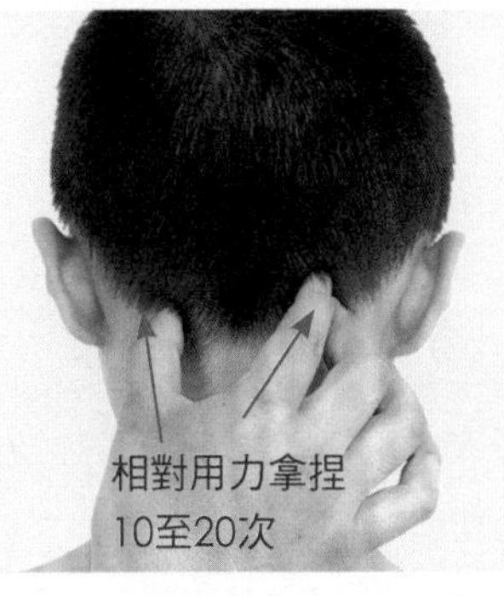

3 拿風池：以拇指和食指指端，相對用力拿捏風池10至20次。

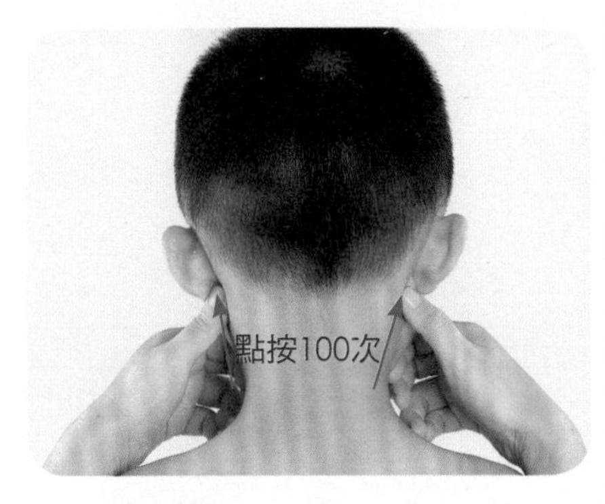

4 點按翳風：以拇指指端點按翳風100次。

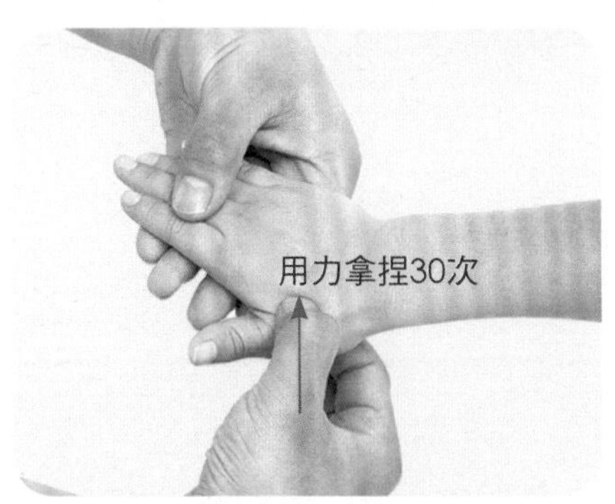

5 拿合谷：以拇、食指螺紋面，相對用力拿捏合谷30次。

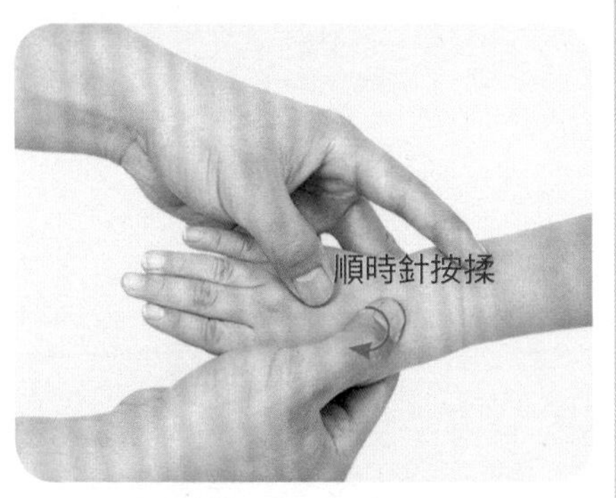

6 揉一窩風：以拇指端按揉一窩風100次。

預防牙痛3步驟

如果寶寶經常牙痛，除了按照基本按摩方法治療牙痛之外，還可在不痛的時候，照下面的手法幫寶寶按摩，能夠預防牙痛。

1 **點揉上關**
以中指指端點揉上關（外眼角與耳屏尖連線的中點）1分鐘。

2 **按揉下關**
以中指指端按揉下關（位於面部耳前方，當顴弓與下頜切跡所形成的凹陷中）1分鐘。

3 **拿合谷**
以拇指指端著力拿捏合谷30次。

附錄：兒童四季保健及經絡按摩法

春季以養肝為主

按摩法

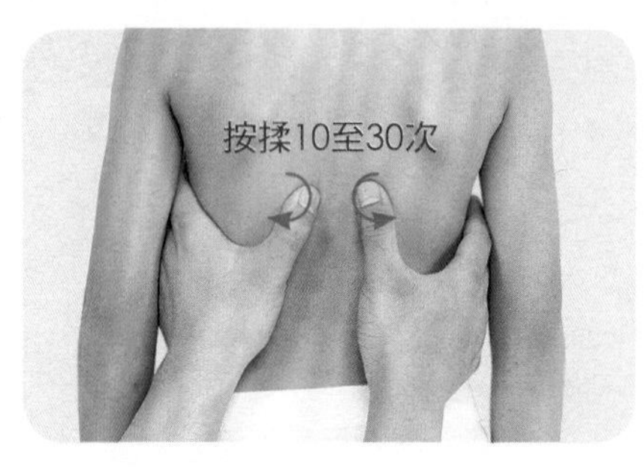

1 揉肝俞

定位及作用：肝俞位於第9胸椎棘突下，（督脈）旁開1.5寸處。刺激此穴有利於肝臟疾病的防治。

特效按摩法：以拇指螺紋面按揉肝俞10至30次。

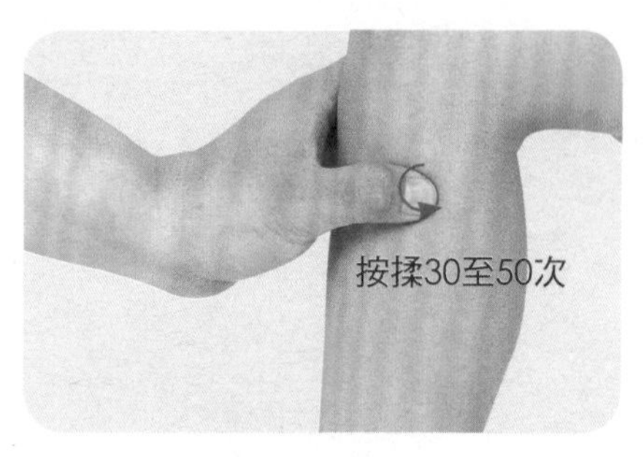

2 按揉陽陵泉

定位及作用：陽陵泉位於小腿外側，腓骨頭前下方凹陷處，是治療脂肪肝的要穴之一。

特效按摩法：以拇指螺紋面按揉陽陵泉30至50次。

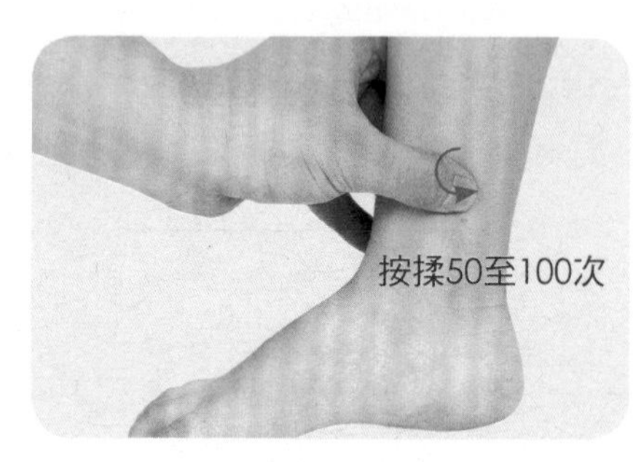

3 按揉三陰交

定位及作用：三陰交位於小腿內側，足內踝尖上3寸，脛骨後緣處，具有健脾、補腎的作用。

特效按摩法：以拇指或食指指端按揉三陰交50至100次。

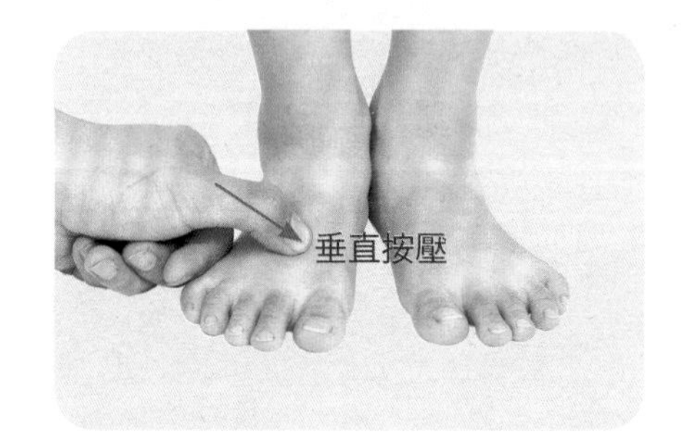

4 按壓太衝

定位及作用：太衝位於足背部當第一蹠骨間隙的後方凹陷處，是肝經的原穴。

特效按摩法：以拇指指尖慢慢垂直按壓太衝10至20次。

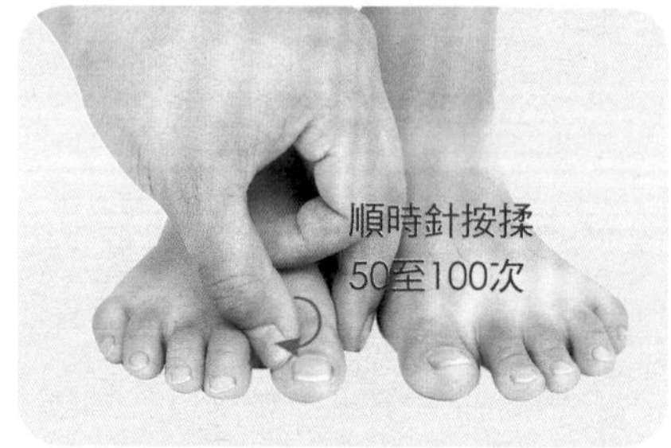

5 揉大敦

定位及作用：大敦位於大腳趾靠第2趾一側的甲根邊緣約2公釐處，有調補肝腎作用。

特效按摩法：以拇指螺紋面揉大敦（足大趾甲根部外側）50至100次。

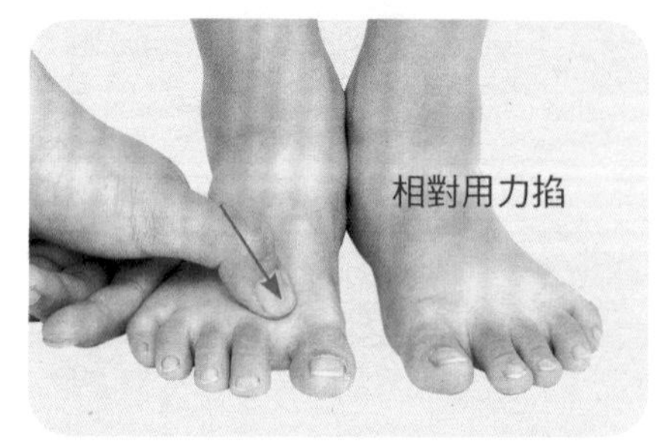

6 掐行間

定位及作用：行間穴位於第1和第2趾間，趾蹼緣的後方赤白肉際處，可調理肝氣。

特效按摩法：以拇指指尖掐行間5至10次。

夏季以養心為主

按摩法

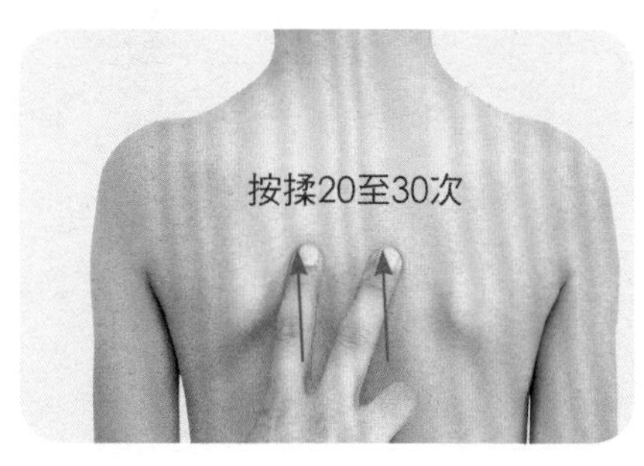

1 揉心俞

定位及作用：肩胛骨下角水平連線與脊柱相交椎體處，上推2個椎體，在下緣旁開1.5寸，可補益心氣，安神益智。

特效按摩法：以食、中兩指端按揉心俞20至30次。

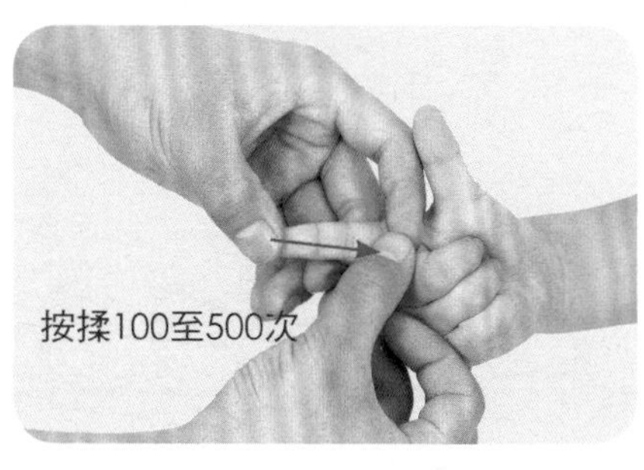

2 清肝經

定位及作用：雙手食指末節螺紋面。肝經宜清不宜補，可平肝瀉火，熄風鎮驚，解鬱除煩。

特效按摩法：以拇指螺紋面，從食指指尖向指根直推肝經100至500次。

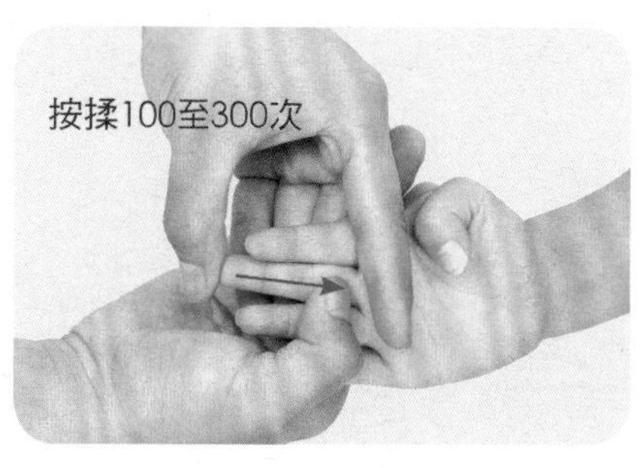

3 清心經

定位及作用：心經位於雙手中指末節螺紋面。清心經可清心除煩，主治高燒神昏、五心煩熱、心血不足等。

特效按摩法：以拇指螺紋面，從中指指尖向指根直推心經100至300次。

4 按揉陰陵泉

定位及作用：陰陵泉位於腓骨小頭前下方，脛腓關節處凹陷中。具有清熱利濕的作用，對夏季養心意義重大。

特效按摩法：以拇指螺紋面按揉陰陵泉50至100次。

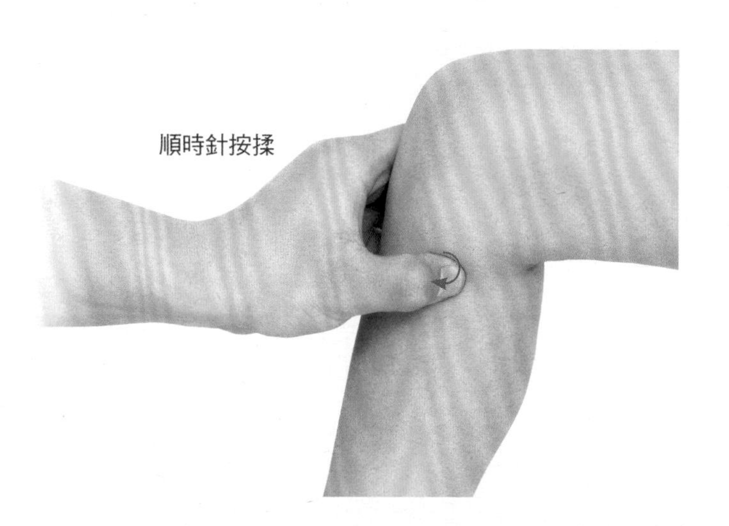

秋季以養肺為主

按摩法

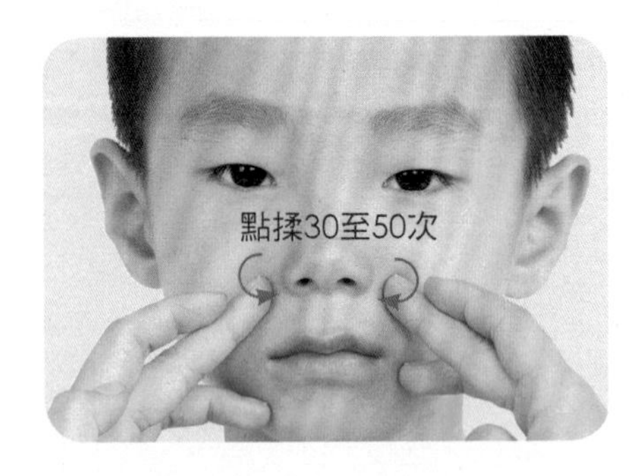

1 點揉迎香

定位及作用：此穴位於鼻翼外緣中點，旁開0.5寸，當鼻唇溝中。點揉此穴可疏風解表，通竅止痛。

特效按摩法：以中指指端按揉迎香30至50次。

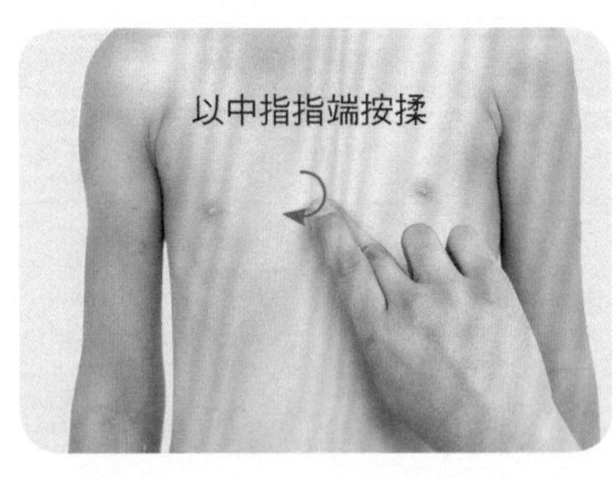

2 揉按膻中

定位及作用：此穴位於前正中線上，兩乳頭連線的中點處。按揉此穴可理氣寬胸，止咳化痰。

特效按摩法：以中指指端按揉膻中50至100次。

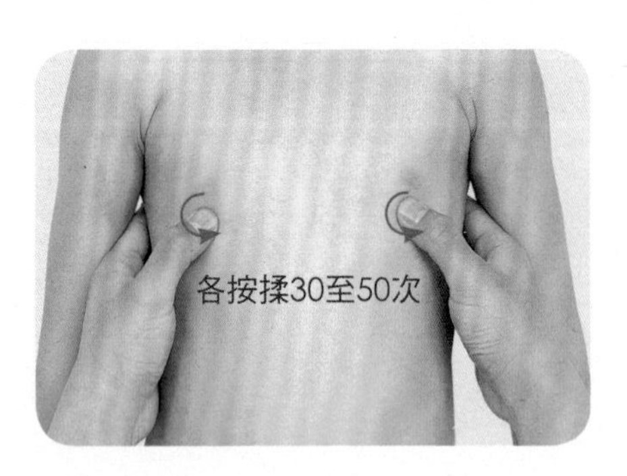

3 揉乳根、乳旁

定位及作用：乳根位於乳下0.2寸，乳旁位於乳外旁開0.2寸。揉此二穴可理氣寬胸，化痰止咳。

特效按摩法：以拇指螺紋面按揉乳旁、乳根各30至50次。

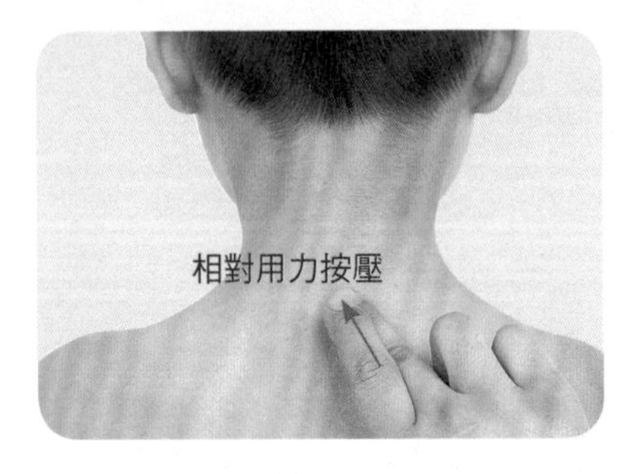

4 按壓大椎

定位及作用：此穴位於第1頸椎與第1胸椎棘突間正中處。按揉此穴可祛風散寒，清熱止嘔。

特效按摩法：以中指指端揉大椎20至30次。

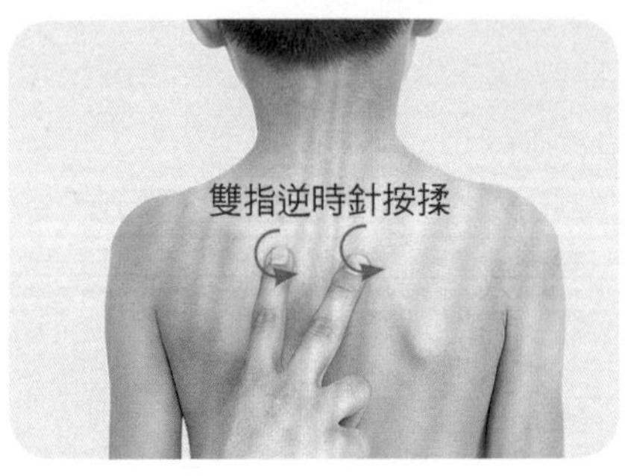

5 揉肺俞

定位及作用：此穴位於第3胸椎棘突下，旁開1.5寸。揉此穴可補肺益氣，止咳化痰。

特效按摩法：以食、中兩指端按揉肺俞50至100次。

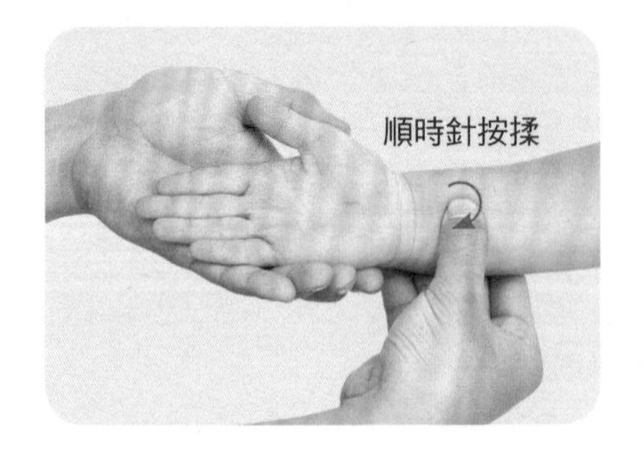

6 按揉內關

定位及作用：此穴位於腕橫紋上2寸，掌長肌腱與橈側腕屈肌腱之間。按揉此穴可和胃降逆。

特效按摩法：以拇指指端或螺紋面按揉內關100至200次。

冬季以養腎為主

按摩法

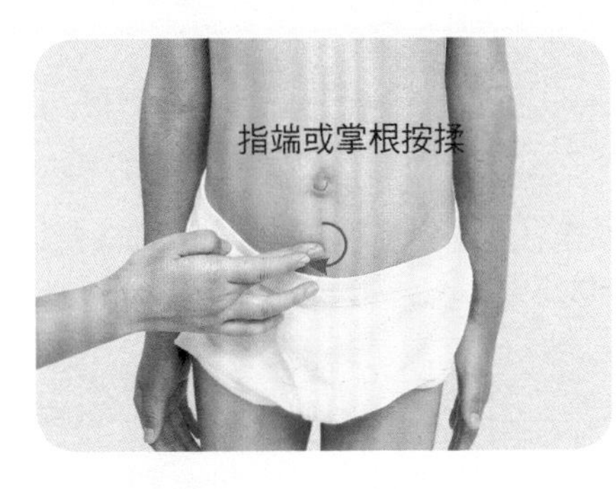

1 揉丹田

定位及作用：此穴位於小腹部（臍下2至3寸之間）。揉此穴可培腎固本，溫補下元，分清泌濁。

特效按摩法：以中指端或掌根揉丹田60至100次。

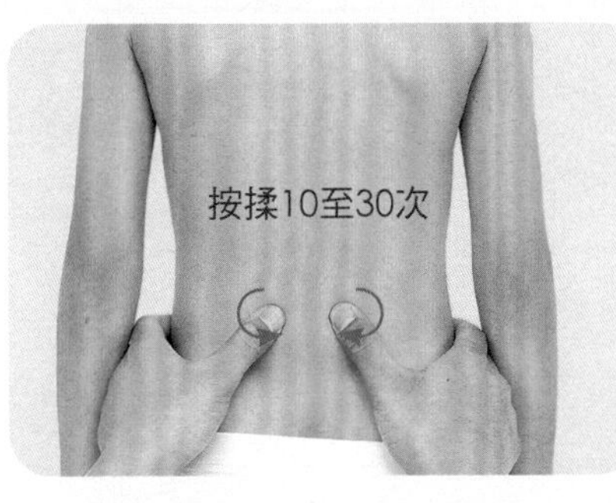

2 揉腎俞

定位及作用：此穴位於第2腰椎棘突下，旁開1.5寸處。揉此穴可補益腎氣，強身健體。

特效按摩法：以拇指螺紋面按揉腎俞10至30次。

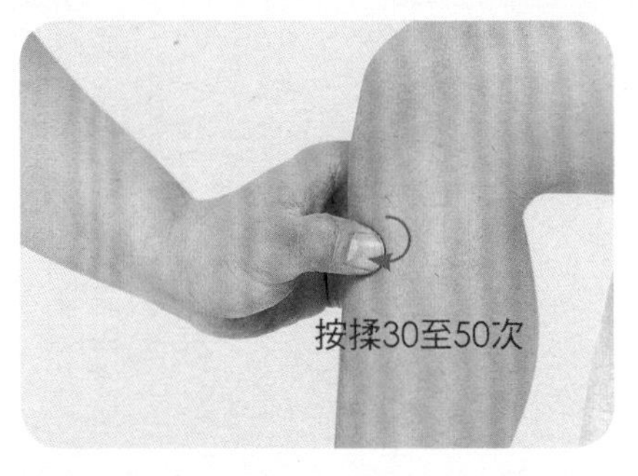

3 按揉足三里

定位及作用：此穴位於外膝眼下3寸，脛骨前脊外1橫指處。揉此穴可健脾和胃，調中理氣。

特效按摩法：以拇指螺紋面按揉足三里30至50次。

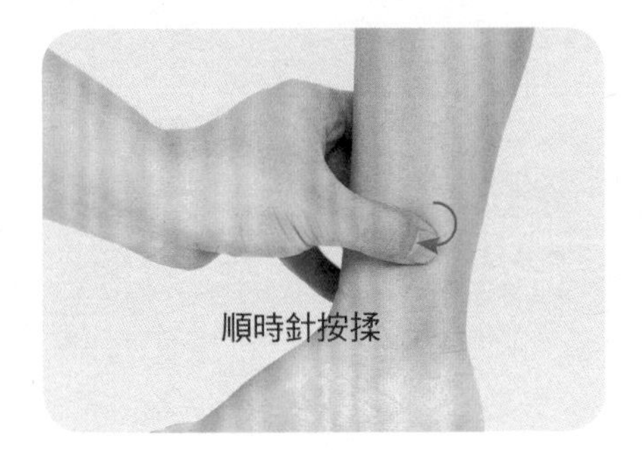
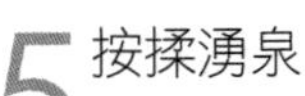

4 按揉三陰交

定位及作用：此穴位於小腿內側，足內踝上3寸，脛骨後緣處。按揉此穴可清利濕熱，健脾助運。

特效按摩法：以拇指或食指指端按揉三陰交100至200次。

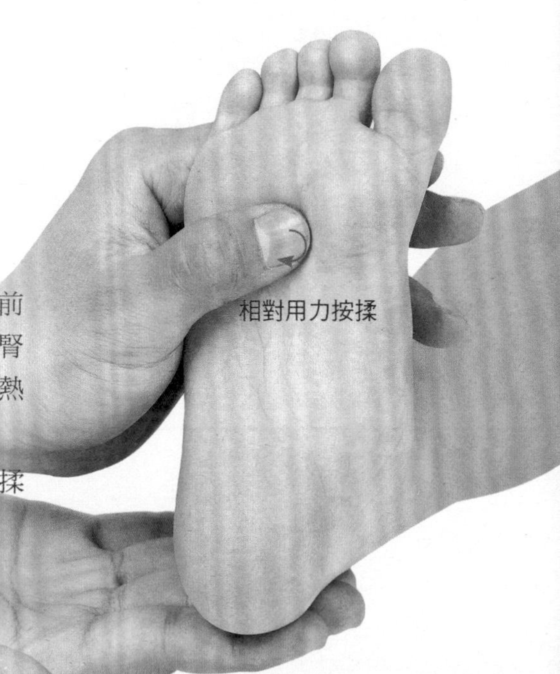

5 按揉湧泉

定位及作用：此穴位於足掌心前1/3與後2/3交界處。屬足少陰腎經。按摩此穴可引火歸元，退熱除煩，止吐止瀉。

特效按摩法：以拇指螺紋面按揉湧泉30至50次。

四季飲食方

春季飲食推薦

春季飲食要清淡，多吃蔬菜。應適當吃些溫補陽氣的食物，如：蔥、薑、蒜、韭菜等；脾胃不好的孩子應少吃性寒的食物，如：黃瓜、茭白、蓮藕等。此外，春季以養肝為主，還要適當多吃護肝的食物，如：紅棗、山藥、枸杞子等，以健脾胃之氣。同時，要注意少吃酸味食品，以防肝氣過盛。

肝棗補血湯

原料：豬肝30克，鴨肝30克，菠菜100克，紅棗20克，木耳15克，薑片、鹽各適量。

作法：①豬肝、鴨肝洗淨切片；菠菜洗淨切段；紅棗泡軟；木耳泡發去蒂洗淨。②將豬肝、鴨肝、紅棗和木耳放鍋內，加適量水，以小火煮30分鐘。③放菠菜、鹽和薑片再煮5分鐘即可。

功用：養肝護肝，補血。

山藥排骨湯

原料：山藥150克，排骨250克，薑6片，枸杞子、鹽各適量。

作法：①山藥去皮，洗淨切塊；排骨焯燙去血沫。②鍋中加適量水，放排骨大火燒開，加山藥塊、薑片、枸杞子煮至排骨熟透，加鹽調味即可。

功用：補中益氣，強筋健脾，增強免疫力，補充鈣質。

夏季飲食推薦

夏季養心，飲食要清淡，易消化，少吃油膩辛辣的食物。可多吃些蓮子、豆製品、雞肉、豬瘦肉、玉米等。天氣轉熱後，出汗多易失津液，需適當吃酸味食物，如番茄、檸檬、葡萄等，可止瀉祛濕，生津解渴，健胃消食。此外，夏季還要吃些清熱利濕的食物，如西瓜、黃瓜、綠豆等，多喝水或吃些稀的食物，以利於補充體內水分。

將蓮子心去掉可減少苦味。

銀耳蓮子羹

原料：銀耳20克，蓮子50克，枸杞子、百合、冰糖各適量。

作法：①銀耳、蓮子、百合泡好，銀耳撕碎。②鍋中放適量水，放銀耳、蓮子、百合，燒沸後放冰糖，煮至蓮子熟軟，湯黏稠，放枸杞子稍煮即可。

功用：潤肺生津，止咳清熱，養胃補氣。

冬瓜烏鱧湯

原料：烏鱧1條，冬瓜500克，紅豆60克，鹽、蔥段、枸杞子各適量。

作法：①烏鱧剖開，去鱗和腸臟洗淨；冬瓜洗淨連皮切塊；紅豆洗淨。②將除了枸杞子、鹽之外的原料放入鍋內，加適量水，煮至烏鱧、冬瓜爛熟，加枸杞子、鹽稍煮即可。

功用：清熱解暑，利尿消腫。

秋季飲食推薦

秋季養肺多吃些梨、白蘿蔔、蓮藕、百合、銀耳等白顏色的食物，有養肺效果。但白色食物多性偏寒涼，生吃容易傷脾胃，對於脾胃虛寒體質者來說，可煮熟後吃，以減輕寒涼之性，既養肺又不傷脾胃。秋季乾燥，不宜吃油膩、生冷、辛辣刺激的食物，可適當吃些清熱祛燥的食物，如小米、玉米、白芸豆、芋頭、南瓜、鴨肉等。

芝麻甜杏茶

原料：黑芝麻200克，甜杏仁50克，蜂蜜適量。

作法：①黑芝麻炒熟，研成末；甜杏仁搗爛成泥。②將甜杏仁泥加水拌勻後蒸熟，撒上黑芝麻末，放溫後加蜂蜜服用即可。

功用：補益肝腎，潤肺止咳。

可直接購買炒熟後的芝麻。

百合粥

原料：百合50克，大米100克，白糖適量。

作法：①百合、大米分別洗淨。②原料放鍋中加水，小火煮粥，待熟爛時，加白糖即可。

功用：清心、潤肺、寧神，對由呼吸道感染引起的心悸、煩躁和失眠頗有好處。

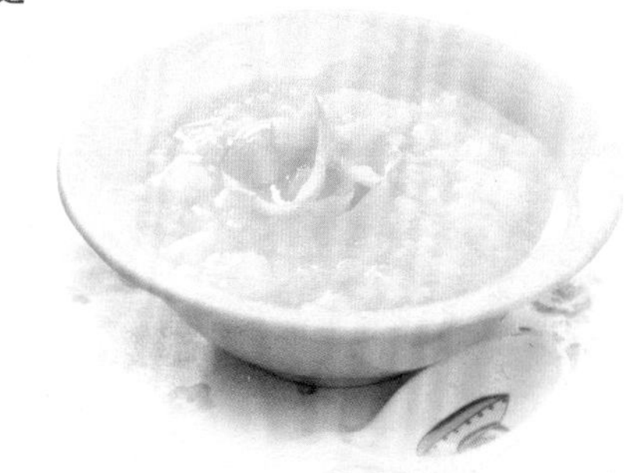

冬季飲食推薦

冬季養腎，可吃些黑芝麻、黑豆、木耳等黑色食物，利於養腎，強健體魄。飲食要「少食鹹，多食苦」，以防腎陰過旺。冬季天氣寒冷，還應適當增加熱量，以保證充足的熱能，如羊肉、鴨肉、栗子、紅薯等，都是冬季適宜吃的食物。此外，冬季切忌吃黏硬、生冷的食物，因為這類食物會使脾胃受損。

山藥羊肉湯

原料：羊肉500克，山藥150克，薑片、蔥段、鹽、白胡椒粉各適量。

作法：①將山藥去皮洗淨切片；羊肉洗淨切塊，焯燙去血沫。②將山藥片與羊肉塊、薑片、蔥段放入鍋中，加適量水，大火煮沸後改小火燉熟爛，出鍋時加鹽、白胡椒粉調味即可。

功用：補脾胃，益肺腎。

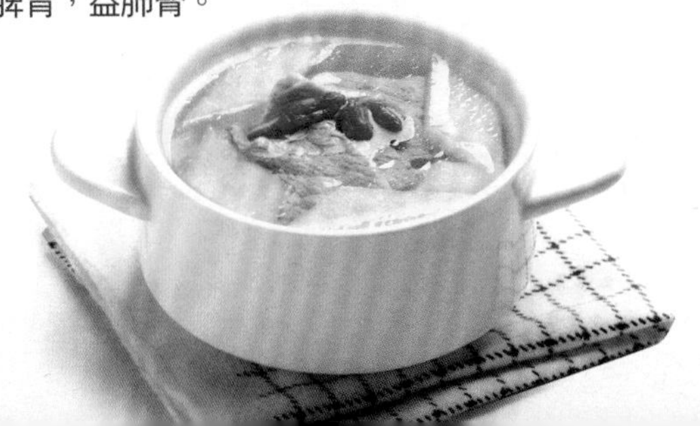

核桃仁粥

原料：核桃仁50克，大米60克。

作法：將大米和核桃仁分別洗淨後，一同放入鍋內煮熟即可。

功用：補腎，健腦，通淋。

核桃每天吃3至5個即可。

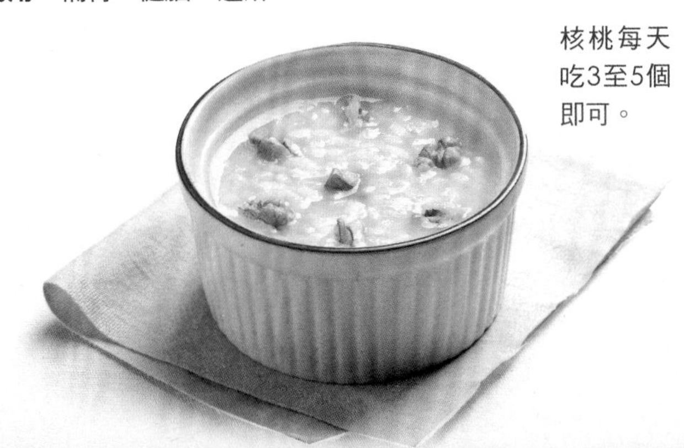

SMART LIVING養身健康觀 122

睡前捏一捏寶寶百病消

作　　　者／于天源
發　行　人／詹慶和
特 約 編 輯／黃建勳
出　版　者／養沛文化館
發　行　者／雅書堂文化事業有限公司
郵政劃撥帳號／18225950
戶　　　名／雅書堂文化事業有限公司
地　　　址／新北市板橋區板新路206號3樓
電 子 信 箱／elegant.books@msa.hinet.net
電　　　話／（02）8952-4078
傳　　　真／（02）8952-4084

2019年4月初版一刷　定價 350元

本書台灣繁體版由四川一覽文化傳播廣告有限公司代理，
經中國輕工業出版社授權出版。

國家圖書館出版品預行編目資料

睡前捏一捏寶寶百病消 / 于天源作.
-- 初版. -- 新北市 : 養沛文化館出版 : 雅書堂文化發行, 2019.04
面 ;公分. -- (SMART LIVING養身健康觀 ; 122)
ISBN 978-986-5665-71-5(平裝)

1. 按摩　2.經穴

413.92　　108004068

經銷／易可數位行銷股份有限公司
地址／新北市新店區寶橋路235巷6弄3號5樓
電話／(02)8911-0825　傳真／(02)8911-0801

版權所有 · 翻印必究
（未經同意，不得將本書之全部或部分內容以任何形式使用刊載）
本書如有缺頁、破損、裝訂錯誤，請寄回本公司更換

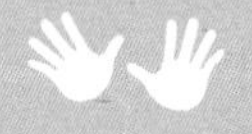